肿瘤疾病临床诊疗思路与实践

朱红波 孙晋军 谷宁 鲁萍 艾永林 陈健 主编

天津出版传媒集团
天津科学技术出版社

图书在版编目 (CIP) 数据

肿瘤疾病临床诊疗思路与实践 / 朱红波等主编 . --
天津 : 天津科学技术出版社 , 2022.3
ISBN 978-7-5576-9852-2

Ⅰ . ①肿… Ⅱ . ①朱… Ⅲ . ①肿瘤 – 诊疗 Ⅳ .
① R73

中国版本图书馆 CIP 数据核字 (2022) 第 025163 号

肿瘤疾病临床诊疗思路与实践
ZHONGLIU JIBING LINCHUANG ZHENLIAO SILU YU SHIJIAN
责任编辑：梁旭

出　　版：天津出版传媒集团
　　　　　天津科学技术出版社
地　　址：天津市和平区西康路 35 号
邮　　编：300051
电　　话：（022）23332377（编辑部）
网　　址：www.tjkjcbs.com.cn
发　　行：新华书店经销
印　　刷：天津印艺通制版印刷股份有限公司

开本 889 × 1194　1/16　印张 16.25　字数 500 000
2022 年 3 月 1 版 1 次印刷
定价：128.00 元

编委会

主　编

朱红波　山东第一医科大学第二附属医院
孙晋军　枣庄市立医院
谷　宁　河南中医药大学第三附属医院
鲁　萍　山西省肿瘤医院
艾永林　宜昌市中医医院
陈　健　中国人民解放军联勤保障部队第九八〇医院

副主编

汪　淼　泗阳县人民医院
张李玉　南通市第一人民医院
郑保珍　山西省肿瘤医院
陈　渊　河北大学附属医院
史坚强　东部战区总医院

编　委

方婉婷　北部战区总医院
郭云超　中国人民解放军联勤保障部队第九六〇医院

前言

在我国，受生活方式、生活环境的变化和生存压力增大等各种客观因素的影响，癌症的发病率不断上升。癌症已经成为我国非自然死亡人口中的主要原因之一，并且造成了沉重的疾病负担。近几十年来，肿瘤治疗从单一的外科治疗演变为手术、放疗、化疗、内分泌治疗、生物靶向治疗、基因治疗等多学科共同参与的综合治疗，同时随着循证医学的发展，医学研究工作水平得到极大提高，更贴近临床实际。

随着分子生物学、细胞生物学、免疫学等学科的发展，临床血液学的进展十分迅速，血液病的诊断技术和治疗方法亦日新月异。

鉴于此，我们针对常见的恶性肿瘤和血液系统疾病，组织了临床一线医务工作者撰写了此书，本书结构严谨、层次分明、内容新颖、专业度高、实用性强。本书在撰写过程中，参阅了许多国内外相关文献，在此对原作者一并表示感谢。限于编者水平有限，加之时间仓促，书中不足之处在所难免，望广大同仁批评指正。

目录

第一章 病理技术与诊断

第一节 肿瘤的病理诊断方法

肿瘤病理学是研究肿瘤的病因、发病机制、病理变化和转归的科学。从临床实践来看，肿瘤病理学是外科病理学的一个重要分支，其首要任务是对肿瘤患者做出明确的病理诊断，为临床治疗和预后估计提供客观依据。

一、恶性肿瘤的病理分级和分期

（一）恶性肿瘤的病理分级

根据恶性肿瘤的病理形态对肿瘤进行分级，可表明肿瘤的恶性程度，为临床治疗和预后判断提供依据。病理分级依据肿瘤细胞分化程度、异型性、核分裂象、肿瘤的类型等来判断。由于肿瘤形态的复杂性，目前尚无统一的方法进行病理分级。国际上普遍采用的是3级分级法，有些肿瘤采用4级、2级或不作进一步分级。有时也将良性肿瘤与恶性肿瘤放在一起进行分级。

Broders将鳞状细胞癌分成4级，代表由低到高逐步递增的恶性程度。Ⅰ级：未分化间变细胞在25%以下。Ⅱ级：未分化间变细胞在25%～50%。Ⅲ级：未分化间变细胞在50%～75%。Ⅳ级：未分化间变细胞在75%以上。这种分级法曾被广泛应用于其他肿瘤，由于4级法较烦琐，现已普遍采用3级法。

3级法既可用“Ⅰ”“Ⅱ”“Ⅲ”级表示，也可用“高分化”、“中分化”和“低分化”表示。各种腺癌也可根据其腺管结构和细胞形态分为3级。Ⅰ级的瘤细胞相似于正常腺上皮，异型性小，且有明显腺管形成；Ⅱ级的瘤细胞异型性中等，有少量腺管形成；Ⅲ级的瘤细胞异型性大，且无明显腺管形成，呈巢状或条索状生长。膀胱尿路上皮癌既可分为4级，也可分为3级。现不再使用分级法而改为浸润性和非浸润性尿路上皮癌，后者再分为尿路上皮原位癌，低级别和高级别非浸润性乳头状尿路上皮癌和低度恶性潜能非浸润性乳头状肿瘤。

神经胶质瘤（星形细胞瘤、少突胶质瘤、室管膜瘤）分为4级，Ⅰ级为良性，Ⅱ、Ⅲ、Ⅳ级分别为低度、中度和高度恶性。实性畸胎瘤也分为4级。

由于不同肿瘤分级的标准不完全相同，不同的病理医师在分级时都会带有主观性，故有时重复性差。肿瘤具有异质性，即使同一类型肿瘤，甚至同一肿瘤不同的区域，其分化程度和核分裂数不同，在分级时可受取样误差的影响，由于预后与肿瘤分化最差的区域相关，所以在分级时，必须有足够的肿瘤组织，以保证存在分化最差的区域，做出正确分级。有时，组织学表现与生物学行为之间也可存在不一致性，因此，病理医师努力寻找能独立预测肿瘤预后的形态学特征。

（二）恶性肿瘤的病理分期

国际抗癌联盟（UICC）建立了一套国际上能普遍接受的分期标准，即TNM系统。该系统的目的是：①帮助临床医师制订治疗计划；②在一定程度上提供预后指标；③协助评价治疗结果；④在肿瘤学家之间易于交流信息。分期系统必须对所有不同部位的肿瘤都适用，且在手术后取得病理报告可予以补充。为此，针对每个部位均设立两种分期方法：即临床分期（治疗前临床分期），又称为TNM（或cTNM）分期；病理分期（手术后病理分期），又称为pTNM分期。

pTNM分期是在治疗前获得的证据再加上手术和病理学检查获得新的证据予以补充和更正而成的分期。pT能更准确地确定原发性肿瘤的范围、浸润深度和局部播散情况；pN能更准确地确定切除的淋巴结有无转移，以及淋巴结转移的数目和范围；pM可在显微镜下确定有无远处转移。病理分期和临床分期对恶性肿瘤预后判断常比肿瘤的组织学分型和分级更有价值。全身各个部位病理分期总的定义如下。

（1）pT：原发性肿瘤。

1）pTx：组织学上无法评价原发性肿瘤。

2）pT0：组织学上无原发性肿瘤的依据。

3）pTis：原位癌。

4）pTl、pT2、pT3、pT4：组织学上原发性肿瘤体积增大和（或）局部范围扩大。

（2）pN：区域淋巴结。

1）pNx：组织学上无法评价区域淋巴结。

2）pN0：组织学上无区域淋巴结转移。

3）pNl、pN2、pN3：组织学上区域淋巴结累及增多。

原发性肿瘤直接侵犯到淋巴结，归入淋巴结转移；淋巴引流区域的结缔组织中肿瘤结节直径＞3mm而无残留淋巴结的组织学证据时，归入pN作为区域淋巴结转移；肿瘤结节≤3mm则归入pT，即为不延续的浸润。

当肿瘤转移的大小作为pN分级中的一个标准，如在乳腺癌中，应测量转移灶的大小，而不是整个淋巴结的大小。

（3）pM：远处转移。

1）pMx：镜下无法评价远处转移。

2）pM0：镜下无远处转移。

3）pMl：镜下有远处转移。

（在许多部位应记录有关原发性肿瘤组织学分级的信息）

（4）G：组织学分级。

1）Gx：无法评价分化程度。

2）G1：分化好。

3）G2：中度分化。

4）G3：分化差。

5）G4：未分化。

G3和G4有时可放在一起为G3～4，分化差或未分化。

二、肿瘤的病理学诊断方法

（一）肿瘤病理学诊断在肿瘤诊断中的地位

肿瘤的诊断为治疗服务，诊断依据是治疗的前提，而且还反映了肿瘤资料的可靠程度。随着医学科学的迅猛发展，医学新技术的不断涌现，肿瘤的诊断依据也在不断变化，日益趋向更精确、更可靠。目前把诊断依据分为以下5级。

1.临床诊断 仅根据临床症状、体征及疾病发展规律，在排除其他非肿瘤性疾病后做出的诊断。临床诊断依据通常仅用于回顾性死因调查，一般不能作为治疗依据。

2.专一性检查诊断 指在临床符合肿瘤的基础上，结合具有一定特异性检查的各种阳性结果而做出的诊断。包括实验室和生化检查、影像学（放射、超声、放射性核素等）检查等。例如，肝癌的甲胎蛋白检测；肺癌的X线胸片上见到块影；消化道肿瘤的X线钡餐造影或钡剂灌肠；骨肿瘤的X线和CT检查可确定肿瘤的性质和范围；颅脑肿瘤的MRl和超声检查；甲状腺结节的放射性核素显像检查等。

3.手术诊断 外科手术探查或各种内镜检查时，通过肉眼观察赘生物而做出的诊断。

4.细胞病理学诊断 包括各种脱落细胞学或穿刺细胞学以及白血病的外周血涂片检查等。

5.组织病理学诊断 包括各种肿瘤切取后制成切片进行组织学检查和造血组织肿瘤骨髓针蕊穿刺活检。

肿瘤病理学诊断主要依据肉眼和光镜所见做出的，但往往需要结合临床表现、实验室和影像学检查等结果综合诊断，有时尚需结合随访资料才能确诊。所以，肿瘤病理学检查从某种意义上讲是一门依赖经验积累的诊断学科，随着不断的实践和总结经验才能逐步提高。其次，活检标本、巨检取材和切片检查均属抽样检查，最终在光镜下见到的仅是病变的极小部分，有时不能代表整个病变。因此，诊断的准确性有赖于临床医师切除的组织和病理医师取材是否具有代表性。对手术切除标本，经组织学检查可发现5%以上是原来未知疾病，例如阑尾切除标本中偶可见到类癌，切除的皮肤“黑痣”可能是恶性黑色素瘤或基底细胞癌。因此，手术切除的每例标本都必须送病理检查。临床医师还应认识到病理学诊断有一定的局限性，有时可诊断不足或诊断过头，造成漏诊或误诊。临床医师若发现病理学诊断与临床不符，应主动及时与病理医师联系，复查是否有误。

（二）细胞病理学诊断

1. 方法 正确采集肿瘤细胞是诊断的先决条件，也是提高确诊率的关键。采集样本要尽可能从病变处直接取样方能代表主要病变。采集方法要安全、简便，患者不适感小，并不致引起严重并发症或促进肿瘤播散。

（1）脱落细胞学检查：对体表、体腔或与体表相通的管腔内的肿瘤，利用肿瘤细胞易于脱落的特点，取其自然脱落或分泌排出物，或用特殊器具吸取、刮取、刷取表面细胞进行涂片检查，亦可在冲洗后取冲洗液或抽取胸、腹水离心沉淀涂片检查。

适用于脱落细胞学检查的标本有痰液、尿液、乳头排液、阴道液涂片；宫颈刮片、鼻咽涂片、食管拉网涂片、各种内腔镜刷片；抽取胸水、腹水、心包积液和脑脊液离心涂片；支气管冲洗液沉淀涂片。

（2）穿刺细胞学检查：用直径＜1mm的细针刺入实体瘤内吸取细胞进行涂片检查。对浅表肿瘤可用手固定肿块后直接穿刺，如淋巴结、涎腺、甲状腺、乳腺、前列腺以及体表软组织等处的肿块穿刺。对深部肿瘤则需在B型超声波、X线或CT引导下进行穿刺，如乳腺、肝、肺、胰、肾和纵隔等处的肿块穿刺。

（3）涂片制作：取材后应立即涂片，操作应轻巧，避免损伤细胞，涂片须厚薄均匀。涂片后应在干燥前立即置于95%乙醇或乙醚乙醇（各50%）固定15分钟，以保持良好的细胞形态，避免自溶变形。常用的染色方法有苏木精伊红（HE）法、巴氏（Papanicoloau）法和瑞氏（Wright）法等，应用薄层涂片和自动染色技术可获得背景清晰的高质量涂片，且可对玻片进行自动扫描来区分出正常或异常改变。

2. 诊断报告

（1）三级法：分阳性、可疑和阴性。阳性为找见肯定的癌细胞，临床医师可依据细胞学报告行手术切除或化学治疗；可疑为找见难以确诊的异型细胞，临床医师应重复细胞学检查或做活组织检查，如临床和X线表现强烈提示恶性，也可进行治疗；阴性为仅找见正常或炎症变性细胞。

（2）四级法：分为阳性、可疑、非典型性和阴性。非典型性细胞属于狭义的癌前病变中见到细胞，在细胞学诊断中还可能包括异型显著的炎症变性细胞，甚至数量很少、形态不典型的癌细胞。非典型细胞的临床意义不明确，需进一步检查，不能单独依据此结果进行治疗。

（3）五级法：Ⅰ级为无异型或不正常细胞；Ⅱ级为细胞学有异型，但无恶性证据；Ⅲ级为细胞学怀疑为恶性，但不能肯定；Ⅳ级为细胞学高度怀疑为恶性；Ⅴ级为细胞学确定为恶性。

（4）Bethesda系统分级法：用于宫颈和阴道涂片，采用巴氏染色法的诊断报告。

世界卫生组织（WHO）推荐细胞学报告应采用诊断性名称，如有可能还应说明类型（鳞癌、腺癌、小细胞癌等），不宜采用数字式分级诊断。细胞学诊断报告力戒避免诊断过头，而阴性报告决不能解释为没有肿瘤。

3. 应用 肿瘤的细胞学诊断阳性率较高，对宫颈癌、食管癌和淋巴结转移癌可高达90%以上，对乳腺癌、肺癌、肝癌和淋巴瘤的诊断阳性率也可高达80%～90%。多数患者通过细胞学检查还可确定肿瘤的组织学类型。乳腺穿刺细胞学检查乳腺癌的诊断特异性高，但不能确定浸润性癌还是原位癌。甲状腺穿刺细胞学检查能用于诊断乳头状癌、髓样癌和间变性癌，但不能用于滤泡性癌的诊断。肺穿刺细胞学检查可确定原发性还是转移性癌，此外还可用于结核和真菌感染等诊断。胸、腹腔脏器（肺、胰、肾等）在X线引导下穿刺对肿瘤性质的判断有帮助，如能明确为转移性癌或恶性淋巴瘤则可避免手术治疗。淋巴结穿刺细胞学检查价值有限，可用于恶性淋巴瘤或感染（如结核）的诊断，对已知原发性癌的患者，可确定有无淋巴结转移。

细胞学检查还适用于宫颈癌和食管癌的普查；也可用来观察女性内分泌激素水平的变化，指导乳腺癌患者术前化疗；了解癌症患者的放射治疗反应和食管癌癌前病变及其演变过程的前瞻性研究等。

细胞学检查取材方便，所需设备较简单，操作、制片和检查过程快速，给患者造成的痛苦很小，易于推广和重复检查，是一种较理想的肿瘤诊断方法。然而，肿瘤的细胞学诊断有一定的局限性，阴性结果并不能否定肿瘤的存在；深部肿瘤如肝癌、肺癌、胰腺癌和肾癌等，常难取得较理想的标本；早期食管癌、贲门癌和肺癌，尽管拉网或痰液细胞学检查为阳性，因影像学检查不能显示出肿瘤的部位，难以精确定位而影响治疗，还需进一步做内镜检查确定肿瘤的部位。

（三）组织病理学诊断

1. 方法

（1）标本的获取。

1）针芯穿刺活检：又称针切活检或钻取活检。用带针芯的粗针穿入病变部位，抽取所获得的组织比细针穿刺大，制成的病理切片组织结构完整，可供做出组织病理学诊断。

2）切开活检：切取小块病变组织供组织病理学诊断。此法用于病变太大，手术无法完全切除或手术切除可引起功能障碍或毁容时，为进一步治疗提供确切的依据。

3）切除活检：将整个病变全部切除后供组织病理学诊断。此法本身能达到对良性肿瘤或某些体积较大的早期恶性肿瘤（如乳腺癌）的外科治疗目的。切除活检可仅肿块或包括肿块边缘正常组织和区域淋巴结的各种类型根治术标本。

（2）大体标本的处理：针蕊穿刺和切开活检小标本的处理较简单，切除活检标本，尤其恶性肿瘤根治标本需按各类标本的要求做出恰当的处理。

在大体标本处理前，病理医师必须了解临床病史、实验室检查和影像学检查结果，以便确定如何取材，是否需做特殊研究。外科医师应对标本作适当标记，以提供病变解剖方向、切缘等信息，并记载于病理申请单上。

活检标本送达病理科时，通常已固定在甲醛或其他固定液中，此时已不宜再做一些特殊研究（如细菌培养、某些免疫组织化学染色、理想的电镜检查和遗传学检测），病理医师应在术前会诊，以避免大体标本处理不当而再次活检。小块组织活检的目的常用于确定病变的良、恶性，如为恶性肿瘤，则其他检查可等待根治性切除标本后再做。

大体标本应详细描述外形、大小、颜色、质地，病变距切缘最近的距离，所有淋巴结都应分组，并注明部位。所有病变及可疑处，切缘和淋巴结均应取材镜检。

（3）制片的类型。

1）常规石蜡切片：是病理学中最常用的制片方法。各种病理标本固定后，经取材、脱水、浸蜡、包埋、切片、染色和封片后光镜下观察。全部制片过程一般1天左右可完成，3天内就可做出病理诊断。石蜡团片的优点是取材广泛而全面，制片质量稳定，阅片清晰，适用于钳取、切取和切除等各种标本的组织学检查。

2）快速石蜡切片：将上述常规制片过程简化，在加温下进行。通常用甲醛固定，丙酮脱水和软石蜡浸蜡后包埋、切片和染色。整个制片过程仅20分钟左右，约30分钟即可做出病理诊断。此法优点是设备简单，制片快速，适用于宫颈锥形切除和软组织肿瘤切除标本的快速诊断，但耗费人力，制片质量不易掌握，现已被冷冻切片代替。

3）冷冻切片：过去用氯乙烷法、二氧化碳法和半导体法制片，现除一些基层医院有时使用外，已被恒冷切片机制作的冷冻切片代替。整个切片过程在恒冷箱内进行，制片质量稳定良好，接近于常规石蜡切片，出片速度快，从冷冻、切片到观察，仅需 15 分钟左右即可做出病理诊断。

4）印片：将镜检所见可疑组织与玻片接触制成印片后观察，做出快速诊断，此法可与冷冻切片同时应用，以提高确诊率，也可作为无法进行冷冻切片时的应急措施。

2. 诊断报告　组织学诊断应包括标本类型、大体表现、肿瘤的组织学类型、亚型、病理分级、浸润深度、脉管、神经和各组淋巴结等累及情况，切除标本的切缘有无肿瘤浸润等。

诊断报告中还需包括特殊检查（免疫组织化学、电镜、细胞和分子遗传学等）的结果和解释。病理学报告还可提供恶性肿瘤的预后指标（癌基因、抑癌基因和增殖活性等），以及进一步治疗选择的指标（如雌、孕激素受体，CD20、CD117 和 c-erbB2 表达情况）。

3. 应用

（1）常规石蜡切片：所有活组织标本均应送病理检查，绝对不允许将标本丢弃，以致延误病情而影响诊治。如本院或本地无病理科时，应及时将标本送外院或外地做出病理诊断。

（2）冷冻切片。

1）指征：临床各科如需做冷冻切片协助诊断，应事先向病理科提出申请征得同意。冷冻切片耗费人力，事后仍需用石蜡切片对照方能做出最后诊断，故冷冻切片主要用于术中病理会诊。

2）确诊率：冷冻切片诊断由于取材的局限性、时间紧迫、技术要求高，确诊率比常规石蜡切片低，有一定的误诊率和延迟诊断率。冷冻切片的确诊率一般为 90% ~ 98%，误诊率为 1% ~ 2%，延迟诊断率为 2% ~ 6%。

冷冻切片诊断对手术治疗有重大帮助和指导意义，Akerman 指出“冷冻切片的唯一目的在于做出治疗上的决策”。由于冷冻切片诊断有一定的局限性，有较高的误诊率和延迟诊断率。因此，各科临床医师应正确使用这一诊断手段，严格掌握指征，正确选材，并提供必要的临床、X 线和实验室检查资料。病理医师应仔细了解患者的情况，手术前一天到病房查阅病史和检查患者，对疑难患者应及时与手术医师联系或亲临手术室了解术中情况和取材部位。当冷冻切片诊断与临床不符或手术医师对冷冻诊断有疑问时，应立即与病理医师联系，共同商讨处理办法。对截肢或手术范围广泛的根治标本的冷冻诊断，一般应有两位高年资病理医师共同确诊。

4. 病理会诊　病理会诊已是病理科的常规工作。病理会诊的目的是征询第二种或更多种意见，本质是提高病理诊断的质量。由于用于病理学诊断的组织学切片可以永久保存，同时能够让不同或相同，一个或多个病理医师在相同或不同时间进行评价，这对疑难或有争议的患者进行会诊提供了可能。

病理会诊可由申请方（医院或患方）将病理切片直接带至会诊方会诊（直接会诊），也可通过图像传送系统进行远程切片会诊（间接会诊）。无论何种情况，会诊方应提出会诊意见，即病理会诊报告。病理会诊报告是会诊方组织有关病理专家个人或集体阅片后的咨询意见。

（四）肿瘤病理诊断的特殊技术

1. 病理组织染色技术　用于肿瘤病理学诊断的常规技术是切片采用甲醛固定、石蜡包埋、苏木精－伊红（HE）染色。

（1）普通染色：或称为常规染色，从 20 世纪以来，病理医师应用 HE 染色技术能够对绝大多数标本做出正确的病理诊断。通常应用的各种固定、包埋方法所制作的组织石蜡切片、冷冻切片、涂片、印片等，均可用 HE 染色技术来观察。但是，这项常规技术在研究病因学、组织发生或发病机制时尤显不足。目前，病理医师在日常工作中还应用一些用于特殊研究（如为确定组织或细胞中的正常结构或异常物质、病变及病原体等）的技术。

（2）特殊染色：目前实验室常用的特殊染色主要有以下几个方面。

1）PAS 染色（PAS）：可以显示糖原和中性黏液物质、基膜、大多数真菌以及寄生虫，还可显示腺泡状软组织肉瘤瘤细胞胞质内结晶，阳性反应呈红色。

2）网状纤维染色：显示网状纤维和基膜物质。网状纤维主要由Ⅲ型胶原纤维组成，基膜主要由Ⅳ型胶原和层粘连蛋白构成。网状纤维和基膜吸附银并呈 PAS 阳性染色都是由于结合蛋白多糖的覆盖物存在的结果。常规工作中，以银为基础的网状纤维染色主要用于区分：①上皮性和非上皮性肿瘤；②各种间叶性肿瘤的相互鉴别；③原位癌和浸润性癌。显示方法是网状纤维染色的方法较多，常用方法是 Gomori 染色法，结果显示网状纤维呈黑色，胶原纤维呈黄色或黄褐色，细胞核呈灰黑色。

3）三色染色：结缔组织多色染色法，是以 3 种以上颜色显示多种结缔组织成分，如胶原、软骨、黏液物质、淀粉样物质、神经胶质、纤维素和血液细胞等。主要用于显示或区分各种纤维成分。由 3 种染料成分所显示的 3 种组织结构是细胞核、胞质和细胞外胶原。如 Masson 三色染色法结果为胶原纤维、黏液、软骨呈蓝色，胞质、肌肉、纤维素、神经胶质呈红色，胞核呈黑蓝色。

4）淀粉样物染色：淀粉样物质是由蛋白质变性所致，是一种沉着于组织间质内的蛋白质。在一些情况下，血管壁和组织成分之间可见均质性的透明物质沉着，在 HE 染色中呈淡染伊红，遇碘呈棕褐色，再加稀硫酸则变为蓝色或紫色，与淀粉反应相似。一些内分泌肿瘤如甲状腺髓样癌、胰岛细胞瘤、肺小细胞癌等，间质内会出现淀粉样物质沉着，在肿瘤的诊断与鉴别诊断上有一定帮助。

5）亲银和嗜银染色：亲银反应是依靠组织中存在的含酚基团（如儿茶酚胺或吲哚胺）的物质能将银（和其他金属）盐还原。常用方法是 Masson-Fontana 银染色法。嗜银染色是采用 Grimelius 硝酸银染色法，通常组织采用 Bouin 固定液。

6）中性脂肪染色：脂质物质在组织化学上主要分为单纯脂质、复合脂质以及衍生脂质 3 种类型。中性脂肪又称三酰甘油，人体内脂肪几乎都是混合甘油酯。通常采用脂溶性色素染色法。脂溶性色素主要为苏丹Ⅲ、苏丹Ⅳ、油红 O 等，既能溶于有机溶剂又能溶于脂质内，故不能用于石蜡包埋的材料，只能在新鲜组织冷冻切片上进行染色。目前，肿瘤病理诊断主要用于鉴别卵巢纤维瘤和卵泡膜细胞瘤、皮脂腺肿瘤和脂肪肉瘤的诊断。

7）色素染色：许多色素在一般常规 HE 染色切片上很相似而不易区分，通常需要采用不同的特殊染色方法进行显示，来确定色素的性质。肿瘤病理学诊断工作中使用比较多的是含铁血黄素和黑色素染色。通常含铁血黄素染色采用 Perls 氏染色法，结果显示含铁血黄素呈蓝色，其他组织呈红色。黑色素染色的常用方法是 Masson-Fontana 氏银染色法，结果显示黑色素呈黑色，其他组织呈复染的颜色。可用于恶性黑色素瘤的诊断，为一些含黑色素的病变如色素痣、蓝痣，含黑色素的肿瘤如色素性神经瘤、透明细胞肉瘤等的诊断和鉴别诊断提供依据。

8）黏液染色：常用的方法是 AB-PAS（alcian blue-PAS）染色法，可以显示中性、弱酸性和强酸性黏液成分。结果显示酸性黏液样物质呈蓝色（AB），中性黏液样物质呈红色（PAS），混合黏液呈紫红色，细胞核呈浅蓝色。

2. 透射电子显微镜 透射电子显微镜（简称电镜）与光学显微镜的基本原理相同，不同的是光镜的照明源是可见光而电镜是用电子束照明。电镜的透镜指的是轴对称的电场或磁场。不同组织起源或分化的肿瘤具有各自超微结构特征，电镜检查可对光镜下难以明确诊断的患者做出鉴别诊断，但在区别肿瘤的良、恶性上帮助不大。随着免疫组织化学技术以及其他技术的发展，电子显微镜在肿瘤诊断中的作用已明显减少。用于肿瘤的诊断和鉴别诊断主要见于下列情况。

（1）区别分化差的鳞癌与腺癌：鳞癌有发育良好的桥粒和张力微丝；腺癌有微绒毛、连接复合体、细胞质内黏液颗粒或酶原颗粒。

（2）区别分化差的癌与肉瘤：癌有细胞连接和基膜；肉瘤通常无细胞连接，可有外板，但无基膜。

（3）无色素性黑色素瘤：可在细胞质内证实存在黑色素小体和前黑色素小体。

（4）区别腺癌与恶性间皮瘤：腺癌的微绒毛少，短而钝，中间微丝和糖原颗粒少，含黏液颗粒或酶原颗粒；恶性间皮瘤的微绒毛多，细长，中间微丝和糖原颗粒较丰富，不含黏液颗粒和酶原颗粒。

（5）神经内分泌肿瘤：细胞质内含特征性神经分泌颗粒，根据颗粒形态可区分出不同类型的神经内分泌肿瘤。

（6）区别各种小圆细胞肿瘤：胚胎性横纹肌肉瘤有肌动蛋白和肌球蛋白微丝以及Z带物质；Ewing肉瘤的细胞器很少，但有丰富的糖原颗粒；神经母细胞瘤有神经微丝和微管；小细胞癌则有原始细胞连接。

（7）确定各种软组织肿瘤起源或分化：如平滑肌肉瘤有伴致密体的肌微丝，质膜下微饮空泡和外板；血管肉瘤的细胞质内可找见特征性Weibel-Palade小体；腺泡状软组织肉瘤有类晶体和大量线粒体；透明细胞肉瘤有黑色素小体。

（8）其他：Langerhans组织细胞增生症中能见到特征性Bribeck颗粒；精原细胞瘤可见显著的核仁丝。

3. 免疫组织化学　免疫组织化学技术依据抗原—抗体特异性结合原理，用已知抗体检测组织和细胞中是否存在相应抗原的方法。由于已成功研制出大量能在石蜡切片上标记的多克隆和单克隆抗体，又建立了许多敏感的标记技术，免疫组织化学与光镜和电镜已成为在病理学诊断中不可缺少的三大基本技术。在肿瘤病理学诊断和研究中的主要用途有以下几种。

（1）分化差恶性肿瘤的诊断和鉴别诊断：应用角蛋白、波形蛋白、白细胞共同抗原和S-100蛋白可将癌、肉瘤、恶性淋巴瘤和恶性黑色素瘤区分开来。

（2）确定转移性恶性肿瘤的原发部位：如淋巴结转移性癌表达甲状腺球蛋白提示肿瘤来自甲状腺，骨转移癌表达前列腺特异性抗原提示肿瘤来自前列腺。

（3）恶性淋巴瘤和白血病的诊断和分型：如B细胞淋巴瘤表达CD20、CD79α，B细胞慢性淋巴细胞白血病还可表达CD5和CD23；T细胞淋巴瘤表达CD3和CD45RO，间变性大细胞淋巴瘤可表达CD30和ALK-1；典型霍奇金淋巴瘤表达CD15和CD30。

（4）激素及其相关蛋白检测：用以诊断和分类（神经）内分泌肿瘤或确定非内分泌系统肿瘤异常激素分泌功能。

（5）确定由两种或多种成分组成肿瘤内的各种成分：如Triton瘤（“蝾螈”瘤）由雪旺细胞和横纹肌细胞两种成分组成，可分别用S-100蛋白和结蛋白予以证实。

（6）研究组织起源不明肿瘤：如软组织颗粒细胞瘤曾被认为起自肌母细胞，免疫组织化学显示瘤细胞表达S-100蛋白，结合电镜显示神经膜细胞（雷旺细胞）分化证据，现已知为周围神经的良性肿瘤。

（7）研究某些病原体与肿瘤发生的关系：如某些类型乳头状瘤病毒与宫颈癌关系密切，EB病毒与鼻咽癌、霍奇金淋巴瘤和Burkitt淋巴瘤关系密切。

（8）研究和寻找癌前病变的标记物：如凝集素PNA、SJA和UEA-1在结直肠腺瘤、腺瘤癌变和腺癌中呈逐渐递增的改变。

（9）确定肿瘤良恶性或估计恶性肿瘤生物学行为：如用免疫球蛋白轻链κ和λ来鉴别淋巴滤泡反应性增生（κ+/λ+）还是滤泡性淋巴瘤（κ+/λ-或κ-/λ+）。应用细胞增生标记物（Ki-67、PCNA）或癌基因蛋白产物（myc、cerb B2、p53）可估计恶性肿瘤的生物学行为，提供肿瘤的预后指标。

（10）为临床提供治疗方案的选择：乳腺癌雌激素受体和（或）孕激素受体阳性患者应用内分泌治疗（他莫昔芬）可获长期缓解，存活期延长。多药耐药基因蛋白产物P170表达则提示该肿瘤对化疗药物有耐药性。

4. 流式细胞术　一种利用流式细胞仪（flow cytometry，FCM）进行细胞定量分析和细胞分类研究的新技术。流式细胞术为细胞动力学、免疫学、血液学和肿瘤学的研究，以及肿瘤临床诊断和治疗等提供重要手段。在肿瘤诊断和研究上的用途如下。

（1）肿瘤细胞增殖周期分析、染色体倍体测定、S期比率和染色体核型分析等，有助于估计肿瘤的生物学行为。

（2）单克隆抗体间接荧光染色法鉴定不易区分的正常和克隆性原始幼稚的血细胞，进行淋巴瘤和白血病的分型诊断。

（3）肿瘤相关基因（如p53）定量分析，为预后判断提供依据。

（4）多药耐药基因产物的定量，为化疗药物选择提供依据。

（5）肿瘤疗效监测、残存肿瘤细胞检测以判断有无复发等。

（6）判定同时性或异时性发生的肿瘤来源。

评估肿瘤组织中细胞增生程度的方法还有以下几种。

1）常规组织切片中计数核分裂象。通常计算方法是连续计数定量（通常是10个）的“高倍”视野（一般规定目镜为10X，物镜为40X）的核分裂数。

2）显微分光光度分析，是将石蜡包埋的组织切片用DNA特异性染色（Feulgen染色），然后用显微分光光度计在波长560 μm的条件下测定DNA含量。

3）核仁组成区（nucleolar organizer regions，NOR）嗜银染色（AgNOR）。对区别良、恶性病变以及对肿瘤进行分型和分级有帮助。已有大量文献报道AgNOR染色在诊断和预后方面的应用。

5.图像分析技术　为解决在显微镜下客观测定组织特征，伴随计算机的发展，半自动或全自动图像分析仪可用于病理学的诊断和研究。应用数学方法将观察到的组织和细胞二维平面图像推导出三维立体定量资料，包括组织和细胞内各组分的体积、表面积、长度、平均厚度、大小、分布和数目等，称为图像分析技术，又称为形想计量术。近年来应用光学、电子学和计算机研制成的自动图像分析仪，能更精确计量和分析各种图像的参数。该技术可用于观察和测量肿瘤细胞的面积、周长、最大长径和横径、核的形态、核浆比例、实质细胞和血管的多少等参数，为进一步研究肿瘤浸润和转移等生物学行为提供精确的定量数据。此外，Feulgen染色组织后，可用于测定瘤细胞中DNA含量和染色体倍体分析。胞中DNA含量和染色体倍体分析。

6.细胞遗传学与分子生物学技术

（1）核型分析：应用染色体显带技术研究染色体数目、结构异常和诊断遗传性疾病及相关疾病。研究证实，几乎所有肿瘤细胞都有染色体异常，其数目增减和结构变化并不是随机的，因此，肿瘤细胞遗传学可作为病理诊断的一种辅助手段。在实体瘤中，许多恶性淋巴瘤、软组织和骨肿瘤有频发性、非随机性染色体异常。

（2）比较基因组杂交（CGH）：分别提取肿瘤细胞和正常淋巴细胞中DNA，用不同荧光染料染色后进行杂交，从而确定肿瘤细胞所有染色体上整个基因组是否存在某些染色体区段或整条染色体的增加或减少。与典型的细胞遗传学不同的是，CGH仅依赖于可得到的基因组肿瘤DNA，不需要肿瘤分裂中期细胞或特异性DNA探针。因此，CGH可用于分析染色体的获得、丢失和基因扩增。CGH可以应用于新鲜冷冻标本、细胞以及应用于从甲醛固定石蜡包埋材料中提取的DNA。

（3）荧光原位杂交（FISH）：应用荧光素标记DNA的特定探针与组织切片上的肿瘤组织杂交，在荧光显微镜下能显示与之相应染色体某个区段或整条染色体。荧光原位杂交不论在分裂中期细胞还是在间期细胞中都能有效地检测染色体数目和结构异常，尤其适用于证实染色体易位、缺失和基因扩增。此法应用的探针很大，故不能识别大多数点突变。

（4）Southern印迹法：将肿瘤细胞中提取的DNA用限制性核酸内切酶消化、凝胶电泳分出DNA片段，再使其变性、形成单链DNA片段，然后吸印在硝酸纤维素滤膜上，与已知DNA探针杂交，检测是否存在被探针杂交的DNA片段，从而确定有无染色体易位，基因扩增或重排。

（5）反转录多聚酶链反应（RT-PCR）：提取肿瘤细胞中mRNA，经反转录酶作用，合成cDNA，再以此为模板进行多聚酶链反应。许多肿瘤中存在异常mRNA，可用此法将特定的引物扩增染色体易位断裂点两端cDNA而获得基因重排的条带。此法能在固定的石蜡包埋组织上进行检测，比Sourthern印迹法更敏感、快捷。外周血中少量循环的肿瘤细胞也能用RT-PCR检测出来。

（6）其他：DNA测序（DNA sequencing）技术能可靠地检测出各个DNA核苷酸是否发生点突变。DNA单链构象多态性（SSCP）技术是在复性凝胶电泳的PCR扩增序列上检测点突变，这是因为大多数含有突变的DNA片段在变性凝胶上有异常迁移。微阵列又称为生物芯片，按照储存的生物信息的类型，可分为组织微阵列，DNA 微阵列和 cDNA 微阵列。DNA 微阵列和 cDNA 微阵列一起又称为基因芯片，该技术可以在全基因组水平上进行研究。由于其发展时间不长，在肿瘤研究实际应用中还不多，但其与传统的杂交技术相比，具有检测系统微型化、对样品的需要量少而效率高及高通量检测 DNA 序列的特点，相信微阵列技术在肿瘤中有非常广阔的应用前景。

三、电镜在肿瘤病理诊断中的应用

在日常病理诊断中，绝大多数肿瘤通过光镜和免疫组化染色均可得出正确的诊断，但也有一小部分肿瘤由于分化差或失分化，在细胞和组织结构上缺乏特征性，免疫组化也不出现特异反应，仅靠光镜难以做出正确诊断。电镜分辨力高，可观察细胞的超微结构，可判断肿瘤类型及组织来源，对正确进行病理诊断有很大帮助，已成为疑难病理诊断的一种不可缺少的工具。须指出观察肿瘤细胞超微结构的变化仅可以鉴别肿瘤的组织来源，但不能区别肿瘤的良、恶性，另外也存在一定的局限性，如样本取材有限和肿瘤标本中具有特征性超微结构不多等因素。

（一）肿瘤的一般超微结构

1. 细胞表面超微结构

（1）细胞外形：无论良性或恶性肿瘤细胞的超微结构都与其来源的正常组织细胞有一定程度的相似性，可有圆形、梭形、柱状或多边形等。肿瘤细胞的外形在判断肿瘤类型和恶性程度上意义不大。

（2）细胞连接：上皮组织来源的肿瘤，均可在瘤细胞间见到连接。癌细胞间典型的桥粒和汇集于其上的张力原纤维束是鳞状细胞癌的特征结构，而腺癌和移行上皮肿瘤中常可见到连接复合体（包括紧密连接、中间连接和桥粒）。在低分化或未分化癌中，细胞间连续发育不良，结构不典型，属原始性连接，表现为相邻瘤细胞间有致密斑，无中间线，膜内侧张力细丝稀少或不见。恶性上皮性肿瘤分化愈低，细胞连接愈少。

（3）基板：基板是上皮细胞或内皮细胞膜与结缔组织间的一层无定性物质，基板存在与否及其变化在判断上皮性肿瘤浸润与非浸润方面有一定意义。随肿瘤恶性程度的增高，基板由清楚完整变化为因牵张变薄甚至中断消失。在神经嵴和间叶组织来源肿瘤的瘤细胞亦可见基板，如神经鞘瘤、神经纤维瘤、平滑肌肿瘤、脂肪肉瘤等，因此不能仅靠基板来区别癌和肉瘤，还须结合其他改变。

（4）细胞突起：包括纤毛、微绒毛和胞质突。肿瘤细胞的纤毛数目不等，可多到成丛状，也可少至数根甚至 1 根，可位于细胞表面，也可在细胞质内。起源于纤毛上皮的肿瘤通常缺乏纤毛，如鼻腔及副鼻窦的乳头状瘤、支气管肺癌和输卵管癌等。而在一些正常时无纤毛细胞的肿瘤（如甲状腺癌等）却有纤毛形成。一般纤毛在肿瘤诊断上意义不大，但在一些肿瘤的鉴别诊断中具有作用，如室管膜瘤与胶质瘤，前者可见纤毛和微绒毛伸入腔内，而后者则无。微绒毛是细胞膜和细胞质向细胞表面伸出的指状突起，分布可疏可密，常见于腺瘤或腺癌细胞顶面。微绒毛有 2 种结构，一种是微绒毛中心有核糖体和少许无结构的细胞质成分，主要见于肾近曲小管上皮及胃黏膜细胞；一种是微绒毛中心有成束的细丝形成的中轴，并向下延伸到细胞质中，主要见于肠吸收细胞表面。胞质突是细胞质的延伸，其数量、大小和长短在肿瘤诊断上有一定意义。一般神经来源细胞的胞质突发育良好，特征明显。

2. 细胞质超微结构

（1）线粒体：肿瘤细胞内的线粒体数量与细胞分化程度及肿瘤组织类型有关。低分化的恶性肿瘤中，线粒体数目稀少。在发生于甲状腺、涎腺、垂体、甲状旁腺、肾脏等处的良性或恶性嗜酸性细胞肿瘤细胞内线粒体数量明显增多，可多至填满整个细胞质。另外肿瘤细胞中线粒体的形状也易发生改变（如浓缩线粒体并有纵向嵴，而非通常的横向嵴），在分泌类固醇的细胞内线粒体为管状嵴，对于确定来源于类固醇细胞肿瘤有一定实用价值。

（2）内质网：分为粗面内质网和滑面内质网两种。

粗面内质网呈扁平囊状膜性结构，功能是产生分泌性输出蛋白。正常分泌蛋白旺盛的细胞来源的肿瘤含有丰富的粗面内质网（如浆细胞骨髓瘤、胰腺腺泡细胞瘤等）。一般肿瘤分化程度高，其恶性程度低，粗面内质网发育良好，而分化差且恶性度高的肿瘤细胞粗面内质网发育不良，其内存在大量游离多聚核糖体。一些肿瘤细胞中粗面内质网变形，如内分泌腺肿瘤细胞内的粗面内质网常呈短小多层排列，小儿先天性中胚叶肾瘤中粗面内质网呈池状扩张，肝癌细胞中呈指纹状排列，滑膜肉瘤细胞中呈同心圆样等。另外粗面内质网扁囊中出现平行排列的微管，对诊断黑色素瘤有一定诊断意义。

在产生类固醇的肿瘤细胞丰富的滑面内质网与管泡状嵴的线粒体同时存在，在睾丸间质细胞瘤、垂体腺癌、妊娠黄体细胞中滑面内质网可呈区域性堆集，呈直或弯的板层状，或呈同心圆环状排列。

（3）溶酶体：在有些肿瘤中可见溶酶体大量增多，如粒细胞性单核细胞性白血病、恶性组织细胞增生症、颗粒细胞瘤等。

（4）糖原：不同肿瘤其细胞中糖原的数量多少不等，如尤文瘤、精原细胞瘤、肾透明细胞癌、透明细胞肉瘤等均含有丰富的糖原颗粒，而淋巴网状系统的肿瘤中糖原颗粒稀少或不见。

（5）分泌颗粒：在一些肿瘤细胞中可见由单位膜包绕的分泌颗粒，其数量、大小、形状、内部结构以及在细胞质内的分布均不同，具有一定特异性，在判断肿瘤细胞的性质和来源上有一定意义。

（6）黏液颗粒：结构多样，有呈大空泡状，有呈网状结构，常靠近细胞膜分布。来源于能产生黏液的上皮细胞的肿瘤，其细胞内均含有多少不等的黏液颗粒，因此黏液颗粒在诊断腺癌上有重要意义。

（7）酶原颗粒：一般呈圆形，有电子致密物构成的核心，常见于外分泌腺的腺泡细胞，如胰腺腺泡细胞、胃主细胞、涎腺浆液腺泡细胞及呼吸道的一些小腺体，同样胰腺腺泡细胞中常见含大量酶原颗粒。

（8）神经内分泌颗粒：大多呈圆形，有界膜包绕，也有呈多形性（如梨形、卵圆形、哑铃形），大小差异较大（直径在 80 ~ 600 nm 不等），颗粒中有一致密核心，核心与颗粒界膜之间有一透明或低电子密度的晕。此颗粒是电镜诊断神经内分泌肿瘤的主要依据，具有高度特异性，如胃肠道、肺及支气管等处的类癌、胰岛细胞癌、嗜铬细胞癌、垂体腺癌、甲状腺髓样癌、神经母细胞癌、原始性神经外胚瘤、皮肤 Merkel 细胞瘤等。

（9）黑色素小体：根据形态分Ⅰ期（呈圆或卵圆形，有膜包绕，均质状，似初级溶酶体）、Ⅱ期和Ⅲ期（呈圆或指印状）及Ⅳ期（黑色素大量形成，为看不清内部结构的色素颗粒）。Ⅰ期和Ⅳ期的形态不具特异性和典型性，因此最具诊断意义的是Ⅱ期和Ⅲ期黑色素小体。含黑色素细胞和吞噬了许多黑色素的噬黑色素细胞，其内的黑色素小体为一层膜包绕的复合黑色素小体。

（10）脂滴：常呈圆形，无膜包绕。脂肪肿瘤中含有大小不一的脂滴，并有融合。肾透明细胞癌的癌细胞内亦含有丰富的脂滴，此外在恶性纤维细胞瘤的组织细胞和一些变化肿瘤细胞中也可看到脂滴。

（11）微丝：为细胞质中实心的丝状结构，有的密集成束，有的无规律散在分布。一般分特异性肌微丝和非特异性肌微丝两种。肌微丝是电镜诊断横纹肌肉瘤的唯一依据。平滑肌肿瘤内的肌微丝上可见梭形的致密体，另外细胞膜上可见致密斑。

（12）微管：常成束平行排列，主要存在于神经系统的一些肿瘤，如神经母细胞瘤、髓母细胞瘤、少突胶质细胞瘤等，瘤细胞内或其细胞突内均可见较多微管。

（13）Langerhans 颗粒：又称 Birbeck 颗粒，呈柱状或一端膨大的网球拍状。常见于嗜酸性肉芽肿、Hand-Schuller-Christian 病、Letter-Siwe 病中，是组织细胞增生症的特征性颗粒。

（14）晶体：某些晶体的出现具有诊断意义，如软组织腺泡状肉瘤中的长菱形晶体，卵巢和睾丸间质细胞瘤中的 Reinke 晶体等。

3. 细胞核超微结构

（1）形状：细胞核的结构是判断肿瘤良、恶性的重要依据。高度恶性肿瘤细胞核形态不规则，核膜或向下凹陷形成核裂，也可外突形成核泡及核袋；良性肿瘤细胞核大多很规则。少数恶性度高的肿瘤，核形态也可较规则（如神经母细胞瘤、尤文肉瘤），而有些良性肿瘤细胞核却十分不规则（如乳腺纤维腺瘤）。因此不能仅从核的形态来判断肿瘤的良恶性，还应该结合其他特征及光镜下改变来诊断。

（2）核仁：一般恶性肿瘤细胞核的核仁增大，数量增多，说明恶性肿瘤的代谢旺盛，生长活跃。在恶性肿瘤细胞中常可见到核仁边集现象，利于核仁产物进入细胞质，进一步反映蛋白质合成功能旺盛。

（二）电镜在肿瘤病理诊断与鉴别诊断中的应用

1. 癌与肉瘤 癌常有基膜；软组织肉瘤有黏多糖物质称为外板。癌有细胞器样的连接如连接复合体，特别是桥粒；而软组织肉瘤无连接复合体，无典型的桥粒，也无张力微丝。

2. 鳞癌与腺癌 腺癌可见细胞内腔（内囊）或外腔（外囊），微绒毛较发达，有连接复合体（如紧密连接、中间连接、桥粒），细胞质内常有黏液分泌颗粒等；而鳞癌桥粒发育良好，有角质小体及张力微丝。

3. 小圆细胞肿瘤 包括恶性淋巴瘤、神经母细胞瘤、尤文瘤及未分化癌等。在日常病理工作中，特别是恶性淋巴瘤和未分化癌，有时需要借助电镜予以区别。这几种肿瘤主要超微结构特点是前三者细胞器少，无细胞间连接；而后者细胞器丰富，有连接，特别是有桥粒及张力微丝等。

4. 黑色素瘤 采用透射电镜，胞浆内可见黑色素小体或前黑色素小体，对确诊有一定的帮助。

5. 神经内分泌肿瘤 神经内分泌肿瘤以往称为APUD瘤，其特点是胞浆内可见丰富的神经分泌颗粒（多为圆形，也可呈珠状、点状、哑铃状或卵原形，直径 120 ~ 180 nm，中心为致密的轴心，被膜所包裹）。

6. 软组织肿瘤 特别是梭形细胞肉瘤有时需要借助超微结构分析予以鉴别。如横纹肌肉瘤可见Z线；平滑肌肉瘤除可找到肌纤维以外，还可以看见致密小体。

四、现代技术在肿瘤病理诊断中的应用

（一）自显影技术

自显影技术为肿瘤细胞动力学及 DNA 倍体分析的方法之一，通常采用的核素为 H3TdR，标记于瘤细胞或其他细胞的核内，经过曝光、显影与定影的处理，在切片上显示银颗粒的存在。当细胞处于 S 期时，一般合成 DNA 较多，其银颗粒较多，较致密。通过此法可以测定瘤细胞周期、DNA 指数等，为肿瘤的临床诊断与治疗提供一种客观的生物学指标。

（二）流式细胞技术

流式细胞技术（FCM）为实时地检测单个细胞各种物理特征的一种技术，令细胞在鞘液流包裹下以 500 ~ 4 000 个 /s 通过细胞检测室（25 μm×64 μm），通过聚焦的激光束照射，产生细胞散射光特性及激发荧光物质发射特定波长的光信号，经过光电信号转换及模拟数字化，传输给计算机分析处理，得出结果，借以揭示瘤细胞的细胞生物学特点。对研究肿瘤的发生、肿瘤的诊断与预后的估计以及指导制定合理的治疗方案，均具有较大的实用价值。其优点是简便易行，多参数检测，可快速出结果；缺点是不能分析细胞的形态与生物学特点。

FCM 提供的肿瘤细胞生物学信息有以下三方面。

（1）显示 S 期细胞在细胞周期中所占比值，直观反映瘤细胞的增殖活性。

（2）可将肿瘤按 DNA 倍体类型分为 2 倍体和异倍体肿瘤：所有良性病变均为 2 倍体，如为异倍体肿瘤，提示异常 DNA 干系存在。大多数实体恶性肿瘤的 DNA 倍体为非整倍体或多倍体，可以说 DNA 倍体类型可反映肿瘤的恶性程度及生物学行为。

（3）可检测抑癌基因 p53 基因产物、ras 原癌基因编码的 p21 蛋白、抗凋亡基因 Bcl-2 蛋白、多药耐药基因 mdr-1 编码的 p170 蛋白，凋亡细胞以及谷胱昔肽转移酶（GST）等。

（三）显微分光光度计技术

显微分光光度计技术为通过 Feulgen 染色采用显微分光光度计，观察瘤细胞及其有关细胞的 DNA 的含量，借以揭示癌细胞的生物学特性及状态的一种技术，对于癌前病变的分析，癌的发生学的研究及对肿瘤预后的判断均有重要意义，对癌的早期诊断也有帮助。其优点是直观检测细胞的形态特点，缺点为速度慢，观察细胞少。

（四）肿瘤的自动化诊断

肿瘤的自动化诊断的基本原理为数学病理学或计量形态学。以图像分析手段，采用多因素的综合分析方法，如采用计算机手段分析细胞的大小、形态、直径、周径、染色质及核分裂以及瘤组织的排列、厚度及基膜的长度、完整程度等，综合分析瘤组织的特点，借以阐明瘤组织的良恶性及恶性程度。优点是较单纯形态分析更为客观全面。但其仍不能完全代替光镜诊断，只能作为辅助诊断手段之一。

（五）核仁组成区

核仁组成区（NOR）的基本原理为核仁组成区是细胞核中的核糖体 DNA（rDNA）的环，具有核糖体 RNA（rRNA）基因，以银染技术与 rRNA 相关的酸性蛋白相结合而显示之。这些蛋白将使 DNA 维持在一种伸展的状态，或具有某些控制 rRNA 基因转录的调节功能。NORs 其数目的增加，可能与细胞的增殖、染色体的倍体数、转录活力的增加有关。

（六）原位分子杂交

其基本原理就是在细胞水平上的 DNA-DNA 或 DNA-RNA 杂交。将组织细胞 DNA 在切片上或平皿中与探针 DNA 同时变性解螺旋为单链 DNA，当温度提高达复性温度时，探针 DNA 与细胞内同源的 DNA 碱基配对形成新的双链 DNA，这样含有核素或生物素标记的探针即可经过放射自显影或 DAB 底物显色显示出杂交颗粒。这种技术可应用于以下情况。

（1）在细胞水平检测多种结构蛋白、功能酶、激素、受体的编码基因，mRNA 的分布部位、复制状态及基因编码产物水平之间的相互关系等。

（2）在细胞水平了解癌基因的位置、表达水平及其同癌细胞分化、转移之间的关系。

（3）在染色体水平可检出易位的染色体片段，也能检出单拷贝的癌基因或整合的病毒基因。

总之，肿瘤病理鉴别诊断现仍以光镜为主，上述各种现代手段，只能作为光镜诊断的辅助手段。只有将两者慎重结合，才能得出客观的诊断。

第二节　病理诊断基本要求

一、病理标本大体检查基本要求

（一）病理标本的采集与送检

各类标本的采集应按照相应诊疗常规进行。原则上所有标本均应完整送至病理科，采集标本的临床医师不应随意对送检标本进行剖检。送检人（临床医师、患者或患者的授权人）应保证其送检标本的真实性、完整性和可检查性。

离体标本应根据标本类型及相关要求及时固定，选择合适的容器，并标记清楚（最少包括患者姓名、取材部位 / 标本名称或条形码）。所有标本送检时，均应同时提供书写或打印清楚的、与标本标记吻合的检查申请单，或电子申请单。

（二）病理标本的核对和签收

1. 接收标本时必须严格执行核对制度

（1）病理检查申请单应包括的信息。

1）患者一般信息，包括姓名、性别、年龄、门诊 / 住院号、患者永久联系地址、邮编和电话。

2）主要临床信息，包括症状、体征、重要检查结果、手术所见、既往病理学检查情况（包括原病理号和诊断）及临床诊断意见。

3）送检标本信息，包括检查标本的类型或标本取材部位（手术切除标本的类型及名称应符合行业规定的专用术语）、标本离体 / 固定时间（必要时）、已作标记的说明、特殊病理检查的要求等。

4）送检医师和单位（科室）、送检和收验日期。

（2）病理科应有专人核对送检标本及检查申请单，仅接受合格的标本和申请单。如有下列情况者，应及时与临床送检医师沟通，标本及信息错误的在没有确认标本及信息无误前不得接收、取材，必要时可将标本和申请单退回。

1）申请单与标本不符合。

2）申请单中重要项目填写不全或漏填。

3）标本袋（瓶）未写名字（包括条形码编号不齐）。

4）只有标本没有送检单。

5）严重自溶、腐败、干涸的标本，影响制片及诊断的应退回（特殊情况需与临床医生沟通，经其签字确认后方可考虑试做）。

2. 送检标本必须按规定要求进行固定处理

（1）送检标本如无特殊要求必须用4%中性缓冲甲醛液固定，固定液一般至少为标本体积的5 ~ 10倍。标本固定的时间应充分，但原则上不应超出48小时，以免影响免疫组织化学染色及分子检查。

（2）对于因治疗密切相关的特殊脏器标本（例如乳腺、胃、大肠、肺等）或需做特殊项目检查（如微生物、电镜、免疫组织化学、分子生物学、细胞培养等）的标本，应按各自相关的技术要求进行处理。

（3）标本验收人员对已验收的体积较大的实质性标本或空腔性脏器标本应进行预处理，酌情更换适宜的容器，补充足量的固定液，取材的病理医师在不影响主要病灶定位的情况下，及时、规范地予以剖开，以便充分固定。

3. 标本的接收应实行签收制度　标本可由固定人员签收，亦可由值班病理医师或大体检查记录者签收，实行送检、接收人员双签名制度，并采用唯一性识别码及时进行登记编号。

（三）标本的大体检查方法及步骤

（1）核对信息：根据申请单填写内容核对送检标本及相应标识，如患者姓名、条形码、标本类型、标本数量、取材部位等。

（2）明确标本类型，辨别并确定标本方位，测量标本的总体积（三维）。

（3）观察病灶：观察标本（组织或脏器）的形态，包括表面形态、颜色、光滑度、透明度、器官的被膜。

1）分布及位置：观察病灶在器官中的位置及其分布情况。

2）数目：弥漫性或局灶性，单个或多个。

3）大小：体积以三维表示，采用厘米（cm）为单位，如　cm×　cm×　cm，不建议采用实物之大小形容描述。

4）形状：囊状或实体性、乳头状、息肉状或蕈状、分叶状、结节状、菜花状、溃疡状、树根状、蟹足状等。

5）颜色：描述病变的颜色，暗红或苍白、淡黄或棕黄、灰色或黑色等。正常器官和组织应保持其固有的色泽，肿瘤的颜色一般为灰白色，但根据组织来源不同，有不同着色，如暗红色表示含血量多，黄色表示含有脂肪或类脂。

6）质地（硬度）：肿瘤的质地指肿瘤的软硬度，一般与组织来源、肿瘤的实质和间质比例，以及有无变性、坏死、出血等因素有关。常用的描述性用词有坚实、坚韧、硬、嫩、脆、松软等。

7）切面：有无出血、坏死、囊性变。常用的描述性用词有结节状、编织状、海绵状、多彩琥珀色、半透明、胶体状、黏液样、囊状、鱼肉样等。

8）和周围组织关系：界限明显或模糊、有无包膜、有否压迫或破坏周围组织等。

（四）病理标本的组织切取（取材）

（1）大体检查及取材必须由病理医师实施。实习医师应经相应培训并在上级医师的指导下进行取材。

（2）所检标本的取材原则上须经充分固定后才能进行。

（3）取材的目的主要是明确病变的性质及病变的范围。取材的部位应该选自病灶的不同性状区、病灶与周围正常组织的交界区。如为肿瘤，应切取包膜及边缘，一般应避开出血及坏死区。必要时，应在活检记录单上（或另附纸）绘简图或摄像，显示大体检查所见和标示取材部位。

（4）取材的数量因病种不同而异，疑有隐性病灶的标本应多处取材。

（5）切取的组织块厚薄必须均匀，一般为 0.2cm 左右，边缘应尽量整齐，如长方形、方形，大小为 2cm×2cm 左右，并记录切取的组织块数。

（6）取材时须注意的其他事项。

1）凡需观察包膜的组织，取材时必须注意可疑病变处包膜的全部取材或整个包膜的完整取材。

2）如需观察边缘的，则切缘侧应保持原状，而不宜进行修整，必要时在切缘处以不同颜色标记，如采用市场购买的标志笔标记或涂以 10%的硝酸银或碳素墨汁等，便于镜检时辨认。

3）若需指定包埋面者，应予标明包埋面方位。

4）需脱钙的组织必须另行放置，应在取材记录中加以说明。

5）若所取的组织块内留有手术缝线或其他缝合材料，应尽量剔除，以保证切片的质量；

6）常见肿瘤的取材要求，参照本指南中各相关章节内容进行操作。

（7）对于由不同部位或不同病变区域切取的组织块，应分别记录所取组织块的名称（或部位），并在其病理号之后以序列号编码（如：—1，—2，—3，…或 A，B，C，…），若选取多块组织（多个包埋盒），且为同一名称的须编以次级码（如：—1a，—1b，—1c，…或 A1，A2，A3，…），取材过程中须即时予以编码，并记录选取组织块的数量，避免错号，确保每块组织、蜡块、切片最终有唯一性的对应号。

（8）每例标本取材完毕后，应签署大体检查者及记录者的姓名、日期，以便查对。

（9）取材完毕后，剩余标本应妥善保存，固定液量不满足要求的，须按前述要求补加足量的固定液，并按序放入标本贮存柜内，以便复查，然后清洁取材台面及取材器械，并按规定进行消毒，以免污染。

（10）取材完毕后，大体检查医师（或记录人员）与制片的技术人员应认真办理检材清点、交接手续，并做好记录。

（11）取材剩余的标本（包括取材后空置的标本瓶）应保存至病理诊断报告书发出后两周，有特殊要求的标本应按相应要求保存，组织标本的处理应按规定办理交接手续、处理，并做好记录。

（12）特殊肿瘤或罕见患者，建议取材前对标本表面及剖面摄影，并编号存档保存。

二、病理切片显微镜检查的基本要求

（一）阅片前的查对

（1）阅片医师阅片前完成与病理技术人员的切片交接手续。

（2）在每一患者阅片前，阅片医师应首先查对切片编号及数量是否与取材记录一致，确认无误才能阅片。若有不符，必须查明原因并改正，做好相应的记录。

（3）阅片医师在阅片时应知悉申请单中的临床资料及大体检查记录。具体要求如下。

1）了解相关临床信息，包括年龄、性别、标本采取部位、病史、检查及临床诊断。

2）阅片诊断过程中如有需要，可向有关临床医师了解更多的临床信息，乃至亲自向患者了解情况。

3）根据诊断需要，病理医师可重检大体标本，补充或修正病变描述及补取组织块，并做好相应记录。

4）应了解患者既往在本院或外院的病理学检查情况（包括切片的病理诊断和有关文字记录），及时调阅或借阅相关切片等病理学检查资料。

5）对特殊部位肿瘤，特别是骨及软组织肿瘤等，必要时应查阅影像学及其他相关资料。

（二）病理切片的观察方法及步骤

一般采用普通光学显微镜观察，切片标本通常为苏木素—伊红（HE）染色（细胞核染成蓝色，胞浆及胶原纤维等染成红色），有时采用特殊染色。

（1）先用肉眼或用超低倍目镜观察：初步全面了解切片全貌，发现病变所在的部位。

（2）用低倍镜观察：观察时上下、左右移动切片标本，要全面观察整个切片，以了解病变的组织结构、形态特征和毗邻的关系。

（3）高倍镜观察：重点观察细胞结构、细胞内物质变化及细胞间关系，必须注意高倍镜的使用宜在低倍已观察病变全貌后使用，以免误导诊断。

（4）病理组织学镜下检查描述思路（以肿瘤为例）。

1）首先描述肿瘤细胞的形态特点：主要描述瘤细胞膜、胞质、胞核等形态的异常变化。

2）描述组织结构的形态特点：主要描述肿瘤组织排列方式或极性，与间质的关系、浸润情况等异常变化。

3）描述肿瘤间质的形态特点：主要描述与某些肿瘤诊断具重要参考意义的间质病变。

4）描述伴发的病理组织改变：凝固性坏死 / 液化性坏死 /（陈旧性 / 新鲜）出血 / 囊性变 / 钙化 / 骨化 / 化生等。

5）其他疾病的病理变化：主要描述与肿瘤不相关的病变。

（三）阅片时应注意的其他事项

（1）在阅片过程中发现制片质量不佳影响诊断，或为充分观察病变，需作深切、连切的，诊断医师应做相应记录，提出相应处理意见并签名后通知技术室相关人员，后者应及时地完成相应的制片任务。

（2）若需进一步做辅助检测项目（如免疫组织化学染色、组织化学染色、分子病理检测等）时，阅片医师应提出检测项目申请，提交技术室实施。

（3）因组织过少或其他因素造成切片缺乏诊断条件者，应及时建议临床医师重取活检。

（4）严格执行三级阅片制。

第二章 食管癌

在中国，食管癌发病率和死亡率处于相当高的水平，男性多于女性，食管癌死亡率随年龄而增长，30岁以下很少发生，30岁以上逐渐增加。食管癌常有家庭集聚现象，有肿瘤家族史者发病率危险性大，我国食管癌患者中有家族史者的比例高达27.3% ~ 61.4%。食管癌在全球的发病率在恶性肿瘤中占第八位，中国占第四位，恶性程度高，5年生存率不到10%。食管癌仍是我国需要重点防控的恶性肿瘤之一。目前普遍认为食管癌是多因素作用、多基因参与、多阶段发展的疾病。环境因素是食管癌发生的主导因素，但暴露于相似环境因素的人群，只有少数人发病，提示个体对食管癌的遗传易感性不同。

一、病因与生物学行为

（一）食管癌的病因

1. 吸烟与饮酒 越来越多的证据表明，吸烟增加食管癌的发病风险。烟草中的多环芳烃、亚硝胺等致癌物质和氧化剂，可造成食管上皮细胞的DNA损伤或引发慢性食管炎症，最终诱发食管癌。有证据表明饮酒只增加食管鳞癌的发病风险，与食管腺癌不相关，而吸烟与饮酒的交互作用大大增加了食管鳞癌的发病风险，推测酒精可能促进多环芳烃等致癌物的溶解，加速食管上皮细胞的DNA损伤。

2. 饮食及生活习惯 国际癌症研究基金的研究报告显示，富含纤维素、类胡萝卜素及维生素C的新鲜蔬菜及水果对预防食管癌有利，而长期食用高饱和脂肪酸和胆固醇的食品增加食管癌发病风险。细粮中缺少一些微量元素，长期食用会增加食管癌发病风险；但过于粗糙的食物也可能损伤食管，增加发病风险。

3. 化学因素 亚硝胺类化合物是一种很强的化学致癌物，可诱发多种动物不同器官的肿瘤，其中不对称亚硝胺可特异地诱发动物食管癌。食管癌高发区居民习惯食用腌酸菜、鱼露、霉变食物、重盐饮食等富含亚硝酸盐的食物。而且，太行山区居民原来的饮用水（河渠水、旱井水及山泉水等）存在着严重的氨氮、硝酸盐、亚硝酸盐污染。

4. 生物学因素 人乳头瘤病毒（human papilloma virus，HPV）与食管癌发生的关系也引人关注。高危型HPV（如HPV16/18等）可整合到宿主染色体，通过表达的E6和E7蛋白激活端粒酶和c-myc、ras等癌基因，同时抑制p53、Rb等抑癌基因活性，使其丧失细胞周期调控能力，诱发癌变。大量证据表明，HPV感染是食管癌的常见现象，提示其有可能是食管癌发生的危险因素。而最近的研究结果表明，幽门螺杆菌感染与食管腺癌的发病风险负相关，推测幽门螺杆菌可能通过降低胃酸分泌、减少胃食管反流，从而降低食管腺癌的发病风险。

（二）食管癌的生物学行为

有多篇报道提示食管癌具有家族聚集性，但至今尚无直接证据证明高度外显的食管癌易感基因的存在。食管癌发生过程中易被激活的癌基因有cyclin D1、c-erbB2、c-myc、cras、Int-2/hst-1和EGFR等，激活方式包括基因突变、基因扩增、基因重排及过表达，其中基因扩增与过表达最常见。易失活的抑癌基因有p53、Rb、p16和p15等，失活方式包括基因突变、杂合型缺失，启动子区甲基化及RNA错误剪切等，其中杂合型缺失发生的区域有1p、3p、4/5q、9/11q、13q、17/18q。

1. 癌基因

（1）c-erbB2基因：癌基因c-erbB2（HER-2）定位于人染色体17q21，编码具有酪氨酸蛋白激酶活性的细胞膜糖蛋白，参与细胞生长、分化的调节。当受到体内外某些因素影响后，其结构或表达调控失常，从而被激活，具有肿瘤转化活性。

（2）cyclin D1基因：cyclin D1作为细胞周期调节因子之一，其过度表达是多种人类原发性肿瘤的特征，对肿瘤的诊断和预后判断具有重要意义。Cyclin D1含295个氨基酸，由染色体11q13上的CCND1基因编码。

（3）int-2 基因：int-2 基因属于成纤维细胞生长因子（FGF）基因家族，定位于染色体 11q13，其扩增或与 hst-1 基因共扩增见于多种人类恶性肿瘤。据统计，int-2 及 erbB 是食管癌中突变最频繁的两个基因；研究发现，int-2 基因的扩增参与了食管癌的进展和转移。

2. 抑癌基因

（1）p53 基因：p53 抑癌基因是一段 16 ~ 20kb 的 DNA，定位于人类染色体 17p13.1，由 11 个外显子组成，编码 393 个氨基酸组成的 53kD 的核内磷酸化蛋白，具有蛋白质 -DNA 和蛋白质 - 蛋白质结合的功能，现已表明 P53 是细胞生长周期中的负调节因子，与细胞周期调控、DNA 修复、细胞分化、细胞凋亡等重要的生物学功能有关。p53 基因分为野生型和突变型两种，其产物也有野生型和突变型。野生型 p53 蛋白极不稳定，半衰期仅数分钟，并具有反式激活功能和广谱的肿瘤抑制作用。p53 突变可影响与 DNA 相互作用的关键氨基酸，也可由于 p53 基因突变蛋白的发生错误重叠而不能与特定的 DNA 识别序列相结合。p53 的失活可促使肿瘤细胞进一步出现基因组的不稳定，突变型 p53 则具有癌基因的作用，促使正常细胞的恶性转化。野生型 p53 作为细胞周期开关，可以调节细胞中 G1 期→ S 期的转化，并可以发挥促凋亡作用。当 DNA 损伤时，P53 蛋白积聚并促进下游基因例如 WAF1/cip1 的表达，其表达产物与周期蛋白依赖激酶（CDK）连接，并抑制其活性，从而阻止了 DNA 合成前期，给予细胞修复损伤的 DNA 的机会。如未能修复，正常 p53 可随之诱导细胞程序性死亡（即细胞凋亡）。p53 基因的缺失或突变已被证实是多种肿瘤发生的原因之一。p53 基因突变的形式可表现为点突变、缺失突变、插入突变、移码突变、基因重排等，存在 p53 突变的肿瘤包括食管癌、胃癌、结直肠癌、乳腺癌等。当 p53 缺失或失活时，这些遗传学上不稳定的细胞便可以进行克隆扩增形成肿瘤。据报道，接近 50% 的食管癌出现 p53 突变，而食管鳞癌中 p53 的异常表达是正常食管组织的 8 倍。

（2）Rb 基因：Rb 基因在许多不同的癌肿里处于突变状态，但是首次报道是它在眼部恶性肿瘤（视网膜母细胞瘤）发生中所起的作用。这种基因的蛋白质产物是一种转录因子，其可控制诱导细胞进入分裂过程的重要基因表达。

3. 生长因子和细胞黏附因子 生长因子通过自分泌或旁分泌功能，对癌细胞和基质细胞间起调节作用。EGF 的多态性影响着食管鳞癌的预后，EGF+61AG 型患者有着 25.5 个月的中位生存期，而 EGF+61GG 患者中位生存期仅仅为 3.7 个月。钙黏蛋白 E-cad 由位于 16 号染色体长臂 22.1 区带的基因编码，是一类建立细胞间紧密连接、维持细胞极性、保持组织结构完整的钙依赖性跨膜糖蛋白。E-cad 与食管癌的浸润深度、淋巴结转移相关，同时，低表达钙黏蛋白的食管癌有着更差的分化和预后。TGF-β 是转化生长因子家族的一员，主要起调节细胞生长和分化作用；针对食管癌患者奇静脉血中 TGF-β 水平的研究发现，TGF-β 水平与患者生存时间呈负相关，是食管癌的独立预后因子，而这一现象可能是由于奇静脉引流来自食管的静脉血，其血中 TGF-β 水平体现了食管癌组织中的相应水平。

4. 叶酸代谢基因多态性 多态性叶酸的功能是提供甲基基团，用于细胞 DNA 的甲基化和核苷酸从头合成。叶酸缺乏或叶酸代谢障碍可能通过扰乱正常 DNA 甲基化、DNA 合成而致癌；饮酒可破坏叶酸，降低血清中叶酸浓度。亚甲基四氢叶酸还原酶（MTHFR）是催化叶酸生物转化形成甲基供体的关键酶。研究发现，MTHFR 677TT 与食管癌发病风险显著相关，携带 677TT 比携带 677CC 者高 6.18 倍。因此增加蔬菜、水果等富含叶酸的食物摄入量，在 MTHFR 突变高发的人群中，具有预防食管癌的意义。

5. 端粒酶 端粒是染色体末端的一种由 6 碱基重复序列（TTAGGG）和端粒结合蛋白组成的复合结构，具有保护端区，维持染色体完整的作用。正常细胞由于线性 DNA 复制 5' 端缺失，随着体细胞不断增殖，端粒会逐渐缩短，当端粒缩短到一定程度时，细胞就会停止分裂，处于静止状态。端粒酶则是能使端粒延伸的反转录 DNA 合成酶，是由 RNA 和蛋白质组成的核糖核苷酸蛋白酶。研究发现端粒酶是一个广泛的肿瘤标志物，在很多肿瘤的发生发展中起着重要作用。

二、临床特征

（一）临床表现

1.症状 早期食管癌并无特异性的临床症状或无任何症状，可有胸骨后不适或一过性的吞咽不畅等，且多间断发生，易被忽视。当吞咽食物有哽咽感、异物感、胸骨后疼痛时，或有明显的吞咽困难等，考虑有食管癌的可能，应进一步检查。进行性吞咽困难是中晚期食管癌最常见的典型症状，也是多数患者就诊的主诉。在吞咽困难时常呕吐泡沫状黏液，部分患者出现前胸、后背或咽下时疼痛，较重而持久，肿瘤侵及大血管时会出现呕血和血便，还可出现声音嘶哑、呛咳、消瘦等症状。临床诊断为食管癌的患者出现胸痛、咳嗽、发热等，应考虑有食管穿孔的可能。

2.体征 大多数食管癌患者无明显相关阳性体征。临床诊断为食管癌的患者近期出现头痛、恶心或其他神经系统症状和体征，骨痛，肝大，皮下结节，颈部淋巴结肿大等症状及体征提示远处转移的可能。

3.辅助检查

（1）血液生化检查：对于食管癌，目前无特异性血液生化检查。食管癌患者血液碱性磷酸酶或血钙升高考虑骨转移的可能，血液碱性磷酸酶、谷草转氨酶、乳酸脱氢酶或胆红素升高考虑肝转移的可能。食管癌多见鳞癌，肿瘤标志物 Cyfra21-1、SCCA、TPS、TPA 等可能升高。

（2）影像学检查：食管造影检查是可疑食管癌患者影像学诊断的首选，应尽可能采用低张双对比方法。对隐伏型等早期食管癌无明确食管造影阳性征象者应进行食管镜检查，对食管造影提示有外侵可能者应进行胸部 CT 检查。胸部 CT 检查目前主要用于食管癌临床分期、确定治疗方案和治疗后随访，增强扫描有利于提高诊断准确率。CT 能够观察肿瘤外侵范围，T 分期的准确率较高，可以帮助临床判断肿瘤切除性及制订放疗计划；对有远处转移者，可以避免不必要的探查术。超声检查主要用于发现腹部脏器、腹部及颈部淋巴结有无转移。MRI 和 PET-CT 均不作为常规应用，需要时才个别使用。MRI 和 PET-CT 有助于鉴别放化疗后肿瘤未控制、复发和瘢痕组织；PET-CT 检查还能发现胸部以外的远处转移。

（3）内镜检查：内镜检查是食管癌诊断中最重要的手段之一，对于食管癌的定性定位诊断和手术方案的选择有重要的作用，对拟行手术治疗的患者是必需的常规检查项目。此外，内镜检查前必须充分准备，建议应用去泡剂和去黏液剂，仔细观察各部位，采集图片，对可疑部位应用碘染色和放大技术进一步观察，进行指示性活检，这是提高早期食管癌检出率的关键。

（4）食管超声内镜检查：超声内镜检查是目前食管癌 T、N 分期最准确的方法，它可较准确地诊断食管早期癌，为早期癌的内镜下切除提供保障。对于进展期的消化道癌可进行较准确的术前分期，以便于制订手术方案或进行术前新辅助放化疗。超声内镜对于肿瘤浸润深度的判断及壁外淋巴结的肿大诊断较准确，优于腹部 CT 等影像学检查。它是将内镜和超声相结合的检查技术，在内镜直接观察食管内病变的同时，可利用内镜下的超声行实时扫描，分辨出壁内肿瘤的生长层次，食管组织结构中任一层次的中断及异常变化可判断肿瘤浸润的深度。对于食管的黏膜下肿瘤，超声内镜是诊断消化道黏膜下肿瘤的金标准，可以通过肿瘤起源层次、大小、回声特点等初步判定肿瘤性质，可以鉴别消化道的隆起是否是黏膜下肿瘤或壁外病变压迫所致。

（二）食管癌的分段和分类

采用国际抗癌联盟食管分段标准：颈段食管入口或环状软骨下缘到胸腔入口（下界胸骨上切迹）。胸内分三段：胸上段从胸腔入口到气管分叉（上界距门齿 24cm）；胸中段为将气管分叉到食管胃交界部全长二等分之上半部（下界距门齿 32cm）；胸下段为上述二等分之下半部（下界距门齿 40cm）。

1.早期食管癌的临床分型 早期食管癌分为以下类型。

（1）隐伏型（或充血型）：皱襞轻度紊乱，肉眼不易发现，组织学诊断全部为上皮内癌。

（2）糜烂型：癌变处黏膜轻度糜烂，与周围黏膜分界清楚；镜检见癌变上皮变薄，固有膜炎症反应较明显，癌组织浸润多限于黏膜肌层。

（3）斑块型：癌变处黏膜肿胀隆起，色灰暗，食管皱襞中断，病变范围大小不一，个别病例的癌变侵及食管全部周径，有半数侵达黏膜肌层及黏膜下层。

（4）乳头型：肿瘤呈明显结节状隆起，呈乳头状或蕈伞状。以上各型以斑块型与糜烂型为常见，乳头型与隐伏型较少见。

2. 中晚期食管癌的病理类型　食管癌的临床病理分型有一定临床和预后意义，根据临床症状、X线造影（或其他影像学检查）、大体标本和病理所见分为4型。

（1）髓质型：患者常有明显的吞咽困难，食管造影常见较明显的对称性狭窄或偏心性狭窄，病变上方食管腔扩展，肿瘤在食管壁内生长、浸润而使管壁明显增厚，累及食管周径的全部或大部致使管腔狭窄。这一类型较常见，因常有较明显外侵，手术切除率较低，外科治疗预后较差，放疗、化疗效果中等，复发率也高。

（2）溃疡型：临床上该型患者吞咽困难症状不重，但胸骨后疼痛常较明显。食管造影的主要特点是边缘不规则，可见到较深、较大的溃疡，其周围常只有少量食管壁受损，钡剂通过顺利。黏膜面大体所见肿瘤为一凹陷而界限清楚的孤立深溃疡，往往深达肌层或穿透大部分肌层。切面可见肿瘤较薄，溃疡底部组织更薄，溃疡周围瘤组织不多。该型食管癌较少见，其他类型食管癌也常有溃疡，应注意区别。溃疡型食管癌常有较明显局限外侵，切除率中等。本类型化疗效果较好，但有穿孔危险，在做放疗、化放疗或选择性动脉灌注化疗时应特别注意。

（3）蕈伞型：患者吞咽困难等症状较轻，病史多较长。造影显示病变上下缘呈弧形，边缘清晰锐利，病变中部有浅而宽的龛影。黏膜面所见肿瘤常呈椭圆、扁平形，周边突起或外翻，界限清楚，犹如蘑菇，故名蕈伞。蕈伞型也比较常见，由于外侵常不明显而有较高的手术切除率，对放射线敏感度较高，放疗或化疗效果比较满意。

（4）缩窄型：患者的进行性吞咽困难比较突出，食管造影可见较短但显著的向心性狭窄，钡剂通过困难，其上方食管明显扩张。

（三）食管癌的分期

1. 治疗前分期　目前主要应用CT和EUS进行分期，具体见食管癌的影像检查。

2. 治疗后分期　目前食管癌的分期采用国际抗癌联盟（UICC）公布的2009年食管癌TNM国际分期。

三、治疗原则

临床上应采取综合治疗的原则。即根据患者的机体状况，肿瘤的病理类型、侵犯范围（病期）和发展趋向，有计划地、合理地应用现有的治疗手段，以期最大幅度地根治、控制肿瘤和提高治愈率，改善患者的生活质量。对拟行放、化疗的患者，应做Karnofsky或ECOG评分。食管癌的治疗主要分为手术治疗、放射治疗和化学治疗。

四、手术治疗

1. 手术治疗原则　在任何非急诊手术治疗前，应根据诊断要求完成必要的影像学等辅助检查，并对食管癌进行cTNM分期，以便于制订全面、合理和个体化的治疗方案。应由以胸外科手术为主要专业的外科医师根据患者的病情、并发症、肿瘤的部位来决定手术切除的可能性和制订手术方案。尽量做到肿瘤和区域淋巴结的完全性切除。

经胸食管癌切除是目前常规的手术方法。胃是最常替代食管的器官，其他可以选择的器官有结肠和空肠（对术者有准入要求）。食管癌完全性切除手术应常规行区域淋巴结切除，并标明位置送病理学检查，应最少切除15个淋巴结以进行准确的分期。

2. 食管癌的手术适应证

（1）Ⅰ、Ⅱ期和部分Ⅲ期食管癌。

（2）食管癌放疗后复发，无远处转移，一般情况能耐受手术者。

3. 手术禁忌证

（1）诊断明确的Ⅳ期、部分Ⅲ期（侵及主动脉及气管的 T4 病变）食管癌患者。

（2）心肺功能差或合并其他重要器官系统严重疾病，不能耐受手术者。

五、放射治疗

食管癌放疗包括根治性放疗、同步放化疗、姑息性放疗、术前和术后放疗等。三维适形放疗技术（3DCRT）是目前较先进的放疗技术。如条件允许可用于食管癌患者，并用 CT 机来进行放疗计划的设计，确认和实施。

（一）食管癌放疗的适应证和禁忌证

1. 根治性放疗适应证　一般情况好，病变比较短，食管病变处狭窄不明显（能进半流食），无明显的胸背疼痛，CT 示未侵及主动脉或气管支气管树等邻近的组织和器官，无锁骨上和腹腔淋巴结转移（包括 CT 无明显肿大的淋巴结），无严重并发症。

2. 禁忌证　食管穿孔（食管气管瘘或可能发生食管主动脉瘘）、恶病质、已有明显症状且多处远处转移者。

3. 姑息性放疗

（1）目的：减轻痛苦（如骨转移的止痛放疗，转移淋巴结压迫症状等），缓解进食困难，延长寿命。

（2）禁忌证：已有食管穿孔、恶病质。

（二）食管癌放疗技术

1. 常规放疗技术

（1）模拟机定位：体位固定→用胸部 CT 做 TPS 计划→模拟机校位。

（2）照射野设计：长度为肿瘤上下各放 3 ~ 5cm。

（3）胸中、下段食管癌：肿瘤横径＜ 5cm，三野等中心（一前两后斜）照射，后斜野机架角 ±130° 。

（4）颈段、胸上段食管癌：两前斜野等中心照射，野宽 4.5 ~ 5cm，机架角 50° ~ 60° ，30° 楔形板。

（5）原发肿瘤较大（≥ T3）和（或）CT 扫描片显示肿大淋巴结（Ⅱ B ~ Ⅳ期）。

（6）胸中、下段食管癌：前后对穿等中心照射，DT 36 ~ 40Gy 后，改斜野等中心，避开脊髓。

（7）颈段、胸上段食管癌：纵隔 + 锁骨上联合野照射，DT 36Gy 后，改分野照射，避开脊髓。

2. 三维适形放射治疗

（1）食管癌三维适形放射治疗计划的实施及工作流程：在 CT 模拟机做体位固定→胸部 CT 扫描→局域网传送 CT 扫描的图像→医师勾画肿瘤靶区［必须参照食管造影和（或）食管镜检的结果勾画靶区 /CT-PET/ 食管腔内超声］→上级医师确定并认可治疗靶区→由物理师设计照射野→物理主任核对并认可治疗计划→副主任以上的医师认可治疗计划→ CT 模拟校位→由医师 / 物理师 / 放疗的技术人员共同在加速器校对照射野→照射计划的实施。

（2）食管癌放射治疗靶区定义。

1）GTV：以影像学（如食管造影片）和内镜［食管镜和（或）腔内超声］可见的肿瘤长度。CT 片（纵隔窗和肺窗）显示食管原发肿瘤的（左、右、前、后）大小为 GTV。GTV：为食管原发病灶。转移淋巴结为 GTVnd，如 CT 片显示转移淋巴结远离原发病灶和（或）触诊可确定的转移淋巴结部位，如锁骨上淋巴结、气管旁淋巴结等部位。

2）CTV：包括 GTV 和 GTVnd+ 淋巴引流区，并在 GTV 和 GTVnd 左右前后方向（二维）外放 0.8 ~ 1.0cm，外放后将解剖屏障包括在内时需做调整。在 GTV 和 GTVnd 上下方向外放 3 ~ 5cm，或在有淋巴结转移的 CT 层面的上下各外放 1.5 ~ 2.0cm。同时包括淋巴结转移率较高的相应淋巴引流区域：

①上段：锁骨上淋巴引流区、食管旁、2 区、4 区、5 区、7 区。

②中段：食管旁、2 区、4 区、5 区、7 区的淋巴引流区。

③下段：食管旁、4 区、5 区、7 区和胃左、贲门周围的淋巴引流区。

3）PTV：在 CTV 基础上三维外放 0.5cm。

（3）放疗剂量：术前 95%PTV 40Gy/2Gy/20F，术后 95%PTV 54 ~ 60Gy/2Gy/27 ~ 30F。根治性放疗 95%PTV 60 ~ 64Gy/2Gy/30 ~ 33F。靶体积内的剂量均匀度为 95% ~ 105% 的等剂量线范围内，PTV 93% ~ 107%。

（4）正常组织限量：肺平均剂量≤ 13Gy，两肺 V20 ≤ 30%，两肺 V30 ≤ 20%，同时化放疗者两肺 V20 ≤ 28%。

1）脊髓剂量：平均剂量 9 ~ 21Gy 和 0 体积剂量≥ 45Gy/6 周。

2）心脏：V40 ≤ 40% ~ 50%。

3）术后胸胃：V40 ≤ 40% ~ 50%（不能有高剂量点）。

（5）同步化疗的建议方案。

1）PDD 25 ~ 30mg/m2 × 3 ~ 5 天。5-Fu 450 ~ 500mg/m2 × 5 天（推荐静脉连续输注）。28 天为 1 个周期 ×2 个周期；1 ~ 3 个月后巩固化疗 3 ~ 4 个周期。

2）紫杉醇 +PDD。21 天为 1 个周期，共 2 个周期或每周 1 次，共 6 周；1 ~ 3 个月后巩固化疗 3 ~ 4 个周期。

（三）食管癌放疗并发症和处理

1. 全身放疗反应 多数患者无明显的全身反应或反应很轻，无须处理。有个别的患者较明显，常表现为乏力、食欲缺乏、恶心、呕吐。给予输液、支持治疗及增加食欲的药物治疗，即可保证顺利完成放射治疗。

2. 放射性食管炎 多数患者表现为吞咽疼痛，进食困难的症状较前有加重。或术后放疗患者出现吞咽梗阻的症状。发生时间多数为放疗剂量 DT 20Gy 或 40Gy 左右，主要原因为食管黏膜的充血、水肿、渗出及糜烂。处理：①消除患者误认为病情加重的思想负担，解释其原因；②轻者观察，重者则给予输液，适当少量的激素和抗生素治疗，可获得较好的效果；③对症止痛治疗。

3. 气管反应 多数表现为刺激性干咳或痰不易吐出。症状轻者无须处理，或对症治疗，如氯化铵等，雾化治疗（可加用糜蛋白酶和少量的激素行雾化吸入治疗）可以帮助排痰。必要时考虑抗炎和镇咳治疗。

4. 食管癌穿孔 X 线片显示有尖刺或龛影等穿孔前征象。

（1）临床表现。

1）白细胞，特别是中性粒细胞数增高。

2）发热。

3）胸背疼痛或胸部不适。

（2）处理。

1）放疗速度为每次 180 ~ 200cGy，因为放疗速度至少要达到肿瘤的有效剂量。

2）加强抗感染和促进正常组织修复能力的治疗，使用有效的抗炎治疗，加强和及时补充营养、蛋白，纠正贫血、促进食欲等。

3）下胃管、放支架，静脉高营养或胃造瘘以帮助患者解决每日入量。

5. 食管梗阻 放疗前能进半流食以上的患者，放疗中很少发生滴水不入的情况。多数是在放疗前仅能进流食或进流食困难者，在放疗开始前 3 周可能出现滴水不入现象。原因多为病变全周性浸润性生长，食管失去正常的弹性，肿瘤侵及和占据食管管腔，加之放疗引起的水肿，局部炎性渗出所致。处理：①保证患者的每日入量，包括输液和静脉高营养或鼻饲，必要时放食管支架；②积极抗炎及消水肿治疗，用少量激素治疗可减轻水肿；③肿瘤所致的梗阻不影响放疗，多数患者在 DT 40Gy 左右进食梗阻能好转。

6. 晚期合并症 少数患者出现局部肺纤维化、放射性肺炎、食管狭窄、吻合口狭窄等。

（四）预后

早期或病期能手术而因内科疾病，如心脏病、高血压等不能手术或不愿手术者，放射治疗的5年生存率为20% ~ 73%。对局部病期偏晚又没有淋巴结转移者，先行术前放化疗，可提高切除率，降低淋巴结转移率，术前放化疗5年生存率为18% ~ 60.7%，放化疗后达到病理反应程度为重度甚至无癌瘤残存者，5年生存率可达50% ~ 61%。有选择性进行术后放化疗对部分患者有益，能提高Ⅲ期食管癌和有淋巴结转移患者的生存率，术后放疗5年生存率为18.7% ~ 41.3%。局部晚期食管癌放化综合治疗5年生存率为16.2% ~ 30%。

六、化学治疗

食管癌化疗分为姑息性化疗、新辅助化疗（术前）、辅助化疗（术后）。对于食管鳞癌，DDP+5-FU（顺铂加氟尿嘧啶）是最常用的化疗方案，其他可选择的有：DDP+TXT（顺铂加多西紫杉醇），DDP+PTX（顺铂加紫杉醇），Oxaliplatin+5-FU（奥沙利铂加氟尿嘧啶）。对于食管腺癌，常用的方案是：ECF方案（表柔比星加顺铂加氟尿嘧啶）。

1. 食管癌化疗前评估

（1）肿瘤情况评估：通过病理和细胞学检查明确病理类型，通过病史、体格检查、影像学检查明确疾病的范围、发展趋向、确定治疗目标，是新辅助化疗、姑息性化疗，还是术后辅助化疗。化疗前应视具体情况复查胸腹部CT或颈胸部CT，留作基线片，方便今后对比疗效或长期随访。

（2）患者身体状况评估。

1）一般状况较好，PS 0 ~ 2级。

2）化疗开始前1周内行血常规、肝肾功能、心电图等检查。心、肝、肾和造血功能无明显异常，血常规中性粒细胞绝对值≥ 1.5 × 109/L，血小板≥ 80 × 109/L，Hb ≥ 80g/L可考虑化疗。

3）无活动性消化道出血、胃肠梗阻、穿孔、栓塞、休克等严重并发症。非肿瘤本身引起的发热，体温应 < 38℃。

2. 食管癌术前、术后化疗的适应证与禁忌证

（1）术前新辅助化疗：推荐局部晚期可行手术或根治性手术有困难的患者行新辅助化疗，有利于肿瘤降期、消灭全身微小转移灶，并观察肿瘤对该方案化疗的反应程度，指导术后化疗。术前新辅助化疗后3 ~ 4周，且血常规及肝肾功能恢复正常后方可考虑手术。

（2）术后辅助化疗：推荐食管癌根治术后Ⅱ期及Ⅱ期以上患者行术后辅助化疗。一般在术后4周以后开始，术后恢复良好、需行术后辅助化疗的患者可在术后4周完善化疗前检查并开始辅助化疗。如果患者术后恢复欠佳，可适当延迟辅助化疗，但不宜超过术后2个月。

（3）晚期肿瘤的姑息性治疗、复发肿瘤的解救治疗。

（4）既往行放疗，经临床医师判断须继续化疗者，视放疗的部位和剂量，结合患者的情况决定患者能否开始化疗。

3. 以下情况禁用化疗或需谨慎考虑化疗药物的种类与剂量

（1）高龄、一般情况差。

（2）心、肺、肝、肾功能异常。

（3）明显的造血功能不良。

（4）骨髓转移或者多发骨转移。

（5）既往接受过多程化疗或大面积放疗。

（6）既往放化疗后骨髓抑制严重。

（7）存在感染等并发症。

（8）存在胃肠出血或穿孔的危险。

（9）肿瘤与血管关系密切。

4. 停药指征 在治疗出现下列情况时应当立即停药，并采取必要的措施。

（1）呕吐频繁影响进食或电解质平衡。

（2）腹泻超过每日 5 次或出现血性腹泻。

（3）任何 3 度以上的不良反应。

（4）心肌损伤。

（5）中毒性肝炎。

（6）中毒性肾炎。

（7）化学性肺炎或肺纤维化改变。

（8）穿孔、出血、栓塞、休克等严重并发症。

5. 食管癌常用化疗方案

（1）顺铂 +5-Fu。

顺铂 75 ～ 100mg/m2，静脉注射，输注 4 小时 d1；

5-Fu 750 ～ 1000mg/m2，静脉注射，持续输注 d1 ～ 4；

每 3 ～ 4 周重复。

（2）紫杉醇 + 顺铂。

紫杉醇 135 ～ 175mg/m2，静脉注射，输注 3 小时 d1；

顺铂 75mg/m2，静脉注射，d1；

每 3 周重复。

（3）紫杉醇 + 顺铂。

紫杉醇 90 ～ 150mg/m2，静脉注射，输注 3 小时 d1；

顺铂 50mg/m2，静脉注射，d1；

每 2 周重复。

（4）表柔比星 + 顺铂 +5-Fu（ECF）。

表柔比星 50mg/m2，输注 15 ～ 30 分钟 d1；

顺铂 60mg/m2，输注 3 ～ 4 小时 d1；

5-Fu 200mg/m2，静脉注射，持续输注 d1 ～ 21；

每 3 周重复，5-Fu 持续给药，也可用于术前 3 个周期和术后 3 个周期的围术期化疗。

（5）表柔比星 + 奥沙利铂 + 卡培他滨（EOX）。

表柔比星 50mg/m2，静脉注射，推注 d1；

奥沙利铂 130mg/m2，静脉注射，输注 2 小时 d1；

卡培他滨 625mg/m2，每日 2 次，口服 d1 ～ 21；

每 3 周重复，卡培他滨持续口服。

（6）奥沙利铂 + 亚叶酸钙 +5-Fu（FLO）。

奥沙利铂 85mg/m2，静脉注射，输注 2 小时 d1；

亚叶酸钙 200mg/m2，静脉注射，输注 2 小时 d1，之后用 5-Fu；

5-Fu 2600mg/m2，静脉注射，输注 24 小时 d1；

每 2 周重复。

（7）多西他赛 + 顺铂 +5-Fu（改良的 DCF 方案）。

多西他赛 60mg/m2，静脉注射，输注 1 小时 d1；

顺铂 60mg/m2，静脉注射，输注 1 ～ 3 小时 d1；

5-Fu 750mg/m2，静脉注射，持续输注 d1 ～ 4；

每3周重复。

（8）伊立替康+5-Fu/亚叶酸钙。

1）伊立替康80mg/m2，静脉注射，输注30分钟d1；

亚叶酸钙500mg/m2，静脉注射，输注2小时d1；

5-Fu 2000mg/m2，静脉注射，输注22小时d1；

每周重复，连用6周后休息2周。

2）伊立替康180mg/m2，静脉注射，输注30分钟d1；

亚叶酸钙125mg/m2，静脉注射，输注15分钟d1；

5-Fu 400mg/m2，静脉注射，推注22小时d1；

5-Fu 1200mg/m2，静脉注射，每日输注24小时d1，d2；

每2周重复。

6. 化疗不良反应的预防与处理

（1）胃肠道反应。

1）恶心、呕吐：可发生于化疗后数小时或数天。应用5-HT3受体拮抗剂类药物，如昂丹司琼、托烷司琼等止吐效果较好。必要时可加用糖皮质激素类药物。甲氧氯普胺与苯海拉明联用，可提高止吐作用且可控制锥体外系副反应。对强致吐类化疗药，如顺铂，在用药前30分钟应用止吐药可得到更好的预防和止吐效果。应注意对症纠正严重呕吐造成的水、电解质紊乱。

2）食欲下降：特别是术后患者，手术改变造成消化系统异常，故化疗时更要注意营养支持。可以口服营养制剂和增强食欲的药物，如甲地孕酮等，或者放置胃或空肠营养管并通过营养管进行营养支持，必要时应静脉营养支持。

3）腹泻：应注意避免进食寒凉和粗纤维丰富的食物，及时服用止泻药。腹泻超过每日5次或出现血性腹泻应停止化疗，并注意足量补液及纠正水、电解质紊乱。

（2）骨髓抑制：若出现3、4度白细胞、中性粒细胞降低应停药，对症给予粒细胞集落刺激因子（G-CSF）、粒细胞巨噬细胞集落刺激因子（GM-CSF）治疗，并视具体情况下周期延迟或减量化疗。血小板＜50×109/L时应给予IL-11等药物治疗，酌情使用糖皮质激素及止血物。

（3）肝肾毒性：一旦出现肝功能损害，应了解患者有无肝炎病史，全面评估肝功能，并予以保肝药物治疗。肾功能不全者禁用有肾毒性的药物，在使用肾毒性药物，如顺铂时，应注意足量水化，且需要注意药物间的相互作用。

（4）神经毒性：须告知患者避免接触寒冷物品，并给予营养神经药物。如出现严重神经毒性应停药。

（5）过敏反应：使用糖皮质激素、H2受体拮抗剂、苯海拉明预处理可降低过敏反应发生的概率。使用易引起过敏的化疗药时，应在给药2小时内密切观察患者的反应，一旦发生过敏，应立即停药，并予以肾上腺素、糖皮质激素、吸氧、升压药等抢救。

7. 化疗效果的评估 在化疗前应常规行基线CT检查，初次化疗的大部分患者可耐受4～6个周期的化疗，一般在化疗6～8周时需进行一次疗效评价，3周方案一般于2周期后，双周方案一般于3～4周期后复查CT评价疗效。目前最常用的评价标准是实体瘤疗效评价标准（RECIST 1.1）。

（1）完全缓解（complete response，CR）：所有靶病灶完全消失，未出现新病灶，持续4周以上。

（2）部分缓解（partial remission，PR）：靶病灶最长径之和与基线状态比较，至少减少30%，持续4周以上。

（3）进展（progressive disease，PD）：靶病灶最长径之和与治疗开始之后所记录到的最小的靶病灶最长径之和比较，增加20%，或者出现一个或多个新病灶。

（4）稳定（stable disease，SD）：介于部分缓解和进展之间。

新辅助化疗有三种结局，即完全缓解/部分缓解、稳定或者进展。目前各种研究新辅助化疗的方案不同，缺乏关于哪种化疗方案能获得更高的有效率，带来更大的生存获益的比较性研究。现有化疗方案疗效有限，晚期患者的中位生存期仍不到1年，需要继续寻找更有效的化疗方案以提高有效率，延长生存期。食管癌术后尚无标准治疗方式，因此，继续探索可以改善生存的辅助化疗方案，寻找可能从辅助化疗中获益的人群也是需要进一步研究的方向。

随着对食管癌发生、发展、转移过程中分子生物学机制研究的不断深入，分子靶向治疗成为研究的热点。目前针对食管癌的靶向药物的研究主要是Ⅰ期、Ⅱ期临床研究，缺乏大规模Ⅲ期临床研究证据的有力支持。继续寻找更有效的个体化靶向药物也是将来研究发展的方向。

另外，在继续探索更有效的化疗方案及靶向药物的同时，还需要注意多学科协作，优化综合治疗策略，以达到最佳的治疗效果。

七、食管癌综合治疗模式

1. Ⅰ期（T1 N0M0） 首选手术治疗，如心肺功能差或不愿手术者，可行根治性放疗。内镜下黏膜切除仅限于黏膜癌，完全性切除的Ⅰ期食管癌，术后不行辅助放疗或化疗。

2. Ⅱa、部分Ⅱb期（T2 ~ 3 N0） 首选手术治疗，如心肺功能差或不愿手术者，可行根治性放疗。完全性切除者，术后不行辅助放疗或化疗。

3. Ⅲ期（T3 N1M0、T4 N0 ~ 1M0） 对于T3 N1 ~ 2 M0和部分T4 N0 ~ 2 M0（侵及心包、膈肌和胸膜）经评估后，对于潜在可切除肿瘤的患者，建议新辅助放化疗后决定能否行手术治疗。与单一手术相比，术前同步放化疗可以减少肿瘤负荷、缩小肿瘤，提高手术切除率，减少复发风险，延长患者生存时间。对于不能手术的Ⅲ期患者，目前的标准治疗是同步放化疗治疗方案。

4. Ⅳ期（任何T，任何N，M1a、任何T，任何N，M1b） 以姑息治疗为主要手段，以个体化治疗为原则，根据患者一般情况，选择姑息化疗或是最佳对症支持治疗的方案，目的在于延长患者生命，提高其生活质量。最佳对症支持治疗主要包括内镜治疗（包括食管扩张、食管支架等治疗）和止痛对症治疗。

八、食管癌的生物治疗

生物治疗是一种全身性治疗手段，是一种全新的理论模式，它突破了传统的肿瘤治疗方法（手术、化疗、放疗等）和治疗模式的束缚，以调动和提高患者自身的抗肿瘤免疫力为基础，这是肿瘤治疗领域里的一次重要的理论突破。长期以来，在恶性肿瘤的治疗中，手术、化疗和放疗一直是主要方法，但均有其局限性，如手术切除率低、术后复发率高且无法预计和控制，放疗、化疗产生明显的免疫和造血系统的损害等。于是人们开始探索恶性肿瘤的发生机制，设法寻求一种安全、有效、损伤小的新的治疗方法。

研究提示，细胞基因的缺失、突变导致的细胞生长失控、恶变是发生恶性肿瘤的主要机制。肿瘤的病因主要有癌基因的激活和抑癌基因的突变失活、细胞周期控制基因改变等，前者是发病基因并通过后者发挥作用。人们对肿瘤的认识进入了一个新的领域，提出了从基因水平治疗肿瘤的设想，并于1989年首次将TNF-α基因和IL-2基因导入肿瘤浸润细胞（TIL）以治疗晚期黑色素瘤患者取得成功。

（一）分子靶向治疗

1. 人表皮生长因子受体1（EGFR）分子靶向治疗 单克隆抗体治疗肿瘤有几种形式：①利用单克隆抗体直接与肿瘤细胞上的各种细胞因子受体结合来治疗肿瘤，其机制是竞争性抑制阻断促进肿瘤进展的细胞因子与其受体结合；②将单克隆抗体与放射性核素、抗肿瘤药物、抗毒素、酶、甚至是“超抗原”连接起来形成所谓的“生物导弹”疗法。在30% ~ 90%的食管癌（包括腺癌和鳞癌）中都有报道EGFR的过表达，而且，其表达水平与肿瘤的侵袭力、分化程度及临床预后相关。与肺腺癌不同的是，食管癌（包括鳞癌和腺癌）组织中的EGFR极少发生突变。

（1）西妥昔单抗：西妥昔单抗是一种重组的人鼠嵌合型单克隆抗体，可以阻断肿瘤坏死因子-α（TGF-α）和表皮生长因子（EGF）与表皮生长因子受体（EGFR）的结合，其与EGFR的亲和力是内源性配体的5 ~ 10倍，还可引起EGFR的内吞，导致细胞表面受体数量下降。同时，一些研究还证实西妥昔单抗可以通过抗体介导的细胞毒性作用发挥其抗肿瘤功效。

（2）帕尼单抗：帕尼单抗是完全人源性的抗 EGFR 的 IgG2 单克隆抗体。目前不断有研究评价其在治疗晚期食管－胃底癌中的价值。2014 年 11 月公布了术前放化疗结合帕尼单抗治疗可切除食管癌的Ⅱ期临床研究结果，主要终点为病理完全缓解率，结果发现在术前放化疗治疗中添加帕尼单抗安全且耐受性好，但并没有提高病理完全缓解率到预设标准（40%）。

（3）厄洛替尼：Dobelbower 等Ⅰ期研究厄洛替尼联合放化疗的结果显示，厄洛替尼的剂量达到 150mg/d 是安全有效的，患者能够耐受，且联合放疗能明显提高疗效，其主要不良反应是皮疹、腹泻、恶心以及脱水，并且没有报道相关的剂量限制性毒性。

2. 人表皮生长因子受体 2（HER-2）分子靶向治疗　HER-2 也是受体酪氨酸激酶家族成员之一，目前尚未发现能与 HER-2/neu 蛋白直接结合的配体，其主要通过与家族中其他成员包括 EGFR（HER-1/erbB1），HER-3/erbB3，HER-4/erbB4 形成异二聚体而与各自的配体结合，其过表达与食管癌浸润及远处转移密切相关。

3. 抗 VEGF 分子靶向治疗　VEGF 属于血小板衍生生长因子超基因家族，VEGF 受体（VEGFR）与上述 EGFR 同属于酪氨酸蛋白激酶家族，主要分布在血管内皮细胞。VEGF 特异作用于 VEGFR 胞外区，使胞内区酪氨酸激酶磷酸化激活，触发下游一系列蛋白级联活化，通过调控基因表达而发挥效应，主要是催化新血管形成，增加局部微血管通透性。

（1）贝伐珠单抗（bevacizumab，Avastin）：贝伐珠单抗是重组的人源化、人鼠嵌合的抗 VEGF 单克隆抗体，能与 VEGF 受体 1 和受体 2 特异性结合，阻碍 VEGF 生物活性形式的产生，从而抑制肿瘤新生血管的生成。当贝伐珠单抗与化疗药物联合使用时，可使肿瘤血管通透性增加，促进药物向肿瘤内渗透，达到增敏的效果，主要不良反应是高血压、血栓形成、蛋白尿及胃肠道损害。研究表明，24% ~ 74% 食管鳞癌患者高度表达 VEGF，与总体生存预后不良有关。

（2）雷莫芦单抗（IMC-1121B）：美国 FDA 于 2014 年 4 月 21 日宣布，人血管内皮生长因子受体 2 拮抗剂雷莫芦单抗已获准用于化疗失败的胃癌或胃食管连接部腺癌患者治疗。该批准是基于一项纳入 355 例不能切除或转移的胃癌或胃食管结合部癌症患者的Ⅲ期临床研究结果。雷莫芦单抗治疗组患者中位总生存期为 5.2 个月，而安慰剂组为 3.8 个月，风险比（HR）为 0.78（P=0.047）。雷莫芦单抗治疗组无进展生存期也优于安慰剂组，分别为 2.1 个月和 1.3 个月，具有统计学显著意义（HR=0.48）。在另外一项比较雷莫芦单抗联合紫杉醇和紫杉醇单药治疗的研究中，联合用药组患者总生存期也具优势。

4. 多靶点药物　舒尼替尼（索坦）属于选择性抑制肿瘤细胞增殖和阻止肿瘤血管生成的多靶点分子靶向药物。舒尼替尼作为二线治疗晚期食管癌的一项多中心Ⅱ期临床试验显示 4.7% 患者获得 PR，35.7% 患者 SD，中位生存期为 12.7 个月。索拉非尼也是一种口服的多靶点的酪氨酸激酶抑制剂，具有抗 VEGF 受体的活性。

5. 环氧合酶 -2（COX-2）抑制剂　COX-2 属于诱导性酶，参与多种病理生理过程。COX-2 已经证实在多种肿瘤，尤其是消化系肿瘤组织及其细胞株中呈高表达。COX-2 过表达促进食管癌变，其表达水平与食管癌的发生发展密切相关。在与化疗药物协同治疗的过程中，塞来昔布还可以抑制化疗药物引起的一些不良反应，如静脉炎、黏膜炎、腹泻及神经肌肉毒性等，从而增加患者对化疗的耐受性。

6. 细胞周期蛋白依赖激酶抑制剂（CDKs）　CDKs 是蛋白质激酶家族中的一员，依赖与细胞周期蛋白的结合来执行细胞周期有序进行中的关键功能。不同的 CDK- 周期蛋白质复合物使特异的靶蛋白质磷酸化而激发细胞周期各期的顺利进行。当缺乏细胞周期蛋白质或 CDK 抑制物存在时，它们即失去活性，细胞增殖停滞，甚至死亡。对 CDKs 小分子抑制剂的研究已较多，大体可分为以下几类：嘌呤类、嘧啶类、黄酮类、十字孢碱类、吲哚类和吡唑类等，夫拉平度（flavopiridol）是一种强有力的 CDKs 抑制剂，可使细胞停滞在 G 期，诱导细胞的凋亡。

7. 其他靶向药物　在食管癌的分子靶向治疗中，有很多药物从其机制上看显示了很好的抗肿瘤活性，例如 mTOR 激酶抑制剂（依维莫司）、泛素－蛋白酶体抑制剂（西罗莫司）、IGFR1 激酶抑制剂、BCR–ABL 酪氨酸激酶抑制剂（伊马替尼）、法尼基转移酶抑制剂（tipifarnib）等，但尚需大量临床研究来证实。针对 EpCAM、MMP 以及 E–cadherin 的基础研究尚在进行中。

8. 放射免疫靶向治疗　放射免疫治疗也是肿瘤综合治疗的重要手段，主要应用放射性核素与相关抗体偶联，注射到瘤体部位或瘤体内注射，对肿瘤具有一定的靶向性，放射性核素在瘤体内滞留时间长，对肿瘤起到充分的内照射作用，最终杀灭肿瘤细胞。

（二）基因治疗

基因治疗已成为治疗研究的热点。肿瘤基因治疗是通过转入核苷酸序列进入正常细胞或肿瘤细胞，导致肿瘤细胞直接死亡、改变针对肿瘤的免疫反应，或纠正某些基因的异常，逆转肿瘤的恶性进程，增强肿瘤细胞对放疗和化疗的敏感性，提高正常组织细胞对放疗、化疗毒副作用的耐受力，最终达到缩小和消灭肿瘤的目的。根据核苷酸序列导入细胞产生的不同结果，基因治疗可分为：基因置换、反义核酸治疗、细胞毒基因治疗、免疫基因治疗和药物抗性基因转移。

（三）细胞因子细胞因子治疗

1.IL–2　IL–2 是 IL 中研究最多的，主要作用是促进抗原特异性细胞毒 T 淋巴细胞（CTL）；激活 NK 细胞等，其抗肿瘤效应主要是激活 LAK 细胞和 TIL 细胞，IL–2 的毒副作用主要是毛细血管渗漏综合征，表现为水钠潴留引起的低血压和向心性水肿。对于 IL–2 多采用 IL–2 静滴配合 CIK 细胞联合应用，用法：IL–2 0.20 × 106 ～ 2.0 × 106 IU，静滴，每日 1 次，30 ～ 40 天为 1 个疗程。

2.IFN　采用 IFN 瘤灶注射可使瘤灶达到高浓度，并且由于瘤灶注射后，局部水肿、血管闭塞使循环障碍，IFN 不易弥散而较长时间滞留局部发挥作用，既能抑制食管癌细胞增殖，又可通过免疫系统抑制肿瘤生长，更能增强肿瘤细胞的放射敏感性，使放射线更能进一步破坏存活的瘤细胞，从而达到充分控制局部肿瘤的目的。

（四）生物反应调节剂（BRMs）

某些生物制品，甚至是化学药品，如菌苗、H2 受体拮抗剂和某些中草药，也可以增强机体的免疫功能，故归类为生物反应调节剂（BRMs）。BRMs 所激发的只是非特异的促进或调节机体的免疫功能。这类制品包括：香菇多糖、左旋咪唑、卡介苗、高聚金葡素等。从理论上，这些 BRMs 几乎全部肿瘤都可以考虑使用。

（1）高聚金葡素：高聚金葡素作为一种免疫增强剂，具有强大的淋巴细胞激活作用。有研究发现，高聚金葡素在食管癌连续放疗期间，能明显减轻胃肠道反应，升高白细胞，提高生活质量。

（2）胸腺素－α：胸腺素－α 具有免疫激活作用，可促进免疫系统对肿瘤细胞的杀伤作用。研究证明，联合应用胸腺素－α 与 IL–2，在控制肿瘤生长方面有明显作用，并可降低 IL–2 的毒副作用。因此，作为免疫调节剂同样可以用于食管癌和胃癌的辅助治疗。

（3）沙培林：沙培林为溶血性链球菌经处理后制成的生物制剂，能激活体内的细胞免疫和体液免疫，特别是能大量增加和激活 T 淋巴细胞、LAK 细胞、单核巨噬细胞、中性粒细胞等，使体内 TNF、IFN、IL–2 等水平显著提高，从而包围浸润和牢固地黏附在肿瘤细胞上，使肿瘤细胞变性坏死，有效地抑制肿瘤细胞增殖。

第三章 胃癌

一、胃癌病因

经过长达近百年特别是近几十年的研究，人们对胃癌的病因才有了比较深入的了解，认识到胃癌是多因素致病的常见恶性肿瘤，与人群居住的地理位置、环境、幽门螺杆菌感染、饮食习性、生活方式、宿主的易感性和基因背景等多种因素有关。目前认为，饮食因素和幽门螺杆菌（Hp）感染是远端胃癌的主要危险因素，而胃食管反流性疾病和肥胖则是近端胃癌的主要危险因素。从胃癌的流行病学考虑，胃癌可分为家族性胃癌和散发性胃癌，前者约占胃癌患者总数的10%。

（一）基因遗传因素

临床上少数胃癌患者呈现家族聚集现象，称之为家族性胃癌，是一种少见的遗传性疾病。1999年国际遗传性胃癌协作研究组（ICG–HGC）制定了家族性胃癌的诊断和可疑诊断标准。诊断标准为：一个家系中，①至少有3例确诊的胃癌患者，其中1例必须是另外2例的第一代亲属；②胃癌至少累及连续两代人；③至少1例胃癌患者发病年龄小于45岁。可疑家族性胃癌诊断标准为符合两条上述标准者。

（二）幽门螺杆菌

散发型胃癌的发病机制比较复杂，有若干因素参与，目前认为，关键性因素是幽门螺杆菌感染。目前有50%～80%的世界人口感染幽门螺杆菌，许多西方国家年龄大于50岁的人群感染率仍高达0%～50%，发展中国家的感染率则高达80%。在亚洲的不同国家，其流行形式有明显差别，发展中国家的人群血清阳性率明显高于工业化发达国家。如果幽门螺杆菌被清除，胃癌的相对危险性将显著降低。幽门螺杆菌致癌的第一个直接证据是来自蒙古沙鼠的动物实验，该细菌是这种沙鼠的完全致癌物，不需其他任何共生致癌物的参与即可生成胃腺癌。

（三）生活习性

1. 饮食因素 以PubMed作为平台检索文献发现，关于饮食在胃癌的致病作用的流行病学和实验性文献超过2000篇，胃癌相关的饮食因素有以下几个基本特点：高盐、高淀粉、低脂、低（动物）蛋白、少食新鲜蔬菜及水果。相关的食物加工方式有腌熏、发酵、煎炸等。另外，进食方式对胃癌亦有影响，如暴饮暴食、干、硬、烫、快食及三餐无规律等。

2. 抽烟 近十多年来的大部分流行病学调查显示，抽烟增加胃癌发病的证据比较确切。欧洲肿瘤和营养前瞻性研究发现，抽烟强度和时间长短与胃癌发病风险有密切关系。根治性切除胃癌患者资料显示，吸烟史是胃癌死亡的独立危险因素，吸烟能降低维持胃黏膜完整性的前列腺素。有报道烟草可引起胃部病变的前损害，如胃炎、溃疡和肠化生等。相对于非吸烟人群，烟民往往有更高的幽门螺杆菌感染率和胃十二指肠炎症。

3. 慢性嗜酒 酒精是胃的刺激剂，但嗜酒与胃癌风险相关性意见不一。Zaridze等认为，嗜酒是胃癌风险重要因素之一，经常饮用烈性酒导致男女胃癌发病率升高，一项以人口为基准的队列研究观察到酒精和烟草的销量与胃癌风险有直接关系。

（四）环境因素

胃癌发病率的地区差异可能与地质土壤环境不同有关，荷兰、北威尔士、英格兰等地的胃癌与泥炭土壤有关，而日本的胃癌与酸性土壤有关。日本、智利、哥斯达黎加与冰岛等胃癌高发国家的发病率可能与火山的有机物土壤有关。

（五）职业

矿工、畜牧业者、渔民、从事精炼业者以及与橡胶、木材、石棉等有关的从业人员，其胃癌风险增高。职业性分层或高温暴露如厨师、木材加工业、工厂操作人员和食物加工器械操作者与弥漫性胃癌风险升高有密切关系。

二、临床表现及诊断

（一）症状

早期胃癌大多数无明显症状，随着病情的进展，可逐渐出现非特异性的、类似胃炎或胃溃疡的症状，包括上腹部饱胀不适或隐痛、泛酸、嗳气、恶心、偶有呕吐、食欲减退、黑便等。常见的症状如下。

1. 食欲减退　食欲缺乏，伴体重减轻，逐渐消瘦，或食后饱胀嗳气，厌恶肉食等，是胃癌比较常见的症状。

2. 胃痛　疼痛部位以心窝部为主，有时仅为上腹部不适或隐痛，较典型的是无规律的疼痛，进食也不缓解。

3. 恶心呕吐　由于大部分胃癌位于幽门窦部，故幽门梗阻症状颇为多见。早期梗阻可引起食后膨胀感，轻度恶心、反胃等，典型的机械性幽门梗阻则引起胃扩张和呕吐。呕吐物多为在胃内停留过久的隔宿食，有腐败酸臭味。弥漫性胃癌常无明显的呕吐症状。

4. 上消化道出血　早期胃癌即可出现出血，常表现为柏油样便。晚期胃癌出血量大，若合并有幽门梗阻时，常在呕吐物中混杂咖啡色或黯红色血液。大便隐血试验呈阳性反应。

5. 其他症状　有腹泻、便秘、低热、水肿、全身衰竭。癌肿破溃，或引起胃壁穿孔时，可出现大出血、腹膜炎等并发症。

（二）体征

胃癌患者往往会出现一些临床体征，但胃是腹腔内的舒缩性极大的囊性器官，当瘤体较小时，常常不出现明显体征，因此，胃癌在早期常无明显体征，多数患者仅在腹部扪诊时，可有上腹深部压痛或轻度肌张力增强感。当癌肿进展到一定程度时，会出现明显体征。但是一旦出现明显体征，胃癌往往属晚期阶段。

1. 腹部肿块　晚期患者由于癌肿逐渐增大，或直接蔓延至邻近组织而与大网膜粘连，可在上腹部触摸到一个质地坚硬、表面呈结节状并有轻度压痛的包块，据统计肿块的出现率以广泛浸润癌最多见，其次为胃体癌和胃窦癌。

2. 转移体征　癌细胞可经淋巴系统转移至左锁骨上淋巴结和腋下淋巴结，此时有的患者尚无明显的临床症状，因此，发现肿大的淋巴结对诊断有帮助，也可转移至脐周、盆腔和腹膜，如转移到卵巢，称Krukenberg肿瘤，可从盆腔检查发现。还可转移至肝脏引起占位性肿物，压迫肝胆管引起黄疸，转移至肺引起呼吸短促，胸部X线片可见转移灶。

3. 腹水和胸腔积液　晚期因腹膜和肝脏转移或门静脉被癌肿阻塞引起腹水。转移至胸膜可引起胸腔积液。腹水和胸腔积液多为血性，有时可从中找到癌细胞。X线和B超均能比较准确地发现胸、腹水。

（三）实验室检查

具有诊断价值的常规实验室检查包括血红蛋白检查、大便潜血。血红蛋白检测对于早期胃癌的诊断价值不大，随着病情的进展则出现贫血，约50%有缺铁性贫血，是长期失血或营养缺乏所致。如并有恶性贫血，则见巨幼细胞贫血。白细胞、红细胞和血小板三项指标在胃癌患者的化疗及放疗等治疗方法中的作用在于观察治疗方案的实施过程中对于血液系统的影响。在早期胃癌中，大便潜血阳性率约为20%，大便潜血阳性率随着胃癌的进展，常呈持续阳性，因此检测方便，有辅助诊断意义。

（四）肿瘤标记物

肿瘤标志物来源主要有两种，其一是肿瘤细胞分泌或脱落到体液或组织中的物质，其二是宿主对体内新生物反应而产生并分泌入体液或组织中的物质。正常时，这些物质在成人机体组织中含量极低，当含量大大超过正常值时，可提示体内有肿瘤存在，且可对肿瘤性质作出判断，有助于判断预后、指导治疗。但目前还缺乏敏感性高而特异性强的胃癌肿瘤标志物。

1. CEA（癌胚抗原）CEA是一种糖蛋白，存在于胚胎胃肠黏膜上皮细胞与一些恶性肿瘤细胞表面。CEA升高可见于多种肿瘤患者，其中以胃肠道肿瘤的敏感性较高。文献报道胃癌患者CEA升高比率变异很大，自 8% ~ 70% 不等，目前普遍认为这一比率在 40% ~ 70% 之间。CEA 阳性与肿瘤浸润深度、分期和预后明显相关，并可提示远处转移。

2. CA19-9 CA19-9 是高分子量糖蛋白，对消化系统如胰腺癌、胃肠癌及肝胆管癌敏感性较高，其检测胃癌的阳性率位 42.7% ~ 50%，与 CEA 联合检测时阳性率升高达 70%。CA19-9 在各期胃癌患者血清中阳性率的报告差异很大，根治性手术后患者阳性率为 4%，而残胃癌，无法手术切除的患者中阳性率可达 64.9%。CA19-9 与肿瘤大小、淋巴结转移及浸润深度相关，并可作为根治性手术后复发的早期监测指标，其阳性提示预后不良，血清中高水平的 CA19-9 提示胃癌患者生存期缩短。

3. CA125 属高分子跨膜糖蛋白，是卵巢癌的特异性标志物，部分非卵巢恶性肿瘤患者血清 CA125 也会升高。有研究显示，胃癌患者 CA125 检测的阳性率可高达 47%。

4. CA50 与 CA19-9 相似，CA50 可用于监测进展期的胃肠癌和胰腺癌，但特异性较 CA199 低。据报道，残胃癌和无法切除的胃癌患者血清中的阳性率可高达 70.3%，其水平与 CA19-9 的水平明显相关，CA50 正常者均可行手术切除，且手术效果比较理想，根治切除后 CA50 明显下降。

5. 其他 如 CA724、CAl95、CA242 等均可作为胃癌患者的检测指标。

（五）诊断和鉴别诊断

胃癌的诊断主要依赖胃镜加活检和 X 线钡餐及 CT 检查等。早期诊断为根治胃癌提供可能。因此，应对下列情况及早或定期进行胃镜检查：① 40 岁以上，男性，近期内出现消化不良者，或突然出现呕血或黑粪者；②考虑为良性溃疡，但实验室检查提示胃酸分泌低者；③已知有慢性萎缩性胃炎，尤其是血型为 A 型者，伴肠化生及中到重度不典型增生者，应定期随访；④胃溃疡经两个月规范内科治疗无效，X 线检查显示溃疡反而增大者，应立即行胃镜检查；⑤ X 线检查发现胃息肉大于 2cm 者，应做胃镜检查；⑥胃切除术后 10 年以上，应每年定期随访。

胃癌需与胃溃疡、胃内单纯性息肉、良性肿瘤、肉瘤、胃内慢性炎症等相鉴别。鉴别诊断主要依靠 X 线钡餐检查、胃镜和活组织病理检查。溃疡型胃癌尤其需与良性胃溃疡相区别，恶性溃疡 X 线钡餐检查示龛影位于胃腔之内，边缘不整，龛影周围胃壁强直，呈结节状，向溃疡聚集的皱襞有融合中断现象；内镜下恶性溃疡形状不规则，底凹凸不平，苔污秽，边缘呈结节状隆起。

（六）上消化道造影检查

1. 造影方法 胃的造影检查主要有上消化道钡餐、胃气钡双对比造影和胃低张双对比造影，可清楚显示胃腔内情况，观察胃的蠕动、收缩和排空等，利于病变的发现。胃造影检查的注意要点如下。

（1）造影检查必须在空腹情况下进行。

（2）单对比造影直接把对比剂引入到消化道内。

（3）气钡双对比造影引入的钡剂和气体要适当，使胃充分扩张和胃黏膜钡剂涂布均匀。

（4）检查过程中要多角度观察，透视与摄影相结合，检查过程中及时摄片，形态与功能并重，适当加压了解不同充盈状态的改变和胃壁的柔软度。

2. 检查方法 造影检查前先做胸腹部常规透视，除外胃肠道穿孔、急性完全性肠梗阻等造影检查的禁忌证。

（1）上消化道钡餐检查：方法是先立位吞服 1 ~ 2 口钡剂，依次观察食管、贲门和胃黏膜；然后吞服全量钡剂，分别在立位、仰卧位和俯卧位的不同角度全方位观察胃和十二指肠的黏膜相和充盈相，并在不同体位分别摄影，摄影的图像应包括胃底、胃体、胃窦和十二指肠。检查过程中通过按压了解胃的柔软度和移动度。

（2）胃气钡双对比造影：方法是先用 10 ~ 15ml 的水吞服产气粉使胃充气扩张，然后吞服适量钡剂，取卧位嘱患者分别顺时针和逆时针 360° 翻身 3 ~ 4 圈，使钡剂均匀涂布在胃黏膜面。观察和摄影体位与上消化道钡餐检查相同。

（3）胃低张双对比造影：方法是检查前 10 ~ 15 分钟肌注山莨菪碱 10 ~ 20mg，然后按胃气钡双对比造影的方法进行检查。低张双对比造影对胃微小病变显示的效果更佳。

3. 适应证

（1）胃肠道先天异常。

（2）胃和十二指肠溃疡、炎症。

（3）胃和十二指肠肿瘤。

（4）上腹部肿块，了解其与胃和十二指肠的关系。

（5）胃和十二指肠手术后复查。

4. 禁忌证

（1）胃肠道穿孔。

（2）完全性肠梗阻。

（3）急性胃肠道大出血，一般于出血停止后两周，大便隐血试验阴性后方可进行。

（4）患者体质衰弱难以配合检查者。

（5）低张双对比检查时，对低张药物禁忌者。

5. 胃癌的造影表现 早期胃癌是指癌细胞浸润局限于胃壁的黏膜层和（或）黏膜下层，而不论肿瘤的大小和有无转移。造影检查可以选择胃气钡双对比造影或胃低张双对比造影，分为隆起型、浅表型和凹陷型。各型的造影检查征象如下。

（1）隆起型（Ⅰ型）：肿瘤呈息肉状向胃腔内突起，或表现为充盈缺损，边界清楚，高度超过5mm，基底较宽，表面凹凸不平呈小颗粒状，可伴有小溃疡。

（2）浅表型（Ⅱ型）：肿瘤较浅表、平坦，形状不规则，根据肿瘤的形态又分为浅表隆起型（Ⅱa），表现为扁平的隆起性阴影或充盈缺损，表面呈大小不等的颗粒状隆起或凹陷；浅表平坦型（Ⅱb），表现局部胃小区和胃小沟破坏消失呈不规则的颗粒状杂乱影；浅表凹陷型（Ⅱc），表现为不规则形的浅表性凹陷阴影，边缘模糊或毛糙，且有多处小尖角向外突出，凹陷区内有多个大小不等的颗粒状或小结节状隆起；浅表型的隆起和凹陷均小于5mm。

（3）凹陷型（Ⅲ型）：肿瘤形成明显凹陷，深度超过5mm，表现为形态不规则的龛影，龛口周围的黏膜皱襞可出现增粗、中断和融合。

6. 进展期胃癌 进展期胃癌是指癌细胞浸润到肌层或透过肌层，亦称中晚期胃癌。造影检查可以选择上消化道钡餐或胃气钡双对比造影。根据Borrmann分型，分为Ⅰ型，亦称息肉样型，蕈伞型，增生型；Ⅱ型，亦称非浸润性溃疡型癌；Ⅲ型，亦称浸润性溃疡型癌；Ⅳ型，亦称弥漫浸润型癌。各型的造影检查征象如下。

（1）Ⅰ型：肿瘤呈息肉样肿块从胃黏膜面突起表现为软组织肿块或充盈缺损，与邻近胃壁分界清楚。其特点是边缘分叶，表面凹凸不平并糜烂或溃疡；基底较宽，基底宽度大于肿块高度；肿块直径多大于3cm。

（2）Ⅱ型：癌肿呈扁平的盘碟状隆起，中央有较大的盘蝶形或不规则形龛影，大而浅，龛影底部凹凸不平，龛影口部可见癌结节浸润隆起形成的指压迹征，两个癌结节之间的凹陷间隙形成尖角征；切线位龛影位于胃腔轮廓线内，呈半月形；龛影周围肿瘤浸润形成一宽窄不等的透明带环绕在龛影周围，即环堤，环堤完整无缺。以上表现统称为半月综合征。

（3）Ⅲ型：此型X线征象与Ⅱ型相似，区别的表现有：因肿瘤呈浸润性生长，环堤外缘黏膜面有癌性结节浸润，外缘不清楚，环堤征不完整，有部分、大部或全部“崩堤”现象；环堤外黏膜破坏中断。

（4）Ⅳ型：癌细胞沿胃壁呈浸润性生长，境界不清，癌区胃壁增厚变硬。胃壁僵硬，胃腔狭窄、变形；肿瘤弥漫浸润全胃，表现全胃壁僵硬、弹性消失呈皮革胃。黏膜皱襞破坏、中断、稀少或消失，黏膜下肿瘤浸润则显示皱襞增宽、僵直和结节状充盈缺损，形态固定。

胃底贲门癌是肿瘤同时累及胃底和贲门。造影检查表现为胃底贲门区软组织肿块呈边缘分叶状充盈缺损，肿瘤所在部位可见钡剂绕道和分流，食管和胃小弯黏膜的连续性在贲门部中断、破坏，肿瘤在黏膜下浸润可见桥形增粗的黏膜皱襞。肿瘤累及食管下段时，显示食管管壁变硬，管腔狭窄，黏膜破坏。肿瘤累及胃体时，显示胃体壁僵硬，黏膜破坏。

（七）胃癌的内镜诊断

早期胃癌内镜诊断有一定难度，可导致漏诊，像微小病变和非溃疡性病变等肉眼不易发现或活检阴性，可借助新的内镜技术，如染色、放大、窄波成像、荧光及共聚焦内镜技术等发现微小病变或指导活检定位，提高早期胃癌诊断率。

1.早期胃癌的内镜下表现 早期胃癌的概念是癌肿仅侵犯胃黏膜层、黏膜下层，而未侵犯固有肌层者。早期胃癌内镜下分型。

（1）Ⅰ型：隆起型，癌肿呈息肉样向胃腔内隆起。

（2）Ⅱ型：平坦型，病变隆起或凹陷均不明显，此型可再细分为三个亚型。

1）Ⅱ a 型：表浅隆起型，病变轻度隆起。

2）Ⅱ b 型：表面平坦型，病变凹陷或隆起均轻微，不易发现。

3）Ⅱ c 型：浅凹陷型，病变轻微凹陷。Ⅲ型：凹陷型，病变凹陷明显。

2. 早期胃癌各型内镜特征

（1）Ⅰ型：内镜下所见呈息肉样，隆起高度常超过 0.5cm，表面可有充血、糜烂、颗粒状粗糙不平等征象，病灶可大于 2cm，多位于胃窦部。

（2）Ⅱ型。

1）Ⅱ a 型：呈扁平隆起状，高度不超过 0.5cm，表面可有红肿糜烂、粗糙凹凸不平等征象。

2）Ⅱ b 型：内镜下主要表面为小斑片状色泽变化区，变红或变浅，脆性可增加，可稍隆起或凹陷，似与周围黏膜等平，故难于发现。病灶多小于 1cm。此类型早癌最易漏诊，检查时注意充气要足，充分暴露黏膜，清除黏液或泡沫，多点活检或有条件者借助染色内镜放大内镜、荧光内镜等新技术发现及确定活检部位。

3）Ⅱ c 型：类似黏膜糜烂所见，形态多不规则，但边界清楚、红肿不明显，典型者可见凹陷呈阶梯状改变。凹陷处也常表现为凹凸不平、不均匀薄苔及岛状黏膜增生。周围黏膜皱襞也可以出现恶性征象，如：虫蚀状中断、笔尖样中断、末端呈杵状指样膨大及皱襞融合等。

（3）Ⅲ型：表现为溃疡，与良性溃疡、Borrmann Ⅱ型进展期胃癌征象相似，镜下不易诊断。溃疡边缘不规则或有隆起、溃疡底部有岛状黏膜增生及周围皱襞恶性等征象（见Ⅱ c 型）是诊断该型胃癌特征，在溃疡边缘多点活检有助确诊。

有的早期胃癌可表现为上述二种或三种混合类型（也称复合型），如Ⅱ c+ Ⅲ，Ⅱ a+ Ⅱ c，Ⅱ a+ Ⅱ b，Ⅲ + Ⅱ c，Ⅱ c+ Ⅱ b 等，其中以Ⅱ c+ Ⅲ型最多见。

3. 进展期胃癌内镜下特征 进展期胃癌指胃癌浸润深度已累及胃壁固有肌层或更深层次，多数伴有淋巴结转移。进展期胃癌内镜下分型与大体形态的 Borrmann 分类相同，分为四种类型。当然，病变浸润深度有时内镜很难判断，最终仍须以术后病理检查结果确定。

（1）Borrmann Ⅰ型：息肉样癌，癌肿呈息肉样明显隆起高于黏膜面。

（2）Borrmann Ⅱ型：溃疡型癌，癌肿呈溃疡形，边界与周围黏膜分界清楚。

（3）Borrmann Ⅲ型：溃疡浸润型癌，癌肿呈溃疡形，但边缘伴癌组织较广泛浸润，与周围正常黏膜分界不清。

（4）Borrmann Ⅳ型：弥漫浸润型癌，癌肿在胃壁内广泛浸润伴纤维组织增生，致胃壁增厚僵硬，可伴有浅溃疡，病变与正常黏膜界限不清。此型改变如波及胃壁较广泛，则称皮革胃。

4.Borrmann 各型内镜特征

（1）Borrmann Ⅰ型：呈息肉样病变隆起，广基，大小常大于 2cm，表面多红肿凹凸不平、脆性大，可伴有糜烂、小溃疡形成。病变多位于胃窦部，与正常黏膜分界清楚。

（2）Borrmann Ⅱ型：表现为深大的溃疡，直径常超过2cm，底部可不平整，披污浊苔。边缘多明显隆起，呈围堤样，质硬脆。但周围黏膜无浸润，故与正常黏膜分界清楚。

（3）Borrmann Ⅲ型：类似于Ⅱ型所见，主要特征为溃疡边缘的围堤样隆起部分或全部消失，代之以周围较广泛的肿瘤浸润隆起，表面凹凸不平与正常黏膜分界不清。溃疡周围黏膜皱襞集中可出现突然中断、笔尖样变细、杵状或相互融合等表现。本型在临床中最为多见。

（4）Borrmann Ⅳ型：病变处胃壁广泛增厚，皱襞增粗，表面多呈结节样，可伴糜烂或浅溃疡，病变与正常黏膜分界不清。胃壁僵硬，蠕动消失，胃腔充气不能扩张。因部分病变以黏膜下浸润扩展为主，表面黏膜活检阴性，导致临床确诊困难。

三、胃癌手术治疗原则和术式选择

（一）手术治疗原则

1. 选择胃癌外科手术的最佳切口　外科手术是治疗胃癌的基本方法和主要手段，手术切除是目前唯一有可能治愈胃癌的方法。

选择胃癌外科手术最佳切口，应依据胃癌的部位和可能扩散的范围。理想的切口是开腹后肿瘤能直接显露在手术野，能探查到胃癌的全貌，为此，经路必须是捷径，切口必须开阔。食管胃吻合或食管空肠吻合手术部位深，操作困难。采用经胸或胸腹联合切口手术容易完成，但胸腹联合切口手术较经腹手术创伤大、术后并发症多、术后呼吸支持时间延长，尤其是老年和合并慢性阻塞性肺疾患者，因此，应该尽可能经腹手术。凡自门齿至胃癌最短距离为40cm时，完全可以经腹手术，8cm时可能要经胸，不足37cm者须作胸腹联合切口。但是，如能选择适当体位可使深在手术部位距切口距离变短。一般经腹手术切口选用上腹正中切口向下绕脐5cm，取“反弓式”体位。该体位使患者的剑突对准手术台的腰桥，腰桥头侧手术床摇低10°、脚侧手术床摇低15°，腰桥升高0～15cm。该体位可使手术野显著变浅，使深部的手术操作不经胸也易于完成。

2. 尽早阻断癌肿的血供与淋巴流和尽量减少对癌肿的机械性刺激　为了预防手术操作引起医源性血行性和淋巴性的癌扩散，对可行根治术者，首先将胃左、右血管，胃网膜左、右血管，及其周围组织集束缝扎。

对癌肿的机械性刺激，尤其粗暴的挤压，可促使癌细胞向血管和淋巴管流入。手术过程中，操作要轻柔。术中需提起胃时，应提握健康胃壁部分，尽量避免直接提握癌肿。如癌侵犯浆膜，应用4～6层纱布覆盖缝合保护，防止癌细胞脱落腹腔内。或应用医用纤维蛋白胶涂抹浆膜受侵处。

3. 彻底切除胃癌原发病灶　应广泛地切除癌周胃，彻底切除胃癌原发病灶及所有可能切除的转移灶，胃切断线要求离肿瘤肉眼边缘不得少于6cm，癌灶边缘分界明显者也不得少于3cm。食管胃结合部癌应切除食管下端3～4cm。胃远侧部位癌应切除十二指肠第一部3～4cm，接近胰头附着处。远侧胃切除的口侧胃切断线，小弯侧在贲门右侧下2cm，大弯侧在胃网膜左动脉第2、3终末支或脾下极。胃切除范围尚应参考癌肿大体类型决定。局限型癌（Borrmann Ⅰ、Ⅱ型）至少在癌缘外3～4cm，浸润型癌（Borrmann Ⅲ、Ⅴ型）至少在癌缘外5～6cm切断胃。对Borrmann Ⅳ型胃癌，宜行全胃切除或联合脏器切除。

4. 系统地、彻底地清除胃周淋巴结　要系统地、彻底地清除胃周淋巴结，外科医师必须熟悉胃癌的分期、胃癌转移相关的淋巴结分组、三站淋巴结的位置。术者必须在术前及术中探明胃癌原发病灶的范围和浸润深度（T分期）以及淋巴结转移范围（N分期），以便制订合适的手术方案，达到真正的根治。胃癌是否根治，取决于是否有癌残留。病理组织学检查无癌残留的胃癌根治术，为所谓R0切除，有癌残留为R1切除，胃癌手术结束时，有肉眼可见的癌残留为R2切除。R0切除对延长生存期有益，是胃癌的独立预后因素。胃癌手术时的淋巴结清除站别以D表示，D是指淋巴结清除范围，第一站淋巴结未全部清除者为D0，第一站淋巴结全部清除为D1，依次为D2和D3。

胃癌手术分为根治性手术与姑息性手术。胃癌根治性手术包括早期胃癌的内镜下黏膜切除、内镜下黏膜剥离术、D0切除术和D1、D2切除术等以及部分进展期胃癌的D2手术及扩大手术D2+。胃癌外科手术治疗的基本原则是使胃癌根治手术达到R0切除和A级根治，胃周淋巴结清除范围达到D > N。

（二）手术方式的选择

胃癌外科治疗手术无固定的手术方式，应依照肿瘤组织学、胃癌所在部位和胃癌的分期、胃癌浸润深度、淋巴结转移状况、远处转移范围和预期生存期、生活质量以及胃癌手术个体化原则，来选择手术方式。胃癌的手术治疗可选择传统的开腹手术或腹腔镜下手术。依胃切除范围可选择内镜下黏膜切除、局部胃切除和胃节段切除、近侧胃切除、远侧胃切除、全胃切除，或全胃切除 + 联合脏器切除；依胃切除同时清除胃周淋巴结范围可选择D1、2、3淋巴结清除的手术。

1. 早期胃癌手术方式的选择　早期胃癌手术治疗方式选择以准确的手术前分期为前提，可合理缩小胃切除及淋巴结清除范围。早期胃癌的手术治疗趋势，不仅要求提高长期存活率，而且要求手术达到微创、术后恢复好，有良好的生存质量。胃癌的前哨淋巴结是指胃癌淋巴回流的第一个淋巴结、最先发生肿瘤转移的淋巴结，了解前哨淋巴结转移与否，可反映出区域性淋巴结转移的状况，对合理缩小手术范围起到了指导性作用。

在不影响“根治”的前提下，施行局部切除手术，缩小胃切除及淋巴结清除范围，对于< 2cm隆起型黏膜癌和< 2cm隆起型黏膜下癌，选择不加淋巴结廓清的局部胃切除，其切缘应距肿瘤3cm以上。早期胃癌的缩小手术包括内镜下黏膜切除和缩小手术A、缩小手术B。

（1）内镜下根治性癌灶切除：内镜下黏膜切除（EMR）是目前治疗黏膜内癌最常用的手段，技术已较成熟，并发症发生极低。其方法是胃镜下在病灶边缘黏膜下注射含肾上腺素旳生理盐水，用吸引和胶圈抓住并套扎病灶区，再电凝切除。适用于分化良好、直径2.0cm以下的黏膜内癌。内镜下黏膜剥离术（ESD）可切除的胃黏膜范围比MR更为广泛，EMR或ESD要成为一种治愈性手术，必须达到切缘干净、无淋巴结转移，要求术前诊断准确。

（2）缩小手术：缩小手术是指胃切除范围缩小，占全胃的2/3、不切除大网膜，保留胃网膜囊，胃周淋巴结清除范围缩小。依胃周淋巴结清除范围将缩小手术分为缩小手术A和缩小手术B。

缩小手术A的适应证：1A期胃癌（黏膜癌、黏膜下癌，N0）中不适宜内镜下黏膜切除治疗者，或分化型、< 1.5cm的黏膜下癌。其淋巴结清除范围是不论肿瘤部位，行D1、加第7组淋巴结清除，或胃远侧胃癌行D1、加7、8a淋巴结清除。对于这类早期胃癌患者行D1手术的预后和D2手术比较差异无统计学意义，而D1手术的死亡率和并发症发生产率，显著低于D2手术。术后恢复和生活质量也明显好于D2手术。

缩小手术B的手术适应证：为出现淋巴结转移可能性较低、不能进行内镜下黏膜切除术的黏膜下层癌，或1B期病例中的黏膜下胃癌，无淋巴结转移，或T1N1，而T1为单一病灶且> 2cm。淋巴结清除范围是D1+第7、8a、9组淋巴结清除。

（3）标准D2根治术：D2根治术是胃癌的标准术式。彻底廓清第一站（N1）和第二站（N2）淋巴结的手术称为D2根治术，也广泛应用于早期胃癌的治疗。在缺乏准确分期技术的情况下，标准根治性手术仍然是早期胃癌的合理选择，超出缩小手术A或缩小手术B手术适应证以外的黏膜下层癌出现第二站淋巴结转移可能性很大。另外，如适应证是黏膜癌、非浸润性、无溃疡、无淋巴结转移、估计行胃镜下黏膜切除术有困难者，在隆起型病变直径< 2.5cm，凹陷型病变直径< 1.5cm也可采用D2根治术。

（4）腹腔镜、内镜联合腹腔镜在早期胃癌手术中的应用：早期胃癌的腹腔镜手术有腹腔镜下胃局部切除术和腹腔镜胃癌根治术，前者包括腹腔镜下楔形切除术和腹腔镜下胃黏膜切除术。腹腔镜下胃局部切除术治疗早期胃癌的适应证是黏膜癌、非浸润性、无溃疡、无淋巴结转移、估计行胃镜下黏膜切除术有困难者，在隆起型病变直径< 2.5cm，凹陷型病变直径< 1.5cm。腹腔镜下胃局部切除术两种术式

的选择主要取决于病变部位，适用于胃后壁邻近贲门或幽门处的病灶，不论病变位于胃前壁、胃大弯、胃小弯。腹腔镜下胃黏膜切除术适用于胃后壁邻近贲门或幽门处的病灶。无论是腹腔镜下楔形切除术还是腹腔镜下胃黏膜切除术，术中一般都需要内镜下进行肿瘤定位。

2. 进展期胃癌手术治疗方式的选择 进展期胃癌应行根治性手术，其基本要求是充分切除胃癌原发病灶、转移组织器官，规范切除胃周淋巴结，即达到 Ro 切除、A 级根治程度。胃癌的分期、切胃方式和淋巴结转移状况是影响进展期胃癌预后的重要因素，尤其是淋巴结清除程度与术后生存期十分相关。

四、胃癌围术期处理

（一）手术前准备

1. 术前评估患者能否耐受手术 充分评估患者全身和局部情况如有无营养不良，有无贫血、凝血机制紊乱，检查患者心、肺、肝、肾功能状况等。

2. 术前影像学检查明确诊断 诊断上应包括：肿瘤的定位、肿瘤的定性、肿瘤与周围脏器的关系、有无远处转移等。而明确肿瘤的位置及大血管和重要器官的受累程度是术前准备之关键。胃癌常用的检查手段主要有内镜、超声、CT、MRI、消化道钡剂造影及血管造影等。胃癌术前定性多采用内镜加活检确诊。

3. 术前选择手术路径和制订手术方案 术前应根据影像学资料来确定手术入路和手术方案。如果癌肿仅限于胃和邻近脏器，多数可行根治性切除。如果癌肿出现远隔脏器转移或腹膜广泛转移，多数只能行姑息切除或探查胃癌手术。手术方案应根据肿瘤的位置，淋巴结转移情况决定，包括远端胃切除 +D2 淋巴结廓清、全胃切除 +D2 淋巴结廓清、D2+ 腹主动脉旁淋巴结廓清、脾门淋巴结廓清等。必要时可考虑术前新辅助化疗等。

4. 其他相关的术前准备

（1）做好围术期的处理：特别是恶性肿瘤患者、年老体弱者与多次手术者术前应改善贫血与低蛋白血症，必要时可以输血及白蛋白；纠正水与电解质紊乱及酸碱失调，均需纠正至正常水平，尤其合并有幽门梗阻者多有脱水、电解质紊乱；控制糖尿病，对疑有糖尿病者应做糖耐量试验，在手术前应积极控制血糖；高血压、心律不齐及心脏功能欠佳者，应请内科会诊处理，以保证手术的安全。必要时还应给予一定时间的营养支持，可行胃肠道外营养一周左右。

（2）常规预防应用抗生素以避免发生术后感染。

（3）术前应留置中心静脉导管（经锁骨下静脉或颈内静脉），便于术中快速输液抢救，紧急时可通过大静脉加压输血，同时也利于术中测定中心静脉压，调节输液量和速度。另外术前可以进行桡动脉穿刺置管，桡动脉置管一方面可测定桡动脉压，另一方面对失血速度极快而处于休克时，紧急加压输血能够通过心血管的反射作用提高血压。

（4）胃癌手术特别是进展期胃癌扩大根治术较复杂涉及脏器较多，故必要时应联系相关科室协助，同时取得麻醉医师的密切配合，以及向家属说明手术情况及危险性，获得患者家属充分信任和理解。

（二）手术后处理

胃癌根治手术后处理是患者康复的重要内容，主要针对麻醉残余作用、手术创伤以及康复过程中可能出现的并发症等采取综合治疗措施，预防和发现手术并发症并进行及时合理的处理，协助患者顺利康复。除一般外科手术共有的并发症外，胃癌根治手术还有特殊的并发症，包括吻合口瘘、胃肠道梗阻、腹腔出血和感染等，这些并发症关系到患者可否顺利康复和围术期死亡率等。

1. 术后常规处置

（1）体位：气管内插管全麻患者，清醒前选择去枕平卧位，头偏向一侧，防止误吸，保持呼吸道通畅，待全麻患者清醒。蛛网膜下腔麻醉 12 小时后予以半卧位或斜坡卧位，以减少腹部张力。如果患者有营养不良、腹壁薄弱，有慢性咳嗽且腹腔内渗出较多、腹内压力增加者，可用腹带包绕，减轻腹壁压力。

通常手术后 48 小时开始进行离床及步行活动。

（2）监测生命征：术后常规监测生命体征，包括血压、脉搏、呼吸、心率和血氧饱和度等，记录每小时尿量和 24 小时出入量，间断监测中心静脉压，必要时抽血进行血气分析。呼吸或心脏功能不全的患者采用 Scan-Ganz 导管监测肺动脉压、肺动脉楔压及混合静脉血氧分压等，直至病情平稳。

（3）术后镇痛：胃癌患者术后常有不同程度疼痛，尤其术后 24 小时内疼痛剧烈，之后逐渐减轻。凡可增加腹部切口张力的任何动作，如咳嗽、翻身等，都会加重疼痛。术后疼痛增加患者精神负担，导致患者不愿咳嗽、翻身，还增加肺部感染、肺不张和深静脉血栓形成等并发症发生的可能性。因此，术后给予适当的镇痛药物可减轻患者痛苦，促进快速康复，有利改善手术预后。如术后持续疼痛或好转后再次加重，可能存在切口血肿、炎症、脓肿等，应仔细检查，及时处理。术后镇痛可采取静脉推注或输注阿片类药物，口服和胃肠道外给予非甾体抗炎药和局部麻醉药。对于下腹部手术最常用的术后镇痛方式是静脉滴注或硬膜外推注方式。急性疼痛时，静脉推注是达到适当镇痛的最快途径，达到峰效应的时间取决于药物的脂溶性。

（4）胃肠减压：全胃切除手术后停留胃管的目的是观察有无吻合口出血，停留 1 天后拔出胃管，远端胃切除用 oux-en-Y 方法重建时也常在手术后第 1 天拔出胃管。近端胃切除、远端胃切除、Billroth Ⅰ、Ⅱ重建术或各种 pouch 胃肠重建术后，以残胃内减压为目的留置胃管数日。拔除胃管的标准为：患者排气或排便，无腹胀，肠鸣音蠕动恢复良好，引流胃液无胆汁，引流量在 200ml/d 以下。胃肠减压期间，应妥善固定胃管，防止脱出和扭曲，做到有效引流，每日观察并记录引流物量及性质的变化；根据术后胃肠道功能恢复情况，适当调节胃管深度。保持引流通畅，没有吻合口瘘的情况下，患者少量饮水，冲洗咽喉部和食管分泌物，防止胃管阻塞，促进患者康复。

（5）输液和肠内外营养：手术刚结束时，用细胞外液补充液或 5% ~ 10% 的葡萄糖溶液维持输液，输液量以 60ml/（kg · d）为标准，根据术中水分平衡情况和淋巴结廓清范围相应增减。进行联合脏器切除和扩大淋巴结廓清范围时，组织液丧失量激增，可增量到 90ml/（kg · d），同时用血管扩容剂和白蛋白等制剂，保持循环血容量。输液过量时，使用扩张肾脏血管剂量的多巴胺进行利尿。2 ~ 3 天后水分从第三间隙回到血管内，到液体再吸收阶段。这时如果输液过量，可引起心律不齐及肺水肿等，参考体重、尿量、血氧饱和度（SpO2）等逐渐减少输液量。患者恢复肠管蠕动前用肠外营养，根据患者营养状况、疾病程度、手术范围和生理功能变化，进行个体化评估。合理的营养支持可改善患者的临床结局。

（6）饮食和活动：远端胃切除手术后，一般禁食 24 ~ 48 小时，待 3 ~ 4 天胃肠蠕动恢复、肛门排气后方进食流质，5 ~ 6 天进食半流质，7 ~ 9 天过渡到普食。保留幽门胃切除和近端胃切除后，为确认幽门功能恢复情况，术后 4 天进行胃造影影像学检查，如果没有排空障碍可同样开始经口进食。术后早期活动有助于增加肺活量，减少肺部并发症，改善全身血液循环，促进切口及内脏愈合，减少深静脉血栓的发生率。同时也有利于胃肠蠕动及膀胱收缩功能的恢复，减少腹胀及尿潴留的发生。因此，术后应鼓励患者尽早活动；早期鼓励患者在床上适当活动，在病情允许情况下，可酌情离床活动。

（7）术后抗生素应用：手术当日可预防性使用单剂抗生素，一般选用二代或三代头孢菌素，于术前 0.5 ~ 1 小时或麻醉诱导期静脉给药，确保细菌进入手术切口部位前组织和血中抗生素浓度超过最低抑菌浓度。如细菌污染后 1 ~ 2 小时开始给予抗生素，则预防效果明显降低。如患者存在感染的高危因素，如糖尿病、长期使用免疫抑制剂、营养状况差等，可适量应用二代或三代头孢菌素抗生素，防止感染，术后 48 小时无感染迹象后停用。

（8）留置尿管：胃癌根治手术由于手术时间长、术中监测尿量等，术中均需留置尿管，术后应尽早训练膀胱功能拔除尿管，若患者生命体征不平稳、留置硬脊膜外镇痛、难以活动等可留置尿管。如果出现术后高热可疑尿路感染者，检查尿常规，如系尿路感染，可根据尿沉渣涂片选择敏感抗生素并加强膀胱冲洗。据研究显示，留置尿管 3 天以上，尿路感染率可达 95% 以上，因此，应尽量早期拔出尿管。

（9）留置腹腔引流管：胃癌根治手术需要系统的廓清淋巴结和剥离横结肠系膜、胰腺被膜、后腹膜，手术剥离范围大，切断淋巴管多，术后有较多腹腔渗液和淋巴液渗漏，加上术后有腹腔出血和发生吻合口瘘可能性，合理而充分的引流非常重要。放置引流管要位置适当，引流通畅，以最短距离到达腹壁，应固定妥当，不要折曲、拖出或者压迫肠管，负压吸力大小适合，不要吸破肠壁或者血管，否则将导致继发性出血或肠瘘。

（10）切口的处理：一般术后 2 ~ 3 天更换敷料，腹腔引流管的敷料应每天更换，如敷料被渗出液浸湿，则及时更换。每天检查切口是否有血肿、积液、脂肪液化、感染、切口裂开等情况。切口感染原因，常见的有：①细菌入侵，如来自胃肠道的细菌及腹腔的感染性渗液、医务工作人员无菌操作不当等；②切口处形成血肿或血运不良；③患者自身营养不良、低蛋白血症、糖尿病、肥胖等；④切口内放置引流片时间过长，也增加感染机会。切口感染一般发生在术后 3 ~ 5 天，临床表现为切口疼痛加重或疼痛减轻后再次加重，切口局部或腹壁部分出现红、肿、热、痛等炎症表现，甚至可出现波动感等典型表现，可有分泌物渗出增加，伴或不伴体温升高和白细胞计数上升。必要时可局部穿刺抽液，或撑开手术切口，仔细检查以明确诊断。对局部炎症尚未形成脓肿者，给予敏感抗生素及理疗，促进炎症消退；对已形成脓肿者，及时切开，充分引流，并取分泌物做细菌培养，切口清洁后，可二次缝合或使用蝶形胶布拉合创缘。严格遵守无菌原则，术中动作轻柔，止血仔细，预防吻合口瘘等并发症，加强患者抗感染能力，尽量防止发生切口感染。

2. 术后常见不良反应

（1）发热：胃癌术后患者可有不同程度的发热，术后非感染性发热（平均1.4天）通常比感染性发热（平均2.7天）发生的早。术后24小时内的发热多由代谢性或内分泌异常、低血压、肺不张和输血反应等所致，如体温不超过38℃，可暂时观察，不给予处理；高于38.5℃，患者感到不适时，可物理降温，对症处理，严密观察。术后 3 ~ 6 天出现发热，应警惕感染的可能，如腹腔外科手术部位感染、腹腔内脓肿形成、肺部感染、切口感染、留置尿管并发尿路感染等，结合患者病史及可能引起发热的原因综合分析，有针对性的拍摄胸片、腹部超声或 CT、尿检查、切口分泌物和血液细菌培养等，明确病因，及时处理。留置中心静脉导管，注意有无导管感染，拔除导管时，抽中心静脉和外周静脉血，取导管尖端进行细菌培养和药物敏感试验。

（2）恶心、呕吐：常见原因是麻醉反应，待麻醉作用消失后即可停止。但应注意是否合并其他疾病的存在，如电解质失衡、酸中毒等。如长期存在呕吐应警惕肠梗阻或发生胃瘫可能性。呕吐较严重者，可予以阿托品、氯丙嗪等镇静、镇吐药物对症治疗，同时尽快明确病因，进行相应处理。

（3）腹胀：腹胀是术后常见的临床表现，主要原因是由于胃肠道功能失调或暂时性麻痹所致，随胃肠道蠕动的恢复可自行缓解，如术后 3 ~ 4 天肛门仍未排气，腹胀明显应考虑腹腔内感染或水电解质失衡，如伴有绞痛则可能是肠梗阻，如合并呕吐则考虑急性胃扩张。腹胀严重者可使膈肌抬高，影响呼吸功能，同时压迫下腔静脉，影响血液回流。此外，腹胀也会影响胃肠的吻合和腹壁切口的愈合，应及时处理，可胃肠减压、灌肠、纠正水电解质紊乱。如腹腔内感染、肠梗阻等非手术治疗不能治愈者，则行二次手术。

（4）呃逆：术后并不少见，可能是由于膈肌抬高、神经中枢或膈神经直接受刺激引起，多为暂时性，也可呈顽固性。对术后早期发生者，可采取压迫眶上缘、予以镇静、解痉药等措施，多可缓解。如出现顽固性呃逆，要警惕发生吻合口或十二指肠残端漏、膈下感染可能性。应及时行超声或 X 线及 CT 检查，明确病因，及时处理。

3. 术后常见并发症

（1）肺部并发症：腹部手术后肺部并发症可达3% ~ 30%，老年患者、吸烟史、有慢性阻塞性肺疾病史、使用鼻胃管、营养不良等更易导致肺部并发症，其中以肺炎和肺不张最为常见。

（2）腹腔脓肿：通常继发于消化道内容物溢出污染腹腔、引流不畅，特别是联合脾、胰腺切除时，主要表现为发热、脓肿部位可有钝痛、深呼吸时加重以及白细胞计数增加。因在腹腔内发生脓肿位置不一而局部表现各异。当脓肿位于膈下时，可刺激膈肌引起呃逆并可引起胸膜反应，出现胸腔积液，甚至脓胸；当脓肿位于肝下靠后可有肾区痛，同时牵扯到肩部、颈部。通过观察引流液的性质及行B超和CT检查通常能明确诊断，在B超定位引导下穿刺引流，必要时可切开引流。

（3）术后出血：术后出血可分为胃内出血和腹腔内出血。

1）胃内出血：多发生在吻合口及残胃处，术后可见胃管内引流出少血新鲜血液，通常24～48小时可自行停止，一般24小时内不超过300ml，如术后4小时仍有较多新鲜血液引出并伴有便血或呕血，可明确胃内有活动性出血。出血原因多为手术引起，如结扎线过松；吻合钉缺失；吻合器压力不够，吻合钉过宽、过高；连续缝合针距较大；器械吻合时张力过大、胃壁水肿明显、吻合口组织过厚导致缝合处黏膜撕裂等。如患者出血量不大，生命体征平稳，可先行非手术治疗，予以止血药物、输血、冰盐水加肾上腺素胃管内灌注洗胃等，可在胃镜下发现出血部位，钛夹止血。多数患者经非手术治疗可停止出血。如经保守治疗后仍未见好转，出血量仍较大或出现休克者，可考虑手术止血。术中可将胃前壁切开清除胃腔内的积血及血块，仔细寻找出血点，用不吸收缝线结扎止血。

2）腹腔内出血：腹腔内出血多由手术止血不完善或某一血管的结扎线脱落所致。主要表现为失血性休克症状，如呼吸急促、脉搏细速、血压下降等，腹腔引流管可见新鲜血液引出后即可确诊。一旦确诊，应立即手术止血。

（4）吻合口瘘：吻合口瘘是胃癌根治术的严重并发症之一，多发生在术后1周，发生原因既有患者因素，也有技术原因，术前有幽门梗阻、低蛋白血症、糖尿病、肝肾衰竭、长期应用免疫抑制剂、长期应用糖皮质激素药物等。临床表现为高热、脉速、全身中毒症状、腹膜炎及引流管内出现胃肠内容物，经口服或经胃管注入亚甲蓝和消化道造影可证实诊断。一旦发生吻合口瘘，立即禁食、胃肠减压、全肠外营养支持，如时间超过1周，需经空肠营养管进行肠内营养，并采取充分冲洗吸引、全身应用抗生素、应用生长抑素等方式处理。经上述处理后多数患者可在4～6周内痊愈。

（5）胃瘫：主要表现为以胃排空为主要征象的胃动力紊乱综合征，发病机制尚不完全清楚，可能与术后抑制交感神经的激活、切断迷走神经、胆汁反流、电解质紊乱、精神因素等有关。其病理基础为胃电节律紊乱，其中以胃动过速多见。胃肠过速可产生逆向蠕动的慢波，减弱胃平滑肌的收缩强度。多发生在术后7～10天，临床表现为上腹部饱胀及呕吐，钡餐检查可见胃扩张、胃潴留且无蠕动。胃镜检查对鉴别机械性或功能性梗阻有重要作用。排除机械性梗阻后，治疗上以保守治疗为主，包括禁食、胃肠减压、抑酸、温盐水洗胃、维持水电解质酸碱平衡、纠正贫血及低蛋白血症，应用胃动力促进剂，如多潘立酮、甲氧氯普胺、红霉素等，一般经2～6周的治疗可逐渐恢复。事先放置肠内营养管者，可进行肠内营养，促进胃肠蠕动，维持营养和代谢。

（6）肠梗阻：肠梗阻是腹部手术最常见并发症之一，胃癌根治术为上腹部手术，术后主要表现为小肠上段肠梗阻，有肠梗阻典型的腹痛、呕吐、腹胀、肛门停止排气等症状，呕吐较明显，腹胀可不明显。腹部立位平片可证实，治疗可按一般肠梗阻的方法。如梗阻为机械性梗阻，根据梗阻原因，保守治疗无效后可拟行手术治疗。

（7）急性胆囊炎：胃癌根治术切除迷走神经肝支、胆囊支，术后麻醉药物的使用以及禁食等致使胆汁淤积，可引发急性胆囊炎。多在术后1周左右发病，其临床表现与一般急性胆囊炎无异，可按一般急性胆囊炎处理。

（8）急性胰腺炎：多在术后数日内发生，可能与手术、胆汁逆流入胰管相关，临床表现为腹痛、发热、白细胞计数增高、血清淀粉酶和脂肪酶升高。

（9）与腹腔镜相关的术后并发症：腹腔镜辅助胃癌根治术具有创伤小、康复快、廓清淋巴结数量与开腹手术相似等优点，在临床中使用越来越广泛，与之伴随而来的相关并发症也日见增多。

1）与二氧化碳气腹相关的并发症：腹腔镜手术一般用二氧化碳建立气腹，气腹的建立对心肺产生一定影响，如膈肌抬高、肺顺应性降低、有效通气量减少、心排出量减少、下肢静脉淤血和内脏血流减少等，由此出现一些并发症，包括皮下气肿、二氧化碳蓄积、低血压、心动过速、气体栓塞、下肢静脉血栓形成、腹腔内缺血等。

2）腹壁并发症：主要与戳孔有关，如腹壁血肿、戳孔感染、戳孔疝、腹壁坏死性筋膜炎等。还有切口疝等。

3）内脏、血管损伤：可由暴力穿刺引起，也可由手术过程中分离、牵拉、电切所致。

五、早期胃癌的手术治疗

（一）早期胃癌内镜黏膜切除术的适应证和方法

早期胃癌（early gastric cancer，EGC）是指胃癌病变位于黏膜或黏膜下层，而不论病灶大小和淋巴结是否有转移。外科剖腹胃癌根治术及淋巴结廓清术是目前治疗EGC的标准术式，曾经被视为治疗的“金标准”，5年生存率达到96%以上。近年来，内镜切除技术发展迅速，不但治疗效果与外科手术相似，而且能使大部分患者免除传统手术治疗的风险及术后对生活质量带来的严重影响。1973年Dehle等首先报道黏膜下注射生理盐水切除结肠无蒂息肉的方法，1984年多田正弘等首次将该技术用于诊治早期胃癌，并将之命名为“剥脱活检（Strip Biopsy）”，又称“内镜黏膜切除术（endoscopy mucosal resection，EMR）”。此后，随着内镜技术的改进与器械的发明，EMR技术得到不断发展与创新，透明帽法、套扎器法、黏膜下注射法、黏膜分片切除术等内镜下手术方式相继问世。

1.EMR的适应证

（1）直径小于20mm的隆起型黏膜内癌。

（2）直径小于10mm的无溃疡凹陷型癌。

（3）局限于黏膜内直径小于30mm的肠型腺癌。

此适应证意味着无淋巴结转移，局部治疗也可达到根治。

2. 禁忌证

（1）癌浸润sm2（黏膜下层中三分之一）以上。

（2）癌溃疡或癌溃疡瘢痕，周围黏膜皱襞集中，病变抬举不良。

（3）抬举征阴性者（黏膜下注射生理盐水后病灶不抬举）。

（4）手术后吻合口周围病变。

3.EMR的基本操作　标准EMR，即剥脱活检术，基本操作步骤如下。

（1）黏膜下注射生理盐水，通常从病变对侧端开始，以免近侧端注射后病变突向对侧端，影响对对侧端病变的观察和注射。注射后若黏膜下层与固有肌层分离，称为抬举征阳性。如果抬举征阴性，说明病变已经浸润到黏膜下层或固有肌层，即使行内镜下治疗，也会残留病变或忽视已经发生转移的淋巴结，且强行治疗易导致出血或穿孔等并发症。另外，黏膜下注射后，可显著降低高频电肌层损伤和热损伤，有效防止术中穿孔和迟发性穿孔。注射液中可加入少量靛胭脂和肾上腺素，其中靛胭可使黏膜下注射区域更清晰，即黏膜下层和肌层很好的分离；而肾上腺素可收缩小血管，减少术中出血；在行ESD治疗时，可注射透明质酸，与生理盐水相比，前者可以延长隆起的时间，且使病变边缘的显露更清晰。

（2）圈套器直接圈套隆起病变和周围正常组织。

（3）收紧圈套器，高频电切除。也可用双钳道内镜，黏膜下注射后，一个钳道内插入抓持钳，另一个钳道内插入圈套器，抓持钳拉起靶组织，然后用圈套器套入收紧，再通电切除。

（二）早期胃癌内镜黏膜下剥离术的适应证和方法

EMR切除病变的局限性和不完整性，促使着人们思考更新的技术以更完整的剥离更大的组织。1994年，Takekoshi等发明的尖端带有陶瓷绝缘头的新型电刀（insulated-tip knife，IT），使医生对更大的胃肠道黏膜病变进行一次性完整切除成为可能。1999年，日本Gotoda等首先报道了使用IT刀进行病灶的完整切除，即内镜黏膜下剥离术（endoscopic submucosal dissection，ESD）。ESD治疗的基本操作流程如下。

1. 术前评价 ESD治疗前建议采用超声内镜、放大内镜和染色内镜检查（电子染色或化学染色）了解病灶的大小、形态，确定病灶的浸润深度。

2. 标记 应用针形切开刀或氩气刀于病灶边缘0.5 ~ 1.0cm进行电凝标记。

3. 黏膜下注射 为使ESD手术进行得更顺利和安全，将5ml靛胭脂、1ml肾上腺素和100ml生理盐水混合配置的溶液，于病灶边缘标记点外侧进行多点黏膜下注射，每点2ml，可以重复注射直至病灶明显抬起。若病变侵犯到黏膜下层，则注射生理盐水后不会明显抬起，应停止ESD术选择手术治疗（应排除反复活检造成的组织粘连）。

4. 切开病变外侧缘黏膜 应用电刀（IT刀、Hook刀、海博刀等）沿病灶边缘标记点外侧切开胃黏膜。

5. 剥离病变 应用电刀于病灶下方对黏膜下层进行剥离，剥离中反复进行黏膜下注射，始终保持剥离层次在黏膜下层，剥离中通过拉镜或旋镜沿病变基底切线方向进行剥离。

6. 创面处理 切除病灶后对于创面可见的小血管应用氩离子血浆凝固术（argon plasma coagulation，APC）凝固治疗或热活检钳烧灼，必要时应用金属夹缝合创面。

7. 标本处理 将切下的病变用大头针固定于平板上，中性甲醛液固定送病理检查，观察病灶边缘和基底有无病变累及，未累及则被认为是治愈性切除。

8. 术后处理 术后给予禁食、常规的预防感染和止血补液处理，对于术中有穿孔、内镜下金属夹缝合患者可适当延长禁食时间。此外，进行制酸和保护胃黏膜的治疗，对于促进伤口的愈合有一定的帮助。手术后1、2、6、12个月各复查一次，以后每年复查一次。

（三）早期胃癌的腹腔镜下胃内手术

1. 体位 全麻成功后，患者取仰卧位，下肢适度外展，主刀医生站在患者两腿之间，助手站在患者的左侧，纤维胃镜置放于患者头侧，医生能够观察到胃镜和腹腔镜的显示器。

2. 胃腔内途径建立 经脐建立气腹，放置12mm的穿刺套管，导入腹腔镜对腹腔进行探查，观察有无转移病灶、肿瘤是否浸透浆膜，腹腔镜下肝脏超声扫查以了解肝实质内是否存在转移灶，然后经口导入胃镜进一步对病变进行定位。根据病变部位和患者是否适合进行胃腔内手术来决定经胃穿刺套管放置的部位，穿刺套管之间的距离至少6cm避免横穿其他腹腔脏器。胃保持充盈状态，经胃穿刺套管最佳放置部位应在胃镜的引导下，沿胃大弯侧，适度压迫胃壁后进行。在放置经胃穿刺套管之前，应经胃镜注入空气使之最大限度膨胀，将气腹压力降低使胃壁靠近前腹壁，另外可以夹闭近端小肠、或使用球囊鼻胃肠管避免肠道扩张影响操作。

选用不同型号的穿刺套管建立经胃途径时，首先经气腹针预先放置经胃穿刺鞘，使用放射状扩张穿刺套管，使穿刺鞘扩张到足够导入穿刺套管的程度，缝合胃浆肌层，使用腹腔镜缝合传递器经缝线与腹前壁固定避免胃壁和腹前壁滑脱，也可以防止操作过程中漏气。使用各种带球囊穿刺套管，当穿刺套管穿透胃壁充盈球囊则可以预防胃壁回缩或胃腔气体外漏，同时可以将胃壁和腹部加以固定，预防胃内容物渗漏。另外可以选择22 ~ 24F的PEG穿刺套管来建立经胃通道以便于5mm穿刺套管通过，根据手术需要，一般采用1 ~ 3个穿刺套管，如果首次进行经胃肿瘤切除，推荐使用5mm腹腔镜代替电子胃镜，以免胃镜造成左右视野颠倒影响手术操作。建立经胃腔途径后，可以经腹腔镜、胃镜或经皮使用长的22G硬膜外穿刺针在病变周围注射1 ：100 000的肾上腺素预防出血、建立正确的剥离切除平面。

（四）早期胃癌的胃局部切除术

早期胃癌的缩小手术是指在保证手术根治性的前提下，缩小胃切除和淋巴结廓清范围，保留大、小网膜和迷走神经的手术，是相对于标准化手术的缩小手术，作为缩小手术的一种术式，局部切除的适应证是未发现淋巴结转移的胃黏膜内癌，为了确保水平、垂直方向均能得到安全范围的切除，对于切除标本应进行客观和及时的组织学检查。胃局部切除有开腹和腹腔镜下局部切除。

1. 手术适应证 局部切除的手术适应证与EMR、ESD相同，是针对无淋巴结转移的黏膜内癌。尤其是胃镜下手术后其断端阳性者，或病灶部位特殊，胃镜下手术难以安全切除的病例。

2. 麻醉与体位 全身麻醉附加连续硬膜外麻醉，手术体位为平卧位。

3. 开腹局部切除术 上腹正中切口，进入腹腔后，遵从无瘤原则进行探查和手术。

（1）确定肿瘤部位和切除范围：探查标记的肿瘤的部位及范围，确定局部切除区域及切割线，并且在切割线的内侧作 4 个方向的胃壁全层贯穿缝合，用作提吊。

（2）局部切除：用电刀沿切割线将包含病变范围的胃壁整块切除。

（3）局部缝合：局部缝合有分层缝合法和全层缝合法。分层缝合法是将黏膜、黏膜下层和浆肌层分层缝合。全层缝合为胃壁的全层作间断缝合。局部缝合时应注意尽可能保持胃原有形态，避免缝合导致胃变形和胃腔狭窄。

4. 腹腔镜下局部切除术 手术适应证为无淋巴结转移的早期胃癌（M-ca，Ⅱ a ≤ 25mm，Ⅱ c ≤ 15mm，无溃疡）。术前做必要的准备及胃病灶部位确认及标记。

（1）手术体位及戳孔的位置：仰卧位，术者位于患者右侧，持镜者位于患者双腿之间，戳孔位置及小切口位置同腹腔镜胃切除术。

（2）腹腔镜的胃局部切除：需要与胃镜协同操作，首先肠钳夹闭蔡氏韧带附近的空肠，胃镜送气使胃膨胀并确认病变部位。腹腔镜下确定切除范围，电刀标志切除胃壁范围。

（3）胃周围的血管用 LCS 或 Liga Sure 予以结扎、切断。助手用钳子将病变部位提起，术者用自动缝合切割器夹持切除病变部位胃壁，与此同时，胃镜确认病变切除的安全范围后，术者击发闭合切割器，切除病变所在的胃壁。然后将切除组织放入兜袋经脐孔取出。

（4）注意事项。

1）术前需准确诊断，进行水平和垂直方向定位；

2）合理设计切割范围，既保证切除的安全范围，又不产生人为变形和狭窄；

3）术后切除标本送病理组织学检查。

（五）胃的局部区段切除前哨淋巴结廓清

早期胃癌的淋巴结廓清基本原则是先行前哨淋巴结检测，淋巴结转移阴性者行胃局部区段切除，淋巴结转移阳性者采取标准 D2 淋巴结廓清手术。

1. 适应证 T1a、T1b 的早期胃癌，前哨淋巴结活检阴性者。

2. 麻醉与体位 全麻辅助硬膜外连续麻醉。

3. 前哨淋巴结确认方法

（1）试剂。

1）色素法：试剂 ICG、isosulfan blue，patent blue；

2）RI 法：99mTc-tin colloid。

（2）给药方法。

1）黏膜下注入法：手术前日胃镜下癌灶周围（1cm 处）4 点法，黏膜下 2% patent blue 0.5ml 注入，或在手术时实施。

2）浆膜下注入法：手术中直视下胃病灶周围浆膜下 4 点法，2% patent blue 0.5ml 注入。

4. 开腹局部区段切除

（1）切口：上腹正中切口，常规探查，确定病灶部位。首先分离大小网膜，使胃呈游离状态，胃后方及胃胰韧带能充分暴露。

（2）示踪剂注射：采用上述黏膜下注入法或浆膜注入法注射示踪剂。

（3）胃周区域淋巴流向的观察：注射完成后，观察胃壁的淋巴管行径及着色淋巴结，确认胃壁外淋巴流向及着色淋巴结区域。胃壁外淋巴系统由沿着动脉的 5 个区域构成，包括胃左淋巴流域、胃网膜右淋巴流域、胃右淋巴流域、胃网膜左淋巴流域、胃右动脉上行支淋巴流域和胃后淋巴流域。

（4）淋巴流域淋巴结清除：区域淋巴结廓清的基本原则是将着色淋巴结及周围的淋巴管、血管、神经、脂肪组织整块切除。

1）胃网膜右淋巴流域廓清：胃结肠静脉干和胃网膜右动脉在根部切断，清除此部位及胃网膜右动脉末梢范围内的淋巴结及周围组织。胃翻向头侧，以胃结肠静脉干和胃网膜右动静脉为中心，由足侧、十二指肠外侧及十二指肠球后方剥离，清除周围淋巴及脂肪组织。结扎、切断胃结肠静脉干和胃网膜右动脉，沿胃壁于胃网膜右与胃网膜左动脉汇合部位结扎、切断胃网膜右动静脉。

2）胃右淋巴流域廓清：清除范围为胃右动脉走行区域的淋巴结组织。胃向足侧牵拉，沿胃右动脉清除周围的淋巴和脂肪组织，分别在胃右动脉根部及其末梢部位结扎、切断，并清除该部分淋巴组织。

3）胃网膜左淋巴流域廓清：清除范围沿胃大弯的胃网膜左动脉走行区域的淋巴组织及脂肪组织。胃提起向头侧牵引，将胃网膜左动脉根部结扎，同时将其末梢部结扎，从胃壁将其清除。

4）胃后淋巴流域廓清：清除范围为胃后动脉左右侧的脾动脉干的淋巴结。将胰体尾、脾从腹膜后游离出来，沿脾动脉清除胰上缘的11p、11d组淋巴结。

5）胃左流域淋巴流域廓清：清除范围为胃左动脉干和胃左动脉沿胃小弯的下行支区域的淋巴结、淋巴管、血管、神经及脂肪组织。将胃胰韧带右侧膈肌脚置于术野之中，沿右膈肌脚处切开腹膜，清除胃左动脉静脉周围的淋巴组织，显露迷走神经腹腔支，于胃左动脉并行部位远端切断胃左动脉，其后沿胃小弯侧的贲门下方至胃左动脉下行支末端，附着胃壁部分的组织整块清除。

（5）胃切除范围：胃切除范围根据淋巴流域清除和肿瘤所在部位决定，淋巴流域仅限1个区域，可以选择胃局部切除，如胃左、右动脉、胃网膜右动脉3个区域时则应考虑远端胃切除。

5. 注意事项

（1）清除淋巴结术中做冷冻病理检查，如转移阳性，应采取D2手术。

（2）胃切除要充分保证根治性的安全范围，同时残胃的形态的保持极为重要，应设计好后实施胃切除。

（3）淋巴流域廓清与传统的技术、观念并非相同，良好的手术野、无血操作是手术成功的重要环节。

（4）术后的定期随诊是必要的，严密监测异时性残胃癌的发生。

六、进展期胃癌胃切除术

（一）手术入路

手术入路是指为切除目标脏器和病变所经过的解剖学路径。胃癌根治手术不仅要切除原发病灶，还要系统廓清可能转移的淋巴结，剥离周围相关的筋膜，手术所经过的解剖学路径比较复杂。掌握与胃癌根治手术有关的解剖，包括胃、胃的供血动脉、回流静脉和淋巴流向、胃周围的筋膜分布以及筋膜间隙等，对胃癌根治手术的正确实施非常重要。胃癌根治手术的目标是R0切除，实现这一目标不仅取决于淋巴结的适当廓清和合理的胃切除范围，还与筋膜完整剥离和确保外科切离面上有无癌细胞残留有关，要切除筋膜完整地包裹着的血管、淋巴结和原发癌灶，使病灶从机体内整块地获得切除。

1. 切口选择　手术入路选择首先是选择体表切口。最佳切口应根据术前评估的胃癌解剖学部位和局部进展情况来选择，另外，患者体型和肥胖程度、切除范围和重建术式等也是选择切口的考虑因素。

（1）上腹部正中切口：该切口有组织损伤少、操作简单、方便上下延长等优点。向上延长可切除剑突，利于腹段食管的高位游离，甚至可劈开胸骨下部，进行胸腔下纵隔操作，如切除下段食管或廓清纵隔淋巴结；向下延长甚至可处理盆腔病灶，如切除卵巢Krukenbery转移瘤或局部种植的盆腹膜。以往认为上腹部正中切口血供较差，影响愈合。

（2）双侧肋缘下切口或“人”字切口：适用于肥胖或者同时伴有肝脏病变需外科处理的患者。肋缘下切口可以减少腹腔粘连，上腹部操作也很方便，可减少切口疝发生，且不影响上腹部皮肤感觉。

（3）胸腹联合切口：胃癌侵犯食管3cm以上、下纵隔淋巴结转移和食管旁淋巴结转移时，可选用该切口。非随机对照研究发现，经腹腔切开膈肌和经胸腹联合切口，对胃癌患者预后的没有明显影响。

2. 胃癌侵犯食管下段的切口选择 胃癌侵犯食管后淋巴结转移范围扩大，除了腹腔淋巴结转移外，也可发生胸腔内（食管旁和纵隔内）和膈肌上下淋巴结转移。胃癌侵犯食管的切口选择主要由两个因素决定：食管切除长度和淋巴结廓清范围。食管内表层浸润者，纵隔内淋巴结转移率仅为3%，一旦侵犯食管壁全层，纵隔内淋巴结转移率上升至18% ~ 32%。胃癌侵犯食管手术入路还应考虑是否需开胸或经膈肌完成纵隔淋巴结廓清，如贲门癌、胃癌侵犯食管下段等，需切除足够长度的食管，同时进行下纵隔淋巴结廓清。为了充分显露手术野，可选择左侧或右侧胸腹联合切口，或纵行切开胸骨下段。如上腹部显露良好，也可切开膈肌进行下段食管切除和淋巴结廓清。

（1）左侧胸腹联合切口：该切口术野显露满意，且手术在同一术野内操作。先切断肺下韧带，将肺翻转向前上方，廓清下纵隔淋巴结的范围上至肺下静脉上方2cm左右，左侧到达下腔静脉，后方可廓清胸主动脉周围淋巴结，下方廓清膈肌上方脂肪组织和淋巴结。食管上切缘可充分显露，追加切除也较方便，甚至可在支气管分叉部位切断食管，并可直视下吻合和加固缝合。经膈肌手术入路，需熟知下纵隔解剖，手术难度大，需联合切除膈肌和四角形廓清，右侧为右侧胸膜，前方为心包，左侧为左侧胸膜，右侧的腹侧缘为下腔静脉，后方为胸主动脉，沿此膜进行淋巴结廓清，出血少，剥离容易。

（2）开腹及右侧开胸切口：胃癌侵犯食管长度超过4cm、纵隔淋巴结转移范围达到上纵隔时选择该入路。根据病变局部情况和淋巴结转移范围，可选择开腹手术、经腹腔切开膈肌、左侧胸腹联合切口和开腹及右侧开胸切口完成手术。手术入路选择经左侧胸腹联合切口和经腹腔膈肌进行胃癌根治手术，应根据胃癌侵犯食管长度、淋巴结转移范围、患者心肺功能、术者经验和技能等综合因素，个体化选择合适的手术入路。

3. 剥离网膜和筋膜的手术入路 完整切除大、小网膜囊可清楚显露血管根部，有利于廓清网膜内的淋巴结和淋巴管，彻底清除微转移灶及淋巴结。在网膜囊外间隙进行分离、切除可防止种植和切离面残留癌细胞。大小网膜囊所及范围包括大网膜、网膜囊前壁、肝十二指肠韧带、肝胃韧带、膈胃韧带、肝脏尾状叶、网膜囊后壁的大网膜后叶、横结肠系膜前叶、胰腺前筋膜、肝胰皱襞和胃胰皱襞等。

解剖学上胰腺和结肠的Toldt筋膜位于相同筋膜层次内，横结肠系膜前、后叶和胃结肠韧带第4层前后包裹着胰腺，胰腺位于网膜囊后壁，与肝总动脉和脾动脉干同是网膜囊外脏器。以肠系膜上动脉为界，其右侧为胰后Treitz筋膜，左侧是胰后Toldt筋膜，左右的层次相同，都位于肾筋膜前面。大网膜在结肠肝曲和脾曲的附着部位形成双重融合，相应的后腹膜腔变得宽厚。在肝曲附近的胰头十二指肠区域和脾区附近的胰尾及脾脏的浆膜均与后腹膜融合，前面与横结肠及系膜贴附。在结肠肝曲部和脾曲部，部分大网膜向外延伸到结肠肝曲与右肾前筋膜之间和结肠脾曲与左肾前筋膜之间，并嵌入形成二重融合，为大网膜左、右的延伸部。大网膜由两层浆膜互相折叠形成4层浆膜，但延伸部未必有完整的4层浆膜结构。横结肠系膜前后叶之间的融合筋膜，在左右侧间隙较宽，组织结构比较疏松。网膜囊后壁筋膜覆盖在肝总动脉和胃左动脉干及血管鞘表面，即为肝胰皱襞和胃胰皱襞表面浆膜。肝十二指肠韧带前面浆膜、小网膜和胃壁前面浆膜移行，后面返折和网膜囊后壁浆膜相续。

在胰腺下方切开横结肠系膜前叶可廓清No.14V淋巴结和No.6V淋巴结，向左侧分离至胰腺下缘，切开横结肠系膜后叶和Gerota筋膜可廓清No.14a淋巴结。剥离胰腺前面筋膜（即网膜囊后叶）可显露胃十二指肠动脉和胃网膜右动脉根部，廓清No.6a和No.17淋巴结。

进展期胃癌侵犯浆膜时，应剥离横结肠系膜前叶和胰腺前包膜。完整剥离横结肠系膜前叶和大网膜，可采用横结肠摊开的平面状剥离技术，使解剖层次更为清晰。

剥离应从筋膜融合较宽部位开始，遵循先右后左、最后中间的顺序进行。先分离十二指肠外侧筋膜和横结肠系膜之间的双层筋膜间隙，该部位组织间隙比较疏松，向左侧分离，显露胃网膜右静脉和胃结肠静脉干，沿筋膜间隙继续剥离可显露肠系膜上静脉和结肠中静脉根部，在结肠中动静脉左侧融合筋膜间隙变窄，横结肠系膜后叶菲薄，右侧筋膜分离到此可暂终止，转而剥离横结肠系膜左侧。从左侧腹壁大网膜附着部位开始，切断脾结肠韧带和膈结肠韧带，从横结肠壁上向右侧剥离横结肠系膜前叶，直到胰腺下缘。最后让助手展开横结肠系膜，从右侧和左侧仔细地钝、锐性剥离横结肠系膜前叶到胰腺下缘，也可从胰腺下缘较疏松间隙和横结肠系膜根部，向远端剥离融合筋膜与横结肠系膜后叶间隙，然后再左右、远近剥离横结肠系膜前叶。在剥离横结肠系膜前后叶间隙时，注意避免损伤横结肠边缘血管和横结肠系膜后叶，去除所有脂肪组织和淋巴结，保留菲薄、透明的横结肠系膜后叶。

在十二指肠外侧做 Kocher 切口，分离胰头后 Treitz 筋膜和 Gerota 筋膜间隙，翻转胰十二指肠可显露胆总管、门静脉后面和腹主动脉、下腔静脉前面，廓清 No.12b、No.12p 和 No.16 淋巴结。

沿肠系膜上静脉分离到胰腺上缘门静脉，可分离胰腺颈部，进行联合胰腺体尾部切除。剥离胰腺上方网膜囊后壁的浆膜，可廓清肝总动脉周围（No.8a）和脾动脉干周围（No.11）淋巴结，显露胃左动脉干根部，廓清 No.7 淋巴结，以切除肝胰皱襞和胃胰皱襞。从胰腺体尾部后面将 Toldt 筋膜向上、左侧游离，从 Gerota 筋膜上游离、翻转胰腺体尾部和脾脏，廓清脾动脉干远端（No.11d）和脾门淋巴结（No.10）。切开、剥离 Gerota 筋膜，廓清肠系膜上动脉根部周围（No.14a）和腹腔干根部（No.9）淋巴结，廓清左肾静脉周围和左肾动脉周围淋巴结。

根据筋膜分布平面，横结肠系膜后叶延伸为胰腺后 Toldt 筋膜，胰后淋巴结一般不需廓清，因此剥离胰腺表面筋膜时要改变相应的筋膜层次。由于胚胎期发育原因，胰头部附近的筋膜结构发生改变，原本覆盖胰头十二指肠右侧系膜与后腹膜及侧腹膜融合成胰后筋膜（胰后 Treitz 筋膜）。在胰腺下缘，横结肠系膜、升结肠系膜一部分与胰十二指肠系膜前叶融合为胰前筋膜，结肠的 Toldt 筋膜与胰后 Toldt 筋膜相连续，在横结肠系膜根部上方，大网膜后叶与胰头十二指肠前面浆膜融合成胰前筋膜。包绕胃的大网膜可以分为 4 层，第 2 层和第 3 层在胰腺下方融合，第 4 层筋膜（横结肠系膜后叶）与横结肠系膜前叶融合形成融合筋膜，并与胰腺后面的 Toldt 筋膜及小肠系膜根部右侧的 Toldt 筋膜相连续。

4.淋巴结廓清手术入路 胃癌淋巴结廓清的基本方法是沿动脉走行分离，在筋膜中解剖血管，注意动、静脉走行路径的差异。

（1）动脉交汇点：淋巴结廓清的主要步骤是显露血管路径，切开血管鞘，在血管外膜外间隙分离血管鞘，悬吊血管，廓清血管周围血管鞘和淋巴管网及淋巴结，完成脉络化。

胃癌根治手术廓清淋巴结中，有两处比较重要的动脉交汇点，可分别称为远心端和近心端交汇点，是胃癌周围淋巴结廓清的标志。远心端交汇点是肝总动脉、胃十二指肠动脉和肝固有动脉的交汇部位，手术时可沿此交汇点放射状向相应血管廓清淋巴结。向上廓清肝固有动脉周围和 No.5 淋巴结，与此同时可解剖胃右动脉根部，将其结扎和切断，注意避免损伤肝左、右动脉。沿交叉左侧可廓清肝总动脉周围淋巴结（No.8），肝总动脉下方与胰腺上缘之间往往有转移的淋巴结，通常把 No.8a 和 No.8p 一起廓清，廓清后肝总动脉呈拱门状悬起；向右下可廓清胃十二指肠动脉周围及胃网膜右动脉根部淋巴结，向下分离可显露门静脉前壁，沿门静脉向上左侧可处理胃冠状静脉，并可廓清淋巴结。近心端交汇点是腹腔动脉干、脾动脉、肝总动脉交汇点。腹腔干发出胃左动脉、脾动脉和肝总动脉，沿肝总动脉向左侧廓清到脾动脉与肝总动脉夹角部位时，廓清脾动脉近段淋巴结直至胃后动脉发出部位。在胃胰皱襞的右侧切开，剥离门静脉左侧和腹腔干右侧的淋巴结，沿动脉向根部分离到腹腔干，显露胃左动脉根部并结扎和切断后廓清 No.7 淋巴结。胃左动脉发出的根部具有一定变异，距离近心端交汇点的位置变异较大，在 2 ~ 5cm 之间，有的甚至从腹主动脉直接发出。远、近心端交汇点对开腹胃癌根治手术和腹腔镜下胃癌根治手术都具有重要的临床意义。

（2）注意动静脉走行的差异：一般情况下动静脉相伴而行，但由于门静脉系统的存在，胃动、静脉血管仅在远心端并行，远心端往往呈分离状态。因此，胃癌根治手术中有几处的动静脉是分开走行的，在廓清区域淋巴结时，必须熟悉这一特点。首先，胃网膜右静脉穿过胃结肠韧带后叶和横结肠系膜前叶，与副右结肠静脉汇合成为胃结肠静脉干（Henle 静脉干）注入门静脉右侧壁。从右侧开始剥离横结肠系膜前叶，可显露 Henle 静脉干和胃网膜右静脉根部，在胃网膜右静脉根部和副右结肠静脉汇合部位，结扎和切断胃网膜右静脉即可廓清 No.6v 淋巴结。而胃网膜右动脉仅在胃远端大弯侧与胃网膜右静脉并行，该动脉发自胃十二指肠动脉，从横结肠系膜前叶向上连续剥离胰腺被膜前叶后，即可显露胃十二指肠动脉，在其发出胃网膜右动脉的根部结扎和切断，则可廓清 No.6a 淋巴结。其次，肠系膜上静脉走行在升结肠系膜 Toldt 筋膜内，在胰腺下缘继续走行至胰腺后 Toldt 筋膜，经过胰颈部后面与脾静脉汇合成门静脉，在胰腺上缘进入肝十二指肠韧带上行进入肝脏。而肠系膜上动脉从腹主动脉发出，穿过肾前筋膜，在胰腺下缘才开始与肠系膜上静脉并行，走向肠系膜远端。再次，胃左动脉从腹腔动脉干发出，向左上方行走至胃贲门右侧，在向贲门发出分支的同时走向胃小弯侧。而胃左静脉又称胃冠状静脉的近心端也不与胃左动脉并行，其汇入门静脉部位有三种变异，即可直接汇入门静脉，也可汇入脾静脉或这两条静脉的交汇处。在廓清 No.12p 和 No.12a 淋巴结时，需结扎和切断胃左静脉。最后，脾脏的动静脉在近心端也是不平行的，脾动脉从腹腔动脉干发出，走行在胰腺上缘，在胰腺尾部分为 2 ~ 5 支分布到脾脏。而脾静脉从胰腺体尾部后面筋膜下走向胰腺颈部，与肠系膜上静脉汇合成门静脉。胃癌根治手术全胃切除术中，进行保留胰腺体尾部的脾脏切除术时，应在胰背动脉左侧切断脾动脉，廓清胰腺上缘淋巴结。最后翻转胰腺体尾部，剥离其后面的筋膜，显露脾静脉，在其分出肠系膜下静脉的远心端结扎、切断。

（二）胃次全切除胃空肠吻合术

胃大部切除残胃与空肠吻合称为 Billroth Ⅱ式胃大部切除，如残胃与十二指肠残端吻合则为 Billroth Ⅰ式胃大部切除。Billroth Ⅱ式胃大部切除根据吻合口与横结肠的前后位置关系可分为结肠前和结肠后吻合，结肠后吻合的优点是可以维持较短的输入袢，而且通过分离 Treitz 韧带，输入袢可以进一步缩短。结肠前吻合由于操作简单并可以切除更多的胃，因此更常使用。结肠前和结肠后吻合并没有明显的功能差别。根据空肠袢与胃大、小弯的关系又可分为输入袢对大弯和输入袢对小弯吻合两种。本质上，输入袢以及输出袢的位置也未见明显差别。

1.Billroth Ⅱ的优点

（1）Billroth Ⅱ式手术可对胃作广泛切除，有利于保证肿瘤的根治性。

（2）对于远端胃窦癌，可以切除较长的十二指肠球部。

（3）胃空肠吻合口的张力较小，吻合口相关的并发症可能减少。

（4）如患者有十二指肠溃疡，可以降低手术后吻合口溃疡的发生率。

（5）关闭十二指肠残端较胃十二指肠吻合术容易和安全。

2. 缺点

（1）Billroth Ⅱ式手术后发生倾倒综合征的发生率比 Billroth Ⅰ式稍高。

（2）Billroth Ⅱ式手术可发生其特有的输入袢综合征。

（3）有可能发生内疝等其他特有的并发症。

3. 手术指征

（1）胃远侧部癌肿。

（2）胃远侧部的巨大良性、恶性肿瘤。

（3）胃远侧部癌肿侵犯胰头或十二指肠。

（4）作为胰头十二指肠切除术的组成部分。

4. 术前准备

（1）严重贫血者，术前宜纠正贫血。

（2）胃出口梗阻者，应于术前 3 ~ 5 天开始禁食，每晚用生理盐水洗胃，梗阻特别严重者，还应经胃管持续减压，并纠正水电解质失衡，术前数天给予胃肠外营养。

（3）术前插胃管。

5. 麻醉与体位 持续硬膜外麻醉或气管内全身麻醉，仰卧位。

6. 手术

（1）胃切除。

1）切口：取上腹正中切口，必要时可延长绕至脐下，或采用其他切口。

2）探查前，可先分离切断脾下极的大网膜及胃网膜左血管，以免在牵拉胃、大网膜或横结肠时撕破脾包膜。根据肿瘤侵犯部位，确定胃大弯近端切除点，胃大弯最少应该分离到胃短动脉的第1支，做好缝线标记。

3）探查：以影像病灶为中心，遵循先远后近原则，先探查其他器官，了解有无盆底种植，女性两侧卵巢有无肿大，腹膜有无肿瘤种植，肝脏有无转移，胃周围淋巴结有无肿大，隔着小肠系膜触摸后腹膜有无明显的淋巴结肿大。最后了解胃肿瘤部位、大小、浆膜有无侵犯。

4）在分离十二指肠球部下缘及后壁、结扎右胃网膜动静脉后，可进行十二指肠切断和封闭。胃癌患者的十二指肠一般没有明显的病变，十二指肠残端一般易于关闭。关闭十二指肠残端的方法较多，要根据具体情况应用。

5）十二指肠切断及残端封闭后，将胃向左上翻转，分离胃后壁粘连。继续分离小弯侧，遇血管钳夹结扎止血。

6）用丝线间断缝合拟保留的胃小弯使之再腹膜化。

7）胃癌胃次全切除小弯横断相当于胃左动脉第一支或离贲门下2～3cm水平。

（2）结肠前Billroth Ⅱ式吻合。

1）一旦胃切除线确定，在其远侧1～2cm处上一把胃钳。助手将横结肠及其系膜向上牵拉，确认空肠起始段和Treitz韧带。

2）将距Treitz韧带8～12cm处空肠经横结肠前提至胃大弯侧，在离空肠系膜边3～5mm处，将拟做吻合的空肠壁缝合固定于胃大弯侧，轻轻拉挺空肠，将远端对应的空肠壁缝合固定于胃小弯侧，用1-0丝线作胃空肠后壁浆肌层间断缝合。

3）距胃空肠后壁浆肌层缝合线5mm切开胃后壁浆肌层，充分显露胃黏膜下层血管，并将其近端个别缝扎。

4）将胃下翻，同法切开胃前壁浆肌层，间断缝合黏膜下血管。

5）在拟作吻合的空肠的系膜边放置一把肠钳，其位置虽不钳夹到系膜血管，但应预留充分的空肠壁作吻合。在距胃空肠后壁浆肌层缝合线5mm平行切开空肠。

6）在胃黏膜下血管结扎的远侧切断胃的黏膜和黏膜下层残缘，先切断后壁，后切断前壁，移除标本。

7）胃肠全层缝合从胃小弯侧开始，先由胃腔内向外出针，再自肠壁外向肠腔内进针，在腔内打结。缝线长度应足够缝合整个吻合口，线结两端缝线长度各占1/3和2/3。可用2-0铬制羊肠线、合成可吸收缝线，也有人用丝线缝合该层。

8）用2/3长度的缝线从胃小弯向大弯作胃空肠断端后壁全层连续或交锁缝合。

9）后壁缝合完毕后，吻合口大、小弯侧的两端缝针分别自肠腔和胃腔内向外穿出，继续用全层连续水平褥式（Connell）缝合胃肠前壁。

10）两端缝线至吻合口前壁中点会合打结。

11）吻合口前壁再加一层丝线间断浆肌层缝合。

12）吻合完成后，术者右手食指和中指置于吻合口胃侧，拇指先后置于空肠输出、入口，检查吻合口的大小和通畅情况。

13）胃空肠吻合也可用吻合器作Billroth Ⅱ式重建。

（3）结肠后Billroth Ⅱ式吻合。

1）其基本步骤与结肠前胃切除吻合相同，唯一区别是在横结肠系膜无血管区作8～10cm的切口。

2）将横结肠系膜后缘以10～15mm距离缝合固定于胃壁上。用两把Babcock钳提吊空肠，输入袢对胃小弯，输出袢对胃大弯行类似Billroth Ⅱ胃空肠吻合。

3）胃空肠吻合后，将横结肠系膜裂孔的前缘距吻合口10～15mm缝合固定于胃前壁。

7. 术中注意要点

（1）术前通过胃镜的活检或刷子活检一般能确定病变的良恶性。如有可疑，可在胃切开后做多处活检以明确诊断。活检可使含肿瘤细胞的胃液溢出，致腹膜种植。为避免这一情况发生，可在溃疡相对应的胃前壁作一荷包缝线，在其中央作一小切口，经小切口插入带冷光源的金属窥镜。收紧荷包缝线，窥见溃疡后，作必要的组织活检。

（2）防止吻合口扭曲 多因作吻合的空肠不是沿对系膜边切开，切开线与空肠对系膜边交叉角度越大，扭曲的机会越大。

（3）防止撕破脾包膜 在牵拉横结肠和胃时，时刻注意动作轻柔。

（4）防止吻合口出血 采用胃断端黏膜下血管个别结扎后，吻合口出血已很少发生。连续交锁和 Connell 缝合时，缝线应保持松紧适度，缝合完成前，对吻合口作止血情况检查。

（5）防止胃回肠吻合 胃空肠吻合时，确认位于横结肠系膜根部和脊柱左侧的空肠起始部悬（Treitz）韧带，可避免这一错误吻合。

（6）输入袢长度问题 空肠离起始部越远，黏膜抗酸能力越差。结肠前胃空肠吻合的空肠输入袢长度以 12cm 左右为宜，结肠后以 8 ～ 10cm 为宜。

（7）胃切除量的评估 胃切除量的评估有一定困难，历史上有多种方法，但被公认和采纳的标准尚不明确。比较简便的方法可采用这样一条连线来确定 2/3 胃切除的近切线，即贲门下约 3cm 和脾下极的连线。

8. 术后处理 禁食并停留胃管至肠蠕动恢复，术后一周左右可进半流饮食。预防性抗生素应用一般不超过 1 ～ 2 天，术后短期内注意生命体征、胃管引流液的性质和量。

七、胃癌的化学治疗

（一）术前辅助化疗

胃癌的术前辅助化疗并非一个新的概念，很早就有相应的理念和做法。主要原因在于胃癌早期发现较为困难，一旦就诊多为进展期胃癌，术后 5 年生存率多在 20% ～ 50%。手术切除是目前唯一可能根治胃癌的手段，但仅限于病变较早的Ⅰ期胃癌，因此早期发现胃癌，提高手术切除率是改善胃癌患者生存情况的切实措施。鉴于胃癌早期发现较难，因此积极寻求其他可能根治肿瘤的手段和提高手术切除率，尤其是根治性切除率成为改善胃癌患者预后的重要目标。

胃癌新辅助化疗又称术前化疗，主要目的在于缩小肿瘤，提高手术切除率，改善治疗效果。新辅助化疗的方案主要来自晚期胃癌化疗的经验，早期多以氟尿嘧啶（5-FU）及顺铂（PDD）为主要药物，如 FAM、EAP、ECF、ELF、FAMTX 等，上述化疗方案新推出时疗效虽然较好，但结果常常不能重复。近年来在胃癌化疗领域有较多发展，如氟尿嘧啶的持续灌注、化疗增敏剂的使用、新型药物的出现、与放疗的结合等，也为胃癌新辅助化疗提供了新的希望。

1. 胃癌新辅助化疗原则 胃癌新辅助化疗是在术前进行的化疗，期望通过化疗使肿瘤缩小，利于外科完整切除。所用化疗药物必然要选择对胃癌有较好疗效的药物，中晚期胃癌患者治疗的经验是必不可少的。而借鉴晚期胃癌治疗经验的同时，还要掌握几个原则：①不要一味追求化疗的有效而延误手术切除的时机，新辅助化疗的目的是为手术创造条件；②胃癌化疗药物是个动态选择的过程，目前没有“金标准”，多选择晚期化疗有效的药物；③胃癌新辅助化疗的适应证仍然以局部进展期的胃癌患者较为合适。出现远处脏器转移和腹腔广泛转移的患者即便肿瘤缩小也很难进行根治性手术，而病变较早的患者则容易因为化疗无效而失去最好的手术机会，因此需要个体化判断。一般的胃癌新辅助化疗的临床试验多纳入经病理证实的进展期胃癌患者，有客观可测量的病灶便于评价效果，患者的其他脏器功能可以耐受化疗，并且要获得患者的充分知情同意。

2. 胃癌术前分期 胃癌新辅助化疗效果的评价是和胃癌治疗前后分期的准确判断密不可分的。目前国际通用的胃癌分期 UICC/AJCC 的 TNM 分期系统是以病理结果为基础的，在胃癌新辅助化疗中使用受到很大限制。无论超声、CT 还是 EUS 都无法准确地检测出淋巴结的数目，更无法确定有无转移，所以目前的分期主要是通过肿瘤侵犯深度的改变、肿大淋巴结缩小的程度来判断治疗有无效果，随着超声内镜（EUS）、CT、CT 联合正电子发射断层扫描（PET-CT）、磁共振（MRI）及腹腔镜等诊断性检查手段使临床分期有了很大的改进。

体表超声能较清晰的显示胃壁的五个层次，表现为三条强回声线和两条弱回声线相间排列。因此根据肿瘤占据胃壁回声的范围和深度可以确定肿瘤浸润的深度。EUS 可用于评估肿瘤浸润深度，其对肿瘤 T 分期和 N 分期判断的准确度分别达到 65% ~ 92% 和 50% ~ 95%。经腹超声对于胃癌浸润深度的判断不如超声内镜，但在对胃癌淋巴结转移的判断方面经腹超声显然要比内镜超声有优势，EUS 探测深度较浅，传感器的可视度有限，因此 EUS 用于评估远处淋巴结转移的准确度并不满意。而经腹超声的探测范围较广泛，定位相对准确。超声判断淋巴结是否转移的依据主要是淋巴结的大小、形状和回声特点。将超声内镜和经腹超声有机地结合起来，可以有效地提高胃癌患者的治疗前分期。

CT 判断胃周淋巴结的转移与否主要依据其大小、密度等。周围脂肪较多和血管走行容易判断的淋巴结容易显示。一般来讲，随淋巴结直径增加，转移率明显升高。当增大淋巴结为蚕蚀状、囊状、周边高密度中心低密度、相对高密度及花斑状或呈串珠状排列、对血管产生压迫和肿块状增大者需考虑为转移。弥漫型和黏液性病变在胃癌中常见，但由于其对示踪剂的浓聚水平较低，导致 PETT 的检出率较低。在区域淋巴结受累的检测中，尽管 PET-CT 的敏感性显著低于 CT。但 PET-CT 相对于 PET 有更多的优势。在术前分期方面，PET-CT 的精确度高于 CT 或 PET。

3. 胃癌化疗敏感性的预测　胃癌新辅助治疗实施过程中，除了术前分期，还有一个重要的问题就是疗效评价和化疗敏感性的预测。随着胃癌新辅助化疗的发展，如何预测胃癌化疗敏感性的问题显得益为重要。目前联合化疗方案的有效率多在 50% 左右，约一半患者对初次化疗方案并不敏感（原发耐药），也有一部分会出现继发耐药。

胃癌的解剖结构决定了胃癌疗效评价较为困难。在实际操作过程中，不同部位肿瘤对化疗药物的反应是不同的，也提示化疗药物对不同部位肿瘤的作用存在差异。

（二）术后辅助化疗

手术是目前胃癌唯一可能治愈的手段。但Ⅱ期或Ⅲ期患者即使接受根治术后仍有 60% 的机会复发。Ⅰ期胃癌的 5 年生存率为 58% ~ 78%，Ⅱ期大约 34%，全部胃癌患者的 5 年生存率为 20% ~ 30%。

（三）晚期不能手术切除和转移的胃癌化疗

胃癌治疗采用手术为主的综合治疗手段，但在未实施胃癌筛查的国家和地区，有 30% ~ 50% 患者在初次诊断时即发现病灶存在不可切除性，包括病灶局部浸润、远处转移以及患者不理想的体力行为状态。即便是接受手术治疗患者，多数在术后 5 年内发生复发并转移，演变为不可切除疾病。化疗作为晚期胃癌治疗策略的一种姑息性手段占有重要地位。

早年的胃癌化疗方案多数已经被新药方案所取代，但多项随机对照研究证明其对转移性胃癌的联合化疗在患者生存方面仍然优于最佳支持治疗（best supportive care，BSC）。

氟尿嘧啶是传统治疗胃癌的基础用药，其口服制剂的研制不仅在用药方式上得到了改善，疗效也得到了一定程度提高。REAL2 研究证明卡培他滨在 ORR、中位无进展生存（mPFS）、1 年生存率和 mOS 方面不劣于氟尿嘧啶，由于不良反应发生率较低及应用方便，EOX（表柔比星，奥沙利铂和卡培他滨）被推荐为治疗进展期胃癌的首选方案之一。另外一个氟尿嘧啶口服制剂是复方替吉奥（S-1）。

晚期不可手术切除和转移性胃癌患者治疗重点是延长生存时间和提高生活质量，部分患者若能获得转化带来根治性手术机会，生存将得到进一步的改善。随着新药的不断出现，晚期胃癌患者的治疗效果正得到不断提高，表柔比星、顺铂、奥沙利铂、多西他赛、卡培他滨以及 S-1 等新型药物在胃癌治疗中显示了良好敏感性，靶向药物的出现使晚期胃癌患者看到了新的希望。

八、胃癌的放射治疗

胃癌是我国最常见的恶性肿瘤之一，死亡率高。胃癌患者在诊断时多已处晚期，住院病例中进展期胃癌超过 90%，根治术后 5 年生存率长期徘徊在 30% ~ 50%。复发转移是其预后不良的首要原因。目前对于胃癌的治疗提倡手术、化疗、放疗等多学科协作的综合治疗。虽然新药的研发和放疗技术的提高使胃癌的生存时间有所延长，但与结直肠癌相比，进展期胃癌的治疗进展仍显缓慢。然而，随着放疗设备的更新以及方法的改进，进展期胃癌术前、术中、术后及姑息放疗的疗效有了较大提高。

（一）放射治疗技术

1. 照射技术 近年来三维适形放疗（3D-CRT）和调强放疗（IMRT）技术的优势在多种肿瘤的放疗中得以证实。与常规放射治疗技术相比，3D-CRT 靶区剂量分布优且其他脏器承受量低。IMRT 可进一步提高靶区剂量和适形度，降低关键器官受量，显著减少放疗相关毒性，但其在胃癌治疗中应用尚存争议，需大样本随机临床试验进一步评估。

2. 靶区 瘤床、吻合口和区域淋巴结为胃癌术后复发的最常见部位。瘤床是指治疗前肿瘤所在的范围，对于 T3 ~ 4 原发肿瘤，瘤床不但应包括原发肿瘤，还应包括外侵的周围组织和器官。术后照射区域应包括瘤床（依据术前检查结果和术中放置的银夹来确定）、部分残余的胃、区域淋巴结区，在针对局部晚期胃癌的同步放化疗中推荐标准放疗野。推荐根据转移淋巴结数与检取淋巴结数的比率作为淋巴结受累程度的参数，指导术后临床靶区的设计。术前放疗应根据超声内镜、上消化道造影、电子胃镜及 CT 确定肿瘤部位及其淋巴结引流区。一般来说，近端 1/3、贲门、胃食管结合部原发癌，照射野应包括远端食管 3 ~ 5cm、左半横膈和邻近的胰体部，高危淋巴结区包括：邻近的食管周围、胃周、胰腺上、腹腔干淋巴结和脾门淋巴结；中 1/3、胃体癌应包括胰体部，高危淋巴结区为：邻近的胃周、胰腺上、腹腔干、脾门、肝门和胰十二指肠淋巴结；远端 1/3、胃窦、幽门原发癌，如果肿瘤扩展到胃十二指肠结合部，术前范围为胰头、十二指肠第一和第二段，高危淋巴结为胃周、胰腺上、腹腔干、肝门和胰十二指肠淋巴结；术后范围应包括胰头、十二指肠残段 3 ~ 5cm，高危淋巴结为胃周、胰腺上、腹腔干、肝门和胰十二指肠淋巴结。

3. 正常组织限量 胃毗邻肝脏、肾脏、脊髓和小肠，上述器官为胃照射的剂量限制性器官。在保证肿瘤区域得到足够照射剂量的同时，尽量减少对周围重要器官的损伤，应该充分完善定位前的准备及充分考虑放射技术。60% 肝脏＜ 30Gy，至少一侧肾脏的 2/3 ＜ 20Gy，脊髓＜ 45Gy，1/3 心脏＜ 50Gy，尽可能减少肠道、十二指肠、肺、左心室的剂量和体积，用剂量体积直方图（dosevolume histograms，DVH）评价正常器官受量。

（二）胃癌的放射治疗

1. 胃癌的新辅助放疗 新辅助放疗（术前放疗）可以提高手术切除率，降低局部复发率，并在很多恶性肿瘤的治疗中得以证实。进展期胃癌根治切除比例较低，探寻合理的新辅助治疗方案对提高胃癌根治切除率有重要意义。

近年来，术前放疗和化疗的联合应用日益受到关注。一种是以提高局部疗效为目的，应用化疗药物的放射增敏作用，特点是化疗药物的给药剂量低、给药形式为每天或每周，选择单一药物；另一种是兼顾局部和全身的联合放化疗，同时兼顾药物的增敏和对全身亚临床病灶的作用，特点是联合用药、周期给药、足量或接近足量。

2. 胃癌的辅助放疗 局部进展期胃癌接受根治术后，局部区域仍有很高的复发比例。为了降低局部区域复发率，人们尝试进行术后的放射治疗及同步放化疗。但是术后放疗或同步放化疗是否可以提高长期生存率，尤其对于接受 D2 淋巴结廓清术的患者，是否能从术后放疗及同步放化疗中收益，一直是人们争论的焦点。

3. 术中放射治疗 术中放疗是指经手术切除病灶后或借助手术暴露不能切除的病灶，对瘤床、残存灶、淋巴引流区或原发肿瘤在直视下大剂量照射，使肿瘤在直接受到大剂量照射同时保护周围正常组织，从而提高局部控制率及生存质量。

4. 姑息性放疗　姑息性放疗的适应证为患者状态差、肿瘤残存、局部复发、远处转移等。晚期胃癌症状（出血、梗阻、疼痛）可通过放疗减轻且耐受性好，症状的中为缓解时间为 4 ～ 18 个月，如果给予同步放化疗效果更佳（P=0.001）。30Gy/10 次可用于止血、缓解症状，尤其对于预后较差的患者。单独使用外照射作为无法切除胃癌的姑息性治疗不能提高生存率，而与化疗联合时可提高生存率。NCCN 指南推荐姑息性放疗（45 ～ 50.4Gy）同时给予以氟尿嘧啶类为基础的放疗增敏剂联合治疗（Ⅰ类）。

第四章 肠道肿瘤

第一节 小肠良性肿瘤

成人小肠全长约 5 ~ 7m，小肠长度约占全胃肠道的 75%，其黏膜表面积占整个胃肠道表面积的 90% 以上，但小肠肿瘤的发病率较其他胃肠道部位低，仅占消化道肿瘤的 5% 左右，其中大部分为良性肿瘤约占 4/5，恶性肿瘤约占 1/5。

小肠良性肿瘤好发于回肠（49%），其次是空肠（30%），十二指肠最少见（21%）。小肠良性肿瘤多来源于小肠黏膜上皮或间质组织。按照组织起源，上皮性来源的良性肿瘤主要是腺瘤（包括错构瘤），是所有小肠良性肿瘤中最常见的。非上皮性来源的良性肿瘤按其发病率依次为平滑肌瘤、脂肪瘤、血管瘤、神经纤维瘤、纤维瘤和淋巴管瘤。神经纤维瘤、纤维瘤和淋巴管瘤在临床上极其罕见。小肠良性肿瘤多无临床症状，是在尸检或者手术剖腹探查时发现，部分患者因为腹部包块、消化道出血、穿孔及肠梗阻等临床症状就诊被发现。小肠良性肿瘤诊断比较困难，小肠镜和胶囊内镜是确诊的有效手段，容易延误治疗。

一、流行病学

小肠肿瘤是一种少见肿瘤，占全胃肠道肿瘤的 1% ~ 5%，而小肠良性肿瘤则更罕见，占小肠肿瘤的 80%。小肠良性肿瘤的发病年龄为 40 ~ 60 岁左右，男女发病率基本无差异。小肠肿瘤发病率低的原因尚不清楚，可能与以下因素有关：①小肠内容物稀薄，黏膜不易受损；②肠内容物流动较快，潜在的致癌物质不能长期滞留；③小肠内偏碱性 pH 以及高浓度的苯芘羟化酶可使潜在的致癌物质失活；④小肠本身具有的强大免疫功能，其黏膜内聚集大量浆细胞和淋巴细胞。

二、病因学

小肠良性肿瘤的确切病因不明，可能与感染、遗传、自身免疫及环境等因素有关。其中，比较明确的是一种导致小肠多发腺瘤样息肉的遗传学疾病，称为 Peutz-Jeghers 综合征（PJ 综合征），该病是由皮肤黏膜黑斑合并消化道息肉，是一种少见的常染色体显性遗传病，主要致病基因是 STK11/LKB1，有很高的外显率，男女均可携带因子，约有 30% ~ 50% 患者有明显的家族史。息肉分布的广泛性与遗传并不一定有直接的关系，但黑斑的发生部位常较一致。息肉的性质大部分为腺瘤或错构瘤。

三、病理学

（一）腺瘤

小肠腺瘤起源于小肠上皮细胞，其发病率占小肠良性肿瘤的 14%，多见于十二指肠和回肠，腺瘤瘤体上的腺泡和腺细胞分化程度不一。腺瘤可以是单个发生，也可以是多个大小不等累及整个肠段。小肠腺瘤按病理分型可分为管状腺瘤、绒毛状腺瘤、管状绒毛状腺瘤，其中绒毛状腺瘤易发生癌变。

（二）错构瘤

最常见的是黑斑息肉综合征（PJ 综合征），有家族史，是一种以皮肤黏膜色素沉着和全胃肠道多发息肉为特征的常染色体显性遗传病，空肠和回肠多发息肉，息肉体积从数毫米到数厘米巨大，显微镜下可见小肠病变呈错构瘤样改变，包含正常腺体和各类型细胞结构，但无显著性增殖表现。

（三）平滑肌瘤

小肠平滑肌瘤起源于小肠固有肌层，与周围组织分界明显。多发于空、回肠，十二指肠则少见。根据生长方式可分为腔内型、腔外型、壁间型，多为单发，直径大小不一。平滑肌瘤病理形态为瘤细胞稀疏，呈长梭形，富含酸性原纤维，平滑肌肌动蛋白、desmin 免疫组织化学染色呈强阳性，CD34 及 CD117 染色阴性。

（四）脂肪瘤

脂肪瘤起源于黏膜下层，为脂肪组织异常沉着生长所致。发病率次于平滑肌瘤，空、回肠均可发生，以回肠末端多见。肿瘤可单发或多发，有明显的界限，为脂肪组织肿块，可以从黏膜下膨胀性生长而压迫肠腔，也可向浆膜层生长而突出肠壁外。肠套叠发生率达 50%，临床表现以肠梗阻多见。

（五）血管瘤

小肠血管瘤占小肠良性肿瘤的 7% ~ 8%，起源自黏膜下层血管丛，可累及黏膜层、肌层、浆膜层，其病理本质属于血管畸形，组织学上分为毛细血管瘤、海绵状血管瘤、混合血管瘤以及血管扩张症，其中以海绵状血管瘤最常见。一种罕见的蓝色橡皮疱痣综合征即以小肠多发的隆起样静脉瘤为主要表现，病理为海绵状血管瘤。在形态上，多为隆起的结节样，在小肠各段均可发生，空肠多见，可单发或者多发。小肠血管瘤的临床表现主要是消化道出血，通常表现为不明原因的慢性失血，少数可出现消化道大出血。此外，还可以引起肠梗阻、肠套叠、肠穿孔等。

（六）纤维瘤 / 神经纤维瘤

纤维瘤是较少见的一种边界清楚的小肠肿瘤，由致密的胶原囊及多少不等的成纤维细胞组成，可累及黏膜下层、肌层或浆膜层。纤维瘤有纤维肌瘤、神经纤维瘤、肌纤维瘤等类型，临床表现主要是肠套叠。

四、临床表现

小肠良性肿瘤的临床表现取决于肿瘤的类型（如外生型、壁间型、腔内型）、瘤体的大小、生长部位、生长方向与生长速度。小肠良性肿瘤生长缓慢，多数无临床症状。消化道出血、腹痛、腹块和肠梗阻为主要临床表现。

（一）消化道出血

平滑肌瘤和血管瘤出血最为常见，出血量往往较大，且呈间歇性，特别是平滑肌瘤，主要与瘤体表面丰富的毛细血管受到侵蚀有关，少数瘤体甚至可见小动脉喷血。血管瘤出血常呈间歇性，以黑便为主要表现，也有少量的腺瘤、脂肪瘤合并出血。

（二）腹痛

腹痛常由肠梗阻或肠套叠、肿瘤恶变及肿瘤囊性变并发感染引起，多呈间歇性、痉挛性。常见于小肠多发息肉（腺瘤）引起的腹痛。

（三）肠梗阻与肠套叠

肠梗阻与肿瘤生长的部位及病理类型有关，常见于直径 3cm 以上的巨大腺瘤或息肉，因息肉牵拉引起肠套叠，如不及时处理可引起绞窄。

五、辅助检查

（一）X 线钡餐造影

小肠的钡餐尤其是气钡双对比造影是常用的检查方法，包括小肠灌肠和口服钡剂追踪。小肠良性肿瘤钡剂造影表现各不相同，腺瘤表现为类圆形的充盈缺损，带蒂者可见滑动，平滑肌瘤腔内生长时可发现偏肠腔一侧的圆形充盈缺损，可伴有中央实影。

（二）CT

CT 扫描能较清楚地显示小肠肿瘤的大小、形态、向腔内外侵犯的范围，多层螺旋 CT 能提高 CT 图像的质量，在此基础上的小肠三维 CT 重建技术（CTE）可清晰显示冠状位小肠模拟影像，可有效评估小肠良性肿瘤（尤其是直径 1cm 以上息肉）的部位和大小，以及引起套叠的征象。小肠腺瘤在 CT 上显示高密度的团块，可伴有增强后血管强化（提示血供丰富）。平滑肌瘤在 CT 中能显示为突向肠腔内外的分界清楚的实性软组织肿块，偶尔瘤体内可见钙化，也能显示肿瘤表面低凹的溃疡面，增强 CT 可表现为肿瘤均匀增强。脂肪瘤在CT上表现为特征性的脂肪组织密度影中夹杂不等量的纤维条索影，增强后不强化。

（三）血管造影

选择性肠系膜上动脉造影对血管瘤、血管丰富的平滑肌瘤诊断意义较大，当小肠肿瘤合并活动性出血且出血量 > 0.5ml/min 时，选择性肠系膜动脉造影可根据造影剂外逸征象作出定位判断。

（四）胶囊内镜

目前应用于小肠疾病检查的内镜方法主要有气囊辅助式小肠镜（BAE）和胶囊内镜（CE）两种。胶囊内镜也是一种可供选择的有效诊断小肠良性肿瘤的手段，优点是体积小、无痛苦，便于携带，可一次完成全小肠的检查，并对图像资料进行分析，但存在定位不准确、不能取活检等局限性。对于小肠出血患者，剖腹探查结合胶囊内镜检查，能够明确出血部位及出血原因，达到诊断治疗的目的。国内报道CE对不明原因出血患者小肠病变的检出率可达到62% ~ 86%。

（五）小肠镜

气囊辅助式小肠镜（BAE）包括双气囊小肠镜（DBE）和单气囊小肠镜（SBE），二者均可完成全小肠的直视检查，而且可在病变部位进行活检、黏膜染色、息肉摘除等操作，必要时结合内镜下超声等辅助手段，可进一步明确小肠肿瘤的性质，是一种安全、直观、可靠的检查手段，是诊断小肠黏膜和黏膜下层肿瘤的最理想方法。小肠镜可以直接诊断小肠息肉、静脉瘤、平滑肌瘤等病变。

（六）超声内镜

小肠镜目前尚未实现自带超声的功能，多以超声内镜探头代替，可以观察病变的深度、层次结构、有无浸润、周围脏器和淋巴结情况，可引导黏膜活检，但是对发现病变无优势，对判定小肠肿瘤的性质有一定价值。

六、诊断与鉴别诊断

小肠良性肿瘤缺乏特异性临床表现，往往诊断困难，易被延误诊断。有肠梗阻临床症状时要考虑小肠肿瘤，血管瘤和平滑肌瘤常以出血作为首发临床症状，不明原因的营养不良、贫血、体重下降也要考虑小肠肿瘤的可能。诊断小肠肿瘤的主要检查方法有X线钡餐造影、CT、血管造影和小肠镜、胶囊内镜检查。需要注意的是，部分黏膜下病变如平滑肌瘤、脂肪瘤和神经纤维瘤的表面黏膜正常，活检没有意义，而血管瘤或静脉瘤禁忌活检。除此之外，病变的组织活检对于鉴别病变的良恶性有较高价值。最终确诊需要依赖完整病变的内镜下或手术切除，获得最终病理结果。

七、治疗

（一）手术治疗

手术治疗既往是小肠良性肿瘤首选的治疗原则，良性肿瘤的切除率可达100%。小的或带蒂的良性肿瘤可连同周围肠壁组织一起作局部切除，较大的或局部多发的肿瘤作部分肠切除吻合术。对于小肠的息肉，多采用手术中予以小肠造口，辅以结肠镜切除小肠的较大息肉。进入腹腔后探查，在小肠最大的息肉处（最好在小肠的中段）切开，切除息肉后，肠壁切口不缝合，在切口边缘用4号丝线做荷包缝合后牵出腹壁切口外，在切口周围加盖无菌治疗巾防止污染。内镜医师及插镜者将内镜从小肠切口插入后，适当收紧荷包缝合线打结。由1名术者固定保护切口处肠管，内镜先向小肠近端插入，一直插到十二指肠降部，然后退镜。息肉直径达1.0 ~ 1.5cm时，当即用圈套器行内镜摘除。但是这种方法耗时长、术中残留息肉多，无法定期切除，因此难以广泛开展。目前主张对于发生肠套叠、癌变倾向或基底广泛的小肠良性肿瘤行手术治疗，其余均可在内镜下治疗。

（二）小肠镜下肿瘤切除术

随着内镜技术的发展，内镜在小肠良性肿瘤的治疗上逐渐显示出优势，部分小肠良性肿瘤可选择行小肠镜下切除术。可采用治疗型DBE（活检孔道直径2.8mm）或SBE，选取直径 > 1cm的巨大息肉，用圈套器一次或分次完整切除，切除功率 60W，切除后创面用止血夹夹闭预防出血或穿孔。

（三）小肠镜下黏膜切除术

为提高小肠镜切除腺瘤或巨大息肉的安全性，也可以采用小肠镜下黏膜切除术（EMR）。选取直径 > 2cm 的巨大息肉，对于短蒂息肉（蒂长 < 1cm）和无蒂息肉切除息肉前，先于息肉基底部的黏膜下层注射盐水肾上腺素液（0.9% 生理盐水、0.001% 肾上腺素及 0.002% 靛胭脂），然后用同等功率的圈套器一次或分次完整切除。切除后创面用夹闭。但该方法目前的临床经验不多。

（四）小肠镜下静脉瘤套扎术

对于有亚蒂、直径 < 1.5cm 的小肠静脉瘤，可尝试内镜下尼龙环套扎术治疗，使病变缺血坏死脱落，也是一种安全有效的手段。

（五）药物治疗

已有证据表明，选择性 COX-2 抑制剂对于胃和结肠息肉的生长具有显著抑制作用，而 PJ 综合征的息肉大部分为错构瘤，80% 以上的 PJ 综合征息肉存在 COX-2 的异常高表达。因此，理论上 COX-2 抑制剂应该能够显著延长患者的息肉生长周期，从而降低对手术治疗以至小肠镜治疗的需求，但目前国内外尚无相关研究报道。此外，沙利度胺对于抑制血管生长有显著作用，是否可以抑制小肠静脉瘤 / 血管瘤的生长需要进一步观察。

八、预后

小肠良性肿瘤中，平滑肌瘤的恶变率为 10% ~ 20%，腺瘤被认为是癌前病变之一，其癌变率为 33.6%，易引起出血、梗阻等并发症。因此一旦发现均应及时经内镜或手术切除。文献报道腺瘤及平滑肌瘤局部切除后 5 年复发率为 17%。临床医师除需重视切除范围外，术后长期随访、定期复查，对进一步改善预后至关重要。

第二节 小肠腺癌

小肠黏膜占整个消化系统黏膜表面积的 90%，而癌症发病率仅占 2% 左右。小肠腺癌是最常见的小肠恶性肿瘤之一，约占小肠肿瘤的 33%，近年发病率呈上升趋势。小肠腺癌多位于十二指肠乳头周围、空肠和回肠。由于小肠黏膜富含淋巴管，故能够通过绒毛与邻近的黏膜腔相连，因此大多数的小肠腺癌在做出诊断时往往已经发生转移。

一、病因学

小肠腺癌的病因不明，长期克罗恩病（Crohn 病）可以发生腺癌（发生率 3% ~ 60%），部位以回肠为主，克罗恩病的癌变危险性比正常对照人群高出 300 ~ 1000 倍，可能与黏膜完整性破坏及异常免疫应答和潜在的微生物感染有关。

临床观察发现，65% 的十二指肠腺癌发生于 Vater 壶腹周围区域，22.5% 发生于十二指肠乳头近侧的壶腹上部，亦以降部为主。壶腹部癌发生率高的原因未明，但壶腹区域标志着前中原肠交接部位，很可能此交接区域黏膜对发生疾病的抵抗力不如十二指肠的其他部位。也有人认为，十二指肠和空肠近端的腺癌或许与胆汁中的某些胆酸（如脱氧胆酸、原胆酸等）在细菌作用下的降解产物与致癌作用有关。另外，近期欧洲多中心的研究表明，其发生可能与饮酒、高脂饮食和某些职业有关，而与吸烟无关。

二、病理生理学

小肠腺癌原发于小肠黏膜，由黏膜经黏膜下向肌层、浆膜层发展同时向周围扩展。小肠腺癌侵犯肠管的长度一般仅 4 ~ 5cm，很少超过 10cm，其发病机制还未完全明确。研究表明与结肠癌的腺瘤 - 腺癌序列相似，小肠腺瘤是常见的癌前疾病，特别是家族性腺瘤性息肉病（FAP）患者中，十二指肠腺癌的危险度增加300倍。

分子机制研究表明，几乎20%的患者与出现DNA错配修复基因的高级别卫星不稳定性有关，一些患者中出现了MARCKS基因突变而导致MARCKS蛋白表达缺失，表明MARCKS基因失活是导致小肠腺癌的重要因素。Sutter报告6例小肠腺癌中有5例存在K-ras基因第12密码子的点突变。Hidalgo发现5% ~ 10%的腺癌细胞有p53蛋白过表达，且表达强度与小肠癌的分化程度、浸润、转移及预后明显相关。

三、病理学

（一）大体病理形态

1. 环状浸润的腺癌　亦称为狭窄型，病变沿肠管横轴环形生长，最后形成环形病变，易引起肠道的狭窄梗阻。

2. 息肉状的乳头状癌　较多见，向肠腔内突出，易引起肠套叠，并可逐渐浸润肠壁造成环状狭窄。

3. 溃疡型癌　随着病变向深层发展时，黏膜出现糜烂，继而破溃，形成溃疡。此型易引起慢性消化道出血甚至穿孔引起腹膜炎。亦可能在穿孔前，邻近肠管间已经粘连，故穿破后与之相通形成内瘘。

（二）组织学分型

小肠腺癌的组织学分为高分化腺癌、中分化腺癌、低分化腺癌以及黏液腺癌。黏液腺癌分化较好，能分泌黏液。但由于黏液中含有蛋白水解酶，能够溶解癌组织中的胶原纤维、蛋白多糖等，有利于癌细胞浸润和转移，故黏液腺癌恶性程度高、转移早。

（三）临床病理分期

按照Astler Coller修订的Duke分期法，小肠腺癌分为四期六级：A：癌肿限于黏膜层及黏膜下层，无淋巴结转移；B1：癌肿浸润固有肌层，无淋巴结转移；B2：癌肿穿透固有肌层，无淋巴结转移；C1：癌肿浸润固有肌层，区域淋巴结转移健康搜索；C2：癌肿穿透固有肌层，区域淋巴结转移；D：远处转移（包括血行转移、腹主动脉旁淋巴转移、腹腔种植及广泛浸润邻近脏器组织）。

四、临床表现

（一）腹痛

一般为慢性持续性腹痛，与饮食关系不密切。早期较轻易误诊为“胃痛”，疼痛多在上腹正中或偏右，呈持续性钝痛胀痛、隐痛，并逐渐加重，致食欲减退、消瘦、乏力。并发肠梗阻、肠穿孔时腹痛加重。

（二）梗阻临床症状

梗阻常是患者就诊的主要原因之一，环形狭窄病变常以慢性不全性肠梗阻为主要表现，肿块呈浸润性生长，使肠腔僵硬、狭窄，出现肠梗阻。患者常有呕吐、腹胀，呕吐物为胃内容物，带有胆汁或血液。

（三）消化道出血

较常见，溃疡型腺癌表面因血管糜烂、破溃可出现阵发性或持续性的消化道出血。多数为慢性失血，以黑便为主，病变累及较大血管时，可有大量出血，表现为呕血或便血，大便呈现黑便或暗红色，甚至出现低血容量性休克。长期慢性失血则有贫血。

（四）腹部肿块

小肠腺癌的体积一般不大，很少出现肿物。约1/3的患者就诊时可扪及腹部肿块，可能为梗阻近端扩张增厚的肠管。向腔外生长者有时也可扪及肿块，可有压痛，消瘦者肿块界限清楚。

（五）黄疸

十二指肠降部腺癌80%是以黄疸为主要临床症状。肿块压迫胆总管或十二指肠乳头部而引起胆管阻塞发生阻塞性黄疸。早期呈现波动性，后期呈持续性并逐渐加深。

（六）体征

患者可呈现消瘦、贫血貌、腹部可有压痛，压痛部位常为肿块所在部位，至晚期可触及腹部肿块。并发肠梗阻者有肠型及蠕动波，肠鸣音亢进。肠穿孔者可有腹膜刺激征。有肝脏转移者有时可触及肿大的肝脏。

五、并发症

消化道出血较常见，多数为慢性失血，以黑便为主长期慢性失血则有贫血。肿块压迫胆总管或十二指肠乳头部而引起胆管阻塞发生阻塞性黄疸。慢性不全性肠梗阻、失血性贫血也是小肠腺癌的常见并发症。

六、辅助检查

（一）实验室检查

1. 血常规检查 现小细胞性贫血。

2. 大便潜血试验 小肠肿瘤可有 50% 的患者出现大便潜血阳性，大便潜血实验不仅有助于肿瘤的发现，而且有助于出血的判断和医疗方案的选择，应列为常规。

3. 小肠肿瘤标记物和分子生物学检查 血清 CEA、淋巴细胞分类和计数以及血细胞镜检形态分析，对于鉴别小肠腺癌、平滑肌瘤、淋巴瘤以及白血病的小肠表现有一定价值。但对于小肠腺癌而言，CEA 极少上升，除非有肝或远处转移。

4. 血清胆红素检查 十二指肠壶腹部肿瘤可出现血清结合胆红素增高。

（二）选择性腹腔动脉造影

小肠腺癌的造影表现变化不一，可表现为丰富的肿瘤血管，肿瘤染色伴引流静脉早显和颜色增生，也可能无明显的血管及肿瘤染色，但常有瘤周围动脉受侵犯。对于腺癌、肉瘤及其他肿瘤有分辨意义，可判断外科切除的可能性及了解血管异常情况。

（三）消化道钡剂造影

消化道钡餐检查阳性率较低，需口服大量钡剂，且通常因受小肠襻重叠影像干扰结果判断。口服法或导管法低张十二指肠造影可以清楚地显示十二指肠损害的黏膜像及其性质。对于十二指肠肿瘤颇有诊断价值，正确率为 53% ~ 62.5%，全消化道气钡双对比造影可以观察黏膜的细致结构及其异常改变，对小肠癌诊断有一定帮助。有经验的医师能查出较早期的病变。病变部位黏膜皱襞破坏消失，管壁僵硬，蠕动消失。

（四）CT 及 MRI

小肠腺癌 CT 可表现为不规则软组织肿块，向腔内外生长，增强后肿块呈轻至中度强化影，局部肠壁不规则或环形增厚，肠腔狭窄，少数小肠腺癌仅单纯表现为局限性肠壁增厚。有时坏死的肿块内有气体或造影剂进入，则提示有溃疡形成。MRI 表现为肠壁明显增厚及突向肠腔内的软组织肿块影，肠腔环形狭窄，T 1WI 上呈等低信号，T 2WI 上呈略高信号，中心坏死在 T 1WI 上呈低信号，T 2WI 上呈明显高信号，增强扫描后病灶呈均匀或不均匀强化，中心的坏死灶不强化。

（五）胶囊内镜

胶囊内镜可在门诊完成，是一种无创性检查方法，可使临床医生清楚地看到整个小肠。但是若小肠腺癌已导致不全梗阻，则有发生胶囊内镜嵌顿的风险。

（六）小肠镜

十二指肠腺癌可用十二指肠镜检查，确诊率为 90% ~ 100%。单气囊及双气囊小肠镜均可用于小肠腺癌的诊断，是小肠腺癌诊断的“金标准”。表现为小肠腔内的隆起性病变，质地较硬，部分呈溃疡型，表明伴有污苔，周边黏膜呈结节状，质地硬易出血，可伴有肠腔狭窄。小肠镜不仅可确定肿瘤位置、大小，还可取活检以确诊，为手术治疗提供依据。但对黏膜下肿瘤，可能活检为阴性，应予以注意。台湾学者报道在小肠镜发现的小肠肿瘤中，小肠腺癌占 18%，其次为小肠淋巴瘤占 7%。

七、诊断与鉴别诊断

小肠腺癌的临床表现缺乏特异性，凡50岁以上具有慢性腹痛史、消化道出血史，近期出现食欲减退、消瘦、乏力，或有不完全性肠梗阻表现和贫血症者均应想到本病的可能。小肠镜钳取活组织进行组织病理学检查可明确诊断。CT、MRI检查可协助判断是否有远端转移。小肠腺癌需与下列疾病鉴别：

1. 十二指肠溃疡 呈慢性病程，有周期性发作及节律性上腹痛等典型表现，且腹痛可经摄食或服用抗酸药所缓解，X线钡餐和内镜检查即可确诊。

2. 克罗恩病 是病因未明的胃肠道肉芽肿性炎性疾病，病变多位于末端回肠和邻近结肠，常呈节段性、局限性、跳跃性分布。临床发病年龄多为青壮年，反复发作有下腹或脐周痛、腹泻，体重下降。具有特征性X线征象：回肠末端肠腔狭窄、管壁僵直呈一细条状，称线样征。小肠镜或结肠镜可见肠壁黏膜在大溃疡之间突出呈“铺路石状”外观，而病变之间的肠管黏膜正常。病理活检是非干酪样肉芽肿性改变。

八、治疗

手术切除是小肠腺癌的首选治疗方案，术中是否能够完全切除肿物及阳性淋巴结数目是影响预后的主要因素。其他方案包括姑息性化疗及靶向治疗。

（一）手术治疗

1. 根治术 如无远处转移，转移性淋巴结未侵及系膜根部大血管，可行根治术。十二指肠腺癌宜行胰十二指肠切除术，可达到根治目的。而空、回肠腺癌应在该段肠管的血管根部（肠系膜上动静脉分出该段血管的起始部）结扎，清除该段肠系膜，并清扫肠系膜上动静脉旁淋巴脂肪组织。为了清除区域淋巴结，小肠可做较广泛切除，肠管两端各距肿块边缘不少于10 ~ 15cm，末端回肠应进行根治性右半结肠切除术。

2. 姑息性切除术 如有远处转移，应尽可能切除原发病灶及侵犯的肠管，术后给予辅助治疗。

3. 短路手术 如肿瘤已固定于腹主动脉或下腔静脉上，无法分离仅能作姑息性的短路手术。如十二指肠完全梗阻者行胃空肠吻合术，但胆总管下段和十二指肠乳头梗阻者应行胆总管空肠Roux-Y式吻合术。

4. 术后化疗 一般采用联合化疗方案。如丝裂霉素C（MMC）、氟尿嘧啶（5-FU）和长春新碱联合（VCR）（MFV）方案，3周为一周期，2 ~ 3周期为一个疗程或环磷酰胺（CTX）、长春新碱（VCR）、甲氨蝶呤联合（MTX）（COM）方案，5周后重复，2周期为一个疗程。辅助性化疗证据不充分，有学者提出可能导致肿瘤分化不良、结节粘连和更高的复发率。

（二）姑息性化疗

小肠腺癌对放疗不敏感，对化疗亦不敏感。化疗主要用于无法手术的患者。最佳的化疗方案还有待确立。大多数采用氟尿嘧啶，单独使用或与其他药合用，不应答者可采用伊立替康，二者合用可使1/2的患者中位无病进展期达到5个月。东方肿瘤协作组研究表明，联合使用氟尿嘧啶、多柔比星、MMC的有效率为18%，中位生存期大约8个月。

（三）靶向治疗

Overman等分析了54例不同分期的小肠腺癌患者候选癌基因蛋白的免疫表型和分子机制，71%和96%的患者表达EGFR和VEGFR，但抗EGFR和抗VEGFR在小肠癌中的作用有待进一步证实。

九、预后

小肠腺癌确诊时往往已有区域淋巴结及肝转移，多无法行根治性切除术，预后较差。

第三节 大肠癌

大肠癌是起源于结肠、直肠或肛管黏膜上皮的恶性肿瘤，是常见肿瘤之一，也是近二三十年来发病率和死亡率上升最快的肿瘤之一。根据近年的流行病学资料显示，大肠癌已经上升为全球第3位最常见的癌症，占全部癌症新发病例数的9.4%，其死亡率占癌症死亡数的7.9%。目前大肠癌已经位居恶性肿瘤死因的第4位，而随着经济的发展、人们生活水平的提高和生活方式的改变，其发病率还将呈不断上升的趋势。

一、流行病学

大肠癌随年龄增高而增高，总体男女差别不大。男性直肠癌发病率稍高，女性结肠癌发病率稍高，年轻结肠癌患者男性多见。发病年龄多在40～60岁，发病高峰在50岁左右，但30岁以下的青年大肠癌并不少见。

低发地区的右半结肠癌发病率相对较高，而在高发地区，大约3/4的大肠癌发生在直乙结肠。我国大肠癌发病约半数以上位于直肠（比欧美为高），1/5位于乙状结肠，其余依次为盲肠、升结肠、降结肠、横结肠。国内外资料均提示，右半结肠癌发病率有增高，而直肠癌发病率下降。

二、病因

大肠癌和其他恶性肿瘤一样，病因尚未明确，但流行病学研究表明，大肠癌可能的病因与社会经济的发展、生活方式的改变，尤其是膳食结构的改变等密切相关，与环境、遗传等其他因素也存在相关性。

（一）饮食因素

流行病学的研究表明，饮食因素是在肿瘤发病的一种极为重要的因素，大约有70%～90%的肿瘤发病与环境因素和生活方式有关，而其中40%～60%的环境因素在一定程度上与饮食、营养有关。

1. 高脂饮食　高脂肪饮食之所以会增加大肠癌的发病率，其可能的机制如下。

（1）高脂食谱不但可刺激胆汁分泌增加，而且可促进肝中胆固醇和石胆酸的合成，可能通过改变大便中的胆酸浓度而导致大肠癌的发生。

（2）高脂肪及部分糖类能增加肠道细菌酶（如葡萄糖醛酸酶、鸟氨酸脱氢酶、硝基还原酶、偶氮氧化酶等）的活性，促进致癌物、促癌物的产生。

（3）高脂饮食者常摄入较多的肉类，而肉类在油煎或焙烤过程中可产生致癌的杂环胺，可能导致大肠癌的发生。

2. 低纤维素饮食　食物纤维是指植物性食物中不能被人的消化酶所水解的植物多糖类和木质素。研究分析表明，摄入新鲜蔬菜、新鲜水果与大肠癌的发病危险性呈显著负相关。高纤维素饮食之所以能降低大肠癌的发生，可能的机制如下。

（1）膳食纤维能增加粪便的体积、稀释致癌物，又可使其在肠道通过时间缩短，减少结肠黏膜与粪便致癌物的接触，从而减少患肠癌的风险。

（2）通过抑制重吸收、稀释及吸附、螯合作用，降低肠道的脱氧胆汁酸浓度，影响肠道脂质代谢。

（3）改变肠道菌群，影响肠黏膜结构和功能，并影响黏膜上皮细胞的生长速率，调解肠道酸碱度。

（4）通过黏蛋白加强黏膜屏障作用，减少肠内有毒物质对肠上皮的侵害。

3. 其他　亚硝胺类化合物中不少为强致癌物质，动物实验已证实亚硝胺类化合物在肠道细菌作用下转化成的肼类物质可引起大肠癌；葱蒜类食品对肿瘤患者有保护作用，该类食物对肿瘤生长有抑制作用；研究表明，多种癌症的死亡率与当地膳食中硒摄入量呈负相关；钾、铁、磷与大肠癌的发病风险呈负相关，锌、镁、铜可能影响致癌物的代谢或降解某些酶类，与抑制癌症发生有关。

（二）遗传因素

遗传因素是大肠癌的发病原因之一，在大肠癌患者家族中，大约1/4的新发病人有大肠癌肿的家族史，亲属得过大肠癌，其后代在一生中患此病的概率比普通人群要多，细胞遗传基因发生改变，造成肿瘤遗传特性的恶性不良性细胞，形成了恶性肿瘤的家族性。

（三）疾病因素

1. 大肠腺瘤　大肠腺瘤属癌前病变，多数研究认为80%以上的大肠癌是发生在原先存在的腺瘤基础上的。因此检查发现的腺瘤均应摘除，以预防日后大肠癌的发生。

2. 炎症性肠病　慢性炎症刺激，可引起大肠癌的发生，如慢性细菌感染、血吸虫病、阿米巴痢疾、溃疡性结肠炎、Crohn病等，使肠黏膜发生肉芽肿，增加大肠癌的发病概率。

（四）其他致癌因素

除上述情况外，对肥胖者、盆腔受过放射治疗者、有乳腺癌或女性生殖系癌病史者、做过输尿管乙状结肠吻合术者、糖尿病患者等患大肠癌的危险比一般人群为高。此外，肿瘤的发生，还与环境因素（气候、工作等）、精神因素、年龄、性病、内分泌因素等有一定的关系，但需要在一定条件下才能发生大肠癌。

三、病理

（一）大体类型

1. 早期大肠癌　早期大肠癌是指原发灶肿瘤限于黏膜层或黏膜下层者。其中限于黏膜层者为“黏膜内癌”。由于黏膜层中没有淋巴管，故不会发生淋巴结转移。癌限于黏膜下层但未侵及肠壁肌层者为“黏膜下层癌”，也属于早期大肠癌，但因黏膜下层内有丰富的脉管，因此部分黏膜下层癌可发生淋巴结转移甚或血道转移。早期大肠癌大体分类可分为3型。

（1）息肉隆起型（Ⅰ型）：肿瘤向肠黏膜表面突出形成有蒂、短蒂或广基型的隆起。此型中多数属黏膜内癌。

（2）扁平隆起型（Ⅱ型）：肿瘤如分币状微隆起于黏膜表面，此型中多数为黏膜下层癌。

（3）扁平隆起伴溃疡型（Ⅲ型）：肿瘤如小盘状，边缘隆起，中央微凹形成溃疡。此型均为黏膜下层癌。

2. 进展期大肠癌　当癌浸润已超越黏膜下层而达肠壁肌层或更深层时，称为进展期大肠癌。根据我国大肠癌的诊治规范，目前将进展期大肠癌分为4种类型。

（1）隆起型：凡肿瘤主体向肠腔内突出者均属此型。肿瘤呈结节状、息肉状或菜花状隆起，有蒂或呈广基。切面可见肿瘤与周围组织境界较清楚，浸润较为表浅局限。若肿瘤表面坏死形成溃疡，但溃疡底部高于周围黏膜水平而形成如盘状者，则另立一亚型，称为盘状型。

（2）溃疡型：凡肿瘤形成较深（深达或超出肌层）的溃疡者均属此型。此型是最常见的大体类型。根据溃疡的外形及生长情况可分为下述两类亚型。

1）局限溃疡型：溃疡呈火山口状外观，中央坏死凹陷，形成不规则的溃疡，溃疡边缘为围堤状，明显隆起于肠黏膜，表面有肿瘤组织。切面见肿瘤边界尚清楚，但向肠壁深层浸润，局部肌层多破坏消失，肿瘤常侵入浆膜或浆膜外组织。

2）浸润溃疡型：此型溃疡外观如胃溃疡状。肿瘤主要向肠壁浸润性生长使肠壁增厚；继而肿瘤中央坏死脱落形成凹陷性溃疡。溃疡四周围覆以肠黏膜的肿瘤组织，略呈斜坡状隆起。切面肿瘤组织边界不清，如溃疡较深，局部肌层可完全消失。

（3）浸润型：肿瘤向肠壁内各层弥散浸润，使局部肠壁增厚，但表面常无明显溃疡或隆起。肿瘤可累及肠管全周，常伴纤维组织异常增生，有时致肠管周径明显缩小，形成环状狭窄。

（4）胶样型：肿瘤外形不一，或隆起，或伴有溃疡形成，或以浸润为主，但外观及切面均呈半透明胶冻状。此型大多为黏液腺癌或印戒细胞癌。

上述隆起型、盘状型、局限溃疡型和浸润型、浸润溃疡型，可以视为两型肿瘤的不同发展阶段。隆起型较多见于早期阶段的肿瘤，浸润较浅，随着肿瘤体积增大，中央坏死形成深浅不一的溃疡，向肠壁深层浸润，成盘状或局限溃疡型的外观。浸润溃疡型则常为浸润型的后期表现。

（二）组织学类型

1. 管状腺癌　是大肠癌最常见的组织学类型，以癌组织形成腺管状结构为主要特征。根据癌细胞及腺管结构的分化和异型程度不同，又可分为 3 级。

（1）高分化腺癌：占 15% ~ 20%。癌组织全部或绝大部分呈腺管状结构。上皮细胞分化较成熟，多呈单层衬于腺管腔内，核大，多位于基底部，胞浆内有分泌现象，有的呈现杯状细胞分化。

（2）中分化腺癌：管状腺癌中最常见的亚型，占 60% ~ 70%。癌组织大部分仍可见到腺管状结构，但腺管外形不规则，且大小形态各异，或呈分支状；小部分肿瘤细胞呈实性团巢或条索状排列。癌细胞分化较差，异型性较明显。其形成腺管结构者，上皮可排列成假复层，核位置参差不齐且重叠，可直达胞浆顶端，胞浆分泌黏液减少。

（3）低分化腺癌：占 15% ~ 20%。此型管状腺癌的特点是腺管结构不明显，仅小部分（1/3 以下）呈现腺管状结构，且细胞异型性更明显。其不形成腺管结构的区域，与未分化癌无法区别。此型管状腺癌的生物学行为及预后与未分化癌相似。

2. 黏液腺癌　以癌组织中出现大量黏液为特征。黏液成分占全部癌组织细胞的 60% 以上，才能诊断为黏液腺癌。黏液腺癌大约占直肠腺癌的 20%。

3. 乳头状腺癌　癌组织细胞呈粗细大小不等的乳头状结构，乳头中央为中心索。乳头状腺癌根据生长方式可分两种：①腺癌组织细胞向黏膜表面生长呈绒毛状腺瘤；②肿瘤向深部腺腔内蔓延浸润，呈囊状结构、乳头状增生。乳头状腺癌预后较好。

4. 未分化癌　癌细胞弥漫成片或呈团状浸润性生长，不形成腺管或其他组织结构。癌细胞通常较小，胞浆少，容易浸入细小血管及淋巴管道中，浸润比较明显，分化程度比较低。

5. 印戒细胞癌　癌细胞多呈中小圆形细胞，胞质内充满黏液，核偏于一侧，呈圆形或卵圆形，整个细胞呈印戒形。肿瘤由弥散成片的印戒细胞构成，不形成腺管状结构。当肿瘤细胞内黏液形成较少时，细胞核可呈圆形，胞浆呈粉红染色，而缺少印戒细胞之特征。

6. 腺鳞癌　亦称腺棘细胞癌，此类肿瘤细胞中的腺癌与鳞癌成分混杂相间存在。

7. 鳞状细胞癌　大肠癌中以鳞状细胞癌为主要成分者。

除上述类型外，大肠恶性肿瘤中还有一穴肛原癌（见于肛管，由胚胎一穴肛残留的上皮发生，可有多种组织学类型，形态类似皮肤的基底细胞癌）、类癌、黑色素瘤、间质瘤、恶性淋巴瘤等，但均少见，总共只在全部大肠恶性肿瘤中占 3% 左右。

（三）播散途径

1. 直接浸润　一般来说大肠癌的生长速度较慢，其生长方向系循肠壁内淋巴管纵轴的垂直方向发展，即沿着肠管周径及向深层浸润，平行肠管长轴方向的扩散较少，因此，很少超越肿瘤上、下缘 2 ~ 3cm。国外有人观察 236 例结肠癌病理标本，肠壁浸润超越肿瘤上、下 4cm 以外的仅 0.5%。直接蔓延可以突破浆膜层而侵入邻近器官，如肝、胆、膀胱、子宫、阴道等，或造成腹腔内种植性播散。

2. 种植播散　常见的种植方式有以下 3 种情况。

（1）腹腔种植：癌细胞侵犯至浆膜外时，可以脱落至腹腔内其他器官表面，引起腹腔种植播散。腹腔种植转移是一个复杂的生物过程，好发部位有大网膜、肠系膜、膀胱直肠陷凹、子宫直肠陷凹等，以盆腔道格拉斯窝（子宫直肠陷凹）附近较为常见。

（2）肠腔种植：大肠癌病灶附近的肠腔内常有脱落的癌细胞附着，在黏膜完整时，癌细胞不会种植生长，但若肠黏膜有损伤，则可在破损处发生种植，这也可能是大肠癌常有多发病灶的原因之一。

（3）医源种植：多在手术过程中，种植于吻合口和腹壁切口。在手术时应采取防范措施，加以避免。

3. 淋巴转移　近年来对于大肠黏膜的超微结构的研究确认，大肠黏膜内无淋巴管存在。因此，大肠的黏膜内癌无淋巴结转移的可能，但如病变浸润到黏膜肌层以下，则有淋巴结转移的可能。其转移途径是一般先转移到沿边缘动脉与结肠平行的淋巴结。再沿供应病变肠段的肠系膜血管到血管蒂起始部的淋巴结。此种先沿肠管平行方向走行，再沿系膜血管走向中枢的淋巴结转移途径，是结肠癌的特征。少数情况下，亦可不依此次序而呈跳跃式转移，尤其引流区的淋巴结有转移而阻塞后，也可发生逆行性转移入病灶的近侧或远侧淋巴结。有人统计，在已有肠系膜淋巴结转移时，距结肠近侧或远侧 7cm 处结肠属淋巴结尚有 10% 的转移率。但直肠癌则不然，其淋巴引流出直肠壁后，立即沿直肠上血管走行，发生逆转性转移的现象非常少见；直肠癌淋巴结转移发生率及转移程度，比结肠癌严重。

4. 血行转移　肝脏是大肠癌最常见的远处转移部位，多在侵犯小静脉后沿门静脉转移至肝内。约 1/3 的大肠癌病人在手术时已有单独的或合并淋巴结转移的肝转移，大肠癌也可先经 Baston 椎旁静脉丛而首先出现肺转移，其他的脏器如骨、胸、肾、卵巢、皮肤等也可发生转移。其中距肛门缘 6cm 以下的直肠癌血行转移率最高，可达 40% ~ 50%；其次为上段直肠癌，约在 20% 以上；结肠癌的血行转移率不足 10%。当形成梗阻或手术挤压时，则更易造成血行转移。

四、临床表现

大肠癌的临床表现随其病灶大小、所在部位及病理类型而有所不同。不少早期大肠癌患者在临床上可无症状，随着病程的发展和病灶的不断增大，而产生一系列大肠癌的常见症状，诸如大便次数增多、大便带血和黏液、腹痛、腹泻或便秘、肠梗阻，以及全身乏力、体重减轻和贫血等症状。整个大肠可分为右半结肠、左半结肠、直肠和肛管 4 个部分，依其发生的部位不同而呈现不同的临床征象。

（一）右半结肠癌

1. 腹痛不适　约 75% 的病人有腹部不适或隐痛，初为间歇性，后转为持续性，常位于右下腹部，类似慢性阑尾炎发作。如肿瘤位于结肠肝曲且粪便较干结时，也可出现绞痛。约 50% 的病人有食欲不振、饱胀嗳气、恶心呕吐等现象。

2. 大便改变　早期粪便稀薄，有脓血，排便次数增多，与癌肿溃疡形成有关。待肿瘤体积增大，影响粪便通过，可交替出现腹泻与便秘。出血量少，随着结肠的蠕动与粪便充分混合，肉眼观察不易看出，但隐血试验常为阳性。

3. 腹部结块　就诊时半数以上病人可发现腹部结块。这种结块可能就是癌肿本身，也可能是肠外浸润和粘连所形成的团块。前者形态较规则，轮廓清楚；后者形态不甚规则。肿块一般质地较硬，一旦继发感染时移动受限，且有压痛。

4. 贫血和恶病质　约 30% 的病人因癌肿溃破持续出血而出现贫血，并有体重减轻、四肢无力，甚至全身恶病质现象。

（二）左半结肠癌

1. 腹部绞痛　是癌肿伴发肠梗阻的主要表现。梗阻可突发，出现腹部绞痛，伴腹胀、肠蠕动亢进、便秘和排气受阻；慢性梗阻时则表现为腹胀不适、阵发性腹痛、肠鸣音亢进、便秘、粪便带血和黏液，部分性肠梗阻有时持续数月才转变成完全性肠梗阻。

2. 排便困难　半数病人有此症状，随着病程的进展，便秘情况愈见严重。如癌肿位置较低，还可有排便不畅和里急后重的感觉。

3. 粪便带血或黏液　由于左半结肠中的粪便渐趋成形，血液和黏液不与粪便相混，约 25% 患者的粪便中肉眼观察可见鲜血和黏液。

（三）直肠癌

1. 便血　便血是直肠癌最常见的症状，但常被患者所忽视。便血多为红色或暗红色，混有粪便之黏液血便，或脓血便，有时伴有血块，坏死组织。以上症状是由于癌肿增殖后引起血运障碍，组织坏死糜烂，溃破感染而引起。

2. 大便习惯改变　由于肿块及其产生的分泌物，可产生肠道刺激症状，便意频繁，排便不尽感，里急后重等症状，但排出物多是黏液脓血状物，最初这些“假性腹泻”现象多发生在清晨起床不久，称晨起腹泻。以后次数逐渐增多，甚至晚间不能入睡，改变了以前的大便习惯。

3. 肠道狭窄及梗阻现象　癌肿绕肠壁周径浸润，使肠腔狭窄，尤在直肠乙结肠交界处，多为狭窄型硬癌，极易引起梗阻现象。直肠壶腹部癌，因多是溃疡型，直肠壶腹部较宽阔，估计约 1 ~ 2 年才引起狭窄梗阻，大便形状变细，排便困难，便秘，引起腹部不适，气胀及疼痛。由于粪便堆积，在梗阻上段乙状结肠部位，有时在左下腹部，可扪及条索状肿块。

（四）肛管癌、肛门癌

1. 肛门疼痛及肛门失禁　肛门部的瘤体在早期即可侵及神经引起疼痛，尤其在排便时，疼痛明显加剧，患者因此而恐惧排便，造成便秘。任何造成肛管扩张的检查治疗都可使疼痛加重，以致患者常常拒绝检查。当肿瘤侵及肛门括约肌后可引起大便失禁，脓血便经常流出，污染内裤。若出现闭孔淋巴结转移而累及神经时，患者常有顽固的会阴部疼痛，并向大腿内侧放射。

2. 瘤体出血　由于此部位接近体外，有时癌肿可外翻而突出于肛门，触之易出血，出血多为鲜血，附在粪便的表面。

五、诊断

近几年，随着新技术的不断推广应用，在大肠癌的诊断上有了一定的发展。电子纤维结肠镜逐渐普及，腔内超声、CT、磁共振成像以及螺旋 CT 模拟肠镜技术等的临床应用，使得大肠癌的诊断越来越准确和完善。但详细的病史采集和体格检查仍是正确诊断大肠癌的起点，尤其是直肠指检是直肠癌诊断不可忽视的检查。此外，粪便隐血试验及癌胚抗原或大肠单克隆抗体的应用等，也均有助于进一步的诊断和复发转移的随访。

（一）粪便隐血试验

粪便隐血试验是大肠癌早期发现的手段之一。据统计，大肠癌患者中 50% ~ 60%、大肠息肉患者中 30% 粪便隐血试验阳性。粪便隐血试验系非特异性的诊断方法，任何情况引起消化道出血时均可导致粪便隐血试验阳性。但作为一种简便、快速的方法，粪便隐血试验可以从“健康”人群及高危人群中检出可疑大肠肿瘤的患者，为进一步检查提供高危靶人群，因此粪便隐血试验仍是目前大肠肿瘤普查和筛检最常用的方法。

（二）直肠指检

至少可扪清距离肛门 7 ~ 8cm 以内的直肠壁情况。检查时可根据检查需要，受检者取不同的体位。早期的直肠癌可表现为高出黏膜的小息肉样病灶，指检时必须仔细触摸，避免遗漏。大的病灶均容易触及，表现为大小不一的外生性肿块，也可表现为浸润性狭窄。直肠指检必须轻柔，切忌挤压以免促使癌细胞进入血流而播散。指检时应注意确定肿瘤的大小、占肠壁周径的范围、有蒂或广基、肿瘤基底下缘至肛缘的距离、肿瘤向肠外浸润状况、肿瘤的质地等情况。

（三）乙状结肠镜

硬管乙状结肠镜一般可检查至距离肛门 20cm 的深度，是对距离肛门 20cm 范围内的低位大肠做检查时最简单易行的方法。

（四）电子结肠镜检查

对大肠癌具确诊价值，能够直接观察全大肠的肠壁和肠腔的改变，并确定肿瘤的部位、大小及浸润范围，取活检可获确诊。

大肠癌的纤维结肠镜下表现。

（1）息肉型：形状如宽基息肉，表面糜烂、溃疡、凹凸不平，呈菜花样突入肠腔，组织脆，易于出血。

（2）溃疡型：初为扁平状肿物，边界清楚，继而呈火山口状溃疡，溃疡边缘为结节状周堤，表面覆盖灰白色坏死组织。

（3）浸润溃疡型：肿块边界欠清楚，表面糜烂，散在溃疡，有接触性出血，继续发展可浸润肠管全周，形成环状狭窄。

（4）弥漫浸润型：又称硬化型癌。此型大肠癌因结缔组织明显增生使病变区变硬，呈环形浸润致肠腔呈管状狭窄，表面可见散在的糜烂及小溃疡，多见于直肠和乙状结肠。

（5）特殊型：如黏液癌。肿块表面伴有绒毛乳头状突起，内有大量胶胨样黏液，质软、有弹性、边界不清，多见于右半结肠。

六、治疗

（一）治疗原则

随着大肠癌发病率的逐年增加，各种新技术、新疗法不断出现。然而至今为止，手术切除仍是治疗大肠癌最主要且有效的方法。大肠癌手术的基本原则与肿瘤手术的基本原则一致。概括起来说，就是根治性、安全性、功能性三性原则。其中，在肿瘤能够切除的情况下，首先应该遵循根治性原则，其次考虑到安全性，最后尽量考虑功能性原则。

1. 根治性原则

（1）全面探查：大肠癌手术进腹后，应首先按固定的次序对腹部各个脏器、腹膜、网膜以及各站淋巴结进行全面细致的探查，而不要急于去寻找肿瘤在哪里。先探查远隔脏器，然后再探查肿瘤，避免挤压肿瘤引起的转移。一般探查顺序为：腹膜→肝脏→胃、胆囊、胰腺→大网膜→小肠→除肿瘤部位以外的大肠段→盆腔及其脏器→血管根部淋巴结→肿瘤原发灶。

（2）大肠癌手术的无瘤技术。

1）术中引起肿瘤播散的常见原因。

①挤压肿瘤：手术过程中对肿瘤不可避免地有不同程度的挤压，可增加肿瘤向静脉内播散的机会。

②癌细胞脱落：肿瘤形成溃疡后癌细胞可脱落进入肠腔，穿透浆膜后则可脱落进入腹腔。手术过程中如果未能按无瘤术的要求进行肿瘤或受侵组织的分离，则癌细胞可以脱落进入术野。

2）术中防止医源性播散的措施（无瘤技术）。

①切口：切口选择应足够大，暴露满意是手术解剖清除彻底的前提。用切口保护器覆盖切口创面，避免切口种植。

②隔离肿瘤：包括用纱布、塑料膜或医用胶水等包覆浸出浆膜外的肿瘤，防止癌细胞脱落进入术野；结扎肿瘤远近侧肠管，避免肠腔内种植；先后结扎肿瘤段肠道的回流静脉、动脉，处理系膜，减少血行或淋巴转移；尽量将手术野与其他脏器以湿纱布隔开，尤其避免无须切除的肠管进入术野等。

③肠道断端处理：切断肠道后，应以目前杀灭癌细胞最有效的洗必泰或碘伏冲洗、擦拭断端后才行吻合，防止癌细胞种植于吻合口。

④冲洗术野：手术完毕时应以 0.5% 的洗必泰溶液或稀释 10 倍的碘伏液冲洗创面、盆腔、腹腔等，缝合腹膜后应以洗必泰或碘伏液冲拭切口，可防止感染并能避免肿瘤种植。

⑤更换器械、敷料：肿瘤切除后应更换手术器械、敷料和手套等再继续操作。

⑥抗肿瘤药物的应用：术中可将抗肿瘤药物注入肿瘤所在肠腔内，使其通过肠道黏膜吸收进入血循环而起抗癌作用，以防止术中进入血流的癌细胞形成转移灶。常用的药物以 5FU 为主。

⑦手术操作：尽量多用电刀解剖，轻柔操作，避免挤压肿瘤，彻底止血等。

（3）肿瘤的整块切除：分离应遵循不接触技术，尽可能先切断、结扎系膜静脉、动脉，然后自远离肿瘤部位开始，使需切除的区域淋巴结、脂肪组织、受侵的邻近脏器等与肿瘤所在肠段一并整块切除。

（4）彻底清扫淋巴结：淋巴结转移是大肠癌转移的主要途径。据统计，仅淋巴结转移本身就可以使大肠癌的5年生存率降低一半。因此，规范彻底地清扫淋巴结是大肠癌手术的最重要原则和基本要求。

2. 安全性原则 在达到了根治性原则的前提下，大肠癌手术过程中接下来应当考虑的就是保证患者的安全。

3. 功能性原则 大肠癌手术在达到了根治性、安全性原则后，应当考虑保持脏器功能性的问题。

（二）手术治疗

1. 术前准备 病人术前必须进行全面检查，以了解浸润范围和有无远处转移，包括腹部肿块、腹水、肝脏大、肠梗阻、左锁骨上或腹股沟淋巴结肿大等。胸部摄片有无肺部转移，以及检查盆腔有无转移。同时应全面了解重要脏器的功能，包括心、肺、肝、肾功能和凝血机制，有无糖尿病、贫血、营养不良等情况，以便判断有无手术禁忌证和估计手术的风险有多大。根据全面检查结果，术前应尽可能纠正各种存在的失衡和缺陷，以提高手术安全性。

2. 手术方式

（1）局部切除术：是指肿瘤所在区域的部分肠壁切除，适于局限于黏膜或黏膜肌层的早期浅表性结肠癌及良性肿瘤。部分位于黏膜肌层和位于黏膜下层的恶性肿瘤，其中少数病例可能已存在区域淋巴结转移，仅作局部切除术可能达不到根治要求，此类病例应审慎采用局部切除术。局部切除术切除范围可包括肠壁全层，切缘距离肿瘤不少于2cm。也可以经内镜作黏膜切除，或经扩肛行黏膜层、黏膜下层和部分肌层的切除。

（2）肠段切除术：指切除包括肿瘤在内的一定长度的肠管，一般要求上下切缘距离肿瘤不应小于5cm，肿瘤肠段切除应包括相应系膜的切除。适用于较大的良性肿瘤以及部分限于黏膜下、浅肌层，且无淋巴结转移的癌肿。

（3）根治术：根治术或绝对根治术是指手术彻底切除肿瘤并清除区域淋巴结，而组织学检查的各个切缘均无癌残留者。

（4）联合脏器切除术：结肠癌联合脏器切除术适用于邻近脏器受侵的病例，常作为根治性术式应用。但在某些情况下，如癌瘤侵及其他脏器，可能出现梗阻或穿孔，或已形成内瘘，且术后生存预期较长者，即使已发生远处播散，仍可行姑息性联合脏器切除术。

（5）姑息性肿瘤切除术：绝对姑息性肿瘤切除术，指肉眼见有肿瘤残留者，如已存在腹膜、肝脏及非区域性的远处淋巴结的转移，无法行全部转移灶切除的情况。相对姑息性肿瘤切除术，虽为根治术式，术中肉眼判断肿瘤也已切除殆尽，但术后组织学证实有切缘、肿瘤基底残留或清除的最高一级淋巴结已有转移者。

3. 术式选择 不同部位的大肠癌手术方式不同。在选择手术方式时，除考虑分期、年龄、淋巴回流等因素外，还要考虑到切除足够的肠管，以保证血液供应足以吻合重建肠道等。

（1）结肠癌根治切除手术：结肠癌根治性切除的范围应包括病变肠段及其系膜和供应血管及引流淋巴区。就癌肿本身而言，切除近远端各5 ~ 10cm肠管已经足够，无须切除过多的肠段，但为了清除系膜血管根部淋巴结，在结扎切断主要系膜血管后，其供应的肠段也就不得不随之切除。因此，根据癌肿所在部位的不同，切除范围可根据手术时的具体情况，包括手术发现病变情况和病人年龄、全身情况、对手术耐受性等作适当调整。

1）右半结肠切除术：主要适用于盲肠、升结肠和结肠肝曲癌肿。切除范围应包括大网膜、末端15cm左右回肠、盲肠、升结肠、肝曲和右侧横结肠及其系膜血管和淋巴结。

手术多取右侧脐上下正中旁切口，进腹后先全面探查了解播散情况和有无其他伴发病变，在确定肿瘤可切除后，于肿瘤近、远端肠段系膜缘穿过纱带或粗丝线，结扎、阻断肠腔，向肿瘤段肠腔内注入5FU 1 000mg。首先分离、结扎、切断胃网膜血管分支和胃结肠韧带、清除胃网膜血管旁和幽门下淋巴结。将断离的大网膜自横结肠左侧附着处分离至横结肠中部。切开胰腺下缘与横结肠系膜根部返折处浆膜，显露肠系膜上血管，从肠系膜上血管根部清除淋巴结。显露结肠中动、静脉，在其起始部双重结扎并切断之。依次显露结肠右侧和回结肠血管根部，分别双重结扎切断。清除血管根部淋巴结。沿横结肠向右游离肝曲，勿损伤位于后上方的十二指肠第三部，切开右侧结肠旁沟处腹膜返折、游离全部右侧结肠，注意勿损伤后内方的右侧输尿管。最后在横结肠中部切断结肠和距回盲瓣 15cm 处断离回肠，整块切除右半结肠及其系膜、淋巴结和大网膜，作回肠横结肠端端吻合术，间断法一层内翻缝合。缝闭系膜裂孔，逐层关腹。

2）横结肠切除术：主要适用于横结肠中部癌肿。切除范围为全部大网膜、横结肠，包括肝曲、脾曲及其系膜和淋巴结。

手术步骤基本同右半结肠切除。切口宜偏高。探查腹腔后，同样结扎肿瘤段肠腔和注入 5FU 1 000mg。结扎切断胃网膜血管分支，切开横结肠系膜与胰腺下缘交界处，向下分离至结肠中动脉根部，予以双重结扎后切断之。清除其周围淋巴结，然后沿横结肠向右分离肝曲，注意保护上后方的十二指肠第三部；沿横结肠向左分离脾曲，勿损伤脾脏。整块切除横结肠及其系膜、淋巴结和大网膜，行升结肠和降结肠端端吻合，间断法一层内翻缝合，缝闭系膜裂孔，逐层关腹。

3）左半结肠切除术：适用于结肠脾曲和降结肠癌肿。切除范围为全部大网膜、横结肠左半、脾曲和降结肠及其系膜和淋巴结。乙状结肠是否切除需视癌肿部位而定。

取左侧正中旁切口，起自左肋缘下至脐下三横指。腹腔探查，阻断肿瘤近远端肠腔，注入 5FU 1 000mg，分离、结扎、切断胃网膜血管分支，沿横结肠系膜根部与胰体下缘交界处切开后腹膜，自上向下清除腹主动脉周围脂肪、淋巴组织，在结肠左动静脉根部分别双重结扎后切断。并视癌肿部位的高低，决定乙状结肠血管结扎切断与否。然后切开左结肠外侧后腹膜，游离左侧结肠，分别在横结肠中部和乙状结肠或直肠上端断离，整块切除大网膜和左半结肠及其系膜和淋巴结，将横结肠近端与乙状结肠或直肠上端行端端吻合术，间断法、内翻一层缝合术。在清扫淋巴结和结扎切断结肠左血管时勿误伤其内后方的左侧输尿管、精索静脉或卵巢静脉。脾曲癌肿和降结肠上段癌肿无须切除乙状结肠，降结肠下段癌则需一并切除乙状结肠。

4）乙状结肠切除术：适用于乙状结肠癌。切除范围包括乙状结肠及其系膜和淋巴结。

取下腹左正中旁切口，进腹后探查，阻断肿瘤段肠腔，注入 5FU 1 000mg，其操作同上述手术。沿乙状结肠系膜根部切开两侧后腹膜，游离乙状结肠及其系膜，向上分离至肠系膜下血管根部，消除其周围淋巴结，向下至乙状结肠动脉起始部，予以双重结扎后切断之，然后断离降结肠下端和直肠上端，移去乙状结肠及其系膜和淋巴结，行降结肠、直肠端端吻合术。如吻合时感到紧张则应游离脾曲。

5）梗阻性结肠癌的手术处理：癌肿导致梗阻是结肠癌最常见的一种并发症，也可以是部分病人最早的临床表现或做出诊断时的状况。鉴于结肠梗阻形成一个闭锁肠襻，肠腔极度扩张，肠壁血运易发生障碍而致缺血、坏死和穿孔。癌肿部位越近回盲瓣，闭锁肠袢越短，发生穿孔的危险性越大。因此对结肠梗阻病人宜采取积极态度。在胃肠减压、补充血容量、纠正水电解质紊乱和酸碱平衡失调后，宜早期进行手术。盲肠癌如引起梗阻时，临床上常表现为低位小肠梗阻的征象。虽然发生坏死穿孔的危险性似乎较小，但梗阻趋向完全性，无自行缓解的可能，故亦以早期手术为宜。

（2）直肠癌根治性手术：根治性切除包括癌肿全部及其两端足够肠段、周围可能被浸润的组织及有关的肠系膜和淋巴结，此仅适用于癌肿局限于直肠壁，而只有局部淋巴结转移者。如已侵犯子宫、阴道壁，可同时切除。对有孤立性肝转移者，在直肠根治切除同时行相应的肝叶切除或楔形切除，亦有满意疗效。

（3）腹腔镜手术：腹腔镜手术的应用范围已扩大到结、直肠切除手术。手术范围包括左半结肠切除、右半结肠切除、乙状结肠切除、直肠切除、全结肠切除等。目前公认良性病变（如多发性绒毛状腺瘤、溃疡性结肠炎、家族多发性息肉、结肠无力等）和转移性病变的姑息性切除是结、直肠的腹腔镜手术的最佳适应证。对分期较早的结直肠癌，局部粘连不严重，适宜行腹腔镜手术；而分期较晚，病变广泛者，以开腹手术为妥。

（三）放射治疗

放射治疗主要用于直肠癌和肛管癌，其作为直肠癌综合治疗的一个重要手段，因高能射线治疗机的出现及放射技术的提高而得到了重新认识和进一步研究。放射治疗在直肠癌治疗中的主要作用。

1. 根治性放射治疗　根治性放疗时通过放疗达到根治直肠癌的目的，适用于较表浅、范围较小的早期病变。又分为单纯放疗和手术 + 放疗两种。主要采用腔内放射治疗技术，也可采用体外照射，还可用组织间插置放疗。

2. 姑息性放射治疗　当直肠癌晚期，肿瘤浸润到邻近周围组织（如骶尾骨、骶前组织、膀胱、尿道、阴道、腹膜后淋巴结等），已丧失手术机会，或术后出现复发，伴有明显的局部疼痛、分泌物或出血等，可采用外照射缓解症状，解除痛苦。一般控制疼痛需 50 ~ 60Gy，止血需 30 ~ 40Gy。放疗的对症治疗效果较理想，55% ~ 85% 的患者因盆腔神经受肿瘤压迫或侵犯所引起的疼痛，可经放疗获得明显缓解。70% ~ 80% 的患者直肠出血可以明显较少或消失，50% ~ 80% 的患者直肠肛门症状（如胀感、排便感和里急后重等）也可以减轻。但对症治疗效果持续时间不长，平均约半年，15% 的患者可以维持 1 年。

姑息性放疗时尽可能采用高能射线，射野不宜过大，须用多野技术以避免正常组织损伤。对于原发肿瘤虽能切除，但对于存在手术禁忌证的病人，也可采用小靶体积作高剂量照射。

（四）化学治疗

据统计，在临床诊断的大肠癌中，有 20% ~ 30% 的患者发现时已属第Ⅳ期，靠单纯手术已无法根治，而即使在已行大肠癌根治手术治疗的患者中，40% ~ 50% 由于复发也需考虑化疗。此外，为了减少复发，提高治愈率，手术后的辅助化疗同样不容忽视。鉴于此，近 30 年来，有关大肠癌化疗的研究发展很快。研究结果已表明，尽管单药化疗或联合化疗的疗效仍不能令人满意，对术后辅助化疗与否的意见也存在着分歧，但化疗仍给相当一部分大肠癌患者带来了新的希望，尤其是近年来一些新药的开发和投入临床应用。

（五）其他治疗

1. 靶向治疗　肿瘤的增殖与血管内皮生长因子和表皮生长因子有着很密切的关系。因此，针对这两个因子的分子靶向药物的研究也已经成为临床研究的热点。单抗药物主要有三种：贝伐单抗、西妥昔单抗和 Panitumumab。目前认为贝伐单抗的作用机制是贝伐单抗与血管内皮生长因子（VEGF）结合，阻断 VEGF 与血管内皮生长因子受体结合，从而抑制内皮细胞增生和新生血管形成，延缓肿瘤的生长和转移。皮疹是西妥昔单抗最常见的不良反应，但皮疹的严重程度却和生存期呈正相关。可能个体 EGFR 的易感性决定了西妥昔单抗对肿瘤的疗效，但同时这种易感程度也使得皮疹反应产生了个体差异。Panitumumab 与西妥昔单抗的不同之处在于 Panitumumab 是全人源化的表皮生长因子受体 IgG2 单抗。其作用机制与西妥昔单抗基本相同。Panitumumab 的主要不良反应包括皮疹、乏力、腹痛、恶心和腹泻。

2. 基因治疗　包括免疫分子基因治疗，自杀基因治疗，基因缺陷纠正，抑制肿瘤血管生成基因治疗和病毒基因转导溶解肿瘤细胞等多种治疗方法。国产的重组人 p53 腺病毒注射液，是世界上第一个癌症基因治疗药物。它利用 p53 基因抑制肿瘤血管生成，有效防止肿瘤的复发、转移。

七、预后与预防

（一）预后

本病预后取决于早期诊断与手术根治。经根治手术治疗后，Dukes A、B 和 C 期的 5 年生存率分别约达 80%、65% 和 30%。

1. 决定预后有关与相关因素　主要是与生物学行为如 CEA 浓度升高、肿瘤对周围组织浸润与复发以及癌细胞 DNA 含量、倍体构成、增殖及染色体的畸变程度等有关；其相关因素有病理、年龄、病灶部位、手术水平及辅助治疗等。

2. 年龄与预后　年龄越小，临床症状不明显，明确诊断已属晚期，或癌肿病理类型多为分化较差的黏液腺癌者，预后较差。

3. 肿瘤大体类型和病理类型与预后　大肠癌的浸润型和胶样型以及组织学类型中分化程度低，恶性程度高者预后不佳。

4. 部位与预后　从临床观察中发现，结肠癌的预后比直肠癌好，直肠癌的预后也与病灶位置关系密切，肿瘤位于直肠下 1/3 处者预后较差。大肠癌位置越低，局部复发率越高。

5. 处理并发症与预后　积极处理并发症如肠梗阻、肠穿孔、肠粘连、结肠炎、结肠周围炎、肠出血、肠瘘管等，直接关系到大肠癌病情发展，有利于提高患者生存质量和延长存活期。

6. 临床表现与预后　肿瘤直径＞ 4cm，全环状生长及在肠腔内形成腔道狭窄，肿瘤浸润固定以及外浸润，均可影响预后或危及生命。

7. 生物学特征与预后　癌胚抗原（CEA）浓度、癌细胞 DNA 含量、倍体的构成、增殖及染色体的畸变等直接与癌肿浸润、复发、预后有关。

（二）预防

1. 改变生活方式　主要控制饮酒和脂肪摄入，增加纤维膳食。

2. 积极防治癌前病变 主要是大力防治血吸虫病，根治结肠及直肠腺瘤和息肉，以防癌前病变的发生。

3. 化学药物预防 应用非甾体类消炎药 COX2 抑制剂，ω3 多不饱和脂肪酸，抗氧化剂，维生素 A、维生素 C、维生素 E、维生素 B 及钙剂和维生素 D，对高危人群有一定效果，尤以钙离子可与大肠内容物的胆酸等结合沉淀而减少致癌因子的产生，也可直接抑制大肠上皮细胞的过分增生，有预防大肠腺瘤、大肠癌的作用。

4. 根除大肠腺瘤　80% 以上的大肠癌是由大肠腺瘤演变而来，应用结肠镜根除大肠腺瘤可获满意的结果，也是大肠癌的一种预防方法，可控制和减少癌肿。但要注意，有 30% 大肠腺瘤摘除后可再长新的腺瘤，应定期随访，进行全结肠镜检查。

5. 开展普查工作　普查工作的目的是对大肠癌早发现、早诊断、早治疗，阻断癌肿发生与发展，减少误诊与漏诊，降低发病率和死亡率。尤其是对高危人群和大肠癌高发区的监测极为重要，年龄在 40 岁以上的人群监测不能放松。对大肠腺瘤、大肠癌术后、大肠癌患者家庭成员、家族性大肠腺瘤、溃疡性结肠炎、克罗恩病、慢性结肠炎、盆腔炎接受过放射治疗等，必须进行全面普查与随访，定期行粪便隐血试验、直肠指检和结肠镜检查以及钡剂 X 线检查。

6. 加强卫生宣传　大力加强防癌知识和卫生知识宣传，加强思想教育，解除思想顾虑，帮助人群掌握大肠癌预防知识，养成良好的卫生习惯和生活方式，减少大肠癌发生与发展，以及其他疾病的发生。

第五章 肝癌

第一节 肝癌的临床表现与诊断

一、 症状与体征

早期肝癌可无症状，通常直径在5cm以下的小肝癌，70%左右无症状，无症状的亚临床肝癌亦70%左右为小肝癌。说明肝癌一旦出现症状，肿瘤已较大。

（一）症状

临床上，肝癌患者的症状来自肝内的肿瘤或肝炎、肝硬化，颇难区别。肝癌患者由于肿瘤变大，会出现腹痛、食欲缺乏、腹胀、乏力、消瘦、腹块、发热、黄疸，但这些大多已属于中晚期症状，而且缺乏特异性。

肝内肿瘤引起的疼痛是由于肿瘤迅速增大使肝包膜张力增加，或肿瘤包膜下破裂、出血。分别表现为持续性钝痛、呼吸时加重或急性腹痛。如肿瘤靠近膈肌，可以导致右肩痛。食欲缺乏常因肝功能损害、肿瘤压迫胃肠道所致。腹胀可因肿瘤巨大、腹水以及肝功能障碍引起。乏力、消瘦可由恶性肿瘤的代谢产物与进食吸收少引起，严重者可引起恶液质。腹部包块是由于左叶或右下叶的巨大肿瘤。发热可因肿瘤坏死、合并感染以及肿瘤代谢产物引起。如无感染证据者称癌热，与感染不同，多不伴寒战。黄疸多为晚期表现，除肿瘤压迫胆道或胆管癌栓外，还可以合并肝细胞性黄疸。

由于有肝病背景，也可以出现牙龈出血或鼻出血，合并肝硬化门脉高压者，也可以出现上消化道出血。肿瘤位于肝脏包膜下，也容易破裂导致包膜下出血或腹腔积血。

（二）体征

肝大伴或不伴结节、上腹肿块、黄疸、腹水、脾大、下肢水肿。如肝硬化明显，可有肝掌、蜘蛛痣，部分男性患者出现乳房发育，门脉高压者或下腔静脉阻塞，会出现腹壁静脉曲张。

二、 少见临床表现

副癌综合征为肝癌的少见症状，如红细胞增多症、低血糖症等。文献中常罗列不少其他副癌综合征，如高钙血症、高纤维蛋白原血症、高胆固醇血症等，但临床实践中并不多见。

三、 转移的症状

（一）癌栓

门静脉主干癌栓导致门静脉完全阻塞，会产生腹胀、食欲缺乏，急剧发生恶性腹水、难以控制的食管胃底静脉曲张破裂大出血、短期内发生肝功能衰竭。下腔静脉癌栓会出现下肢进行性水肿、腹壁静脉曲张、腹水，如癌栓进入右心房，患者会感到胸闷，癌栓脱落会导致急性肺梗死或脑梗死表现。

（二）淋巴结转移

原发性肝癌特别是肝内胆管细胞癌患者，常出现腹腔淋巴结转移，表现为：①肝门区淋巴结转移压迫胆总管导致梗阻性黄疸，最为常见；②肿大的淋巴结导致幽门梗阻，出现腹痛；③淋巴结压迫下腔静脉出现下腔静脉阻塞，导致下肢水肿和腹水；④偶见到腹主动脉旁淋巴结肿大压迫腹腔神经丛出现麻痹性肠梗阻。黄疸、腹痛、下肢水肿与腹胀，都是肝癌患者肝内肿瘤或癌栓进展的症状，如果没有影像学检查参考，很难鉴别由腹腔淋巴结转移导致的症状。

（三）骨与软组织转移

骨转移表现为局部疼痛、肿块、功能障碍、病理性骨折，如转移的病灶压迫脊髓，会在短时间内出现压迫部位以下节段截瘫。有时伴有骨旁的软组织包块。

（四）肺转移

转移的病灶不大时，基本没有症状，CT 检查见肺内弥散多个小圆形病灶，随肺内转移灶的发展，可出现咳嗽、痰中血丝、胸闷、气急。

（五）其他部位转移

肾上腺转移会引起腰背酸痛，如为右肾上腺大的转移灶，可压迫下腔静脉，产生下腔静脉压迫症状。脑转移可以出现头痛、恶心、神志不清、癫痫发作、中枢神经定位症状。

四、 并发症

肝癌常见的并发症包括肝癌结节破裂、上消化道出血、肝功能障碍、胸腔积液、感染等，少见者如下腔静脉栓塞出现的相应症状等。肝功能障碍表现为黄疸、腹水、凝血功能障碍，最终出现肝性脑病。

五、 实验室检查

（一）肿瘤标记物

肝细胞癌的肿瘤标记物最常用的是血清中甲胎蛋白（AFP），70% 的肝细胞癌患者血清中 AFP 升高。AFP 升高的幅度与肿瘤的大小无关，但可以作为判断治疗效果的指标。甲胎蛋白异质体、异常凝血酶原、γ－谷氨酰转肽酶同工酶Ⅱ及 α－L－岩藻糖苷酶等也可以作为肝细胞癌的标志物。而 CA19–9 是胆管细胞癌的标记物，70% 的胆管细胞癌患者会出现血清中 CA19–9 升高，也可以用作判断疗效的指标。

（二）血常规和生化

原发性肝癌常在肝炎、肝硬化的基础上，肝硬化伴脾功能亢进者，常表现为末梢血白细胞、血小板、红细胞的下降和减少，一般称为“三系”下降。少部分原发性肝癌患者会分泌促红素或血小板生长因子，导致血红蛋白、血小板升高。

常规的肝功能检查包括：胆红素、白 / 球蛋白比值、转氨酶（ALT 和 AST），谷氨酰转肽酶（γ–GT）、碱性磷酸酶、凝血酶原时间。Child–Pugh 肝功能分级就是根据这些指标，作为手术、介入、放疗等不同治疗方法的选择，并提供对这些治疗的耐受性的评估。

（三）病毒性肝炎标记

90% 肝细胞癌与病毒性肝炎有关，为此，HBV 与 HCV 标记的检测有助肝癌的诊断，接受各种治疗的患者，治疗前必须了解乙肝病毒 DNA 的复制情况，以便治疗期间预防病毒复制。

（四）免疫学检查

肝癌患者的细胞免疫较正常人低，各 T 细胞亚群的分布与比例，NK 细胞的数值，对了解患者的免疫状态有参考价值。有效的治疗，肿瘤引起机体免疫下降的因素被去除，细胞免疫可恢复。

六、超声诊断

超声检查是发现和诊断原发性肝癌的首选影像学手段，具有操作简便、实时动态、费用低廉、并可反复多次使用等特点，可用于健康人群的体格检查、慢性肝病患者的定期筛查以及肝癌患者治疗后的疗效随访等，临床使用极为普遍。同时，随着近年来计算机和软件技术的研制开发，不断有新的成像技术和高分辨率的超声诊断仪面世并应用于临床，超声影像在现代临床医学中正发挥越来越大的作用。

（一）肝细胞性肝癌

肝细胞性肝癌的声像图显示肝实质多有慢性肝病、肝硬化的背景，表现为肝实质回声增粗、增强、不均匀或呈结节样；肝癌病灶声像图表现多样，呈不均质回声为主的团块状改变。超声诊断主要从灰阶声像图、彩色多普勒和超声造影几方面进行综合判断。

1. 灰阶超声

（1）边缘和包膜回声：多数肝癌结节具有完整或不完整的包膜，可出现侧壁回声失落现象；肝癌结节周围有极低回声的细窄暗环（或称晕圈），为肿瘤结节推挤周围组织而形成的周围血管围绕征；少数癌肿可无包膜回声。

（2）内部回声和形态：肝癌结节内部回声表现多样。体积较小时以低回声多见；中等大小的癌肿以高回声多见；体积较大时内部回声复杂，可为低、高、等或高低混合回声表现，杂乱不均，为单结节或多个结节融合而成（图 5-1-1），形态不规则。后方回声常无明显变化，亦有少数出现后方轻度增强或衰减。

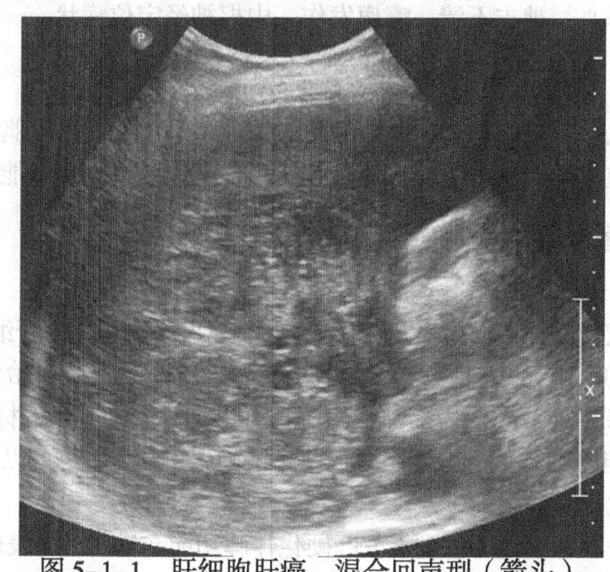

图 5-1-1　肝细胞肝癌，混合回声型（箭头）

（3）小肝癌的声像图特征：临床上小肝癌是指肝癌结节的最大径线在 3cm 以下者。90% 的小肝癌以低回声结节为主要表现，并具有以下特点：圆形或椭圆形，外形圆整，具细薄包膜，侧壁回声失落，后壁和后方回声轻微增强，内部低回声分布较均匀，其中心部位常具花蕊样点状增强。

（4）周围组织的继发征象：体积较大癌肿可压迫、推挤或侵犯其邻近的组织或器官，并可通过多种途径向肝内外转移，导致下列诸多继发征象。

1）肝内扩散和转移：肝癌向周围浸润性生长、经门静脉和肝内淋巴管道或多发中心等方式导致癌肿周围或远处的播散和转移。超声可敏感检出主瘤结节周围散在的卫星样小结节和肝内其他部位的癌肿。

2）血管受压、移位及癌栓：肝癌周围的血管可发生解剖上的形态和位置改变，并可受侵犯而出现血管内癌栓，其中以门静脉癌栓最多见。超声影像表现为受累血管内径增宽、透声差、连续性中断或消失。门静脉癌栓多出现于肝癌所在叶段的门静脉分支内，继而蔓延至门脉主干及其邻近分支、脾静脉、肠系膜上静脉等处。部分患者可出现肝静脉和下腔静脉的癌栓。

3）胆道系统受压、扩张：癌肿对肝内胆管的挤压和侵犯可导致肝内胆管局部狭窄和闭塞，出现近端胆管扩张，也可压迫或侵犯胆囊导致胆囊变形、移位等改变。这些征象均易由超声检查发现。

4）肝外转移：较常见的肝外转移的部位和途径包括肝门部、腹主动脉旁和后腹膜的淋巴结转移、经下腔静脉转移至肺、癌肿脱落入腹腔或盆腔形成癌结节等。超声检查可发现肝门部等处的淋巴结肿大；但对于腹盆腔的微小癌转移结节，超声影像除显示腹水征象外，较难检出。

2. 彩色多普勒超声　大多数的肝细胞癌为富血供肿瘤，彩色多普勒超声多显示肝癌内部或周边有血流信号，呈点状、线状、分支状或簇状分布，并能测到动脉频谱，部分可测及高速动脉血流；对于肝癌血流阻力指数（RI）和搏动指数（PI）的检测有助于肝肿瘤的鉴别诊断。肝癌的阻力指数一般大于 0.60，特异性较高；较大的肝癌内有动静脉瘘，彩色多普勒可测及高速低阻血流频谱。少数肝细胞癌为少血供型，彩色多普勒超声显示肿瘤内部无血流信号。据报道，彩色多普勒超声显示大多数肝癌内有血流信号，脉冲多普勒在 80% 以上的肝癌内检出动脉型频谱，在约 70% 的肝癌内检出静脉型频谱。

当血管内有癌栓时，彩色超声可显示血管内血流信号减少、紊乱或缺失，流速减慢。如门脉主干癌栓时门脉内血流减少，而周围可见较多静脉侧支，或称门脉海绵样变。

3. 超声造影 超声造影是使用造影剂增强而进行的超声检查，类似于 CT 或 MRI 检查时使用造影剂增强，并可实时显示造影剂信号进入肿瘤和肝实质及其廓清的整个动态过程。超声造影剂中起增强作用的主要物质是微气泡，微泡直径小于红细胞，在体内性能稳定。超声造影剂经外周浅静脉注射，随血流参与血液循环，为真正的血池型造影剂，最终随呼吸由肺排出体外；没有肾脏毒性，不产生甲状腺交互反应。超声造影剂的超敏或过敏反应发生率极低。

（二）胆管细胞性肝癌

胆管细胞性肝癌约占原发性肝癌的 1/10；女性发病率较高，约占女性肝癌的 30.8%。常无慢性肝病背景。超声表现如下。

1. 灰阶超声 病灶体积较小者多为低回声实质团块，内部回声分布不均匀；病灶较大者可呈高低混合回声团块，部分肿块内可见液化坏死区，也可出现条索状的高回声，病灶后方伴轻度衰减；肿块形态大多欠规则或不规则，周围较少有暗环，边界不清；由于胆管细胞性肝癌内部纤维成分较多，质地较硬，常牵拉、推挤周围肝组织导致肝叶萎缩、变形或“脐凹”等现象；少数病灶周围可有胆管扩张；肝门部或胰腺周围淋巴结肿大的出现率明显高于肝细胞性肝癌。同时，也易出现邻近胆管的癌栓，而门静脉癌栓则较少出现。胆管细胞性肝癌的肝实质回声多无肝硬化表现，常伴胆道结石、胆道手术史、胆道炎症或寄生虫感染等征象。

2. 彩色多普勒超声 彩色多普勒超声显示胆管细胞性肝癌多为乏血供肿瘤，血流信号以肿块周边部为主，或显示粗大的血管穿入病灶；并可测及动脉血流，呈高阻尖峰样流速曲线，阻力指数常较高。

3. 超声造影 超声造影显示肿瘤呈动脉期快速增强、门脉期快速消退的“快进快出”表现。动脉期增强为整体或周边环状增强，并呈树枝样由周边向病灶内部延伸；肿瘤增强达峰值时灌注强度比肝细胞性肝癌为弱，增强的持续时间较短；较典型的表现是肿瘤增强不均匀，内部多显示不规则的未增强区。

七、CT 和 MRI 诊断

目前肝脏病变的影像诊断中，除超声（US）检查外，计算机断层扫描（CT）和磁共振成像（MRI）是最常用的无创性检查技术，随着技术的不断更新，CT 和 MRI 机已发展成为多螺旋 CT（64 层 / 周扫描）与高场强 MRI 机（3T），其扫描速度、组织对比度和空间分辨率均显著改善，诊断的敏感性、特异性和准确性明显提高。同样在肝癌的诊治和随访工作中，发挥着极其重要的作用。

（一）CT 技术

检查前患者禁食 8 小时以上较理想，或者至少 4 小时以上。扫描前半小时口服 1000 ~ 1500ml 的水，以充盈胃肠道，这样可克服空气伪影，使肠道的肠腔和肠壁清晰显示，同时可了解肠道与其邻近结构的关系。一般肝脏扫描均包括平扫和增强扫描，增强扫描十分重要，几乎必不可少。增强扫描一般经周围静脉注射非离子型碘对比剂后，根据非离子型碘对比剂主要分布在动脉、门脉血管（包括静脉）和脏器实质内，分别称为动脉期（包括动脉早期和晚期）、门脉期（静脉期）和实质平衡期的全肝脏扫描（层厚≤ 5mm、螺距≤ 1.5）。

（二）MRI 技术

检查前仅要求患者禁食 4 小时以上，一般情况下，不需做特殊准备，也可口服磁共振阴性类对比剂（如稀钡等）。目前肝脏磁共振检查常用自旋回波或快速自旋回波（SE/FSE）和梯度回波（GRE）技术。必要时可增加：①弥散成像（DWI）作为 SE、FSE 和 GRE 序列的补充，主要以提高病灶检出的敏感性和鉴别诊断的能力；②灌注成像（PWI）了解肝脏血流灌注，从而可定量和（或）半定量了解肝脏功能和肝癌血供；③磁共振胆道系统水成像（MRCP）MRCP 技术可以显示肝内胆管、胆总管、胆囊管、肝总管和胰腺管的形态结构及其相互关系等。肝脏检查常规采用 SE T1 加权（T1W）和 FSE T2 加权抑脂

（T2W+FS）横断位像（层厚≤ 5mm、间隔≤ 3mm），如加呼吸导航和触发技术，则采集的图像更佳。肝脏 MRI 检查更强调和注重 GRE T1 加权抑脂序列的平扫 + 增强扫描。增强扫描常规经周围静脉注射磁共振对比剂（通常采用钆 - 二乙三胺五乙酸，Gd-DTPA）后，行屏气的 GRE 序列 T1 加权抑脂 2D 或 3D 的快速横断位扫描（2D 层厚≤ 7mm、间隔 ≤ 3mm；3D 层厚≤ 5mm），屏气要求同 CT 检查。GRE 序列 T1 加权抑脂扫描速度快，特别最新高强场、高梯度场、高切换率和多通道采样的机型，同螺旋 CT 一样，注射 Gd-DTPA 后，能够分别在动脉、门脉和肝脏实质平衡期完成全肝脏的扫描。一般 Gd-DTPA 注射总量为 0.4 ~ 0.5mmol/kg 体重（总量 30ml 左右），注射速率 2 ~ 3ml/s。同时根据临床病情需要，可作冠状位以显示肝脏血管为主的增强扫描（采用 GRE T1 加权抑脂的 3 D 扫描，层厚≤ 1.5mm）。

（三）CT 和 MRI 肝癌诊断和鉴别诊断

肝脏是腹腔最大的实质脏器，无创性影像诊断检查中，除超声检查外，CT 和 MRI 是应用最广泛和有效的检查手段，对诊断肝内占位性病变有相当高的价值。肝脏常见恶性肿瘤为肝细胞癌、转移性癌和胆管细胞癌；良性主要包括海绵状血管瘤、肝腺瘤和血管平滑肌脂肪瘤；肿瘤样病变包括局灶性结节增生、炎性假瘤、囊肿、灶状脂肪变性、再生性结节、变性结节和代偿性增生等。所有这些占位病变，大部分均有典型 CT 和 MRI 表现，可以鉴别，从而帮助或指导临床决定治疗措施。

1. 常见恶性肿瘤

（1）肝细胞癌（hepatocellular carcinoma，HCC）：好发于有乙肝、丙肝和肝硬化高危患者。CT 平扫，肝癌病灶常呈相对低密度影，边缘规则或不规则，有时病灶边缘可见更低密度的环状假包膜，这对诊断肝癌颇具特征性。大部分 HCC，尤其小肝癌为富血供病灶——主要肝动脉供血，增强扫描动脉期（主要动脉晚期），肿瘤强化十分明显，呈高密度，门脉期扫描肿瘤反呈低密度，这种“速升速降”的增强形式是肝癌 CT 诊断的特点。但是，必须指出不符合该规律，不能完全否定 HCC 的诊断，特别是大肝癌该特征并不明显。因为肿瘤的强化形式和程度受多种因素的影响，如扫描的时相、肿瘤是否有寄生动脉血管、门脉参与供血、肿瘤出血坏死、肿瘤的生长方式（如外生型肝癌）、肿瘤的病理分型和恶性程度等，因此尚需结合其他征象和临床与实验室检查（如肝炎、肝硬化病史和 AFP 持续升高等），综合做出诊断。

（2）转移性肝癌：转移性肝癌可为单发或多发，胃肠道恶性肿瘤的转移最常见，其次是肺癌、乳癌、胰腺癌、胆囊癌、卵巢癌、肾癌、甲状腺癌和鼻咽癌等。CT 平扫常呈低密度，偶见病灶中心点状稍高钙化或黏液影，对诊断转移性肝癌有极大帮助。大部分转移灶为乏血供病灶，少数为富血供病灶，故增强扫描的动脉期一般强化不明显或仅边缘环状强化，而增强扫描门脉期常常可见病灶典型的边缘环状强化，特别见到同心圆状的“牛眼征”或“靶征”对诊断转移性肝癌有特征。

（3）胆管细胞癌：肝内胆管细胞癌较为少见，根据其发生部位可分为周围型胆管细胞癌和肝门区胆管细胞癌。周围型胆管细胞癌好发于肝左叶，尤其是左外叶，CT 平扫常呈低密度，边缘欠清，常伴囊变、出血坏死和偶见钙化，癌灶远端周围有时可见局限性肝内胆管扩张的征象。肝门区胆管细胞癌均伴肝内胆管广泛明显的扩张，临床上患者常有黄疸表现。MRI 检查 SE 序列 T1WI 上常呈低信号，如伴有亚急性或慢性出血，则可见高信号区，T2WI 上呈高信号，如伴有钙化则见无信号的暗区。

2. 良性肿瘤

（1）肝海绵状血管瘤：肝内最常见的良性肿瘤，可单发，也可多发，大小数毫米至十几厘米不等。CT 平扫为低密度，无包膜，边缘常清晰，单凭平扫与无包膜的小肝癌较难区分。在 MRI SE 序列 T1WI 上为低信号，T2WI 上，随着磁共振回波时间的不断延长，其信号也相应越来越高，似“电灯泡”随着功率瓦数的提高，则其亮度也越亮，这是肝海绵状血管瘤有别于其他肝肿瘤的特征之一。

增强扫描无论 CT 还是 MRI 均具特征性，增强扫描动脉期，病灶边缘出现结节或点状的高密度或高信号强化区，类似于主动脉强化，随着时间推移，病灶增强的范围不断向中心扩展，在门脉期或延迟期，病灶仍呈高密度或高信号。

个别小于 1.0cm 的血管瘤，动脉期扫描可类似小肝细胞癌的强化，区别的关键是血管瘤在门脉期或延迟期仍呈均匀的高密度/高信号的增强，而小肝细胞癌往往呈低密度/低信号，这是鉴别要点。

有时在血管瘤（常大于5cm）的中央，平扫CT见不规则更低密度的纤维瘢痕区和钙化影，MRI T1W和T2WI上基本均为低信号，或T2WI上为稍高信号区。该纤维瘢痕区在增强CT和MRI上均无强化。

（2）肝腺瘤：国外文献报道较多，常好发于服用避孕药的中年妇女，肿瘤好出血，国内报道很少见。实际上，该肿瘤与分化好的肝细胞癌病理上鉴别有一定的难度。CT平扫常常呈低密度圆形影，肿瘤坏死少见，因此，肿瘤密度常较均匀，如果存在出血可呈稍高密度影，也可呈更低密度的影，主要取决于出血的时间。肿瘤包膜常较明显，类似HCC的假包膜。CT增强扫描动脉期，肿瘤呈明显的高密度均匀强化，强化程度可基本同主动脉的强化，门脉期扫描，肿瘤病灶呈等密度或仍稍高密度改变，这一点区别于HCC。MRI表现具有多样性，T1WI上大部分均呈低信号，也可呈高信号和等信号；T2WI上多为稍高信号，少数为等信号和低信号。如果肿瘤内合并出血，则无论T1WI，还是T2WI，其常呈混合信号。增强方式基本同CT表现，但在包膜显示上，MRI常较CT敏感。此外，有文献报道，糖原累积综合征患者，常可合并肝腺瘤。

（3）血管平滑肌脂肪瘤（AML）：血管平滑肌脂肪瘤临床上并非少见，可发生于任何年龄，多见于女性成人。其组织学特点为成熟脂肪组织、平滑肌细胞和迂曲厚壁血管三种成分不同比例混杂。有明显脂肪组织者，肿瘤呈混合密度，形态可圆形或类圆形，边缘较清晰，在CT和MRI上可见脂肪密度或信号，则可明确诊断，甚至不用增强扫描，即可确诊。

3. 肿瘤样病变

（1）局灶性结节增生（FNH）：局灶性结节增生常发生于无肝硬化的肝脏，以右叶多见，无年龄和性别倾向。病灶可单发，也可多发。镜下病变区为正常肝细胞，常可见到厚壁血管、纤维瘢痕组织分隔肝组织，其间有淋巴细胞浸润和胆小管增生，但无肝小叶结构及汇管区结构，特征性改变为中央星状瘢痕组织向周围辐射（实体型），个别中央星状瘢痕组织由扩张血管取代（毛细血管扩张型）。目前认为FNH是肝实质对先前存在的动脉血管畸形的反应性增生。

（2）炎性假瘤：临床少见。发病原因尚不清楚，可能与感染、机体免疫状态和胆道梗阻有关。病变多见右叶，可单发，也可多发，病灶与周围组织分界清晰，多数无明显纤维包膜，组织学表现为纤维组织增生并可见肌纤维母细胞及毛细血管。其间散在较多增生组织细胞、多克隆浆细胞及淋巴细胞浸润，同时必须可见凝固性坏死组织。

（3）肝囊肿：肝囊肿为较常见的先天性病变，单发或多发，或为全身多囊性病变的一部分。CT平扫表现圆形或类圆形的低密度水样灶，边缘清晰，壁薄如纸，CT值接近于零。SE序列T1WI上呈均匀低信号，T2WI上呈类似于水的均匀高信号。注射造影剂后病灶无强化。复杂性肝囊肿如感染性和出血性囊肿，有时需与肝恶性肿瘤鉴别。肝棘球蚴病与肝囊肿表现相似，母囊内子囊，分房和钙化为其特征。

（4）灶状脂肪变性：灶状脂肪变性常见于正常肝脏，可单发或多发，直径数厘米。病理上特点肝细胞脂肪变性，呈空泡状，弥漫分布于肝小叶内，肝小叶结构存在。CT平扫呈均匀稍低密度，边缘较清晰，增强动脉期和门脉期无强化，呈低密度。T1WI上呈稍高信号，T2WI上呈高或稍高信号，T1WI和T2WI抑脂序列则呈等信号有助于诊断。MRI增强扫描形式同CT。

（5）变性结节（DN）：也称不典型增生结节或腺瘤样增生。目前比较一致认为是肝硬化再生结节与HCC的中间过渡期的结节改变。最大直径一般在0.8 ~ 2cm范围内，很少超过3.0cm，病理上进一步可分为低度DN和高度DN，同时高度DN中可含有极明显的HCC区域，称之为“灶中灶”。DN与HCC的鉴别，更多视其血供情况，即动脉期强化不明显，而门脉期强化明显，则倾向DN诊断，反之，则考虑HCC。同时，T1WI上常呈稍高信号而T2WI上呈等信号或稍低信号，倾向DN诊断。但是有研究认为小HCC与DN的磁共振信号有交叉重叠，并无特异性，有待今后作更多研究和积累临床经验，灶中灶的HCC其表现可同HCC的改变。

4. 其他常见病变

（1）肝脓肿：肝脓肿的早期，有时与肝细胞癌鉴别困难，必须结合临床表现和实验室检查结果，进行综合判断，对于疑难病例，必要时可穿刺活检或积极抗炎后短期随访。对于脓肿形成期，CT 平扫病灶为混合性低密度，边缘模糊；SE 序列 T1WI 上病灶中心为低信号，T2WI 上脓肿壁为低信号，中心液化坏死区呈高信号，周围水肿区呈片状略高信号。增强扫描 CT 和 MRI 较具特征性，可见脓肿呈同心圆状的“靶征”，即由中央无强化的坏死液化区、强化壁和壁周的环状水肿带组成；或者增强扫描图上病灶呈“蜂房状”改变也颇具特征性。在 CT 图上，病灶内偶尔见到气体影，特别是气液平的出现有助于肝脓肿的诊断。此外，肝脓肿常伴有同侧胸腔少量液体。

（2）肝硬化：肝硬化是以广泛纤维结缔组织增生为特征的一类慢性肝病，病因甚多，国内以乙型、丙型肝炎为主要原因。CT 和 MRI 表现为肝体积缩小，肝各叶大小比例失调，肝裂增宽和肝门区扩大。肝再生结节增生明显者，CT 平扫见肝脏呈高低密度相间的结节状改变，动脉期增强扫描结节病灶无强化，门脉期扫描，结节消失，整个肝脏呈均匀一致的密度。肝脏再生结节在 MRI 上颇具特征性，即在 SE 序列上 T1WI 上为稍高信号，而 T2WI 上反呈低信号。GRE 序列动态增强扫描类似于 CT 表现。此外，肝硬化的继发性的改变，包括脾大、腹水、门脉高压和侧支循环形成等，CT、MRI（包括 CTA 和 MRA）可提供许多信息。

（3）脂肪肝：脂肪肝累及的部位，CT 平扫密度降低，并且在密度降低的部位可见清晰的正常肝血管影，脂肪肝的增强方式与正常肝脏一致，但仍保持相对低密度。MRI 上脂肪肝在 SE 序列 T1WI 和 T2WI 可呈相对高信号。如果增加抑脂肪技术，则受累肝脏可为低信号，则更有利于脂肪肝的确诊。需要注意的是，当部分正常肝组织呈球状存在于脂肪肝中时，影像学上称之“肝岛”，超声常误为占位，而 CT 和 MRI 却不会误诊，关键表现为：增强扫描时，其变化规律与已经脂肪化肝组织的强化基本一致。

（4）血红蛋白沉着症：以铁质在体内长期过量蓄积为特征，可分为原发和继发两种类型。CT 平扫见肝脏、脾脏和胰腺等脏器密度明显升高，MRI 上，尤其在 SE 序列 T2WI 上述脏器的信号明显较正常情况下为低，非常容易识别。

八、原发性肝癌的 PET/CT 检查

PET/CT 是集 PET 和 CT 于同一机架内，通过一次检查可以同时获得所要观察靶器官的 PET 功能、代谢图像及 CT 解剖图像以及两者的融合图像。因所使用放射性药物不同，PET 所反映的功能与代谢内容也有所差异。临床上用于肝肿瘤诊断、使用最为广泛的显像剂是反映肿瘤糖代谢的 18F-FDG（氟 -18 标记氟代脱氧葡萄糖）和反映肝肿瘤细胞有氧代谢的 11C-acetate（碳 -11 标记醋酸盐）在肝细胞癌的诊断方面发挥了重要的作用。反映肿瘤细胞磷脂合成的用 11C-choline（碳 -11 标记的胆碱）或 18F-FCH（氟 -18 标记氟代胆碱）也在临床工作中逐渐得到越来越多的应用。

（一）在原发性肝癌分期和再分期中的应用

由于 PET/CT 检查是一项反映功能和代谢信息的影像学检查，不受解剖结构改变或者病变部位复杂结构的影响，因此，对于探测肝细胞癌术后局部复发具有明显的优势。同时，由于绝大多数器官对于 18F-FDG 的摄取都低于肝脏，因此即使糖代谢比较低的原发性肝脏肿瘤的肝外转移灶也较为易于显示。再者 PET/CT 显像是全身检查，或者是肝外转移具有较为明显的优势。

（二）在勾画生物靶区和诱导活检方面的应用

就 18F-FDG PET/CT 显像而言，糖代谢越为明显的部位提示其肿瘤细胞越为集中且代谢越为活跃。具有代谢增高之处意味着有存活肿瘤组织存在。基于此勾画生物靶区，较基于 CT 或 MRI 勾画的靶区会更加精确，且远期疗效或更好。以代谢活跃部位作为穿刺活检的目标所在，获取存活肿瘤的概率明显增高。

九、原发性肝癌的血管造影

原发性肝癌的血管造影包括动脉系统和静脉系统造影。动脉造影（主要是肝动脉造影）不仅有助于原发性肝癌的诊断和鉴别诊断，还可用于外科术前或介入治疗前估计病变范围，特别是了解肝内播散的

子结节情况，也可为血管解剖变异和重要血管的解剖关系提供正确客观的信息。静脉系统造影包括门静脉和下腔静脉造影。门静脉造影用于评价门静脉血流的通畅性以及向肝回流情况，对肝癌伴门静脉癌栓的患者还能显示门静脉癌栓的部位、范围、门静脉阻塞程度以及门静脉属支（胃冠状静脉等）曲张情况。下腔静脉造影用于肝癌伴下腔静脉阻塞的患者，可显示下腔静脉阻塞的范围、程度以及周围侧支循环情况。为获得良好的造影图像，血管造影必须在具备数字减影血管造影（DSA）机的导管室内进行。

（一）动脉造影

1. 肝动脉造影 原发性肝癌多属富血供肿瘤，其血供 95% ~ 99% 来自肝动脉。通过肝动脉造影可明确肝癌的部位、数目和大小，显示其供血动脉分支和血供情况、是否合并动静脉瘘及静脉癌栓等，从而为确定能否行根治性手术切除或动脉灌注化疗、栓塞等做准备。

（1）造影方法：肝动脉造影是发现小和微小肝癌最敏感的方法，但造影方法的正确与否直接影响病灶的检出率。造影时导管头端宜置于腹腔动脉或肝总动脉内，以全面评价肝脏的动脉血供情况。造影剂的流速和总量根据肝动脉的粗细和血流速度而定，通常为 4 ~ 6ml/s，造影剂总量为 18 ~ 25ml。血管造影图像应包括动脉期、肝实质期以及静脉期。若发现肝脏某区域血管稀少甚至缺乏，需探查其他血管（如肠系膜上动脉、胃左动脉、右膈下动脉等）以发现异位起源的肝动脉或侧支血管，以免漏诊。对直径较小或动脉血供较少、肝总动脉 / 肝固有动脉显示不清的病灶，可将导管超选择插入肝左 / 右动脉分支内，采用低流速（1 ~ 2ml/s）、较大总量（8 ~ 12ml）进行肝动脉灌注造影，能进一步提高病灶检出率。

（2）造影表现：肝癌肝动脉造影主要表现如下。

1）肿瘤血管：肝细胞癌的肿瘤血管常出现于动脉相早中期，表现为肿瘤区内紊乱、管腔粗细不均的新生血管，多呈异常扩张扭曲。当肿瘤血管明显扩张成湖样或池样时，称为“肿瘤湖”。胆管细胞癌则表现为细小、增多和紊乱的新生血管，常出现动脉相中晚期。

2）肿瘤染色：出现于实质相，与造影剂积聚在肿瘤的间质间隙及滞留在肿瘤血管有关，可呈结节状、不均匀性及均匀性三种染色。体积较大肿瘤中央有坏死时，可出现肿瘤周围部分浓染，中央密度低或染色不均匀。

3）供养肿瘤的肝动脉及分支增粗、扭曲。

4）肿瘤周围动脉移位、扭曲或拉直：由体积较大的肿瘤推移、压迫所致，典型者动脉呈“握球状”包绕肿瘤周围。

5）动 – 静脉分流：常见为肝动脉 – 门静脉分流，表现为动脉期见门静脉分支显影，肝动脉、门静脉分支相伴，表现为“双轨征”。如分流量大，可致门静脉离肝血流，动脉造影呈现门静脉主干甚至脾静脉、肠系膜上静脉显影。肝动脉 – 肝静脉分流表现为肝静脉早期显影，造影剂经分流迅速回流至下腔静脉和右心房。

6）肿瘤包绕动脉征：肿瘤包绕浸润动脉，使其管壁僵硬、狭窄及不规则，肝内动脉受肝瘤侵犯可呈锯齿状、串珠状或僵硬状态，多见于巨块型肝癌。胆管细胞癌有时仅可表现该征象。

7）门静脉及肝静脉癌栓：表现为静脉管腔的充盈缺损。癌栓可由动脉供血，造影动脉相中晚期在扩张的门静脉癌栓部位见到不显影的癌栓间杂着条纹状显影的供养动脉，此为“线条征”。肝静脉癌栓则表现为肝静脉部位出现“线条征”，可延伸至下腔静脉，有的甚至入右心房。此类肝癌多合并肝动 – 静脉分流。

上述表现以肿瘤血管及肿瘤染色最为常见，动脉包绕征、动 – 静脉分流和门静脉 / 肝静脉癌栓是肝脏恶性肿瘤特征性表现。

（3）鉴别诊断。

1）海绵状血管瘤：由扩大的肝血窦构成，造影剂进入后呈密度很高的大小不等的“棉球状”或“爆米花状”染色。血管瘤染色呈“早出晚归”表现，即在动脉早期出现，延迟至 20 秒甚至数分钟后才消失。这一表现甚是特殊和典型。

2）局灶性结节增生：也常为富血供，结节内中央血管呈放射状，实质期肿瘤染色较浓密呈网格状。无动－静脉分流等肝恶性肿瘤特征性改变。

3）转移性肿瘤：富血供的转移性肿瘤（如类癌、胰岛细胞瘤等）的血管造影表现与原发性肝癌类似，鉴别相当困难。转移性肿瘤少见动－静脉分流或门静脉癌栓，有原发肿瘤病史可以鉴别。

2. 异位肝动脉和肝外侧支血管造影

（1）异位肝动脉：最常见为肝右动脉起源于肠系膜上动脉。其次为肝左动脉起源于胃左动脉。有时副肝右动脉、副肝左动脉可同时分别从肠系膜上动脉和胃左动脉发出。

（2）肝外侧支血管：肝癌的肝外侧支循环较多，可来自：①左、右膈下动脉，以右膈下动脉最常见；②腹腔动脉系统，如胃十二指肠动脉、网膜动脉、胃左或右动脉等；③肠系膜上动脉系统，常见经胰弓动脉供养，见于肝总动脉闭塞或瓣膜状闭塞；④其他，如肋间动脉、胸廓内动脉、右肾动脉、肾上腺动脉等。此外，中结肠动脉供养也有报道。

熟悉和掌握肝癌可能的异位肝动脉以及肝外侧支血管情况，对全面评价肝癌的动脉供血以及动脉化疗栓塞治疗肝癌有着重要的意义。

（二）静脉造影

1. 门静脉造影 包括经动脉间接门静脉造影和经皮穿刺直接门静脉造影两种方法。

（1）间接门静脉造影：经动脉途径将导管超选择插入脾动脉 / 肠系膜上动脉，注入造影剂后通过其静脉回流，观察门静脉及其属支的血流情况。间接门静脉造影可动态评价门静脉血流通畅性和显示血流的方向（如：属向肝血流、双向血流或离肝血流），肝实质门静脉灌注情况等，为介入治疗方案的选择提供指导。对门静脉主干或以及大分支癌栓的患者能提示癌栓的部位、范围以及门静脉阻塞的程度。

（2）直接门静脉造影：肝癌伴门静脉疾病（如门静脉癌栓、门静脉高压）需置入门静脉支架和（或）125I 粒子条，或栓塞胃冠状静脉、胃短静脉等介入治疗前后需行直接门静脉造影。最常用的方法为经皮穿肝将导管置入门静脉造影。直接门静脉造影可更清楚显示门静脉血流的通畅性和方向性，门静脉属支曲张情况，门静脉癌栓的部位、范围和门静脉阻塞的程度等，还可直接测量门静脉压力，全面评价门静脉高压的严重程度。

2. 下腔静脉造影 肝癌伴下腔静脉阻塞的患者在给予肝动脉化疗栓塞前或准备置入支架开通阻塞的下腔静脉时必须进行下腔静脉造影。下腔静脉造影可直接显示下腔静脉狭窄或阻塞的部位、范围以及严重程度，周围侧支静脉开放情况等。测量下腔静脉阻塞远、近心端的压力差能决定是否必须行介入治疗。

十、临床诊断

原发性肝癌的诊断有病理诊断与临床诊断。病理诊断则通过肝穿刺获得组织学标本或外科手术切除的大体标本，进行病理切片检查和免疫组织化学检查。

由于影像学的进步和肿瘤标记物的出现，原发性肝癌的诊断比较容易，但临床上需要与肝炎、肝硬化活动期鉴别。这是由于肝炎、肝硬化活动期也可产生一定浓度的 AFP，但有明显的肝功能障碍而无相应的肝内占位性病变。如动态观察，AFP 与转氨酶（特别是 ALT）曲线相随者为肝病，分离者为肝癌。

十一、病理诊断

（一）肝细胞癌

1. 病理学特征 HCC 的明确诊断须依据于病理组织学诊断。病理组织活检主要有两种方式：①手术切除病变组织活检；②超声或 CT 引导下经皮穿刺活检。

（1）HCC 的相关病变肝硬化：肝硬化为许多慢性肝疾病的末期病变，表现为弥漫性肝纤维化以及肝纤维组织分隔正常肝小叶结构而形成纤维组织包绕的肝实质结节。肝硬化可依据其结节的大小分类成：微小结节（结节直径＜ 3mm）性肝硬化、大结节（结节直径＞ 3mm）性肝硬化、大小结节混合（结节直径大于和小于 3mm）性肝硬化。

（2）早期 HCC：早期 HCC 与肝细胞高度异型增生结节的鉴别诊断，由于两者缺乏客观的表型和基因型标记，目前没有统一的病理形态学标准。与小 HCC 的鉴别诊断要点是前者具有高度异型增生结节的背景，同时后者癌组织范围分布于整个病变区。肝穿刺组织少，癌变区常常难以取到，故在穿刺组织活检诊断时难以做出明确诊断。

（3）小 HCC：小 HCC 是指整个病灶均为癌组织，并接受肝动脉供血。小 HCC 与 HCC 肝内播散灶有本质上的区别。

（4）肝细胞癌（HCC）。

1）大体观察：依据肿瘤的巨检形态，可把肿瘤的大体形态分为弥漫型、巨块型（癌肿直径大于10cm）、结节型、小肝癌型。

2）组织学类型：HCC 是由类肝细胞样肿瘤细胞组成，呈巢状、梁索状或实体排列，肿瘤间质为血窦样结构，此血窦样结构免疫组化 CD34 呈阳性反应，称为“毛细血管化”。HCC 间质的血窦样结构和其“毛细血管化”是 HCC 病理诊断的重要依据之一。

依据肿瘤分化程度的不同，肿瘤细胞形态及其排列方式存在较大差异。高分化 HCC 的肿瘤细胞近似于正常肝细胞。肿瘤组织中失去正常肝小叶结构，无汇管区结构及胆小管，见孤行小动脉血管，肿瘤细胞间偶见胆栓；免疫组化 AFP 可呈阳性反应；网状纤维染色示肿瘤区网状纤维减少或缺失，或结构紊乱；肿瘤与周围肝组织无纤维性包膜，并浸润周围肝组织。肿瘤细胞可形成不同结构。

HCC 的病理分级可按 Edmondson 四级分法，其主要依据为癌细胞形态、核的异型性、胆汁分泌状况及组织结构分为Ⅰ、Ⅱ、Ⅲ、Ⅳ级。Ⅱ、Ⅲ级最常见，Ⅰ、Ⅳ级较少见；Ⅰ级为高分化、Ⅱ级为中分化、Ⅲ级为低分化、Ⅳ级为未分化。

HCC 常见的组织结构为梁索状、实体型、硬化型、伴脂肪变型、假腺样型和腺泡型。其他少的类型为淋巴上皮病样型、富于组织细胞型、炎性假瘤样型、肝母细胞型等。

2. 肝细胞癌的预后和肿瘤播散　HCC 的预后由多种因素所决定。HCC 本身的发展以及其慢性肝病的病变性质和程度具有非常重要的作用。慢性肝病的影响主要表现在肝功能的失代偿，如腹水、严重黄疸、低蛋白血症。HCC 本身的发展主要表现在 HCC 的复发和播散。肿瘤复发可源于以下情况：①肿瘤治疗后残留 HCC 组织；②肝内播散微小病灶；③ HCC 多中心发生。HCC 的播散主要是通过血道，少数可通过淋巴道和种植转移。

（二）肝内胆管癌

肝内胆管癌（ICC）也称周围型胆管癌（PCC），是来自肝内胆管上皮的恶性肿瘤。寄生虫尤其是吸虫感染是 ICC 的病因学因素，肝石症也常与 ICC 有关，其他病因学因素还有 EB 病毒感染，二氧化钍沉积，胆道畸形等。

1. 大体特征　肝内胆管癌，好发于肝右叶，大多无肝硬化背景。肿瘤呈结节状或巨块状，仔细剖检，切面可以发现与大胆管关系密切。丰富的纤维性间质使肿瘤质地很硬，是胆管癌的一个重要特征，并呈由边缘向中心渐多的趋势。

2. 组织学特征　镜下癌组织呈腺样或条索状、乳头状或乳头状管状结构，癌细胞呈立方状、柱状。大多数肿瘤细胞产生黏液。胆管癌与胆囊、肝外胆管或胰腺的腺癌一样具有浸润神经的倾向。胆管癌可分化为不同类型癌如乳头状腺癌或乳头状管状腺癌、腺鳞癌、鳞形细胞癌、黏液腺癌等。

3. 胆小管细胞癌　胆小管细胞癌是起源于亨利管的腺癌，其镜下特点为双层小细胞组成的腺管状或微小腺泡状癌组织分布于纤维间质内。近来对于肝干细胞的研究越来越深入，认为这类肿瘤是由干细胞直接恶变而来的。

（三）混合型肝细胞癌和胆管细胞癌

混合型肝细胞癌和胆管细胞癌（CHC）指包含肝细胞癌与胆管细胞癌两种成分，并且两种成分混杂在一起。而同时发生于肝的两个独立的肿瘤称为“碰撞癌”，不属于此类。临床上与典型肝细胞癌无明显区别，多发生在慢性肝病背景上。与 HCC 比有更高的淋巴结转移率。

1. 大体形态 大体形态与 HCC 无明显差异，在以胆管癌为主要成分的部分由于具有丰富纤维间质，肿瘤切面质地硬。

2. 组织学 组织学上，肿瘤部分呈典型肝细胞癌表现，部分呈管状腺癌；两种成分紧密相邻，或互相交错。免疫表型分别表达 HepPar1，AFP，与 CK19，CK7。HBsAg 和 HBcAg 则主要表达在肝细胞癌区。CD34 所勾勒出的血窦样分布也在肝细胞癌区明显。

（四）肝原发性神经内分泌肿瘤

神经内分泌肿瘤以胃肠道、胰腺及肺多见，肝脏为最常见的转移部位。原发于肝脏者少见。神经内分泌肿瘤包括典型类癌，不典型类癌和分化差神经内分泌癌以及小细胞癌一个广泛范畴。肝脏原发性类癌、不典型类癌和神经内分泌癌均有个例报道，大多数无特异性内分泌症状，仅一例表现为腹泻、低钾和高钙血症的 VIPoma。

肝脏神经内分泌肿瘤的确切起源尚不清楚，文献报道可能来源于异位的胰腺组织、前肠散在的神经外胚叶细胞、化生的内分泌细胞上皮或多潜能干细胞的异常分化。

1. 大体特征 原发性肝神经内分泌癌一般较大，多大于 5cm（2 ~ 23cm），肿瘤呈类圆形或不规则形，边界清晰，可单发或多发，多发一般表现为一个大肿瘤周围伴多个小肿瘤。个别病例与 HCC 并发于有结节性硬化的肝脏，但在大体上两者可分开，NET 切面灰白，质脆，如出现坏死，呈灰红鱼肉样。HCC 因有胆汁分泌多呈灰黄色，质地较硬。

2. 组织学特征 肿瘤有轻度细胞异型，大片坏死，及脉管内微转移灶，最后一个特征可通过免疫组化标记 CHG-A 和 SYN 来识别。较少见的特征还有肝血窦浸润或肿瘤细胞 spillage 渗入周围肝实质。

第二节 肝癌的治疗

肝癌的治疗有多种方法，有外科手术切除、瘤内酒精注射、射频治疗、局部放射治疗、化疗、免疫治疗。外科手术是治愈肝癌的重要手段，但是，80% 的肝癌患者在确诊为原发性肝癌时，或因肿瘤大，或癌栓或远处转移，或肝功能及其他内科疾病，失去手术切除的机会。非手术治疗，最常见的是经肝动脉栓塞化疗。

一、外科治疗

肝癌的手术治疗主要包括肝切除术和肝移植术。

（一）肝切除术

1. 肝切除术的基本原则

（1）彻底性：最大限度地完整切除肿瘤，使切缘无残留肿瘤。

（2）安全性：最大限度地保留正常肝组织，降低手术死亡率及手术并发症。术前的选择和评估、手术细节的改进及术后复发转移的防治等是中晚期肝癌手术治疗的关键点。在术前应对肝功能储备进行全面评价，通常采用 Child-Pugh 分级和 ICG 清除试验等综合评价肝实质功能，采用 CT 和（或）MRI 去计算余肝的体积。

中晚期 HCC 多为直径＞ 10cm 的单发肿瘤、多发肿瘤、伴门静脉或肝静脉癌栓或伴胆管癌栓。因为仅在患者一般情况好，且肝储备功能满意时才考虑肝切除手术，故无论采用何种分期，只有小部分中晚期 HCC 适于手术。肝功能（Child-Pugh）评分和吲哚氰绿 15 分钟潴留率（ICG15）是常用的肝储备功能评估方法。BCLC 学组还提倡使用肝静脉压力梯度（HVPG）评估门静脉高压程度。对于中晚期 HCC，一般 Child-Pugh 为 A 级、HVPG ＜ 12mmHg 且 ICG15 ＜ 20% 代表肝储备功能良好且门静脉高压在可接受范围。在此基础上，再利用影像学技术估算预期切除后的余肝体积，余肝体积须占标准肝体积的 40% 以上，才可保证手术安全。可手术切除的中晚期 HCC 患者术后长期生存率显著高于非手术或姑息治疗者。

2. 肝切除术方法分类 肝切除术包括根治性切除和姑息性切除。一般认为，根据手术完善程度，可将肝癌根治切除标准分为 3 级。

（1）Ⅰ级标准：完整切除肉眼所见肿瘤，切缘无残癌。

（2）Ⅱ级标准：在Ⅰ级标准基础上增加 4 项条件：①肿瘤数目≤ 2 个；②无门脉主干及一级分支、总肝管及一级分支、肝静脉主干及下腔静脉癌栓；③无肝门淋巴结转移；④无肝外转移。

（3）Ⅲ级标准：在Ⅱ级标准基础上，增加术后随访结果的阴性条件，即术前血清 AFP 增高者，术后 2 个月内 AFP 应降至正常和影像学检查未见肿瘤残存。

3. 肝切除术的适应证

（1）患者的基本条件：主要是全身状况可以耐受手术；肝脏病灶可以切除；预留肝脏功能可以充分代偿。具体包括：一般情况良好，无明显心、肺、肾等重要脏器器质性病变；肝功能正常，或仅有轻度损害（Child-Pugh A 级），或肝功能分级属 B 级，经短期护肝治疗后恢复到 A 级；肝储备功能（如 ICGR15）基本在正常范围以内；无不可切除的肝外转移性肿瘤。一般认为 ICG15 < 14%，可作为安全进行肝大块切除术而肝衰竭发生概率低的界限。

（2）根治性肝切除的局部病变，必须满足下列条件。

1）单发肝癌，表面较光滑，周围界限较清楚或有假包膜形成，受肿瘤破坏的肝组织< 30%；或受肿瘤破坏的肝组织> 30%，但是无瘤侧肝脏明显代偿性增大，达到标准肝体积的 50% 以上。

2）多发性肿瘤，结节< 3 个，且局限在肝脏的一段或一叶内。对于多发性肝癌，相关研究均显示，在满足手术条件下，肿瘤数目< 3 个的多发性肝癌患者可从手术显著获益；若肿瘤数目> 3 个，即使已手术切除，其疗效也并不优于肝动脉介入栓塞等非手术治疗。

（3）腹腔镜肝切除术：目前腹腔镜肝癌切除术开展日趋增多，其主要适应证为孤立性癌灶，< 5cm，位于 2 ~ 6 肝段；具有创伤小、失血量和手术死亡率低的优点。故有学者认为对于位置较好的肝癌，尤其是早期肝癌者，腹腔镜肝切除术表现较好。

（4）姑息性肝切除的局部病变，必须符合下列条件。

1）3 ~ 5 个多发性肿瘤，超越半肝范围者，行多处局限性切除。

2）肿瘤局限于相邻的 2 ~ 3 个肝段或半肝内，无瘤肝组织明显代偿性增大，达到标准肝体积的 50% 以上。

3）肝中央区（中叶或Ⅳ、Ⅴ、Ⅷ段）肝癌，无瘤肝组织明显代偿性增大，达到标准肝体积的 50% 以上。

4）肝门部有淋巴结转移者，切除肿瘤的同时行淋巴结清扫或术后治疗。

5）周围脏器受侵犯者一并切除。

（5）姑息性肝切除还涉及几种情况：肝癌合并门静脉癌栓（PVTT）和（或）腔静脉癌栓、肝癌合并胆管癌栓、肝癌合并肝硬化门脉高压、难切性肝癌的切除。每种情况均有其对应手术治疗适应证。肝癌伴门静脉癌栓是中晚期 HCC 的常见表现。在这部分患者中，若肿瘤局限于半肝，且预期术中癌栓可取净，可考虑手术切除肿瘤并经门静脉取栓，术后再结合介入栓塞及门静脉化疗。肝癌侵犯胆管形成胆管癌栓也较常见，致使患者黄疸明显。须注意鉴别黄疸性质，对于癌栓形成的梗阻性黄疸，如能手术切除肿瘤并取净癌栓，可很快解除黄疸，故黄疸不是手术的明显禁忌证。此外，对于不适宜姑息性切除的肝癌，应考虑姑息性非切除外科治疗，如术中肝动脉结扎和（或）肝动脉、门静脉插管化疗等。对于肝内微小病灶的治疗值得关注。部分微小病灶经影像学检查或术中探查都不能发现，致使肝切除后的复发率升高。如果怀疑切除不彻底，那么术后采用 TACE 是理想的选择，除了治疗的意义外，还有检查残留癌灶的意义。如有残留癌灶，应及时采取补救措施。此外，术后病例应作肝炎病毒载量［HBV DNA 和（或）HCV RNA］检查；如有指征，应积极进行抗病毒治疗，以减少肝癌再发的可能。

4. 改进手术技术　原则上肝脏储备功能足够，没有肝外转移、大血管侵犯和门静脉癌栓的单发肿瘤应考虑肝切除术；技术上可行、符合上述条件的多发肿瘤，也应考虑肝切除术。但是中晚期肝癌、尤其是巨大或多发肿瘤的手术复杂且根治性切除率仍然比较低。

提高肝肿瘤可切除性的手段有：术前经肝动脉化疗栓塞可使部分患者的肿瘤缩小后再切除；经门静脉栓塞主瘤所在肝叶，使余肝代偿性增大后再切除，临床报告其毒副作用不多，较为安全有效。对于巨大肿瘤，可采用不游离肝周韧带的前径路肝切除法，直接离断肝实质及肝内管道，最后再游离韧带并移除肿瘤。对于多发性肿瘤，可采用手术切除结合术中消融（如术中射频等）方式治疗，切除肝脏边缘肿瘤，射频处理深部肿瘤。对于门静脉或肝静脉癌栓者，行门静脉取栓术时须阻断健侧门静脉血流，防止癌栓播散。对于肝静脉癌栓者，可行全肝血流阻断，尽可能整块去除癌栓。对于肝癌伴胆管癌栓者，在去除癌栓的同时，若肿瘤已部分侵犯胆管壁，则应同时切除受累胆管并重建胆道，以降低局部复发率。

5. 防止术后转移复发　中晚期肝癌手术切除后复发转移率很高，这与术前可能已存在微小播散灶或者多中心发生有关。一旦复发，往往难有再切除机会，可以采取局部非手术治疗和系统治疗等控制肿瘤发展，延长患者生存期。对于高危复发者，临床研究证实术后预防性介入栓塞治疗有一定的效果，能发现并控制术后肝内微小残癌。尽管有临床随机研究提示，α 干扰素可预防复发，但是其对远期复发率及不同类型肝炎患者的影响仍有争议，目前还不是公认的预防复发的标准治疗方法。

6. 手术禁忌证

（1）心肺功能差或合并其他重要器官系统严重疾病，不能耐受手术者。

（2）肝硬化严重，肝功能差 Child–Pugh C 级。

（3）已经存在肝外转移。

（二）肝移植术

目前，在我国对于肝癌进行肝移植手术多是作为补充治疗，用于无法手术切除、不能进行或微波消融和 TACE 治疗以及肝功能不能耐受的患者。选择合适的适应证是提高肝癌肝移植疗效，保证极为宝贵的供肝资源得到公平有效利用的关键。

二、局部治疗

尽管外科手术是肝癌的首选治疗方法，但是在确诊时大部分患者已达中晚期，往往失去了手术机会，据统计仅约 20% 的患者适合手术。因此，需要积极采用非手术治疗，可能使相当一部分患者的症状减轻、生活质量改善和生存期延长。

（一）局部消融治疗

局部消融治疗是借助医学影像技术的引导对肿瘤靶向定位，局部采用物理或化学的方法直接杀灭肿瘤组织的一类治疗手段。主要包括射频消融（RFA）、微波消融（MWA）、冷冻治疗、高功率超声聚焦消融（HIFU）以及无水酒精注射治疗（PEI）；具有微创、安全、简便和易于多次施行的特点。而影像引导技术包括 US、CT 和 MRI，治疗途径有经皮、经腹腔镜手术和经开腹手术三种。

（二）肝动脉介入治疗

1. 基本原则

（1）要求在数字减影血管造影机下进行。

（2）必须严格掌握临床适应证。

（3）必须强调治疗的规范化和个体化。

2. 适用人群

（1）不能手术切除的中晚期原发性肝癌患者。

（2）可以手术切除，但由于其他原因（如高龄、严重肝硬化等）不能或不愿接受手术的患者。对于上述患者，介入治疗可以作为非手术治疗中的首选方法。

国内的临床经验表明，肝动脉介入治疗对于包膜比较完整的巨块型肝癌和大肝癌具有一定的效果，但是对于可以手术切除的肝癌，优先选择外科切除。介入治疗的主要影响因素如下。

1）血清 AFP 水平。

2）肿瘤病灶是否包膜完整、边界清楚。

3）门静脉有无癌栓。

3. 适应证

（1）TACE 的主要适应证为不能手术切除的中晚期 HCC，无肝肾功能严重障碍，包括以下内容。

1）巨块型肝癌：肿瘤占整个肝脏的比例＜ 70%。

2）多发结节型肝癌。

3）门静脉主干未完全阻塞，或虽完全阻塞但肝动脉与门静脉间代偿性侧支血管形成。

4）外科手术失败或术后复发者。

5）肝功能分级（Child–Pugh）A 或 B 级，ECOG 评分 0 ～ 2 分。

6）肝肿瘤破裂出血及肝动脉 – 门脉静分流造成门静脉高压出血。

（2）肝肿瘤切除术前应用，可使肿瘤缩小，有利于二期切除，同时能明确病灶数目。

（3）小肝癌，但不适合或者不愿意进行手术、局部射频或微波消融治疗者。

（4）控制局部疼痛、出血以及栓堵动静脉瘘。

（5）肝癌切除术后，预防复发。

4. 禁忌证

（1）肝功能严重障碍（Child–Pugh C 级）。

（2）凝血功能严重减退，且无法纠正。

（3）门静脉主干完全被癌栓栓塞，且侧支血管形成少。

（4）合并活动性感染且不能同时治疗者。

（5）肿瘤远处广泛转移，估计生存期＜ 3 个月者。

（6）恶病质或多器官功能衰竭者。

（7）肿瘤占全肝比例≥ 70% 癌灶；如果肝功能基本正常，可考虑采用少量碘油乳剂分次栓塞。

（8）外周血白细胞和血小板显著减少，白细胞＜ 3.0 × 10 9/L（非绝对禁忌，如脾功能亢进者，与化疗性白细胞减少有所不同），血小板＜ 60 × 10 9/L。

5. 操作程序要点和分类　肝动脉造影通常采用 Seldinger 方法，经皮穿刺股动脉插管，导管置于腹腔干或肝总动脉造影，造影图像采集应包括动脉期、实质期及静脉期；应做肠系膜上动脉造影、注意寻找侧支供血。根据治疗操作的不同，通常分为以下几种。

（1）肝动脉灌注化疗（TAI）：仔细分析造影表现，明确肿瘤的部位、大小、数目以及供血动脉后，超选择插管至肿瘤供血动脉内给予灌注化疗，常用化疗药物有多柔比星（ADM）或表柔比星（EADM）、顺铂（DDP）、氟尿嘧啶（5–Fu）、羟基喜树碱（HCPT）以及丝裂霉素（MMC）等。

（2）肝动脉栓塞（TAE）：临床上常用，应尽可能采取超选择插管，并且注意选择合适的栓塞剂。一般采用超液化乙碘油与化疗药物充分混合成乳剂，碘油用量应根据肿瘤的大小、血供情况、肿瘤供血动脉的多寡酌情掌握，也可以选用其他栓塞剂，如明胶海绵、永久性颗粒和微球等。对于肝癌合并动静脉瘘者，应该注意首先要有效地栓堵动静脉瘘，再进行针对肿瘤的 TAE，以防止引起肺栓塞等严重并发症和保证抗肿瘤 TAE 的效果；对于重度动静脉瘘者，一般主张仅采取 TAI 治疗。

（3）肝动脉栓塞化疗（TACE）：同时进行肝动脉灌注化疗（TAI）和肝动脉栓塞（TAE）治疗，以提高疗效。TACE 作为一线非根治性治疗，国内临床上最常用。TACE 治疗 HCC 主要是基于肝癌和正常肝组织血供的差异，即 95% ～ 99% 的肝癌血供来自肝动脉，而正常肝组织血供的 70% ～ 75% 来自门静脉，肝动脉血供仅占 20% ～ 25%。TACE 能有效阻断肝癌的动脉供血，同时持续释放高浓度的化疗药物打击肿瘤，使其缺血坏死并缩小，而对正常肝组织影响较小。循证医学证据业已表明TACE能有效控制肝癌生长，明显延长患者生存期，使肝癌患者获益，已成为不能手术切除的中晚期肝癌首选和最有效的治疗方法。

TACE前应分析造影表现，明确肿瘤部位、大小、数目及供血动脉后，超选择插管至肝右动脉及肝左动脉分别给予灌注化疗。导管头端应越过胆囊、胃右动脉与胃网膜动脉等血管。化疗药物应适当稀释，缓慢注入靶血管，灌注时间不应< 20分钟。大多数HCC的95%以上血供来自肝动脉，表现为供血动脉增粗、肿瘤血管丰富和肿瘤染色浓密。灌注化疗后应进行栓塞。提倡将超液化乙碘油与化疗药物充分混合成乳剂，用微导管超选择插入肿瘤的供血动脉支，经导管将混合物缓慢注入靶血管。栓塞时应尽量避免栓塞剂栓塞正常肝组织或进入非靶器官。在透视监视下依据肿瘤区碘油沉积是否浓密、瘤周是否已出现门静脉小分支影为界限，碘油用量通常为5～20ml，一般不> 30ml。对于供血动脉明显增粗的肝癌患者，通常主张在碘油乳剂栓塞后加用颗粒性栓塞剂（如吸收性明胶海绵或微球）。栓塞时应尽量栓塞肿瘤的所有供养血管，以使肿瘤去血管化。注意勿将肝固有动脉完全闭塞，以利于再次TACE治疗。

影响TACE远期疗效的主要因素包括肝硬化程度、肝功能状态和肿瘤情况（大小、分级、病理类型、门静脉癌栓以及动静脉瘘等）。此外，TACE治疗本身有一定局限性，主要表现如下。

1）由于栓塞不彻底和肿瘤侧支血管建立等原因，TACE常难以使肿瘤达到病理上完全坏死。

2）TACE治疗后由于肿瘤组织缺血和缺氧，残存肿瘤的缺氧诱导因子（HIF）水平升高，从而使血管内皮生长因子（VEGF）高表达。这些因素可导致肝内肿瘤复发和远处转移。

6.TACE术后常见不良反应　栓塞后综合征是TACE治疗的最常见不良反应，主要表现为发热、疼痛、恶心和呕吐等。发热、疼痛的发生原因是肝动脉被栓塞后引起局部组织缺血、坏死，而恶心、呕吐主要与化疗药物有关。此外，还有穿刺部位出血、白细胞下降、一过性肝功能异常、肾功能损害以及排尿困难等其他常见不良反应。一般来说，介入治疗术后的不良反应会持续5～7天，经对症治疗后大多数患者可以完全恢复。

三、放射治疗

（一）肝癌的立体定向放射治疗

1. 定义　早期的体部立体定向放疗（stereotactic body radiotherapy，SBRT）定义是采用单次或分次的方式，大剂量、短疗程精确治疗体部（小）靶区的技术。这个定义其实是一种模糊的概念，因为，单次或分次就是什么样的分割次数都可以，大剂量究竟是多少剂量，小靶区是小到什么程度，都没有量化。立体定向放疗的初衷就是射线能够精确集中在肿瘤上，肿瘤周围正常组织受到很少的剂量，以至于不会出现明显的放疗毒副作用。随着放射治疗设备的进步，低分割放疗经验的丰富，要达到这个初衷的手段越来越多。既往认为孤立的小肿瘤才能进行立体定向放疗，现在对多病灶、大病灶亦可以行立体定向放射治疗。因此，立体定向放射治疗的定义随时代的进步不断外延。

立体定向放射治疗是利用影像设备采集肿瘤及周围正常组织的图像，在治疗计划系统的配合下，利用立体定向原理和技术，对人体内肿瘤施行精确定位，将窄束放射线聚集于靶点，给予较大剂量照射，使肿瘤产生局灶性破坏，而将正常组织受到的损伤降到最低程度，达到治疗目的。肝癌的立体定向放疗必须满足有四维CT的影像设备引导或肿瘤追踪系统、非常精确的患者体位固定、放疗前的个体化图像校正、放疗设备能聚焦到肿瘤以及肿瘤之外的射线梯度下降快。

2. 物理特性　立体定向放射治疗设备多种多样，可以简单到由普通直线加速器、一套不同直径的用高密度材料做成的限光筒（10～35mm）、计算机控制的治疗计划系统和一套立体定位框架组成，该系统在使用时能够产生如同刀切的效果，所以叫X刀。如果放射源是由多个放射性钴-60聚焦的，则称为γ刀。除此之外，还有更加复杂的放疗设备，诸如射波刀、螺旋断层放疗系统、旋转拉弧适形放疗技术（RapidArc-SBRT）以及带有CT的图像引导下的放疗设备等。射波刀的构造及原理是自动化机器人追踪，180° 非共面旋转。用射波刀治疗肝内肿瘤的最大特点是具有实时追踪肿瘤的能力，适合早期小肝癌放疗。螺旋断层放疗是利用螺旋 CT 成像的逆原理进行放射治疗，原则上可以在人体内实现各种要求的剂量分布。其最大的优点是可同时照射多靶区，实现适形度高得多的剂量分布，治疗范围大，更适合中晚期肝癌的放射治疗。

3. 低分割照射的放射生物学 照射后细胞生存的经典线性－平方模式（L–Q 模式）广泛用于预测分割照射后肿瘤的应答和正常组织的毒性。虽然 L–Q 模式存在许多局限性，包括对射线的细胞杀灭作用的高估，但它可以帮助了解对肿瘤控制和正常组织毒性的预测，因而经常作为制订分割方案的基础。应用 L–Q 模式预测晚期反应的正确性是受到质疑的，因为它是由肿瘤细胞株的体外细胞存活实验得出的，而在体内正常组织的毒性发生中，多种细胞的变化和损伤可能比细胞的存活更为重要，因而使用该模型可能不能准确进行预测。

一般来说，正常组织的反应较之急性反应，更主要是与单次剂量有关。这也是在患者生存时间足够长而可能发生晚期放射损伤的多数疾病中，采用 1.8 ～ 2.0Gy 的单次量作为标准的原因。因而对于低分割放疗，人们更加关注晚期毒性的风险，即使是使用 SBRT 技术以减少正常组织的高量受照体积。

4. 低分割放射治疗对免疫学调节 低分割放疗容易产生“放疗的远处效应”，即放疗在控制照射野内病灶的同时，通过免疫反应使照射野之外的病灶也得以控制。这改变了人们认为放疗是抑制免疫功能的传统观念，同时也让我们认识到放疗不仅仅是种局部治疗手段，也可用于全身治疗。其机制是大剂量的放疗导致肿瘤细胞凋亡坏死，一方面释放大量的肿瘤相关抗原，使肿瘤细胞成为原位疫苗，另一方面放疗也促使相关的因子（如 MHC、黏附分子等）的高表达，进一步促进了免疫反应。释放的抗原被树突状细胞捕获后，激活了体内的杀伤性 T 细胞（CD8+ T 细胞），通过 CD8+ T 细胞作用于全身各部位的肿瘤细胞，使未放疗的病灶也得以控制。这种治疗方式的实现得益于近年来免疫治疗的飞速发展以及立体定向放疗的广泛应用。相信随着相关机制的进一步揭示以及治疗策略的进一步优化，立体定向放疗结合免疫治疗将有可能成为肿瘤治疗的新策略，为肿瘤治疗带来革命性的变化。这是一个非常值得关注的领域。

5. 立体定向放疗的肿瘤剂量 立体定向放射治疗的分割剂量作为低分割放疗，最佳的分割剂量还没有标准。用这些低分割剂量换算为常规剂量，放疗剂量被高估，严格来说，不能用 L–Q 模式换算，必须摸索肿瘤大小、放疗剂量和肿瘤控制率间的关系。

立体定向放疗的出发点就是肿瘤达到根治量，周围正常组织受到放射损伤最小，所用的分割次数又最少。原发性肝癌（肝细胞和胆管细胞癌）的放疗剂量≥ 15Gy/ 次 ×3 次，2 年的局部控制率＞ 90%，而转移性肝癌 2 年肿瘤的局部控制率只有 67%，Dawson LA 经过推算发现肠癌肝转移必须达到≥ 16Gy/ 次 ×3 次，才能更好地控制肿瘤。

然而，很多因素限制了肿瘤的放疗剂量提高，特别是正常肝的耐受量、肝脏的功能情况、结合化疗或分子靶向治疗药物、肿瘤周边组织，使得放疗剂量减少。

6. 正常肝和肿瘤立体定向放疗后的变化 由于立体定向放射治疗每次的分割剂量大，肿瘤周围的正常肝脏受到的每次分割剂量也大，其变化和常规分割的也不一样。放疗后早期在 CT 上表现为低密度变化（平扫、动脉相、静脉相），病理表现为肝血窦内血流变慢，红细胞淤血在肝血窦内，加上水肿、脂肪浸润，即使平扫，也呈低密度变化。

（二）质子放射治疗在肝癌中的应用

放射治疗是不可手术切除肝癌的重要治疗方式之一。由于光子对周围正常肝组织的影响而使外照射在治疗肝癌中受到一定的限制。质子治疗剂量分布好，旁散射少，穿透性强，局部剂量高。质子治疗与光子治疗相比，临床优势在于显著降低了患者的受照射剂量，质子治疗 Bragg 峰后面剂量缺失，Bragg 峰的优越物理学特性使质子束在组织内局灶高能释放，使在肝癌组织实施精确范围最大杀伤成为可能。与光子外照射相比，质子治疗降低了 60% 的受照射剂量。质子相对于光子治疗而言，相对生物学效应

（relative biological effectiveness，RBE）是1.1，即质子治疗1Gy的生物学效应相当于光子治疗1.1Gy。而质子固有的物理学特性使质子治疗能通过增加肿瘤的照射剂量提高肝癌的肿瘤局部控制而避免正常肝组织接受不必要的照射。

（三）肝癌的再程放疗

1. 再程放疗的定义 随着医学的进步，恶性肿瘤患者生存时间逐年延长，使放射肿瘤科医师接触到更多的在既往照射区域内出现局部复发或第二原发肿瘤的患者。在没有其他有效治疗手段的情况下，经过多方面因素如年龄、肿瘤部位和类型、体力状况评分、远处转移情况以及复发间隔时间等的评估，部分患者再次接受了放疗。这种对于曾经接受过放射治疗的肿瘤患者在既往照射靶区内或接近既往照射区域再次实施放疗，即为再程放疗。再程放疗必须考虑到邻近正常组织对再程放疗的耐受性，以免出现影响患者生活质量乃至威胁生命的严重毒副作用。

2. 再程放疗的指征

（1）根治性放疗：适用于复发灶局限于原放疗区域且不伴有其他部位转移的患者。

（2）姑息性放疗：适用于止痛、止血或缓解肿瘤压迫症状。

3. 根治放疗排除标准

（1）有严重的心脑血管疾病或肝肾功能障碍。

（2）伴有结缔组织病。

（3）首程放疗曾出现明显的急性或晚期毒性反应。

（4）多发远处转移。

（5）野内复发与既往放疗间隔≤3个月。

（6）剩余的正常组织耐受剂量过低。

（7）未签署知情同意书。

此外还需要考虑的因素包括：较好的体力状况、局部肿瘤体积较小、复发时间大于6个月、复发肿瘤与重要结构有足够距离、既往放疗资料完整以及预计有长期生存的可能性等。

4. 等效生物剂量的计算 在考虑再程放疗时，评估危及器官（organ at risk，OAR）从前次放疗中所受的放射剂量非常重要。在使用治疗计划系统（treatment planning system，TPS）做治疗计划时，很容易通过剂量容积直方图（DVH）得到OAR所受到的剂量，但这仅仅是物理剂量，而OAR所受到的剂量一般不会是100%，所以单次量往往小于常规分割剂量（2Gy）。由于临床参考的各个组织器官的耐受量都是在常规照射下获得的，因此必须转换成等效生物剂量才能用于评估或剂量的叠加。通常采用BED（biologically effective dose，生物效应剂量）或EQD2（equivalent dose in 2Gy fractions，2Gy分次放射等效剂量）这两种计算方式：

$$BED=nd\times(1+d\div\alpha/\beta)$$

$$EQD2=nd\times(d+\alpha/\beta)\div(2+\alpha/\beta)$$

公式中n为分次数，d为分次剂量，α/β值可通过查表得到。

两种计算方式都与组织α/β值相关，当α/β值较大时（如α/β=10Gy或以上时），反映的就是早反应组织或较敏感的肿瘤组织的等效生物剂量；当α/β值较小时（如α/β=3Gy或以下时），反映的就是晚反应组织或较不敏感的肿瘤组织的等效生物剂量。

5. 降低再程放疗正常组织毒性反应的放疗技术

（1）超分割技术：20世纪的放射生物学研究已表明：相对于早反应组织，降低每次分割剂量（即超分割：通常每天照射2次，每次剂量低于1.8Gy，两次间隔＞6小时）能保护晚反应组织。这种现象可以理解为剂量效应关系，并可用线性二次方程来描述。晚反应组织的α/β值通常为1.5～5Gy，分割剂量小于1.8～2Gy能更好地减少晚反应组织的放射损伤，而对于α/β值较高的早反应组织则保护效能降低，从而转化成治疗获益。对于再程放疗来说，由于存在较高的累积照射剂量，更易发生晚期毒性反应。慢性进行性的纤维化、狭窄梗阻、灌注不足导致的组织坏死，往往严重影响患者生活质量和器官功能，尤其是预期生存时间较长的患者。显然，在 PET、调强放射治疗（IMRT）和 TOMO 等医疗设备出现之前，超分割放疗是经常应用于再程放疗的一种技术。

（2）调强放射治疗：调强放射治疗（IMRT）是三维适形放疗的一种，它是在各处照射野与靶区外形一致的条件下，针对靶区三维形状和要害器官与靶区的具体解剖关系对束强度进行调节，单个照射野内剂量分布是不均匀的但是整个靶区体积内剂量分布比三维适形治疗更均匀。通常装配有多叶光栅的传统直线加速器即可以实施 IMRT。IMRT 技术通过优化靶区剂量分布的适形性，从而尽可能地减少对正常组织的照射，在再程放疗的临床应用中表现出一定的优势，尤其是用于头颈部肿瘤复发的治疗。当治疗椎骨肿瘤时，应用 IMRT 能有效地避开脊髓，而这在传统放疗及三维适形放疗时很难实现的。

（3）影像引导放射治疗（IGRT）：由于存在各种各样的不确定性，例如患者每天相关的治疗位置、内解剖位置的变化、在治疗期间器官的变形及各个分次之间的位移限制了 IMRT 的适用范围和功效，尤其是当靶区与危及器官（OAR）紧邻时，这对于正常组织耐受力已受损的再程放疗更应倍加谨慎。以脊柱转移瘤 IMRT 治疗为例，即使仅 1mm 的摆位偏差也可能导致脊髓受量的显著升高。在这种情况下，更推荐在分次 IMRT 中应用影像引导放射治疗（IGRT）技术以改善摆位精度提高再程放疗的安全性。

IGRT 是一种四维的放射治疗技术，它在三维放疗技术的基础上加入了时间因素的概念，充分考虑了解剖组织在治疗过程中的运动和分次治疗间的位移误差，如呼吸和蠕动运动、日常摆位误差、靶区收缩等引起放疗剂量分布的变化和对治疗计划的影响等方面的情况。在患者进行治疗前、治疗中利用各种先进的影像设备对肿瘤及正常器官进行实时监控，并能根据器官位置的变化调整治疗条件使照射野紧紧“追随”靶区，使之能做到真正意义上的精确治疗。在放射治疗先进设备中，TOMO、RapidArc、VMAT 和 CyberKnife 均可实现 IGRT 与 IMRT 的相结合，能精确地使放射剂量集中到肿瘤靶区，而周围正常组织得到保护，从而提高局部控制率，同时也降低了正常组织的急性和晚期损伤发生率。

（4）体部立体定向放射治疗（SBRT）：体部立体定向放射治疗（SBRT）是近年出现的放疗新技术，其主要优势在于高分次剂量、短疗程分割模式，最大剂量集中在肿瘤靶体积，周围正常组织的剂量下降十分陡峭，有利于靶区剂量的提升和周围正常组织的保护，可获得更高的生存率和局部控制率。除了精确外，其短疗程的特点也比较适用于多以姑息减症为目的的再程放疗。

（5）质子和重离子放射治疗：质子和重离子独特的物理特性使其在再程放疗中极具应用潜力，其特征性的剂量吸收峰——Bragg 峰可通过对多个不同能量质子束的叠加进行峰宽的调制，从而覆盖需要的计划深度，而其远端的剂量急剧跌落，达到对周围正常组织保护的目的。质子治疗与 IMRT 相比主要优势在于降低中低剂量范围。质子的生物学效应和光子相似，但与重离子的放疗效应差异很大，特别是重离子放疗导致的组织修复能力丧失在再程放疗时将显著增加治疗风险。

应用质子进行再程放疗的临床数据非常有限，因此尚难对质子和重离子的治疗疗效做出结论，需要更多的临床治疗数据来判断其在再程放疗中的价值。

（6）术中放疗和近距离放疗：前者机械性的将需保护的正常组织推出照射野外，后者射线只影响到放射源周围十分有限的区域，因此具备了肿瘤接受局部高剂量治疗，而周围的正常组织受量大大降低的特点，成为可应用于再程放疗的理论基础。

（四）经肝动脉的介入内放疗

为了达到肿瘤内照射治疗的靶向性，可以将治疗性放射性药物直接注入肿瘤内，或经肝动脉和外周静脉等血液循环途径实现。由于肝脏肿瘤血供几乎全部来自肝动脉，而肝脏正常组织血供仅有 20% 来自肝动脉，其余 80% 来自门静脉。因此经肝动脉途径注入放射性药物直接到达靶组织，可得到较高的肿瘤 / 非肿瘤组织放射性比值（T/NT）。

1.90 钇玻璃微球

（1）基本原理简述：90 钇（90Y）为纯 β 射线发射体，利于进行辐射防护。其最高能量

E0=2.27Mev，平均能量 E=0.9376Mev，半衰期为 64.2 小时，最大射程 R0=10.3mm，组织内平均射程 R=2.5mm。与其他放射性核素相比，有以下特点：①纯 β 射线，射程短、安全性好；②单位核素有较大的肿瘤放射剂量；③半衰期短，以使肿瘤在短期内接受较大辐射量；④ T/NT（肿瘤与正常组织放射活度之比）值大，杀伤范围大；⑤易合成或偶联于适当的载体；⑥ 90Y 和碘油悬浮液或者络合物可选择性积聚肝肿瘤组织内，具有较高的 T/N 比，是治疗肝癌最好的放射性核素之一。

（2）临床应用：采用 Seldinger 技术股动脉穿刺，DSA 下将导管超选择至肿瘤供血动脉，缓慢灌注 90Y- 微球。

与其他介入治疗一样，90Y- 微球经肝动脉介入治疗必须严格把握适应证及禁忌证，保证手术的安全实施、最大化杀死肿瘤细胞以及提高患者的生存时间。

（3）90Y- 微球介入治疗的适应证。

1）不能手术切除的 HCC 或化疗无效的转移性肝癌。

2）以肝脏肿瘤占主导地位。

3）预期寿命＞3 个月。

4）年龄大于等于 18 岁。

5）能耐受血管造影术及选择性内脏动脉插管术者。

（4）90Y- 微球介入治疗的禁忌证。

1）99mTc-MAA 扫描发现肝肺分流指数＞20% 且单次分流量＞30Gy 或多次累计分流剂量＞50Gy、经血管造影证实存在有难以填塞的动静脉瘘或胃肠道分流。

2）妊娠。

3）生化实验室数据明显异常（白细胞计数＜1.5×109/L，血小板计数＜50×109/L，血肌酐水平＞2.0mg/dl，血胆红素水平＞2.0mg/dl）。

4）曾行肝脏放射治疗。

5）严重的肝外疾患。

6）严重感染。

7）大量腹水。

8）精神疾病。

（5）疗效评价：在 90Y 的内照射、肿瘤滋养血管栓塞及化疗药物缓慢释放的多重作用下，杀伤肿瘤细胞作用明显，尤其对肿瘤寄生血管的生长、再通及侧支循环的建立具有明显的抑制作用和较好的中远期疗效。

90Y 微球经动脉灌注治疗中的不良反应有一过性肝功能损害，包括转氨酶及胆红素升高、胆囊炎、腹痛、放射性肺炎等，经对症保守治疗均可缓解。严重并发症有异位栓塞所致的胃十二指肠溃疡甚至穿孔，随着操作技术的进步及同轴导管技术的广泛应用，该并发症很少出现。极罕见患者出现淋巴细胞减少。

2.131 碘单克隆抗体

（1）原理：Godenberg 等于 20 世纪 80 年代首先将放射性核素 131 碘（131I）标记的癌胚抗原（CEA）用于 HCC 的诊断和治疗。标记的放射性核素以原发性肝癌（HCC）相关抗原为靶向，利用抗原和抗体特异性结合使标记的放射性核素靶向聚集于肿瘤局部病灶行内照射治疗（internal radiotherapy，IRT），同时使正常肝组织低于耐受剂量的放射免疫治疗（radioimmunotherapy，RIT）。与外照射治疗（external radiotherapy，ERT）不同，RIT 的抗肿瘤方式主要来源于标记抗体的放射性核素活度，其是以持续性地发射、指数方式减少和剂量不均匀性分布为特点的低传能线密度（linear energy transfer，LET）辐射，可造成肿瘤细胞 DNA 的非致命性损伤并诱发细胞凋亡和以增殖性死亡为主的生物效应，也包括肿瘤细胞被抗体或放射性核素破坏后释放的抗原 - 宿主免疫反应。在肿瘤 RIT 的临床应用中主要采用发射低 LET 辐射的 β 射线放射性核素 131I 和放射性核素 90Y，而前者由于易于制备、价格低廉、可行 γ 射线成像、物理半衰期为8天并且蛋白质化学标记法简单易行因而被广泛应用。另外，根据HCC的血供特点，放射性核素标记的抗体经肝动脉直接注入增加了其与肿瘤抗原的结合数量，减少了外周血液循环中抗体的非特异性结合，从而可以得到较高的T/NT比，有利于RIT并且减少了骨髓毒性的发生率。

（2）临床应用：由K hler和Milstein于1975年所创立的单克隆抗体（monoclonal antibody，MAb）杂交瘤技术奠定了肿瘤RIT的重要基础，其中抗体的主要作用是渗透入肿瘤组织并为肿瘤所摄取，从而实现放射性核素选择性聚集于肿瘤组织。目前用于HCC的靶向性抗原主要有CEA、甲胎蛋白（AFP）、Hepama-1、铁蛋白和一个新的肝癌相关抗原HAb18G/CD147。AFP是HCC的重要肿瘤标志物和反映病情及疗效的敏感指标。Hepama-1是一种分子质量为43kDa的膜相关糖抗原，其鼠源性单抗主要用于HCC的免疫组织化学检测。铁蛋白作为一种免疫抑制剂和铁储存蛋白是正常组织和肿瘤的相关蛋白，原发性或转移性肝癌均能高表达转铁蛋白受体。由于抗体的渗透力、与肿瘤抗原的亲和力以及正常组织的清除率均与肿瘤的靶向性和疗效有关，因此近年来多采用小分子抗体结构［F（ab′）2和Fab′等抗体片段］，与全抗体IgG相比（150kDa），其分子质量小（50～100kDa），更易于渗透进入肿瘤组织，可与肿瘤抗原结合，抗原性低，可被正常组织快速清除而获得较高的T/ NT值，显示了良好的肿瘤靶向性和临床疗效。一种鼠源性单抗片段HAb18F（ab′）2，靶抗原HAb18G/ CD147是HCC的特异性抗原，具有与HCC侵袭和转移的相关性以及在HCC组织中高表达的生物学特性。

（3）进展：由于实体瘤较低的放射敏感性，通过联合治疗可以改善肿瘤的靶向性和累积辐射剂量同时保证了正常器官的辐射安全。Wu等报道138例经肝动脉注入131I-HAb18F（ab′）2联合TACE治疗中期HCC患者的前瞻性非随机对照研究，包括Okuda分期Ⅰ和Ⅱ期以及Child-Pugh分期A和B期的HCC患者，与单纯TACE治疗相比较中位生存期分别为26.7个月和20.6个月，达到了缓解肿瘤进展和延长患者生存时间，以及弥补TACE术后复发和减少反复TACE加重患者肝脏损伤等的不足。除了抗体片段可减少HAMA发生率外，基因工程合成的单抗，如人鼠嵌合式131I-chTNT和AFP的人源化单抗，有望能进一步减少抗原性。以及将两个单抗相连接以增加肿瘤的放射性均匀分布的双抗体，如CEA抗体（COL-1）和TAG-72抗体（CC49），也有望近期进入临床试验。此外，不同于放射性核素直接标记抗体的预先靶向技术，仅在大多数非标记的抗体从正常组织清除后才注入偶联的放射性核素的情况下，既能够增加T/NT，又使得血液循环中的辐射剂量减少。包括二步骤法和三步骤法。如双功能抗体pentacea，对于转移性表达CEA的肿瘤第5天，每克肿瘤摄取率＞0.01%，T/NT为63.2，显示了良好的靶向性。目前肝癌RIT的发展仍努力专注于增加放射性免疫药物的摄取以及肿瘤组织中的渗透和分布，以增加病灶的T/NT值来获得更好的肿瘤靶向性。在现有的技术条件下，小病灶和微小转移灶是肝癌RIT的最好选择。

3.碘化油 碘化油有选择性和长期滞留于HCC内的特性，如131I-碘化油在肝脏肿瘤中的半衰期为5.7天，平均T/NT比值为4.3，可获得17%～92%的临床有效率，术后应用可明显减少肿瘤复发。188Re发射β射线的射程近10.4mm且有更高的能量（2.12MeV），物理半衰期短为16.9小时，从而具有更高的生物学效应，对正常组织损伤小并且可行γ射线成像。188Re-碘化油已获得一定的疗效。

国际医学内照射剂量（medical internal radiation dose，MIRD）是内照射治疗中估算肿瘤和器官辐射剂量的常用方法，虽然以外照射剂量学为参照仍未获得较准确的剂量-疗效关系，但是通常认为肝癌内照射治疗中抗肿瘤辐射剂量水平需＞120Gy。临床研究发现，131I-碘油（74～6220MBq）在肝癌姑息性治疗中肿瘤的累积辐射剂量范围为10～260Gy，中位生存期仅6～9个月，肿瘤获得了较高的辐射剂量却并没有显示长期生存的优势。相反，有报道2例HCC术后复发经131I-碘油（475MBq）治疗后切除，病理显示肿瘤结节完全坏死，而肿瘤的辐射剂量为100Gy，低于通常认为的抗肿瘤剂量水平。

虽然肝癌的内照射治疗已经显示了在小病灶中的治疗作用，但仍需以联合治疗为主。这样既可以防止和减轻剂量限制性器官的毒副作用，如放射性肺炎和骨髓抑制等，也能更安全地给肿瘤以更高的辐射剂量。

（五）125 碘粒子植入放射性核素的短距离内放疗

放射性粒子植入是局部治疗肝癌的一种有效方法。放射性粒子可持续产生低能 X 射线或 γ 射线，在肿瘤组织内或在受肿瘤侵犯的管腔（门静脉、下腔静脉或胆道）内植入放射性粒子后，通过持续低剂量辐射，最大限度地杀伤肿瘤细胞，而正常组织不受损伤或仅受轻微损伤。最早用于植入性治疗的核素是 226Ra，随之 192Ir、60Co、137Cs、198Au、125I、252Cf、241Am、169Yb、75Se、145Sm 和 103Pd 也相继被用于临床。

1901 年，Pierre Curie 率先提出了近距离治疗（brachytherapy）概念，即将具有包壳的放射性核素埋植入组织中进行局部治疗。1909 年，Pasteau 和 Degrais 在巴黎的镭放射生物实验室，利用导管将带有包壳的镭植入前列腺，完成了第 1 例近距离放射治疗前列腺癌。随着 B 超、CT、三维治疗计划系统（TPS）的广泛应用以及植入技术迅速提高，近距离放射治疗定位更加精确，剂量分布更均匀、更合理。目前粒子植入被广泛用于前列腺癌、肺癌、肝癌、头面部等多种实体肿瘤的治疗，国内外采用粒子植入治疗肝癌最常用的核素为碘 -125（125I），常用的 125I 粒子植入导引工具包括：B 超、CT 及 MRI；植入方法有：术中（intraoperative）、组织间（interstitial）及腔内（intraluminal）植入；治疗方式有：单纯 125I 粒子植入、经动脉化疗栓塞（TACE）或局部消融联合 125I 粒子植入。

临床上最常用的 6711 型治疗性 125I 粒子的核心是长度为 3.25mm，表面吸附 125I 核素的银棒，外部包裹长度为 4.5mm、直径为 0.8mm 的钛金属壳。其单枚粒子活度为 0.3 ~ 1.0mCi，半衰期 60.2 天，可持续产生能量为 27.4 ~ 31.4 keV 的 X 射线和 35.5 keV 的 γ 射线。125I 粒子发射出的 γ 射线可破坏肿瘤细胞核的 DNA 双链，使肿瘤细胞失去繁殖能力。在肿瘤生长过程中，只有部分细胞在持续繁殖，在繁殖周期内的 DNA 合成后期及有丝分裂期阶段，肿瘤细胞对 γ 射线最敏感，少量的 γ 射线就能破坏肿瘤细胞的繁殖能力并杀死肿瘤细胞。125I 粒子产生低剂量的 γ 射线持续对肿瘤组织起作用，使细胞周期再分布，不断杀死进入 DNA 合成期及有丝分裂期的肿瘤细胞而达到治疗目的。此外 125I 粒子对肿瘤细胞的杀伤作用不仅与照射剂量有关，同时与有效治疗时间有关，即治疗开始到杀伤肿瘤细胞的速率与肿瘤细胞增殖速率相等的时间段。肿瘤的倍增时间小，无效剂量（指有效治疗时间以后的剂量）将增大。Ling 等研究表明肿瘤倍增时间为 5 天时，125I 植入的有效治疗时间为 120 天，肿瘤倍增时间为 30 天时，125I 治疗的有效治疗时间为 275 天，因此 125 I 粒子更适用于细胞倍增时间较长的肿瘤治疗，尤其是倍增时间大于 10 天更佳。125I 粒子在组织中的最大辐射半径为 17mm，植入后不易产生过热点而损伤主要脏器，既便于保存又易防护，对患者和医护人员的伤害也相对轻微。

1. 组织间植入的适应证

（1）肝内单发病灶（直径＜ 5cm）或多发病灶（总数≤ 3 个、每个病灶直径＜ 3cm）。

（2）肝癌手术切除后肝内残余病灶或术后肝内单个转移灶。

（3）肺内或腹壁种植单个转移灶。

（4）针对无法手术切除的肝癌病灶进行姑息性治疗。

2. 腔内植入的适应证

（1）肝内门脉一级分支或门脉主干内癌栓形成。

（2）下腔静脉内癌栓形成。

（3）肝内病灶或局部转移淋巴结压迫、侵犯胆管造成梗阻性黄疸，实施经皮穿肝胆道引流（PTCD）后，黄疸成功缓解者。

3. 组织间植入的禁忌证

（1）不宜放射性治疗者（如合并有造血功能障碍）。

（2）严重的过敏体质。

（3）严重的凝血功能不全（血小板计数＜ 50 × 109/ L 或凝血时间较正常对照延长 6 秒以上者）。

（4）合并有未能控制的局部或全身性感染者。

（5）病灶紧靠包膜、膈肌或穿刺路径上存在肝内较大的血管或胆道分支。

（6）恶病质、预期生存期＜3个月。

4. 腔内植入的禁忌证

（1）门脉内癌栓范围广泛累及肠系膜上静脉和脾静脉。

（2）下腔静脉癌栓累及右心房、严重的右心功能不全。

（3）未能成功引流、有效缓解梗阻性黄疸者。

（4）预期生存期＜3个月。

5. 植入方法

（1）组织间植入。

1）术前行超声或增强CT检查，明确肝内靶病灶位置、决定进针路线，并将图像输入三维治疗计划系统，计算预期的剂量分布，确定需植入的125I粒子数量。

2）选择活度为0.6～0.8mCi的125I粒子、周边匹配剂量（MPD）控制在100～150Gy。

3）签署治疗知情同意书。

4）术区常规消毒、铺巾、2%利多卡因局部麻醉，在超声或CT导引下将专用粒子植入针穿刺至靶病灶内，然后经针逐颗导入125I粒子，每颗粒子间距0.5cm左右。

5）术后给予心电监护、保肝、对症、支持、止血、止酸治疗。

6）术后1天，行SPECT/CT扫描明确植入125I粒子产生的辐射分布情况。

7）术后30～45天行腹部增强CT检查，并用三维治疗计划系统计算靶区及邻近组织内的剂量分布，必要时给予补充治疗。

（2）门脉内植入。

1）术前行增强CT或MRI检查，明确门脉受癌栓累及范围，决定是行单纯植入125I粒子条抑或联合植入125I粒子条及支架。

2）超声导引下穿刺肝内未受累及的门脉二级分支，设法通过梗阻段、行门脉造影、测压，使用腔内活检钳对栓子进行活检，按公式N=门脉梗阻段程度（mm）/4.5+2，计算出需植入125I粒子数量并根据造影结果决定植入的支架长度、直径。

3）选用活度为0.8mCi的125I粒子，将所需的粒子连续封装于4Fr无菌、医用导管内，制备成125I粒子条。

4）在门脉梗阻段内植入125I粒子条或联合植入支架，再次造影、测压，使用栓塞用弹簧圈闭塞经皮穿肝穿刺道。

5）除上述常规术后处理外，连续3天皮下Bid注射低分子肝素4100U、术后3天给予口服华法林2.5mg/d抗凝治疗。

6）术后1天，行SPECT/CT扫描明确植入125I粒子产生的辐射分布情况。

7）术后30～45天行腹部增强CT检查，明确植入125I粒子条位置及门脉通畅情况。

（3）下腔静脉内植入。

1）术前行增强CT或MRI检查，明确下腔静脉受癌栓累及范围。

2）穿刺股静脉（一般为右侧），行下腔静脉造影、测压，使用腔内活检钳对栓子进行活检，按上述公式，计算需植入125I粒子数量并根据造影结果决定植入的支架长度、直径。

3）按上述方法制备成125I粒子条，并用1-0外科缝线将粒子条固定在腔静脉支架上，根据癌栓侵犯下腔静脉范围选用1～2条等长的粒子条，粒子条之间隔90°～180°，制备成携带125I粒子条支架。

4）在下腔静脉梗阻段内植入携带125I粒子条的支架，再次造影、测压。

5）术后30～45天行腹部增强CT检查，明确植入的携带125I粒子条支架位置及下腔静脉通畅情况。

（4）胆道内植入。

1）经原 PTCD 引流管注入对比剂，明确胆道梗阻情况。

2）根据造影情况，按上述公式计算需植入 125I 粒子数量及决定植入的支架长度、直径。

3）按上述方法制备成 125I 粒子条。

4）临时性植入：在胆道梗阻段内植入支架，然后在 10Fr 内外引流管内留置 125I 粒子条。

5）永久性植入：在胆道梗阻段植入携带 125I 粒子的支架或同时植入 125I 粒子条及支架，再留置引流管。

6）术后 30 ~ 45 天行腹部增强 CT 检查，明确所植入的 125I 粒子条及支架位置、胆道通畅情况。

6. 并发症及处理

（1）穿刺部位血肿多由穿刺过程中损伤小血管所致，局部加压即可。

（2）溃疡种植部位如果有感染及放射热点存在，可能发生溃烂，严重者可以形成瘘，一旦发生溃疡，应用抗生素，加强营养，溃疡能够逐渐愈合。

（3）放射性粒子移位粒子植入后脱落至非靶病灶区域或经血运进入右心房的报道，一般不需要特殊处理。

（4）气胸、血气胸主要见于粒子植入治疗肝癌肺转移时，如肺压缩＜ 10%，不需要特殊处理，胸腔内气体会自行吸收；如肺压缩＞ 30%，则需放置闭式胸腔引流管，持续负压吸引，尽快复张压缩的肺组织。

四、分子靶向药物治疗

已知肝癌的发病机制十分复杂，其发生、发展和转移与多种基因的突变、细胞信号转导通路和新生血管增生异常等密切相关，其中存在多个关键性环节，正是进行分子靶向治疗的理论基础和重要的潜在靶点。分子靶向药物治疗在控制 HCC 的肿瘤增殖、预防和延缓复发转移以及提高患者的生活质量等方面具有独特的优势。近年来，应用分子靶向药物治疗 HCC 已成为新的研究热点，受到高度的关注和重视。

索拉非尼是一种口服的多靶点、多激酶抑制剂，既可通过抑制血管内皮生长因子受体（VEGFR）和血小板源性生长因子受体（PDGFR）阻断肿瘤血管生成，又可通过阻断 Raf/MEK/ERK 信号转导通路抑制肿瘤细胞增殖，从而发挥双重抑制、多靶点阻断的抗 HCC 作用。多项国际多中心Ⅲ期临床研究证明，索拉非尼能够延缓 HCC 的进展，明显延长晚期患者生存期，且安全性较好；同时，不同的地域、不同的基线水平和不同的预后因素的 HCC 患者应用索拉非尼治疗都有临床获益，疗效相似。目前，索拉非尼已相继获得欧洲 EMEA、美国 FDA 和我国 SFDA 等批准，用于治疗不能手术切除和远处转移的 HCC。其常规用法为 400mg，po.Bid；应用时需注意对肝功能的影响，要求患者肝功能为 Child-Pugh A 或较好的 B 级；肝功能情况良好、分期较早、及早用药者的获益更大。索拉非尼与肝动脉介入治疗或系统化疗联合应用，可使患者更多地获益，已有一些临床观察和研究证实；至于与其他治疗方法（手术、射频消融和放疗等）联合应用，正在进行研究。其他新的分子靶向药物，采用单药或是联合手术、介入治疗和系统化疗等手段治疗肝癌的临床试验也正在陆续开展。

五、系统化疗（全身化疗）

系统化疗（全身化疗）是指主要通过口服、肌肉或静脉途径给药进行化疗的方式。早在 20 世纪 50 年代起，系统化疗就开始用于治疗肝癌，是临床常用的姑息性治疗手段。多数传统的细胞毒性药物，包括 ADM/EADM、氟尿嘧啶、DDP 和 MMC 等，都曾试用于肝癌，但单药有效率都比较低（一般＜ 10%），缺乏高级别的循证医学证据表明具有生存获益；仅个别研究提示：与 BSC 相比，含 ADM 的系统化疗可能延长晚期 HCC 患者的总生存时间；同时可重复性差，毒副作用明显，严重影响了其临床应用和疗效。因此，多年来有关研究较少，水平低下，停滞不前。

1. 亚砷酸注射液 三氧化二砷（As2O3，亚砷酸）是中药砒霜的主要成分，我国学者首创应用其注射液（亚砷酸注射液）治疗早幼粒细胞白血病，取得了重大突破。2004 年，国内多中心协作临床研究的结果表明采用亚砷酸注射液治疗中晚期原发性肝癌具有一定的姑息治疗作用，可以控制病情进展，改善患者生活质量、减轻癌痛和延长生存期，同时不良反应较轻，患者的耐受性较好；因此，亚砷酸注射液已经获得国家食品药品监督管理局（SFDA）批准增加晚期肝癌的适应证，成为第一个通过多中心临床研究证明有效而获得批准治疗肝癌的系统化疗药物。在临床应用时，应注意选择适当的患者，注意积极防治不良反应，特别是肝肾毒性。

2.FOLFOX方案 近年来，奥沙利铂（OXA）等新一代的化疗药物相继问世和应用，使得胃肠癌化疗进步明显，预后显著改善，推动和启发了肝癌化疗的研究，使肝癌不适合系统化疗的传统观念受到挑战和质疑。国内外已进行了一系列的临床观察和Ⅱ期研究，均提示含OXA的方案治疗肝癌有效，客观有效率有所提高，能够控制病情发展，减轻症状，可能延长生存，因而广受重视。2010年FOLFOX 4方案与单药ADM对照用于不适于手术或局部治疗的晚期肝癌患者姑息性化疗的国际多中心Ⅲ期临床研究（EACH研究）结果已经公布，已证明含OXA的联合化疗可以为晚期HCC患者带来较好的客观疗效、控制病情和生存获益，且安全性好。该项研究得到了国际国内学术界的高度重视，改变了晚期HCC系统化疗长期缺乏标准方案的现状，引起肝癌治疗观念的重大变革。

目前认为，HCC是对含OXA等新型化疗方案具有一定敏感性的肿瘤。对于没有禁忌证的晚期HCC患者，系统化疗明显优于一般性支持治疗，不失为一种可以选择的治疗方法，其主要适应证如下。

（1）合并有肝外转移的晚期患者。

（2）虽为局部病变，但不适合手术治疗和肝动脉介入栓塞化疗者，如肝脏弥漫性病变或肝血管变异。

（3）合并门静脉主干或下腔静脉瘤栓者。

（4）多次肝动脉栓塞化疗（TACE）后肝血管阻塞以及或介入治疗后复发的患者。

当然，系统化疗应当严格掌握临床适应证，及时评估疗效，密切监测和防治不良反应。原则上看，对于具有以下情况之一的患者不宜进行系统化疗。

1）ECOG＞2分，Child-Pugh＞7分。

2）白细胞＜3.0×109/L或中性粒细胞＜1.5×109/L，血小板＜60×109/L，血红蛋白＜90g/L。

3）肝、肾功能明显异常，氨基转移酶（AST或ALT）＞5倍正常值和（或）胆红素显著升高＞2倍正常值，血清白蛋白＜28g/L，肌酐（Cr）≥正常值上限，肌酐清除率（CCr）≥50ml/min。

4）具有感染发热、出血倾向、中大量腹腔积液和肝性脑病。

六、其他药物

由于多项国际随机临床研究（RCT）都没有证明具有生存获益，不推荐应用他莫昔芬、抗雄性激素药物或奥曲肽作为抗肝癌的系统治疗。但是，奥曲肽可用于控制肝癌合并消化道出血和缓解肠梗阻。

七、中医药治疗

中医药有助于减少放、化疗的毒性，改善癌症相关症状和生活质量，可能延长生存期，可以作为肝癌治疗的重要辅助手段。除了采用传统的辨证论治、服用汤药之外，多年来我国药监部门业已批准了若干种现代中药制剂，包括消癌平、康莱特、华蟾素、榄香烯和得力生注射液及其口服剂型等用于治疗肝癌，在临床上已经广泛应用和积累了许多实践经验，具有一定的疗效和各自的特点，患者的依从性、安全性和耐受性均较好，但是这些药物已上市多年，早期的实验和临床研究比较薄弱，尚缺乏高级别的循证医学证据加以充分支持，需要积极进行深入研究。

八、其他治疗

一般认为生物治疗可以改善肝癌患者的生活质量，有助于提高抗肿瘤疗效，降低术后复发率。适当应用胸腺肽α1可以增强机体的免疫功能，具有辅助抗病毒和抗肿瘤作用；而乙型病毒性肝炎相关HCC患者切除术后，长期应用α干扰素及其长效制剂作为辅助治疗，可以有效地延缓复发和降低复发率。

对于具有乙型肝炎和（或）丙型病毒性肝炎背景的HCC患者，应特别注意检查和监测病毒载量（HBV DNA/HCV RNA）以及肝炎活动。已知上述抗肿瘤药物治疗（包括TAI/TACE，分子靶向治疗和化疗等），均有激活肝炎病毒的潜在可能性；而病毒复制活跃及肝炎活动，往往损害患者的肝功能，并且明显地影响抗肿瘤治疗的实施和效果，应予高度重视。如果检查发现肝炎病毒复制活跃，必须及时地积极进行抗病毒治疗，可以选用核苷类似物、α 干扰素及其长效制剂和胸腺肽 α1 等。此外，在肝癌的治疗全程中，都应该统筹考虑，加强支持对症治疗，包括镇痛、保护肝功能、利胆、纠正贫血、改善营养状况、对于合并糖尿病的患者控制血糖、纠正低蛋白血症、控制腹腔积液以及防治消化道出血等并发症。这些支持对症治疗措施对于减轻痛苦、改善患者的生活质量、保证抗肿瘤治疗的顺利实施及其效果是非常重要和必需的。

第六章 肺癌

肺癌是目前全世界发病率最高的恶性肿瘤。目前，外科手术仍是早期肺癌的首选治疗方式，大多数肺癌患者确诊时已为晚期，失去了最佳治疗时机，其5年生存率仅为19.7%。肺癌防重于治，认识肺癌的危险因素，积极预防以及早发现早治疗尤为重要。

第一节 肺癌的病因

一、吸烟

肺癌的主要风险因素是吸烟，大约85% ~ 90%的肺癌可归因于吸烟。吸烟也影响肺癌的发展，吸烟与肺癌的相关性研究已比较充分。从烟草流行史和肺癌流行病学变化特点来看，肺癌的流行病学变化往往滞后于烟草流行性变化的20 ~ 30年：在北美洲、欧洲及澳大利亚等发达国家，烟草在男性和女性中分别流行于20世纪50年代，并于20世纪80年代达到顶峰；之后，逐渐下降，肺癌发病率上升趋势随之缓和，男性和女性肺癌发病率分别在20世纪80年代中期和20世纪90年代末期开始出现了下降趋势；男性和女性肺癌的死亡率也分别于1990年和2002年开始下降。

香烟烟雾中含有多种致癌化学物质（如亚硝胺、苯并芘二醇环氧化物）。肺癌的风险随每天吸食香烟包数和烟龄（即吸烟史的包年数）而增加。暴露于二手烟的非吸烟者患肺癌的相对风险也增加（RR = 1.24）；其他研究也把吸烟作为中度危险因素（风险比［HR］= 1.05）。

国内外研究显示，吸烟与肺鳞癌关系尤为密切，随着吸烟剂量的上升而增强，非吸烟者中肺腺癌占有主要地位。中国男性吸烟率仍居高不下，但研究显示，近年来中国人群的肺癌组织学亚型呈现肺鳞癌和SCLC所占比例逐渐下降，肺腺癌逐渐上升的趋势，这与世界上其他国家相似。有研究也发现吸烟病例中鳞癌和腺鳞癌比例均呈显著下降，而腺癌比例逐年上升。

吸烟可显著增加肺腺癌的发病率，并提出在肿瘤分化程度方面，较重的吸烟习惯与低分化腺癌有关。这可能与过滤卷烟使烟草烟雾的成分发生了改变相关。理论上，过滤香烟的使用可减少尼古丁、焦油和一氧化碳的含量，但由于吸烟者的补偿行为如堵住滤嘴上透气孔、加大吸入烟草烟雾量等，并没有减少吸烟者体内的尼古丁和焦油含量，而加大烟草烟雾量和过滤嘴的使用，使小成分烟草烟雾更易到达肺外周气道，进而造成腺癌高发。也有文献报道助燃剂的使用使一氧化氮增加，促进亚硝胺类物质的形成，而亚硝胺-4-（甲基化亚硝胺类）-1-（3-吡啶基）-1-丁酮与肺腺癌密切相关。目前对吸烟与肺腺癌的关系已深入到基因水平，指出吸烟与ALK、EGFR基因突变也密切相关。

肺癌吸烟患者中，大细胞癌呈下降趋势，可能与组织学诊断技术的提升有关，如腺状或鳞状分化免疫标记物在组织学诊断中的应用使腺癌、鳞癌的诊断更为明确，2015版世界卫生组织肺癌组织学分类中明确指出，如果TTF-1或P40阳性，显示实性生长方式的肿瘤应分别被重新归类为实性型腺癌或非角化型鳞状细胞癌，而非大细胞癌。其他组织学类型在吸烟和不吸烟肺癌患者中均显著下降，这可能由于组织学诊断技术的提高使一些不能诊断或不明诊断类型比例下降。

目前肺腺癌与吸烟的关系仍存在分歧。虽然吸烟对肺腺癌的影响程度仍不明确，但吸烟可引起肺癌得到了广泛的认可。因此，劝导人们戒烟是规避肺癌的重要措施。

二、大气污染

过去30年中，随着中国工业化和城市化进程加快，大气污染程度也显著增加。大气污染可诱发多种疾病，中国每年有35万 ~ 50万人因大气污染导致过早死亡。人体呼吸系统和外界大气直接相通，大气污染物中致癌物质可直接进入呼吸系统损害呼吸道上皮细胞，进而导致呼吸系统多种疾病的发生，甚至致癌。目前已有大量的流行病学研究证实了大气污染和肺癌的强关联性，基于全球 18 个团队研究成果的综述显示，细颗粒物每增加 10μg/m3，肺癌的发病率增加 9%；因此，世界卫生组织下属的国际癌症研究机构已将大气污染列为肺癌的 I 类致癌物。

世界卫生组织国际癌症研究机构进行的审查结论是，室外空气污染是肺癌死亡的首要环境原因。2013 年国际癌症研究机构（IARC）正式将室外大气污染列为一级致癌物。大气污染物主要包括细颗粒物（PM2.5）、可吸入颗粒物（PM10）、二氧化硫（SO2）、氮氧化物（NOx）、二氧化氮（NO2）、一氧化碳（CO）和臭氧（O3）等。PM2.5 因粒径小、表面积大、易于富集空气中的有毒有害物质，并可随呼吸进入肺泡或血液循环，是大气环境中化学组成最复杂、危害最大的污染物之一，也是引起雾霾的主要因素。

随着近 30 年中国城市化和工业化的发展，很多城市已经衍生出严重的环境问题。以燃煤为主的能源结构，低能效的工业设施，以及汽车保有量的大幅度增长，使大气细颗粒物（PM2.5）污染成为中国很多城市面临的一个普遍而严峻的环境问题。中国 PM2.5 污染呈现覆盖范围广、污染程度高，以及受影响人群大的特点。根据环保部门的检测数据，PM2.5 的严重超标地区覆盖了包括京津冀、长三角以及珠三角等重要的经济带，有 6 亿人口受到 PM2.5 的严重污染影响。PM2.5 可在遗传物质的不同水平产生毒性作用，致使染色体结构改变、基因突变、DNA 损伤等，其致肺癌的机制目前认为主要有几个方面：免疫损伤、DNA 氧化损伤、DNA 修复异常、DNA 加合物形成以及影响细胞的增殖和凋亡等。

三、室内空气污染

除大气污染外，室内局部空气污染与肺癌的发病有重要关系。中国女性的吸烟率低于某些欧洲国家，但中国女性的肺癌发病率（20.4/10 万人）却高于这些欧洲国家，其主要原因可能是中国妇女长期处于使用通风不佳的煤炉所造成的室内空气污染环境中。

另一个被怀疑为肺癌的危险因素是高温加热的食用油所产生的挥发性物质。一直以来女性肺烹饪油烟接触史未得到普遍的重视。流行病学显示，肺癌与食用油烟萃取物（cooking oil fumes，COF）暴露之间有显著的关联，尤其是在厨房没有使用排烟器或呼吸器的情况下。这些关联已经被分子和生化研究证实，例如，COF 的成分会引起氧化 DNA 损伤、DNA 加合物的形成和肺癌的发生。中国传统的烹饪方式增加了暴露在 COF 中的毒素和受到毒素损害的风险。

植物油的种类对烹饪油烟产生的颗粒物的大小影响不大，但与加热温度有密切的关系。中式烹饪对室内颗粒浓度的贡献约为 30%。烘焙中式食品可导致亚微米粒子和 PM2.5 浓度的升高，甚至比正常高出 5 倍和 90 倍。油烟中含有 200 多种有害气体，烹调油烟的暴露与中国妇女肺癌的高死亡率有关。大量的基础研究揭示了烹调油烟促进肺腺癌细胞存活的机制。

室内局部空气污染的致癌物可能包含大气细颗粒物 PM2.5，烹调油烟中的 PM2.5 能够抑制人肺上皮细胞 A549 增殖，且呈现剂量 - 时间效应关系；烹饪油烟中还可能包含燃料燃烧不充分所产生的某些致肺癌物质。

四、职业暴露

国际癌症研究机构列出了已知会导致肺癌的几种物质，包括砷、铬、石棉、镍、镉、铍、氧化硅和柴油烟尘。暴露于致肺癌物质的工人肺癌发病率异常增高，且肺癌发病风险随着暴露时间增加而增加。据估计，约 3% 至 4% 的肺癌是由石棉接触引起的。石棉粉尘暴露对人体的伤害很大，石棉的致癌强度呈剂量相关性，石棉暴露水平每增加 1f–y/ml，患肺癌的相对危险度增加 1% ~ 4%。石棉还会导致恶性胸膜间皮瘤。氡气是镭 226 的衰变产生的放射性气体，也可能会引起肺癌。

随着职业防护意识的加强，越来越多的致肺癌物质正在被人们认识。在发达国家，较先进的设备和较完备的职业防护措施已使职业危害在很大程度上得到控制。但作为发展中国家，尤其在我国一些经济欠发达地区，职业防护意识低，劳动保护力度还很薄弱，处于煤矿、加工产业及建筑业等行业的职业伤害仍屡见不鲜。

五、肿瘤家族史

20世纪60年代Tokuhata和Lilienfeld发现肺癌患者的一级亲属中再患肺癌的人数较对照组高，揭示了肺癌的家族聚集性是肺癌发生风险因素之一。此后多项研究对肺癌的家族聚集性进行了研究。有研究表明，肺癌先证家系（指家系研究中遗传疾病的家属史研究中的渊源者，先证者，基人）一级亲属患肺癌的风险是对照家系的1.88倍，并进一步进行分层分析发现先证家系的父亲、母亲及兄弟姐妹患肺癌的风险分别是对照家系的1.62倍、1.96倍和1.92倍；吸烟和非吸烟先证者一级亲属患肺癌的风险分别是对照组吸烟者和非吸烟者一级亲属患肺癌的1.73倍和1.42倍；女性和男性肺癌先证者一级亲属患肺癌的风险性分别是对照组中女性和男性一级亲属患肺癌的1.89倍和1.99倍，差异具有显著统计学意义。我国的一项多个省份地区的队列研究说明较吸烟肺癌人群，不吸烟的肺癌人群中遗传因素可能起到更重要的作用，尤其是在一个女性的癌症患者中。因此，女性亲属癌症家族史是肺癌的一个强有力的预测因子。这可能也解释了肺腺癌易发生在女性不吸烟患者中的原因。

六、年龄

癌症是一种与年龄相关的疾病，肺癌发病率随年龄的增长而逐渐增高。一方面，细胞癌变是多阶段、多基因的损伤过程，年龄越大，细胞损伤修复的功能越低，癌变概率就越高；另一方面，随着年龄的增长，细胞中DNA更容易发生点突变、缺失、扩增、易位或移位等，导致原癌基因的活化。肺癌在≥40岁男性和≥60岁女性癌症患者中为第一多发癌。年龄越高，危险因素对机体的防御体系损害越严重，修复能力越低，细胞内基因变异累积至一定程度，癌症才能发生，而慢性病刚好是这些变异累积的温床。年龄是肺癌发生的独立危险因素，即随着年龄的增长肺癌的发病率呈上升趋势。

七、呼吸系统疾病

肺部疾病，如慢性阻塞性肺疾病（COPD）、肺气肿和慢性支气管炎，被认为在导致肺癌发生中起重要作用。2012年，国际肺癌合作组织证实肺部炎症导致肺癌发生的相对危险度增加了2.44倍，其中慢性支气管炎可致肺癌发病达1.47倍，肺结核可增加1.48倍，肺炎可增加的1.57倍。事实上，呼吸系统疾病与肺癌之间存在许多未知的联系，COPD可能通过增加氧化应激增加肺癌风险，导致DNA损伤，长期暴露于促炎细胞因子，抑制DNA修复机制和增加细胞增殖。

特发性肺纤维化、矽肺、硅肺等疾病也与肺癌关系密切。关于肺部良性疾病与肺癌的关系研究结果差异较大，但大部分学者认为肺结核、肺气肿、慢性阻塞性肺疾病等疾病与肺癌关系密切。

八、心理因素

虽然烟草的危害得到广泛宣传、控烟工作一一实施、污染的大气环境得到了有效的治理，但肺癌的发病率仍然呈持续上升趋势。有研究对肺癌的相关危险因素分析发现，精神心理因素对肺癌影响已经超过了吸烟、家族史等传统的肺癌危险因素。现代社会生活工作节奏快，由其所带来的日益突出的精神心理问题可能是肺癌发病率及死亡率持续增高的重要原因之一。这提示心理因素在肺癌发病过程中起到重要的作用，精神心理因素应成为现代肺癌防治工作的重点内容。此研究还证实了劳动强度与肺癌发生的相对危险度呈现显著正相关性。这可能是因为长期高压力、高强度的工作状态及睡眠问题所产生的连续作用对于情绪异常或应激事件等这类刺激发挥显著的身体免疫及内分泌调节功能，从而在肺癌发生中起到重要作用。

第二节 肺癌的诊断

一、临床表现

肺癌的临床表现比较复杂，症状和体征的有无、轻重以及出现的早晚，取决于肿瘤发生部位、大小、病理类型、是否压迫、侵及邻近器官以及有无转移、有无并发症，患者的反应程度和耐受性的差异。肺癌早期症状常较轻微，甚至可无任何不适。中心型肺癌症状出现早且重，周围型肺癌症状出现晚且较轻，甚至无症状，常在体检时被发现。

二、影像学诊断

（一）胸部 X 线片

胸部 X 线通常可以发现大多数 0.6 ~ 1.0cm 的恶性结节，5% ~ 15% 的肺癌患者单凭 X 线检查就可发现肺部的病灶。胸部 X 线片对隐蔽区肺癌的漏诊率为 8.1% ~ 19.0%。

（二）胸部 CT

CT 横断面成像完全消除了前后组织及周围结构重叠的干扰，密度分辨率高，能检出胸部平片不易发现的隐蔽部位的病灶，如肺尖、心影后区、后肋膈角及脊柱旁沟的病灶，能有效地显示密度低的小病灶如胸膜下小结节。CT 可以精确测量肿瘤直径，显示边缘特征，有无衰减，有无空洞，有无对比增强等，因此对所有疑似肺癌患者均应行 CT 检查。

1. 常规 CT 扫描及薄层高分辨率 CT 扫描　一般认为使用螺旋 CT 以 1 ~ 3mm 的层厚进行常规肺癌筛查比较合适。如果结节较小或良恶性鉴别较困难，以 1mm 的层厚进行扫描可以提高准确度。目前，64 层 CT 常规扫描层厚已降至 0.6mm 以下，而且可以根据需要回顾性个性化重建。研究表明，在首次 HRCT 扫描中使用 80 ~ 90mA，在后续的复查中使用 40 ~ 50mA 的低剂量，这样既能比较满意地显示肺实质，又能够显示细微征象，如磨玻璃影（GGN）与气肿。

2. 动态增强 CT 扫描及 CT 灌注扫描　对于少数较难明确诊断的结节，由于新生血管可引起血容积、灌注值及毛细血管通透性的变化，从而引起血流模式的改变，所以目前多采用 CT 动态增强及灌注扫描来进行鉴别。

（三）磁共振成像

由于肺部含气高，磁共振成像（MRI）对肺实质病灶显示效果不如 CT，且速度慢、易出现伪影，价格昂贵，空间分辨率低于 CT，因此只作为辅助检查方法。但是由于 MRI 具有良好的软组织分辨率，因此胸部 MRI 扫描可以从横断位、冠状位和矢状位等多个位置、用不同参数（T、T 及质子密度）判断肿瘤有无侵犯纵隔、肺门血管、心脏大血管、胸壁、胸廓入口等结构。同时 MRI 也是诊断脑转移最准确的手段。

（四）发射式计算机断层扫描

发射式计算机断层扫描（ECT）是在 CT 基础上发展起来的核医学检查新技术。对肿瘤临床诊断、确定分期、拟定治疗方案、疗效随访、预后评估均有很大的实用价值。

肺肿瘤阳性显像的适应范围包括：肺部良、恶性肿瘤的鉴别诊断；对有胸腔积液和肺不张者，确定肿瘤扩散的范围及放疗的照射野；放疗、化疗效果的评价及对肺肿瘤复发的监测。

肺癌骨转移的发生率相当高，大于 50%。全身骨扫描能发现 75% 以上的无症状的肺癌骨转移患者。在治疗前后常规进行全身骨扫描，对肺癌的分期、治疗方案的选择和疗效判断都有重要价值。不同病理类型肺癌的骨转移发生率有所不同，其中腺癌较高，鳞癌和未分化癌较低。腺癌发生骨转移的时间亦早于鳞癌和未分化癌，从确诊肺癌到骨扫描出现阳性转移灶的平均时间：腺癌为 5 个月，未分化癌为 6 个月，鳞癌为 8 个月。

（五）氟 -18- 脱氧葡萄糖（FDG）正电子发射计算机断层扫描（PET 或 PET-CT）

大多数肿瘤组织即使在氧供应充分的条件下也主要是以无氧糖酵解获取能量，这种现象成为 Warburg 效应。恶性或生长迅速的肿瘤细胞通常的糖酵解率比正常组织高 200 倍。FDG-PET 是一个生理/代谢显像技术。注射葡萄糖类似物后，被转运到细胞膜，并通过无氧酵解途径的葡萄糖己糖激酶磷酸化，以 FDG-6- 磷酸的形式在细胞内不被代谢，产生正电子与体内负电子结合释放一对 511keV 的光子湮没而被检测成像。FDG 摄取量与肿瘤的恶性度、侵袭性成正比，一般使用标准化摄取值（SUV）评估。即使同 CT 相比，PET 能更准确地鉴别肺部肿瘤的良、恶性及确定纵隔淋巴结转移和远处转移，诊断肺癌的敏感性达 90% 以上，特异性大多报道为 80% ~ 90%，且对肺门、纵隔淋巴结转移及远处转移能做出相应的临床判断，是用于肺癌治疗前临床分期的重要方法。

三、病理学诊断

病理学是肿瘤诊断的金标准。随着组织细胞学检验技术的飞速发展和获取病理学标本方法的多样化，当前肺癌病理学研究的重点集中在癌前病变和侵袭癌的组织学和细胞学检查。细胞学标本主要来源于痰、浆膜腔积液、经纤维支气管镜刷检及各部位的细针穿刺抽吸标本。组织学标本可来源于纤维支气管镜、胸腔镜、纵隔镜下活检及经皮穿刺等活检术。

快速现场病理评估（ROSE）是指将针吸活检所获得的细胞学标本经涂片、风干及快速固定染色后，即刻由现场的细胞病理学家进行观察诊断，同时根据标本取材的满意程度决定是否需要进一步活检。对于难以活检诊断的特殊病例，通过套管针或引导鞘对病灶行反复穿刺有助于提高诊断率。

2015 年 WHO 发布的肺癌分类较 2004 年有较大变动，根据主要组织学类型将腺癌亚型分为 3 类：贴壁生长型（低级）；腺泡和乳头型（中间等级）以及实性和微乳头型（高级）。一些病理组织学特征如有丝分裂计数、肺泡腔隙传播（STAS）影响复发。

（一）脱落细胞学

包括传统痰脱落细胞学检查、痰液基细胞学、自动定量痰细胞学阅片系统（AQC）。

（二）纤维支气管镜检查

白光气管镜（WLB）只能发现 29% 的原位癌和 69% 的微浸润癌。较新的支气管镜技术如自荧光支气管镜（AFB）、窄带成像支气管镜（NBI）和高倍率支气管镜（HMB）则能提高这些早期中央型肺癌的诊断率和准确性。虚拟断层光学显微镜技术包括共聚焦内窥镜（CLE）、光学相干断层扫描（OCT）、激光拉曼光谱（LRS）等。

（三）经支气管肺穿刺活检

包括透视下经支气管肺活检术（TBLB）、超细支气管镜（外径 2.8 ~ 3.5mm，UB）、径向探头支气管内超声（RP-EBUS）、支气管超声导向鞘（EBUS-GS）和导航支气管镜。后者包括电磁导航支气管镜（ENB），虚拟支气管镜导航（VBN），又衍生出经肺实质结节隧道（BTNA）。

（四）经皮肺穿刺活检（TTNA）

CT 引导下经皮肺穿刺活检诊断肺癌的敏感性为 0.90（95%CI：0.88 ~ 0.91），特异性为 0.97（95%CI：0.96 ~ 0.98），阳性预测值 0.01 ~ 0.02，阴性预测值 0.20 ~ 0.30。

一般来说，位于内 2/3 区域、大于 2cm 的病灶经支气管镜活检相对容易成功，小于 1cm、透视不能显示的外周病灶则较适合经皮肺穿刺活检。

四、肿瘤标志物

标志物对诊断肺癌总体敏感性还不够高，往往在肿瘤负荷较重时才显著升高，限制了其早期诊断的临床价值。多个肿瘤标志物的联合检测可以部分弥补其不足，胸腔积液肿瘤标志物的诊断价值有时高于血清检查。

（一）血清肿瘤标志物

血清肿瘤标志物检测具有无创、快捷、简便等优点，成为肺癌筛查及其辅助诊断的主要手段。现阶段临床上常用的血清肺癌标志物包括癌胚抗原（CEA）、鳞状细胞癌相关抗原（SCC-Ag）、细胞角蛋白21-1片段（CYFRA 21-1）、神经元特异性烯醇化酶（NSE）、胃泌素释放肽前体（ProGRP）等，这些标志物单独用于肺癌早期诊断的敏感度和特异度均不高，多种标志物联合检测可提高诊断效率。

1. 细胞角蛋白21-1片段（CYFRA 21-1） 细胞角蛋白21-1片段（CYFRA21-1）是角蛋白CK19的两个可溶性片段，是一种新的上皮源性的肿瘤标志物，广泛分布于正常组织表面，如支气管上皮细胞等，肿瘤发生时因细胞溶解破坏而释放入血。

正常人及肺部有良性病变者血清CYFRA21-1多< 3.3ng/ml，其水平与年龄、性别和吸烟等因素均无关。有研究发现，原发肺癌患者血清CYFRA21-1浓度明显升高，若以大于3.5ng/ml为标准，肺癌患者CYFRA21-1的阳性率为50% ~ 60%。CYFRA21-1诊断不同组织类型肺癌的敏感度也不同，其对肺鳞癌的敏感度最高，阳性率为60% ~ 80%，其次为腺癌，小细胞癌最低。血清CYFRA21-1水平随肿瘤分期的增加逐渐升高，其还能预示肺癌预后，并有助于判定手术疗效。

2. 鳞状细胞癌相关抗原 有研究发现，鳞状细胞癌相关抗原（SCC-Ag）阳性率约60%，而其他类型肺癌阳性率不足30%。SCC-Ag阳性率还与肺鳞癌分期呈正相关，Ⅰ期、Ⅱ期阳性率较低，Ⅲ期、Ⅳ期阳性率较高。因此，SCC-Ag是肺鳞癌较特异的肿瘤标志物。另外，SCC-Ag还有助于预测肺癌手术效果，患者接受根治性手术后，该抗原将在72小时内转阴，而接受姑息性切除或探查术者术后SCC-Ag仍高于正常值。术后肿瘤复发或转移时，SCC-Ag会在复发的临床表现出现之前再次升高。在无转移或复发时，SCC-Ag会持续稳定在正常水平。但SCC-Ag升高还可见于子宫颈癌、卵巢癌、子宫癌、食管癌等恶性肿瘤。患肝炎、肝硬化、肺炎、结核、肾衰竭等疾病时该抗原也可有一定程度的升高。

3. 神经元特异性烯醇化酶 烯醇化酶是催化糖原酵解途径中甘油分解的最后的酶，由3个独立的基因片段编码不同的亚基α、β、γ，组成5种形式的同工酶αα、ββ、γγ、αγ、βγ。二聚体是该酶分子的活性形式，α亚基同工酶定位于胶质细胞，称为非神经元特异性烯醇化酶；γγ亚基组成的同工酶仅存在于神经元、轴突和神经内分泌细胞内，称为神经元特异性烯醇化酶（NSE）。

NSE是小细胞肺癌（SCLC）的重要标志物。小细胞肺癌患者NSE阳性率为60% ~ 80%，非小细胞肺癌患者阳性率< 20%。因此，NSE有助于小细胞肺癌的诊断及其与非小细胞肺癌的鉴别诊断。NSE还是肺癌化疗效果观察和随访的有效指标，对化疗产生反应后此酶水平下降，病情完全缓解后其可达正常水平。患神经母细胞瘤、嗜铬细胞瘤、胰岛细胞瘤、甲状腺髓样癌、黑色素瘤、视网膜母细胞瘤等肿瘤时血清NSE也可增高。

4. 组织多肽抗原 组织多肽抗原（TPA）水平直接反映了细胞增殖、分化和肿瘤的浸润程度。血清TPA在各种组织类型的肺癌患者体内均增高，无明显组织特异性。一些研究提示，TPA诊断肺癌的敏感性与CYFRA21-1相当，阳性率约61%。将110U/L作为TPA临界值时其诊断肺癌的特异性约为95%。治疗前患者血清TPA浓度与肺癌分期呈正相关，治疗后血清TPA浓度随患者对治疗的反应率增加而下降，TPA水平越高，患者生存期越短。除肺癌外，膀胱癌、前列腺癌、乳腺癌、卵巢癌和消化道恶性肿瘤患者均会出现血清TPA升高。急性肝炎、胰腺炎、肺炎和胃肠道疾病以及妊娠的最后3个月也可见血清TPA升高。

5. 胃泌素释放肽前体 胃泌素释放肽是于1978年从猪的胃组织中分离出的一种具有促胃泌素分泌作用的脑肠肽，胃泌素释放肽前体（ProGRP）是胃泌素释放肽（GRP）的前体结构，主要表达于胃肠道、呼吸道和中枢神经系统。

ProGRP是近年来新发现的一种小细胞肺癌肿瘤标志物，可用于小细胞肺癌的早期诊断和判断治疗效果及早期发现肿瘤复发。其正常参考值为0 ~ 46ng/L（ELISA法测定）。小细胞肺癌患者血清ProGRP阳性率约为68.6%，其病情也与血清ProGRP浓度变化密切相关。值得注意的是，部分慢性肾功能衰竭患者血清 ProGRP 也可升高，故临床检测时宜同时检查患者的肾功能。

6. 癌胚抗原 40% ~ 80% 的肺癌患者可出现癌胚抗原（CEA）升高。血清 CEA 水平的动态变化能反映患者对治疗的反应和预后，其测量值进行性升高者多预后不良。

（二）呼出气中有机化合物（VOC）

VOC 的组成及其浓度可以反映肺癌的疾病状况，建立和开发其数据库及预测模型对肺癌早期诊断具有重要的应用价值。多项研究结果提示，通过检测呼出气体冷凝物（EBC）中的肿瘤相关基因（主要包括 p53、p16、Bcl-2、KRAS 等）以及微卫星改变、细胞因子、氧化应激产物等可实现肺癌的早期诊断。

（三）液体活检

通过检测体液中来源于肿瘤的循环肿瘤抗体谱、循环微小 RNA（miRNA）、循环肿瘤 DNA（ctDNA）、循环游离 DNA（cfDNA）、循环肿瘤细胞（CTC）和外泌体等生物标志物。

1. 循环肿瘤 DNA（ctDNA） ctDNA 是指血液循环中的肿瘤细胞凋亡后产生的双链或单链 DNA 片段，其基因改变与肿瘤组织的一致。血液中游离 DNA 的片段长度集中在 180bp ~ 200bp 之间，片段长度提示这些 DNA 主要由细胞凋亡产生。ctDNA 的半衰期在 2 小时左右。检测方法包括蝎形探针扩增阻滞突变系统法（scorpion ARMS）~ 聚合酶链反应（PCR）法、Cobas-PCR 法、ddPCR 法、二代测序（NGS）、基于小珠（Bead）乳浊液扩增和磁性的 BEAMing 法、PAP 法。其中 BEAMing 法的敏感性最高，可达 0.01%，其他方法的敏感性约为 1%。前瞻性临床研究（NCT02645318）表明非小细胞肺癌患者 ctDNA 检测的临床可行性。二代测序（NGS）包括针对 DNA 的全基因组测序（WGS）、针对 DNA 的全外显子组测序（WES）、针对 RNA 的 RNA-seq 的全转录组测序和针对 DNA 和 RNA 的靶向靶标测序。

2. 循环游离 DNA（cfDNA） cfDNA 是外周血中游离存在、不包含在完整细胞结构内的 DNA。目前，cfDNA 可能来源于以下三种情况：①来自于细胞的凋亡进程中片段化的 DNA；②来自于坏死的细胞的 DNA 碎片；③来自于细胞分泌的 exosome。其中，cfDNA 主要来源于细胞凋亡。

3. 循环肿瘤细胞（CTC） CTC 是指进入了血液循环的肿瘤细胞。CTC 在血液中半衰期很短，只有几个小时，若无及时补充，在 24 小时之后，血液中的 CTC 在现有技术条件下将无法检测到。CTC 在血液中既有单个存在，也有多个聚集成簇存在，极少部分在发现时处于有丝分裂状态。平均每毫升血液只含 CTC1 个 ~ 10 个。常用分析方法有四种方法：一是核酸检测技术，即逆转录 - 聚合酶链反应（reverse transcription-PCR，RT-PCR）、配体靶向 PCR 法（LT-PCR）；二是荧光显微技术：免疫荧光法（IF）、流式细胞术（FCM），以及有自主知识产权的插入人端粒酶启动子（hTERT）和绿色荧光蛋白基因（GFP）的单纯疱疹病毒（HSV-1）法（oHSV1-hTERT-GFP）；三是细胞免疫标记技术：酶联免疫斑点法（ELISPOT）；四是细胞计数法：CellSearch 系统法。

4. 循环微小 RNA（microRNA，miRNA） miRNA 是一类高度保守的单链、长度为 19 ~ 25 个核苷酸的内源性非编码 RNA 分子，可通过靶向结合 mRNA 的 3' 非翻译区而致 mRNA 降解或翻译受到抑制，从而实现对靶基因表达的调控。通常存在于外周血中，被包裹于外核体、微粒和凋亡小体中，参与囊内运输，部分 miRNA 存在于脂蛋白等复合物中参与囊外运输。虽然血液中存在大量的核糖核酸酶，但是外周血中 microRNA 相当稳定，通过不同的极端条件（如高温、延长保存期、反复冻融等）处理 miRNA，发现其稳定性并没有明显改变，表明 microRNA 具有很强的抗 RNaseA 水解能力，其稳定性有助于功能的发挥。

5. 长链非编码 RNA（lncRNA） lncRNA 是一类非编码蛋白、转录长度超过 200 个核苷酸的长链非编码 RNA 分子。检测方法包括指数扩增反应（EXPAR）、滚环扩增技术（RCA）、酶辅助靶核酸分子再循环（EATR）、ddPCR。

6. 环状 RNA（circRNA） circRNA 是一类不具有 5' 和 3' 末端头尾结构，以共价键形成环状结构的 RNA 分子。研究发现环状 RNA 不易被核酸外切酶 RNase R 降解，半衰期达到 48 小时以上，使得其能稳定存在于真核细胞细胞质中，且具有高度保守性和组织、时序、疾病特异性。

7. 外泌体 是起源于多泡体的纳米级脂质膜囊泡，其内含有蛋白质、脂膜结构和RNA。外泌体在肺癌的发生与演进中发挥重要作用，其可促进肺癌微环境形成，增强肿瘤侵袭与转移能力，参与肿瘤免疫抑制及肿瘤放化疗抵抗，且对肺癌的早期诊断和治疗具有应用价值。脂膜结构对所包含的核酸分子起到良好的保护作用，具有更高的稳定性；RNA包括mRNA、微小RNA（microRNA，miRNA）、长链非编码RNA（lncRNA）和环状RNA（circRNA）；蛋白质成分有胞内蛋白和表面蛋白如目前已发现的有CD91、CD317、EGFR、NY-ESO-1、PLAP、EpCam和Alix等。常用超速离心法、过滤离心、密度梯度离心法、免疫磁珠法、磷脂酰丝氨酸亲合法、色谱法等方法分离后；分析方法为基因芯片、Western blot、高通量测序法和定量即时聚合酶链反应（qRT-PCR）、核酸测序、ELISA等。

（四）蛋白质组学

蛋白质组学作为一门方法学，用于鉴定出某一研究对象的全部蛋白。其目的是从整体的角度分析其蛋白质组成成分、表达水平与修饰状态，了解蛋白质之间的相互作用与联系，揭示蛋白质功能与细胞生命活动的规律，已经成为研究肿瘤生物学不可或缺的工具。常用分析方法有二维凝胶电泳、液相色谱和质谱法（如基质辅助激光解吸电离飞行时间质谱，MALDI-TOF-MS）等。

五、鉴别诊断

（一）肺结核

1. 结核球 易与周围型肺癌混淆。结核球多见于青年，一般病程较长，发展缓慢。病变常位于上叶尖后段或下叶背段。X线片上块影密度不均匀，可见稀疏透光区和钙化点，肺内常有散在性结核灶。

2. 粟粒性肺结核 易与弥漫型细支气管肺泡癌混淆。粟粒性肺结核常见于青年，全身毒性症状明显，抗结核药物治疗可改善症状，治疗后病灶逐渐吸收。

3. 肺门淋巴结结核 在X线片上可能误诊为中心型肺癌。肺门淋巴结结核多见于青幼年，常有结核感染症状，很少咯血。应当注意，肺癌可以与肺结核合并存在。应结合临床症状、X线片、痰细胞学及支气管镜检，早期明确诊断，以免延误治疗。

（二）肺部炎症

1. 支气管肺炎 早期肺癌引起的阻塞性肺炎易被误诊为支气管肺炎。支气管肺炎发病较急，感染症状比较重，全身感染症状明显。X线片表现为边界模糊的片状或斑点状阴影，密度不均匀，且不局限于一个肺段或肺叶。经抗感染治疗后，症状迅速消失，肺部病变吸收也较快。

2. 肺脓肿肺癌 中央部分坏死液化形成空洞时，X线片上表现易与肺脓肿混淆。肺脓肿在急性期有明显感染症状，痰量较多、呈脓性，在X线片上空洞壁较薄，内壁光滑，常有液平面，脓肿周围的肺组织常有浸润，胸膜有炎性变。

3. 炎性假瘤 是肺内肿瘤样炎性增生性病变，其临床表现、影像学所见易与肺癌、肺结核球混淆，而组织学表现为炎性增生性改变，或为与炎症结局相关的一系列较为复杂的病变，甚至有癌变可能。病因尚不清楚，可能与多种细菌或病毒感染有关，也可能与长期使用抗生素有关。有4种病理学类型：假乳头状瘤型、组织细胞瘤型、假性淋巴瘤型、浆细胞肉芽肿型。手术切除是治疗该病的首选方法。术式根据病变的大小、部位等确定。

（三）肺部其他肿瘤

1. 肺部良性肿瘤 如错构瘤、纤维瘤、软骨瘤等有时需与周围型肺癌鉴别。一般肺部良性肿瘤病程较长，生长缓慢，临床大多没有症状。X线片上呈现为类圆形块影，密度均匀，可有钙化点。轮廓整齐，多无分叶。

2. 支气管腺瘤 是一种低度恶性的肿瘤。发病年龄比肺癌年轻，女性多见。临床表现与肺癌相似，有刺激性咳嗽、反复咯血。X线表现可有阻塞性肺炎或有段或叶的局限性肺不张，断层片可见管腔内软组织影，纤维支气管镜可发现表面光滑的肿瘤。

（四）纵隔淋巴肉瘤

可与中心型肺癌混淆。纵隔淋巴肉瘤生长迅速，临床常有发热和其他部位的表浅淋巴结肿大，X 线片上表现为两侧气管旁和肺门淋巴结影增大。对放射治疗敏感，小剂量照射后即可见到块影缩小。

第三节 肺癌的治疗

一、肺癌的手术治疗

手术治疗是肺癌治疗的主要方法之一，不少早期肺癌病例通过手术治疗得到根治。手术治疗的基本原则是尽可能地切除原发肿瘤，以及相应引流区域淋巴结，并尽可能地保留余肺和发挥余肺的代偿功能，减少手术创伤，提高术后生活质量。

（一）适应证

所有 0 期、Ⅰ期、Ⅱ期、Ⅲ A 期的非小细胞肺癌，没有手术禁忌证的，都应采取手术治疗，也有部分学者对部分Ⅲ B 期肺癌也施行扩大根治手术治疗。

（二）禁忌证

（1）胸外淋巴结转移。

（2）远处转移。

（3）广泛肺门、纵隔淋巴结转移包绕肺动脉根部以及对侧纵隔淋巴结转移。

（4）胸膜广泛转移或心包腔内转移。

（5）广泛或多个肺内转移。

（6）上腔静脉压迫综合征。

（7）喉返神经麻痹。

（8）膈神经麻痹。

（9）气管镜检查发现有以下情况行手术治疗应慎重考虑：气管隆突增宽、固定或溃疡形成；隆突受肿瘤侵犯；气管受肿瘤压迫；两侧支气管均有肿瘤受累。

（10）心、肺、肾功能不全。

（三）手术方式

1. 肺切除术 术式的选择取决于肿瘤部位、大小和肺功能。临床常用的术式有：

（1）肺叶切除术：是肺癌的首选手术方式，病变仅累及一叶肺或叶支气管是肺叶切除的适应证。标准的手术应包括肺叶切除和根治性淋巴结清扫，如肺上叶切除术需常规清扫支气管汇总区组及肺门淋巴结，右肺上叶切除还应清扫上纵隔奇静脉周围和器官旁淋巴结，左肺上叶切除应清扫主动脉弓下淋巴结；肺下叶或中下叶除清扫支气管汇总区组及肺门淋巴结外，还应清扫隆突下、肺下韧带组淋巴结及食管旁淋巴结。

（2）袖式肺叶切除术：主要用于肿瘤位于支气管开口部，为避免支气管切端被肿瘤累及施行单纯肺叶切除术的患者。

（3）全肺切除术：一侧全肺尤其右全肺切除术后对心肺功能损伤甚大，手术并发症大大高于肺叶切除术，术后一侧残腔亦是胸外科至今未能满意处理的问题。

（4）肺段或肺楔形切除术：对肺功能差，肿瘤位于肺周围的Ⅰ期病变，可考虑肺段或肺楔形切除术。

2. 淋巴结清扫术 目前对于淋巴结清扫各家意见不一。多数学者认为清扫区域淋巴结已足够，广泛的纵隔淋巴结清扫并不能提高肺癌患者的生存率，并且，术后并发症概率相对较高。

3. 微创伤外科技术在肺癌治疗中的应用 在肺癌根治性切除术的原则下，减少手术创伤，提高术后生活质量是当今外科手术的发展思路。微创外科在肺癌治疗中的方法有以下几种。

（1）腋下中断肋骨剖胸切口肺切除术。

（2）中断肋骨剖胸方法：不切除肋骨施行各类肺手术已在全世界各地广泛开展，国际上普遍采用是在肋骨前端或后端切断肋骨的方法。

（3）胸腔镜楔形切除肺癌。

二、肺癌的化疗

（一）非小细胞肺癌（non-small cell lung cancer，NSCLC）

1.早期NSCLC 在局限性（Ⅰ~Ⅲ期）NSCLC患者中手术切除仍然是首选治疗方法。辅助化疗在Ⅱ~Ⅲ期患者中使用的证据很广泛，已成为完全切除Ⅱ~Ⅲ期NSCLC患者的标准治疗方法。与辅助治疗相比，将新辅助治疗＋手术与单独手术相比的研究要少得多。随着一系列临床研究结果的公布，辅助治疗和新辅助治疗在肺癌治疗中的地位逐步确立。

（1）辅助化疗：目前非小细胞肺癌术后辅助治疗中国胸外科专家共识（2018版）推荐：Ⅰ~ⅢA期行完全手术切除的NSCLC：①Ⅰ期，不需要辅助化疗（1A级证据）；②ⅡA期，不常规推荐辅助化疗，术后综合评估包括与肿瘤内科专家会诊，评估辅助化疗对于每个病人的效益和风险，在做出建议时，还要考虑肿瘤分期以外的其他因素，包括组织病理学特征和基因改变等。当有证据支持，专家组有统一认识，利大于弊，可考虑给予辅助化疗（2B级证据）；③ⅡB~ⅢA期，常规辅助化疗（1A级证据）。

（2）新辅助化疗：虽然有很好的证据支持对于可手术的肺癌患者进行辅助化疗，随着各项临床研究结果的回报和更新，也需要对于化疗的给药时间进行进一步探索。

2.晚期NSCLC 化疗是目前晚期无驱动基因突变NSCLC患者主要的治疗选择，但化疗研究进展缓慢，迫使研究者必须寻找化疗以外的治疗手段，抗血管生成药物以及免疫治疗药物显示出巨大的治疗潜力。

（1）一线化疗：早在1995年，就有研究报道化疗优于最佳支持治疗，其中，化疗可使一年生存率由5%升高到15%，因此，化疗对于NSCLC有着重要价值。ECOG1594研究中首次比较了以铂类为基础的不同的化疗方案（吉西他滨联合顺铂，多西他赛联合顺铂，紫杉醇联合卡铂，紫杉醇联合顺铂），结果表明四种方案在ORR、中位生存期（MST）和1年生存率方面无明显差异，没有哪种方案明显优于其他方案。而SWOG9505以及ILCP试验也得到相同的结论，其中紫杉醇联合卡铂方案显示出较低的毒副反应。

（2）二线治疗：晚期NSCLC治疗以改善生活质量、延长患者生存期为主要目标。一线化疗后出现病情进展，因对机体状态较好的患者进行二线化疗。虽然晚期肺癌的治疗目前有多个新药，在二线全身治疗的应用中报道有效率通常不到10%。2016年中国原发性肺癌诊疗专家共识推荐二线治疗药物包括培美曲塞、多西他赛、EGFR-TKIs等。推荐培美曲塞用于非鳞NSCLC，推荐多西他赛、吉西他滨或厄洛替尼用于晚期NSCLC二、三线治疗。有研究显示培美曲塞在非鳞NSCLC的二线化疗优于多西他赛。根据CTONG0806、DELTA、TAILOR研究结果提示在EGFR基因突变阴性患者中，首选化疗而不是TKIs作为二线治疗。

（3）维持治疗：维持治疗是患者完成标准的几个周期联合化疗同时疾病得到控制（SD、CR、PR）后再接受化疗，理论基础源于假说，即尽早使用非交叉抑制药物可以在耐药产生前增加杀伤肿瘤细胞的同时延长了治疗时间。目前常用的NSCLC维持治疗药物有培美曲塞、多西他赛、EGFR TKI、贝伐珠单抗和西妥昔单抗。

晚期NSCLC的一项研究化疗选择紫杉醇＋卡铂与吉西他滨＋卡铂后吉西他滨维持，结果显示：二者中位PFS为4.6个月和3.5个月（P= 0.95），中位OS为15个月和14.8个月，两者生存率和总体反应均无显著差异。因吉西他滨耐受性好推荐用于维持治疗。

（4）化疗与抗血管药物：抗血管生成药物治疗并不直接作用于肿瘤细胞本身，而是作用于肿瘤微环境，从而发挥抗肿瘤的作用，因此，无论患者的基因突变状态如何，抗血管生成药物治疗均是可供选择的治疗手段。基于近年来对抗血管生成药物治疗 NSCLC 的研究进展，目前，抗血管生成药物在 NSCLC 的化疗中已占据重要地位。

（二）小细胞肺癌（small cell lung cancer，SCLC）

小细胞肺癌占肺癌总数的 10% ~ 15%，属于支气管肺神经内分泌癌，其发病与吸烟密切相关。SCLC 倍增时间短，增殖指数高，早期易发生转移，未接受治疗的患者常在 2 ~ 4 个月内死亡，尽管初治患者对化疗较敏感，但很容易产生耐药性和复发，且对二线化疗药物相对不敏感，预后较差。小细胞肺癌的患者在确诊时 30% ~ 40% 处于局限期，60% ~ 70% 处于广泛期。

1. 一线治疗 环磷酰胺是第一个临床研究证实可以在肺癌（包括 SCLC 和 NSCLC）患者中带来显著生存获益的细胞毒性药物，后续一系列研究发现，蒽环类药物、长春碱类药物、依托泊苷、异环磷酰胺、顺铂、卡铂等细胞毒性药物治疗 SCLC 有效。在这些细胞毒性药物单药治疗 SCLC 的临床研究中，鬼臼毒素类（依托泊苷）的有效率较高。

McIllmurray 等首次报道了多种细胞毒性药物联合治疗 SCLC 的疗效，该研究入组了 103 例初治 SCLC 患者，分为依托泊苷单药组、环磷酰胺 + 阿霉素 + 长春新碱（CAV）方案组，两组患者的完全缓解率（CRR）分别为 7% 和 23%（$P < 0.05$），由于后续治疗中患者交叉入组，两组患者生存期无差异。后续研究报道，CAV 方案或环磷酰胺 + 表阿霉素 + 长春新碱（CEV）方案在广泛期 SCLC 患者中的 CRR 为 14%，总缓解率为 57%，中位生存期为 26 周。在局限期 SCLC 患者中 CRR 为 41%，总缓解率为 75%，中位生存期为 52 周。鉴于依托泊苷较高的有效率，有研究者尝试（CAVE 联合依托泊苷）CAV 方案治疗 SCLC，但并没有带来明显生存获益，同时明显增加了血液学毒性。因此，直到 20 世纪 80 年代中期，CAV 仍是 SCLC 一线诱导化疗的标准方案。

鉴于基础研究发现铂类药物治疗 SCLC 有效，同时发现依托泊苷和铂类药物有协同作用，研究者设计了依托泊苷 / 顺铂（EP）方案。随后的Ⅲ期临床研究结果显示，在局限期 SCLC 患者中，EP 方案的 2 年和 5 年生存率优于 CEV 方案（25 vs 10%，8% vs 3%）。对于广泛期 SCLC 患者，EP 方案同样可以带来生存获益，但生存率与 CEV 方案比较无差异。后续的一系列研究亦证实了 EP 方案的有效性，于是 EP 方案越来越广泛地应用于 SCLC 的一线化疗。

由于 EP 方案中顺铂的毒副作用，研究者尝试用卡铂代替顺铂。2012 年发表的 COCIS 荟萃分析纳入了 4 项 SCLC 铂类治疗的随机临床研究，结果显示，EP 方案和 EC 方案两组患者的有效率（67% vs 66%，$P= 0.83$）、中位无进展生存期（5.5 个月 vs 5.3 个月，$P= 0.25$）和中位总生存期（9.4 月 vs 9.6 月，$P= 0.37$）均无差异。毒副作用方面，卡铂的血液学毒性更重，而顺铂的非血液学毒性如恶心、呕吐、神经毒性、肾毒性等较重。此研究提示顺铂和卡铂二者的疗效相似，可以根据患者的年龄、一般状况、伴随疾病及骨髓储备功能等选择合适的药物。

贝洛替康是新型的喜树碱类细胞毒性药物，其作用机制主要是抑制拓扑异构酶Ⅰ。在Ⅱ期临床研究中，单药一线化疗治疗 SCLC 有较好疗效，总缓解率为 53.2%，至疾病进展时间为 4.6 个月，中位生存期达 10.4 个月。随后的Ⅱ期临床研究发现，贝洛替康联合顺铂取得大于 70% 的总缓解率和大于 10 个月的中位生存期。

氨柔吡星是人工合成的蒽环类细胞毒性药物，其作用机制是抑制拓扑异构酶Ⅱ，临床前研究发现其活性代谢产物易于在肿瘤细胞内富集。一系列Ⅰ期 / Ⅱ期临床研究证明其单药或与铂类药物联合治疗 SCLC 有效。

2. 维持治疗 由于多数 SCLC 患者在初治有效后很快复发，研究者对其维持治疗进行了一系列探索。研究者先后尝试用拓扑替康、依托泊苷、伊立替康等细胞毒性药物以及贝伐单抗、伊马替尼、坦西莫司等靶向药物做维持治疗，遗憾的是均未取得理想效果。

3. 复发 / 进展后治疗 一线化疗后复发或进展的 SCLC 尚无标准治疗方案。数项临床研究发现，初始治疗的疗效和应答时间是后续治疗效果的预测指标。通常认为一线接受含铂方案治疗结束 3 个月以内复发或进展者提示铂类耐药，3个月内未复发或进展的患者提示铂类敏感，再次使用含铂的联合化疗方案或许能够带来获益，6个月以上复发或进展的患者可以再次使用初始治疗方案。

在复发的SCLC患者二线化疗中，尽管含铂的联合化疗方案疗效优于单药方案，但联合化疗所产生的毒副作用可能会导致患者在生存期上并无明显获益。

4. 抗血管药物

（1）贝伐单抗：血管内皮生长因子（VEGF）在SCLC患者中高表达，可能与肿瘤侵袭、血管生成相关，这为抗血管生成抑制剂治疗SCLC患者提供了理论依据。一项入组了205例广泛期SCLC患者的Ⅲ期临床试验，将患者分为A组（依托泊苷+顺铂）和B组（贝伐单抗+依托泊苷+顺铂），A组患者用药6个周期，B组用药6个周期后继续使用贝伐单抗维持治疗至疾病进展。A组和B组的ORR分别为55.3% vs 58.4%，中位PFS分别为5.7个月vs 6.7个月，中位OS分别为8.9个月vs 9.8个月，生存率分别为25% vs 37%。研究结果显示，贝伐单抗+依托泊苷+顺铂治疗可以显著提高患者的PFS，但并不能显著改善OS。可以在广泛期SCLC患者中探索应用抗血管生成抑制剂，尤其是用于维持治疗时。

（2）舒尼替尼：舒尼替尼是一种多靶点抗血管生成抑制剂，目前已应用于肾癌、胃肠间质瘤、胰腺神经内分泌癌的治疗。一项入组了85例广泛期SCLC患者的Ⅱ期临床研究，评价了舒尼替尼用于依托泊苷+顺铂化疗后维持治疗的疗效，结果显示中位PFS显著提高，OS无显著差异。另外一项Ⅱ期临床研究，评价了舒尼替尼在SCLC患者二线治疗中的疗效，也没有达到期望的结果。

除了舒尼替尼之外，其他抗血管生成抑制剂如帕唑帕尼、阿柏西普、沙利度胺、索拉非尼等也在SCLC患者中进行了Ⅰ/Ⅱ/Ⅲ期临床试验，但都没有显示出理想的疗效。

5. 抗体-药物耦联物（ADC）

（1）Sacituzumabgovitecan（IMMU-132）：SN-38是临床中伊立替康的一种活性代谢产物，但是由于其在临床中具有较高的毒性以及较低的溶解度等原因，其在临床中并不能对患者直接使用。TROP-2则是一种糖蛋白，其能够在多种肿瘤细胞表面存在过度表达的情况，包括乳腺癌、结肠癌、肺癌等。IMMU-132就是临床中抗TROP-2单克隆抗体和SN38所构成的一种抗体偶药物耦联物，其就是利用TROP-2进行表达识别，然后将药物输送至肿瘤细胞进行治疗。在临床研究中显示，该药物在一线含铂方案治疗失败的患者以及二线拓扑替康治疗失败的转移性小细胞肺癌患者中均有较好的临床效果。

（2）Promiximab-duocarmycin：CD56是在大多数SCLC上均有高度表达的一种细胞表面标记物，因此临床中将其视为治疗恶性肿瘤的治疗靶点之一。Promiximab就是临床中一种新型的抗CD56抗体，具有高亲和性、内在化以及肿瘤特异性等特点，在相关研究中发现使用二硫键能够将其与DNA烷化剂Duocarmycin实现共轭，在临床中具有较好的治疗效果。

三、肺癌的放射治疗

（一）非小细胞肺癌的放射治疗

1. 早期非小细胞肺癌的放射治疗　手术是早期非小细胞肺癌（NSCLC）患者的标准治疗模式，而对于高危、老年或者拒绝手术的患者，放射治疗为主要治疗手段。既往主要采用常规分割放疗方案，近年来，大分割/立体定向放射治疗被广泛运用，目前多适用于Ⅰ～Ⅱ期（T1～3N0M0）NSCLC患者。2015年，MD安德森癌症中心张玉蛟教授对2个独立随机Ⅲ期临床研究行汇总分析，结果显示立体定向体部放射治疗（SBRT）对比标准的手术治疗可以获得更高的3年生存率（95% vs 79%）。因此，与手术治疗相比，SBRT或立体定向消融放疗（SABR）的总体局部控制率或生存率不劣于同期手术结果，且耐受性好、毒副作用小。而与常规分割放疗相比，大分割立体定向放射治疗具有靶区小、单次剂量高、靶区与周边正常组织之间剂量变化梯度大等特点，其处方剂量的等效生物学剂量（BED）通常大于100Gy，从而使局部控制率显著增加，总生存率也得到一定程度改善，成为早期非小细胞肺癌的一种治疗选择。

（1）周围型早期NSCLC的立体定向放射治疗：对于周围型早期NSCLC，大量临床研究数据显示

SBRT 治疗不能手术的早期 NSCLC 的局部控制率可达 90%。

SPACE 研究是首项比较 SBRT 和常规分割放疗的随机研究，其对比分析了 SBRT（66Gy/3F）和三维适形放疗（3D-CRT）（70Gy/35F）在不可手术早期 NSCLC 患者治疗中的疗效，共纳入 102 例患者（SBRT 组 49 例，3D-CRT 组 53 例），由于入组患者预后因素不均衡，该研究显示 SBRT 和 3D-CRT 在无进展生存期（progress free survival，PFS）和总生存期（overall survival，OS）方面没有差异，但可以观察到 SBRT 治疗组的患者疾病控制率有提高的趋势（70% vs 59%，P= 0.26），且有更好的生活质量和更少的治疗毒性。最新发表的一项前瞻性、Ⅲ期临床试验 CHISEL，其入组患者为 T1 ~ T2aN0M0 不能手术或拒绝手术的 NSCLC，按 2 ：1 随机分组为 SABR（54Gy/3F 或 48Gy/4F）或常规分割放疗（66Gy/33F 或 50Gy/20F），共计 101 例患者，结果显示 SABR 组和常规分割放疗组患者的 2 年局部控制率分别为 89% 和 65%，2 年总生存率分别为 77% 和 59%。因此，SABR 较常规分割放疗具有较好的局部控制，提高了生存期，而且没有增加严重的放疗损伤，可以作为不能手术或拒绝手术的早期 NSCLC 的标准治疗策略。

（2）中央型早期 NSCLC 的大分割 / 立体定向放射治疗：根据国际肺癌研究协会（IASLC）的定义，中央型肺癌指肿瘤距离支气管树、大血管、食管、心脏、气管、脊髓、臂丛神经、膈神经、喉返神经等重要结构 2cm 以内的病变。因其邻近纵隔内重要结构，单次大剂量的 SBRT 可能导致纵隔内正常组织器官产生严重的急性或晚期反应，因此，对于中央型早期 NSCLC，降低单次剂量，增加治疗次数，可能会降低正常组织放射性损伤的发生。

（3）早期 NSCLC 的术后放射治疗：从早期 NSCLC 患者根治术后的失败模式上看，Ⅰ期 NSCLC 患者术后局部复发率为 5% ~ 20%，Ⅱ期患者术后局部复发率为 20% ~ 40%。早在 1998 年的 Meta 分析显示术后放疗降低了 N0-1 患者的生存率，2015 年一项回顾性病例对照研究分析了美国国家癌症数据库（National Cancer Database，NCDB）的 NSCLC 患者，显示部分患者术后放疗后 5 年生存率降低，分别为 N0 期患者（48% vs 37.7%，P ＜ 0.001），N1 期患者（39.4% vs 34.8%，P ＜ 0.001）。因此，对于Ⅰ ~ Ⅱ期（pN0-1）NSCLC 完全切除术后患者不推荐行术后放疗，但若为不完全切除或切除状态不确定，多数患者需要考虑接受术后放疗。

2. 局部晚期 NSCLC 的放射治疗　局部晚期 NSCLC 是指已伴有同侧纵隔淋巴结（N2）、对侧纵隔和 / 或锁骨上淋巴结（N3）转移、侵犯肺尖部和纵隔重要结构（T4），且用现有的检查方法未发现有远处转移的非小细胞肺癌，其约占 NSCLC 的 30% 左右，占全部肺癌的 25% 左右。局部晚期 NSCLC 主要为Ⅲ A 期和Ⅲ B 期肺癌患者，从治疗方法上可分为“可手术”和“不可手术”两大类。

（1）不可手术局部晚期 NSCLC 的放射治疗：多学科综合治疗为局部晚期 NSCLC 的推荐治疗模式，对于不可手术的局部晚期 NSCLC 患者，应首选同步放化疗，体弱、高龄、内科并发症严重者根据具体情况选择序贯放化疗或单纯放疗。早期研究显示单纯放射治疗可以提高生存率，但随着化疗药物的不断改进，多项研究显示加入化疗可进一步提高患者生存率，因此，目前主要治疗策略是以放化疗为主的综合治疗。

1）放疗剂量：RTOG 7310 是一项评估照射剂量对局部晚期 NSCLC 疗效的Ⅲ期随机对照研究，其比较了 40Gy、50Gy、60Gy 常规分割放疗方案的疗效，虽然各组中位 OS 相似，但高剂量组局部控制率明显优于低剂量组（52%、62% 和 73%）；而另一项Ⅲ期临床研究 RTOG 0617 显示高剂量组 74Gy 较低剂量组 60Gy 无生存优势（20.3 月 vs 28.7 月，P= 0.004），且高剂量组在 3 个月时生存质量（quality of life，QOL）也降低（45% vs 30%，P= 0.02）。因此 60Gy/2Gy/30F 成为目前局部晚期 NSCLC 的标准放疗剂量分割方案。

2）同步化疗方案：同步放化疗为局部晚期 NSCLC 的标准治疗，同步放化疗方案的选择主要为铂类为主的双药方案，常用的包括顺铂 + 依托泊苷、顺铂 + 长春花碱、卡铂 + 紫杉醇，对于非鳞 NSCLC 还可以选择卡铂 + 培美曲塞、顺铂 + 培美曲塞。

3）巩固化疗：对于不可手术的局部晚期 NSCLC，目前巩固化疗不能作为同步放化疗后的推荐治疗。

4）巩固免疫治疗：近些年，随着免疫治疗的发展，多项临床研究数据显示同步放化疗后巩固免疫治疗可显著改善患者生存，PACIFIC 研究是一项Ⅲ期、随机、双盲、安慰剂对照的国际多中心临床研究，患者按 2 ：1 随机分为 durvalumab 组与安慰剂组，旨在评估 durvalumab 作为巩固治疗，用于接受了标准含铂方案同步放化疗后未发生疾病进展的Ⅲ期不可切除 NSCLC 患者的疗效与安全性。研究共纳入 702 例患者（473 例患者接受 durvalumab 治疗，236 例患者接受安慰剂治疗），中位随访 25.2 个月，与安慰剂相比，durvalumab 显著延长了 OS（P= 0.002 5）。durvalumab 组的中位 OS 未达到，安慰剂组为 28.7 个月。PFS 分别为 durvalumab 组 17.2 个月、安慰剂组 5.6 个月。2 年生存率分别为 durvalumab 组 66.3%、5 安慰剂组 5.6%。durvalumab 组的死亡或远处转移时间为 28.3 个月，安慰剂组 16.2 个月。因此，PACIFIC 方案即同步放化疗后 durvalumab 巩固治疗是Ⅲ期不可切除 NSCLC 患者新的标准治疗，已被写入 NCCN 指南作为局部晚期 NSCLC 治疗的 I 类证据推荐。

5）放射治疗技术：对于局部晚期 NSCLC 患者，目前主要采用累及野放疗技术，其放疗范围为影像学可见病灶。与二维放疗技术相比，三维放疗技术尤其是调强放射治疗（IMRT）、容积旋转调强放射治疗（VMAT），具有照射剂量分布均匀、适形性好、正常组织受照剂量低的优势，能够提高肿瘤局部控制率和减轻正常组织的毒副反应，是目前主流的放疗技术。关于放疗体积，根据 ICRU83 文件：肿瘤靶区（gross tumor volume，GTV）是指原发肿瘤（GTV-T）、转移淋巴结（GTV-N），或在影像上可见或者触诊到的其他转移灶（GTV-M）；临床靶区（clinical target volume，CTV）是包含 GTV、亚临床病灶、肿瘤可能侵犯的范围及区域淋巴结；内靶区（internal target volume，ITV）是 CTV 加一个内部间距（internal margin，IM），用于考虑因为器官运动引起的 CTV 运动和形状变化；计划靶区（planning target volume，PTV）等于 CTV 外加一个间距来考虑摆位误差和 GTV/CTV 的运动。关于放疗计划的评估，包括对靶区剂量的评估和对危及器官（organ at risk，OAR）剂量的评估，需要检查靶区和 OAR 的剂量 - 体积直方图（DVH）是否满足处方剂量的要求和限定剂量。

（2）可手术局部晚期非小细胞肺癌的术后放射治疗：局部区域复发是 NSCLC 术后常见的治疗失败模式，Ⅲ期患者可高达 50% 左右，常见的局部区域复发部位包括支气管残端、肺门淋巴结以及纵隔淋巴结区域，虽然术后予以足疗程的辅助化疗，但仍有较高的局部区域复发风险。因此，为了控制局部区域的复发，进一步提高生存率，可手术局部晚期 NSCLC 术后放射治疗被长期广泛应用，尤其是 pN2 期患者，多项临床研究证实获益最明显。

3. Ⅳ期 NSCLC 的局部放射治疗 一般来说，对于转移性 NSCLC 患者推荐全身系统治疗，但对于伴有寡转移（通常定义转移病灶数≤ 5 个）和胸部局限性病变的Ⅳ期 NSCLC 患者积极的对原发灶和转移灶行局部治疗可能会使患者受益，尤其是对一般状况良好或预期生存期长或全身治疗有效的患者获益最大。随着放疗技术的发展和放疗设备的不断更新，在Ⅳ期 NSCLC 局部治疗中 SBRT 或 SABR 安全有效，副作用小，得到广泛关注和认可。

当患者全身性疾病控制良好和预期寿命较长时，对Ⅳ期 NSCLC 患者的原发灶和转移灶行局部治疗变得越来越重要。尽管目前多数研究都是回顾性的和小样本的Ⅱ期临床研究，但研究结果均显示在标准治疗后对胸部原发肿瘤及对寡转移灶行局部巩固放疗具有重要的临床和统计学意义。

（二）小细胞肺癌的放射治疗

早期能手术的小细胞肺癌（SCLC）（T1 ~ 2，N0）不足 5%，绝大部分的 SCLC 发现时就已经是中晚期。化疗及放疗的综合治疗是 SCLC 的主要治疗手段。

1. 局限期小细胞肺癌的放射治疗 基于两项随机临床试验的结果，美国 NCCN 推荐 LS-SCLC 患者接受化疗的同时进行早期、同步放疗，并建议在化疗第 1 或第 2 周期开始放疗。在化疗早期加入胸部放疗不仅可以提高局部控制率，3 年生存率绝对值提高 5.4%。

（1）靶区的设定：目前对于 LS-SCLC 最佳照射区域还存在争论。通常的照射靶区为原发肿瘤、同侧肺门淋巴结及相应纵隔淋巴结，未受累的锁骨上淋巴结不放疗。现在由于患者多接受的是早期规范的同步放化疗，倾向于将肿瘤和受累的淋巴结作为放疗靶区，不再扩展照射野。这样做的主要目的是降低同步放化疗的并发症。有研究证实，在现代精确分期检查的基础上，累及野放疗对纵隔淋巴引流区可以达到很好的控制。放疗靶区原发灶的范围按照化疗后的病变范围制定（GTV），纵隔及肺门淋巴结转移靶区按照化疗前的范围制定（CTV）。虽然锁骨上淋巴引流区常常成为区域复发转移的最主要部位，但是目前不做对侧肺门和双侧锁骨上区预防照射。冯振兴等进行的回顾性研究也证实，常规行锁骨上区域预防照射并没有延长 LS-SCLC 患者的生存期。

（2）放疗剂量分割方案：目前通行的做法是，对于受累淋巴结区域给予 45 ~ 50Gy/30 次的照射，肿瘤区域有条件的病人可以将剂量提高至 60 ~ 70Gy/30 次或者更高。欧洲的一些研究结果表明同步放化疗中胸部常规分割处方剂量可达 70Gy。

2. 广泛期小细胞肺癌的放射治疗 ES-SCLC 目前以全身化疗为主，放疗仅作为辅助减症治疗及化疗后脑部预防照射。标准化疗 4 ~ 6 周期有效率达到 60% ~ 80%，然而 1 年内超过 80% 患者会发生局部区域失败或者远处转移，中位生存期仅 9 ~ 10 个月。

理论上，进行胸部放疗可减少 ES-SCLC 的局部失败率，继而可能改善长期生存。1999 年南斯拉夫的一项单中心随机对照研究，3 周期 EP 方案化疗有效的 109 例 ES-SCLC 患者随机分为实验组和对照组，实验组行超分割（54Gy/36 次 /18 天）同期行低剂量 CE 方案化疗，对照组行 2 周期 EP 方案化疗，实验组 1、2 年生存率为 65%、38%，对照组 1、2 年生存率为 46%、28%，显示出化疗有效的 ES-SCLC 患者进行胸部放疗有明显的生存优势。随后的一些回顾性研究显示，进行胸部放疗的 ES-SCLC 患者总生存率、中位生存期均较未放疗患者好。来自欧洲的多中心随机分组研究再次评估了 ES-SCLC 化疗后胸部照射的价值。此次欧洲多中心研究与南斯拉夫研究不同的是所有化疗有效的 ES-SCLC 都可以入组，并没有要求远处转移灶必须 CR。研究结果显示化疗后加用胸部照射 2 年生存率由不加照射的 3% 提高到 13%（$P=0.004$）。此项研究的发表确立了胸部照射在 ES-SCLC 治疗中的地位。

ES-SCLC 胸部放疗的照射靶区范围，目前没有针对性的研究，多数研究是按照 LS-SCLC 的靶区原则制定，即照射靶区为原发肿瘤、同侧肺门淋巴结及相应纵隔淋巴结，原发灶的范围按照化疗后的病变范围制定（GTV），纵隔及肺门淋巴结转移靶区按照化疗前的范围制定（CTV）。ES-SCLC 胸部放疗的剂量分割方式，由于目前研究较少，没有统一的标准。国外的研究多是采用大分割、短疗程放疗，如 30Gy/10 次或者 40Gy/15 次；也有些研究依照 LS-SCLC 的治疗采用常规分割模式放疗（50 ~ 60Gy/25 ~ 30 次，5 ~ 6 周）。

四、肺癌的免疫治疗

19 世纪末，外科医生 William Coley 报道将灭活的细菌注入肉瘤中可导致肿瘤缩小后，这是有记载的首次免疫学与肿瘤学的联系。此后，人们对免疫监视与肿瘤的发生发展相互关系的认识逐步深入，使得肿瘤的治疗取得了很大进步。尤其是近些年来在肺癌领域，免疫治疗进展迅速。

（一）肿瘤免疫的机制

1. 参与肿瘤免疫识别和清除的免疫细胞 肿瘤细胞是机体正常细胞恶变的产物。肿瘤细胞在免疫学上的突出特点是出现某些在同类正常细胞中看不到的新的抗原标志。机体的免疫系统通过多种途径消除肿瘤细胞或抑制其增长。参与机体抗肿瘤的免疫应答包括细胞免疫和体液免疫。细胞免疫是主要的肿瘤免疫应答方式。作为特异性免疫应答，主要对抗原性较强、实体肿瘤细胞产生免疫应答。体液免疫起协同作用，是非特异性免疫应答。参与肿瘤免疫识别和清除的免疫细胞如下。

（1）CD8 + T 淋巴细胞（细胞毒性 T 细胞）和 CD4 + T 淋巴细胞的 Th1/Th2 亚群（辅助 T 细胞）通过与抗原提呈细胞（APC）的“免疫突触”来区分自身和非自身抗原。

（2）自然杀伤（NK）细胞能非特异性杀伤肿瘤细胞和病毒感染细胞的淋巴细胞。可表达多种抑制分子，最主要的是多种杀伤免疫球蛋白样受体（KIR）亚型。NK 细胞的细胞毒活性不需要主要组织相容性复合体（MHC）的抗原提呈。它可以靶向并破坏 MHC Ⅰ类分子低表达的细胞。

（3）免疫抑制细胞如 FoxP3 + CD25 + CD4 + 调节性 T 细胞（T regulatory，Treg）和髓源抑制性细胞（MDSCs）主要抑制细胞毒性 T 淋巴细胞活性。

（4）Th17 细胞是 CD4 + T 细胞的一个亚群，可分泌白细胞介素（interleukin，IL）-17，与自身免疫和肿瘤相关。

（5）巨噬细胞有两种不同的表型：M1 巨噬细胞释放干扰素（interferon，IFN）- γ，发挥吞噬作用；M2 巨噬细胞释放 IL-4、IL-10、TGF- β 等细胞因子，能够抑制炎症反应、促进免疫耐受。

2. 免疫突触 在免疫监视中，需要通过细胞间的相互联系发挥作用，免疫细胞间相互识别的功能主要通过细胞间的突触来完成，包括多种刺激性和抑制性受体，而这些受体的表达又受各种细胞因子的调节。研究最多的现象是 T 细胞如何通过 T 细胞受体（TCR）区分由 APC（如，树突状细胞）提呈的自身与非自身抗原。

T 细胞受体（T cell receptor，TCR）是 T 细胞表面的特异性受体，负责识别由主要组织相容性复合体（MHC）所呈递的抗原。T 细胞受体是异源二聚体，由两个不同的亚基所构成。95% 的 T 细胞的受体由 α 亚基和 β 亚基构成，另外 5% 的受体由 γ 亚基和 δ 亚基构成。

T 细胞受体与 MHC 所呈递的多肽的特异性结合会引发一系列生化反应，并通过众多的辅助受体、酶和转录因子激活 T 细胞，促进其分裂与分化。

T 细胞受体复合体是一个跨膜的八聚体，由 TCR 二聚体和负责信号传递的 CD3 δ / ε 二聚体、CD3 γ / ε 二聚体以及 CD247 ζ / ζ 或是 ζ / η 二聚体构成。各个二聚体通过电离的氨基酸残基间的相互作用联系在一起。T 细胞受体的胞内末端很短，极有可能并不参与信号的传递。整个复合体可以高效地将受体接受到的信号传递到细胞内。

（1）与 MHC 结合的 CD4 或 CD8 受体：这些 CD4/CD8 分子的可变区与抗体的可变片段类似，使特定 T 细胞对特殊抗原具有特异性。

（2）CD3 分子编码不可变的跨膜蛋白复合物，具有胞内酪氨酸活化部分，可以将细胞表面信号转导至细胞内下游的效应器。

TCR 结合 MHC 分子递呈的特定短序列氨基酸。MHC Ⅰ类分子表达于所有的有核细胞，由 CD8 + T 细胞识别，而 MHC Ⅱ类分子由 APC 组成性表达，由 CD4 + T 细胞识别。

要有效激活幼稚 CD8 + T 细胞，其 TCR 必须在存在第二共刺激信号的情况下与 MHC 提呈的肽结合。这种结合会启动 CD3 胞内信号转导，引起促炎症细胞因子的分泌，如 IL-12 和 IFN- γ。如果缺乏共刺激信号，就会发生对抗原的外周免疫耐受状态。

CD28 是幼稚 T 细胞中最重要的共刺激信号，与 APC 细胞的 B7-1 和 B7-2（CD80/CD86）结合。共刺激过程存在于 APC 细胞和 T 细胞上的“激动”分子（如 GITR、OX40、ICOS）与抑制信号的严格调节，这些分子常被统称为“免疫检测点”分子。共抑制分子或“免疫检测点”分子包括：细胞毒性 T 淋巴细胞相关蛋白 -4（CTLA-4）、程序性细胞死亡分子 -1（PD-1）、T 细胞免疫球蛋白黏蛋白分子 3（TIM3）和淋巴细胞活化基因 3（LAG3）等。抗原慢性识别（比如恶性克隆或慢性病毒感染中）可能导致效应 T 细胞功能的反馈抑制，导致所谓的“耗竭”表型。

3. 肿瘤逃避免疫 免疫系统和肿瘤发生发展的过程称为“肿瘤免疫编辑”，分为以下 3 个阶段。

肿瘤免疫编辑是一种外在的肿瘤抑制机制，在细胞发生变异和内在的肿瘤抑制机制失效后才会发挥作用。癌症免疫编辑包括三个连续的阶段：消除、平衡和逃逸。在免疫消除阶段，先天免疫和适应性免疫共同作用，在出现临床症状之前消除变异细胞。许多参与消除阶段的免疫分子和细胞已经被鉴定出来，但是需要进一步研究来确定确切的作用顺序。然而，如果变异细胞在消除阶段没有被破坏，它可能进入平衡阶段，生长会被免疫机制所抑制。T 细胞，IL-12 和 γ 干扰素是维持肿瘤细胞处于功能休眠阶段所必需的，而 NK 细胞和参与先天性免疫识别的细胞或细胞因子则不是必需的。免疫平衡是适应性免疫的一个功能或阶段。如果对处于免疫平衡阶段的肿瘤细胞增加额外的额免疫选择，则可能出现：①不再被适应性免疫识别的肿瘤细胞；②对免疫效应机制不敏感；③肿瘤微环境中诱导免疫抑制状态。

（1）清除阶段：是固有免疫和适应性免疫对特定肿瘤相关抗原的免疫应答，以 IFN-α、IFN-γ 和 IL-12 等细胞因子介导的 T 细胞、B 细胞和 NK 细胞的效应功能为特点。

（2）相持阶段：是适应性免疫系统（如激活的 CD4＋和 CD8＋T 细胞）介导的免疫杀伤和少量恶性克隆持续存在处于平衡的阶段。

（3）逃逸阶段：是恶性克隆获得了逃避适应性免疫系统监视的能力。

已确定的免疫逃逸机制包括以下几种。

1）特定抗原或抗原加工的缺乏或改变。肿瘤细胞缺乏主要 MHC Ⅰ类分子的表达，或失去了将肿瘤抗原转移至肿瘤细胞表面让 T 细胞识别的胞内加工机制。

2）肿瘤可以通过调控细胞因子（增加 IL-6、IL-10 和 TGF-β 的分泌；消耗 IL-2）促进免疫耐受微环境的形成，这些细胞因子的改变促进 Treg 细胞、MDSCs 和其他类型细胞的浸润，这些细胞能抑制细胞毒性 T 细胞功能。随后，这些细胞强烈抑制 CD4＋和 CD8＋T 淋巴细胞的增殖，进而导致 CD4＋和 CD8＋T 淋巴细胞不能识别肿瘤抗原。

3）肿瘤可以上调免疫检测点分子的表达，如 PD-1 和 PD 配体 1（PD ligand 1，PD-L1），促进外周 T 细胞耗竭。

（二）免疫检查点 PD-1/PD-L1 抑制剂在非小细胞肺癌（NSCLC）治疗中的应用

超过 80% 的肺癌属于非小细胞肺癌（NSCLC）。靶向治疗可用于分子学清晰的 NSCLC 患者，如表皮生长因子受体（EGFR）基因突变和间变性淋巴瘤激酶（ALK）基因重组 NSCLC；对于不携带靶基因的 NSCLC 可以应用化疗或免疫治疗等系统治疗，从而改善生存和提高生活质量。

1. 影响初始治疗选择的因素 晚期 NSCLC 患者的治疗是姑息性的，旨在尽可能延长生存期和提高生活质量，同时尽量减小治疗相关副作用。NSCLC 临床治疗中，常规进行基因检测，明确分子病理分型，根据分子病理制定治疗方案。对于无驱动基因突变的 NSCLC 常使用针对程序性死亡受体 1（PD-1）或其配体（PD-L1）的免疫检测点分子抑制剂。治疗选择的影响因素包括：PD-L1 表达水平、疾病分期和分子病理学结果。

2. 免疫检查点抑制剂在 NSCLC 治疗中的应用 人类免疫检查点抑制剂可以抑制 PD-1 受体或 PD-L1，增加机体抗肿瘤免疫。PD-1 受体在激活的细胞毒 T 细胞表面表达。和靶向治疗及细胞毒治疗相比，免疫检查点抑制剂常常会表现出延迟的临床获益。免疫检查点抑制剂单药治疗或免疫治疗联合化疗不推荐用于有禁忌证的 NSCLC 患者，如：活动性或既往有自身免疫性疾病，正在应用免疫抑制剂，或携带有驱动基因。免疫检查点抑制剂可以选择性用于一线治疗也可用于后续治疗。

3. 用于 NSCLC 的 PD-1/PD-L1 抑制剂

（1）nivolumab（纳武利尤单抗，欧迪沃，opdivo）：NCCN 推荐转移性非鳞癌或鳞癌 NSCLC 患者若既往一线未接受 PD-1/PD-L1 抑制剂治疗，在一线治疗中或一线治疗结束后出现进展的患者应用纳武利尤单抗单药治疗。

免疫治疗相关毒性反应如肺炎，在纳武利尤单抗组似乎更高。发生免疫相关不良反应的患者根据不良反应的严重程度可以静脉应用大剂量糖皮质激素。对于发生严重或威胁生命的免疫性肺炎患者需要永久停用纳武利尤单抗。

（2）帕博利珠单抗（pembrolizumab，可瑞达，keytruda）。

1）帕博利珠单抗用于一线治疗：人类免疫检查点抑制剂通过抑制 PD-1 受体或 PD-L1 来增加机体的抗肿瘤免疫。PD-1 受体表达于激活的细胞毒 T 细胞表面。帕博利珠单抗可以抑制 PD-1 受体。

作为Ⅰ类推荐，NCCN 推荐帕博利珠单抗一线用于进展期鳞癌或非鳞癌 NSCLC 并且 PD-L1 表达高于 50% 阳性，不携带 EGFR 突变 /ALK 重排或基因突变情况不明的患者。在这组选择性人群推荐帕博利珠单抗单药治疗，无需联合化疗。一线单药帕博利珠单抗治疗进展的患者后续应用含铂方案的联合化疗。在NCCN2019第4版更新中，作为Ⅱ B类证据，推荐不能耐受或不愿接受含铂两药联合方案化疗，PD-L1表达1% ~ 49%阳性，无免疫治疗禁忌的进展期鳞癌或非鳞癌NSCLC，不携带EGFR突变或ALK融合基因的患者一线应用帕博利珠单抗单药治疗。尽管PD-L1免疫组化检测还不是一个十分理想的伴随诊断，但在一线免疫治疗之前，NCCN依然推荐进行PD-L1检测。而不同的PD-L1检测试剂盒的结果可能存在偏颇，不同的药物根据临床试验推荐应用不同的试剂盒。

推荐在一线应用免疫治疗之前进行PD-L1表达的评估，同时应进行基因测序分析，肿瘤突变负荷及微卫星不稳定的检测。如果患者取得组织标本较为困难或存在风险，尽管外周血基因检测的准确性及敏感率同组织检测存在一定差距，也可应用外周血进行基因检测。

2）NCCN推荐非鳞癌NSCLC联合应用帕博利珠单抗/卡铂（或顺铂）/培美曲塞联合治疗：对于没有免疫治疗禁忌的进展期非鳞癌NSCLC，不携带EGFR敏感突变/ALK基因重排/或基因突变状况不明，无论PD-L1表达情况如何，均推荐免疫治疗联合含铂方案的化疗。并推荐帕博利珠单抗/培美曲塞维持治疗。如果免疫治疗联合化疗失败的患者，二线推荐多西紫杉醇，培美曲塞或吉西他滨单药化疗。对于转移性肺鳞癌，PD-L1表达1 ~ 49%阳性患者，推荐应用卡铂/紫杉醇（或白蛋白紫杉醇）/帕博利珠单抗作为一线治疗。

3）帕博利珠单抗在续贯治疗中的应用：基于一项Ⅱ/Ⅲ期临床试验（Keynote-010），对于一线未接受PD-1/PD-L1治疗的转移性非鳞癌或鳞癌NSCLC，PD-L1表达大于1%，在一线含铂两药方案化疗后进展的患者，NCCN推荐应用帕博利珠单抗单药治疗。

（3）阿特珠单抗—PD-L1抑制剂：阿特珠单抗是一个单克隆抗体结合至PD-L1并阻断PD-L1与PD-1和B7.1受体的相互作用。发挥对PD-L1/PD-1介导的免疫反应的抑制作用，包括抗肿瘤免疫反应的活化和诱导抗体依赖细胞细胞毒性。在同源小鼠肿瘤模型中，阻断PD-L1活性导致肿瘤生长减低。

4.治疗持续时间 通常建议持续使用PD-1/PD-L1抑制剂至疾病进展或发生不可耐受的毒性反应，但治疗2年后也可停药。对于初始方案包含基于铂类化疗的患者，通常会给予4 ~ 6个周期的化疗治疗。

5.PD-1/PD-L1抑制剂耐药的处理 PD-1/PD-L1抑制剂耐药患者管理的相关数据正在逐步增加。一般而言，应用免疫检查点抑制剂治疗时疾病进展的患者可采用化疗，之前未使用化疗者采用含铂类的二联化疗，接受过化疗者采用单药化疗。然而，如果是在最后一次PD-1或PD-L1抑制剂治疗后数月或数年才出现进展，则可能尝试重新开始此类治疗。如果患者PD-1/PD-L1抑制剂治疗获得初始缓解后，又发生局限于1个或2个部位的进展（“寡进展”），则进展部位可局部治疗（即放疗、热消融或手术），同时继续PD-1、PD-L1抑制剂进行全身治疗，这或许可替代全身性补救治疗，但应注意其支持数据有限。

6.生物标志物的局限性 虽然多项试验显示肿瘤表达PD-L1时，检测点抑制剂的疗效可能更好，但这既不能保证此类药物用于PD-L1高表达肿瘤一定有效，也不能说明其对PD-L1阴性肿瘤绝对无效。肿瘤内和不同部位肿瘤间的PD-L1表达水平可能存在一定异质性，并且肿瘤的PD-L1表达水平可随治疗疗效情况发生改变。然而，根据KEYNOTE-024试验数据，推荐对所有新诊断NSCLC患者都常规行PD-L1检测，以便决定一线治疗是否使用帕博利珠单抗单药治疗。检测点抑制剂试验目前正在评估另一个指标肿瘤突变负荷（TMB），但尚未确定其临床效用。

7.类固醇对免疫疗法疗效的影响 主要来自黑素瘤免疫疗法研究的现有数据表明，采用皮质类固醇治疗免疫相关不良事件并不会影响免疫治疗疗效。但有证据显示，基线使用相当于≥ 10mg泼尼松的皮质类固醇时，免疫疗法结局较差。目前还不清楚这些患者结局不太好是与长期应用皮质类固醇的免疫抑制作用直接相关，还是仅仅反映了存在需要使用类固醇不良因素，如有症状的脑转移、体重减轻、严重乏力或其他因素。虽然还需要更大型的验证性研究，但建议开始免疫治疗时使用皮质类固醇要保守且谨慎，除非有相应的治疗指征，如脑转移。

（三）小细胞肺癌免疫治疗进展

小细胞肺癌（SCLC），约占肺癌的15%～20%。早期已发生血行转移，恶性度高，发展快。往往确诊时已为中晚期。治疗近数十年来是以化疗为主的综合治疗模式。一线含铂方案化疗敏感，但很快出现复发和转移。复治SCLC化疗效果差，预后不佳。近数十年小细胞肺癌的研究在不断探索中。2012年SCLC全序列基因检测结果发布，发现很多潜在治疗靶点，但靶向治疗研究一直未有突破性进展。而小细胞肺癌应用免疫检查点抑制剂取得一定进展。

1. 小细胞肺癌三线应用免疫检查点抑制剂　近年来，有研究中发现SCLC具有高突变负荷，提示SCLC纳武利尤单抗单药治疗的ORR为10%，mPFS为1.4个月，联合ipilimumab治疗可将ORR提高至19%～23%。后续随机队列研究显示单药和联合方案治疗的ORR分别为12%和21%。研究同时报道了三线接受纳武利尤单抗单药治疗患者的疗效，ORR为11.9%，mDOR为17.9个月。基于这一数据，2018年8月FDA批准纳武利尤单抗晚期SCLC三线治疗。

2. 在SCLC二线治疗的探索　临床上很多SCLC患者并没有机会接受三线治疗，因此更早线免疫治疗探索更具吸引力。在SCLC二线治疗上，也进行了相关免疫治疗研究，但结果令人失望。在SCLC维持治疗的探索中，鉴于复发性SCLC对大多数治疗耐药，有研究用于维持治疗，但结果亦令人失望。

3. 免疫治疗在SCLC一线治疗的探索　虽然免疫治疗用于二线和维持治疗均未取得阳性结果，但其在一线治疗的研究引发了大家的关注。最初的研究探索了化疗联合抗CTLA-4单抗，但取得阴性结果。该研究评估了伊匹木单抗联合紫杉醇卡铂对比安慰剂联合化疗用于SCLC一线治疗，但联合方案并未改善PFS（伊匹木单抗组vs安慰剂组分别为3.9个月vs 5.2个月）或OS（9.1个月vs 9.9个月）。后续一项伊匹木单抗联合EP方案的Ⅲ期研究也取得了阴性结果，联合治疗并未改善OS（11.0个月vs 10.9个月）和PFS（4.6个月vs 4.4个月）。

在2018年世界肺癌大会（WCLC）上，阿特珠单抗联合化疗一线治疗广泛期SCLC的IMpower133研究结果重磅发布并在新英格兰医学杂志同步发表。

IMpower133研究是一项全球、随机、安慰剂对照的双盲研究，纳入403例初治广泛期SCLC患者。所有患者接受4个周期的EC化疗，并随机分配接受联合阿特珠单抗或安慰剂治疗，在完成4个周期联合治疗后，分别给予阿特珠单抗或安慰剂维持治疗，直至疾病进展或未再获得临床获益。分层因素包括性别、ECOG PS评分（0 vs 1分）、脑转移状态（有vs无）。主要共同终点为OS和研究者评估的PFS。

（1）IMpower 133研究设计：阿特珠单抗+EP组和安慰剂+EP组分别入组了201例和202例患者，两组患者的基线特征均衡。中位随访13.9个月后，IMpower133研究达到主要终点，与标准化疗相比，阿特珠单抗联合化疗中位OS延长了2个月（12.3个月vs 10.3个月），降低30%的死亡风险（HR 0.70；95%CI 0.54～0.91）；12个月的OS率两组分别为51.7% vs 38.2%。

（2）阿特珠单抗联合组对比EP组显著延长OS：亚组分析均观察到与总体人群一致的结果。中位无进展生存时间分析显示出相似的结果，由4.3个月延长到5.2个月，降低23%的疾病进展风险（HR 0.70；95%CI 0.63～0.96），6个月的PFS率两组分别为30.9%和22.4%；12个月的PFS率，两组分别为12.6% vs 5.4%。阿特珠单抗+EP组和安慰剂+EP组的CR率分别为2.5%和1%；PR率分别为60.2% vs 64.4%。DOR在阿特珠单抗+EP组比安慰剂+EP组显著更优，分别为4.2 vs 3.9个月（HR 0.70；95%CI 0.53～0.92）。安全性分析显示，两组AE的发生率相当。

正是根据这项研究，2019年第一版的NCCN SCLC临床指南已经将阿特珠单抗联合化疗作为广泛期SCLC一线治疗的Ⅰ类推荐，且作为优选推荐方案。

（四）免疫相关毒副反应的评估

患者在接受免疫治疗前需进行选择及基线评估。包括询问：病史及家族史，一般情况，有无自身免疫性疾病或正在接受免疫抑制剂治疗，有无病毒感染病史如乙型肝炎或丙型肝炎携带，获得性免疫缺陷病毒携带，对患者进行基线实验室检查和影像学检查。在某些患有自身免疫性疾病患者，应用免疫检查点治疗可能会使原有疾病复燃或恶化。所有患者在接受免疫治疗前均应被告知可能出现的免疫相关毒性，一旦出现irAEs，可以做到及时就医和处理，预防严重不良事件的发生。根据不良反应分级进行处理，如：暂缓免疫检查点抑制剂治疗，给予大剂量糖皮质激素，使用免疫抑制剂等。irAEs可能发生在各个系统，具有以下特点：

1. 广泛性 irAEs几乎可以累及机体的任何器官和组织，如皮肤、消化道、肝脏、内分泌腺体、肾脏、神经系统、眼、心脏等。常见的免疫相关毒性包括以下几种。

（1）免疫介导的皮炎：最为常见，可表现为斑丘疹、皮肤红斑、皮肤瘙痒、水疱、剥脱性皮炎、白癜风等。

（2）免疫介导的肠炎：表现为恶心、呕吐、腹泻、便秘、腹痛、黏液血便等，可伴或不伴发热。严重者甚至可发生肠穿孔或肠梗阻。

（3）免疫介导的肝炎：表现为转氨酶（ALT/AST）升高，黄疸，可伴或不伴有右上腹痛、恶心、呕吐食欲下降等肝功能损伤的症状。

（4）免疫介导的内分泌腺体损伤：包括垂体功能减退，肾上腺皮质功能减退，甲状腺功能亢进或者低下等。其临床表现常不典型，可表现为疲倦、乏力、头痛、意识状态改变、低血压、大便习惯改变等。血浆皮质醇、甲状腺功能及腺垂体功能检查可出现相应异常。甲状腺彩超可出现亚急性甲状腺炎样改变，垂体MRI检查可见肿大的垂体。

（5）免疫介导的肺炎。

（6）免疫介导的神经系统毒性：靶向免疫治疗可导致严重的神经毒性，受累神经可包括运动及感觉神经，如格林巴列综合征，重症肌无力。其临床表现为单侧或双侧肢体无力，感觉异常等。

（7）其他器官毒性：如肾功能损伤、眼炎、溶血性贫血、心肌炎、心包炎、胰腺炎、脑膜炎、关节炎、风湿性多肌痛、牛皮癣、银屑病等均有报道。

（8）流感样症状：如畏寒、发热、头晕、头痛、骨骼和肌肉酸痛、食欲下降、疲乏等。irAEs表现可重可轻，若未及时发现并妥善处理可能致命。

2. 高频性 irAEs的发生频率高，在ipilimumab的临床研究中报道，接受抗体治疗的患者总的免疫相关毒副反应的发生率高达60% ~ 90%，大部分为轻 ~ 中度，3/4度irAEs的发生率约为5% ~ 26%。相对而言，抗PD-1抗体的毒性较抗CTLA-4抗体低，在帕博利珠单抗及纳武利尤单抗的研究中报道，约有10% ~ 22%的患者发生3/4度irAEs。抗CTLA-4及PD-1抗体联合使用时毒性增加，几乎所有接受治疗的患者均发生irAEs，3/4度irAEs的发生率高达53%。

3. 时间的不确定性 irAEs发生的时间具有滞后性，可发生在用药后的数天至数周，甚至出现在停止治疗后的数月才出现。最早出现的皮肤毒性在接受首剂治疗后即可发生。也有患者在首剂后即出现免疫性肺炎的报道。之后是消化道毒性，通常在第1 ~ 3程治疗后出现。肝脏毒性及内分泌腺体毒性通常最晚出现，平均发生于治疗开始的第12周至24周。上述毒副反应的发生规律在接受ipilimumab治疗的患者中表现得更为明显。

4. 与剂量强度不相关 免疫治疗相关毒副反应的表现形式和强度与药物剂量无关，但药物剂量升高时副反应发生的频率升高。在抗CTLA-4单抗ipilimumab的临床研究中，免疫治疗相关毒性的发生频率与药物剂量密切相关。3 ~ 4度irAEs的发生率在0.3mg/kg组为0%，而3mg/kg治疗组为5%，10mg/kg治疗组则上升至18%。而抗PD-1抗体N纳武利尤单抗不同剂量组毒副反应发生率不明显差异。在使用帕博利珠单抗治疗的患者中，高剂量组毒副反应的发生率略高。双抗体联合用药，虽然毒副反应发生率增加，但与每个抗体单用相比并未发现新的毒副反应。

第七章 血液系统肿瘤

第一节 白血病

白血病是在1847年由德国病理学家鲁道夫·菲尔绍首次发现的。白血病与实体肿瘤不同，不是生长在局部的赘生物，而是全身散播，可能侵犯各系统、器官和组织的恶性血液病。白血病是一类造血干细胞的克隆性恶性疾病。其克隆中的白血病细胞失去进一步分化成熟的能力而停留在细胞发育的不同阶段。在骨髓和其他造血组织中，白血病细胞大量增生积聚，并浸润其他器官和组织，使正常造血受抑制。临床上常有贫血、发热、感染、出血和肝、脾、淋巴结不同程度的肿大等表现。根据白血病细胞的成熟程度和自然病程，白血病可分为急性和慢性两大类。急性白血病的细胞分化停滞在较早阶段，多为原始细胞及早期幼稚细胞，病情发展迅速，自然病程仅数个月。慢性白血病的细胞分化停滞在较晚阶段，多为较成熟幼稚细胞和成熟细胞及少见的毛细胞、幼淋巴细胞等。病情发展慢，自然病程为数年。慢性白血病分为慢性粒细胞白血病（简称慢粒白血病，CML或CGL）、慢性淋巴细胞白血病（简称慢淋白血病，CLL）。其次根据主要受累的细胞系可将急性白血病分为急性淋巴细胞白血病（简称急淋白血病，ALL）、急性非淋巴细胞白血病（简称急非淋白血病，ANLL）。我国急性白血病比慢性白血病多见，其中急非淋白血病多见，其次为急淋白血病，慢粒白血病、慢淋白血病少见。男性发病率略高于女性。

一、白血病的常见病因

（一）电离辐射

有确实证据显示各种电离辐射均可以引起人类白血病，包括X线和 γ 射线。X线是Roentgen于1895年首先发现的，1911年即有报告显示放射线工作者发生白血病，早在20世纪30年代Furth等就已开始探索关于放射线诱发白血病的机制。虽从放射线诱发的胸腺瘤组织中分离到反转录病毒，但这种病毒或是无致白血病作用，或是作用很弱，需在体内连续传代才能获得高致白血病的作用。因此，反转录病毒在放射线致白血病中的作用仍未确定。电离辐射引起DNA断裂，某些癌基因发生突变，在放射线诱发白血病中起重要作用。

关于放射线诱发白血病发生的证据，主要是来自放射线工作者、医源性照射，特别是日本原子弹爆炸后幸存者中白血病发病情况的调查。据国外早年的调查资料显示，1929—1942年放射线科医生白血病的死亡率为非放射线科医生的10倍。自1945年8月6日在日本广岛、8月9日在长崎投放原子弹后，国际放射线效应研究基金会（RERF）随访了82 000名原子弹爆炸后幸存者，以27 000名未受照射者为对照，证明白血病占幸存者发生肿瘤的比例最高。爆炸后3年，白血病的发病率逐年增高，5 ~ 7年时达到高峰。至21年后其发病率才恢复到接近于整个日本的水平。

关于电离辐射对人的致白血病机制，已有资料证明电离辐射可引起染色体异常和DNA损伤，即使少于10cGy也能引起染色体的损伤，甚至存在许多年。根据肿瘤发生的多步骤观点，电离辐射更多原因是起启动作用，在以后的肿瘤增殖阶段还需一些因素参加。放射线引起的染色体损伤，进而产生癌基因活化，以及患者同时接触的化学药物，内源性的代谢产物和宿主的免疫系统都可能参与白血病的发生。另外有些报告认为接触微弱、低频电磁场与儿童肿瘤和白血病的发生有关。

（二）化学物质

1. 自然环境中的化学物质

（1）苯及其衍生物：苯是一种挥发的天然产物，通过肺和皮肤进入体内，具有高脂溶性，因而积聚在脂肪和脑组织内。根据Forni和Vigliani收集国际上报告的资料，至1974年苯引起的白血病至少有150例。在美国，Rinsky等对Ohio橡胶工厂1000名工人的长期调查，发现急性白血病死亡率的相对危险值为5.6，接触5年或5年以上者相对危险值达21.0。除了苯以外，亚硝胺类物质、保泰松及其衍生物、氯霉素等诱发白血病的报告也可见到，但还缺乏统计资料。其他有机溶剂如甲苯、二甲苯也有致白血病的作用，苯致白血病机制尚不清楚，可能与染色体异常有关。苯致急性白血病以急性粒细胞白血病和红白血病为主。

（2）吸烟：吸烟与肺癌的关系已得到大量流行病学调查证实。最近有报告认为嗜烟者中白血病的发病率略有增加，相对危险值为1.5 ~ 2.0。有资料证明，烟草中含许多致癌物，如放射性物质、亚硝胺和苯等，吸烟者吸入的苯比不吸烟者高10倍。

（3）饮酒：有资料表明，发现饮酒者白血病的相对危险性略有增加，但无统计学意义，表明酒精在白血病和淋巴瘤病因中无重要意义。

（4）染发剂：Thun等的大系列调查，未发现使用永久性染发剂与致死性癌症有相关性。

2. 化疗　治疗相关性白血病是指由于应用某些药物，特别是一些化疗药物所引起的白血病，也称继发性白血病。

（1）拓扑异构酶Ⅱ抑制剂：属于这类药物的有表鬼臼毒素、蒽环类药物、米托蒽醌、羟哌嗪衍生物、乙双吗啉、ICRF-159等。这是近些年发现的与白血病发生关系密切的药物。

（2）烷化剂：据大量的临床调查，在用烷化剂，如氮芥、环磷酰胺、美法仑（马法兰）、苯丁酸氮芥、白消安（马利兰）、卡莫司汀（卡氮芥）、洛莫司汀（环己亚硝脲）等常继发骨髓增生异常综合征（MDS）和急性髓细胞白血病（AML）。乳腺癌、卵巢癌和肺癌化疗后易发生继发性白血病。

（三）病毒因素

成人T细胞白血病（adult T lymphatic leukemia，ATL）是由人类T淋巴细胞病毒－Ⅰ（human T lymphotropic virus-Ⅰ，HTLV-Ⅰ），HTLV-Ⅰ病毒是一种C型反转录RNA病毒，发现患者白血病细胞染色体DNA中含有HTLV-Ⅰ前病毒，将正常脐血淋巴细胞与受感染细胞中提出的HTLV-Ⅰ培养后，淋巴细胞发育成具有ATL细胞特有的细胞形态。另外ATL的血清均可检出HTLV-Ⅰ抗体。从而证明HTLV-Ⅰ是ALT的病因。在ALT高发区内，40岁以上健康人群中HTLV-Ⅰ抗体阳性率达6% ~ 37%，而非流行区人群中抗体阳性率仅0% ~ 0.015%。HTLV-Ⅰ可以通过哺乳、性生活及输血传播。

（四）遗传

遗传因素和某些白血病发病有关。白血病患者中有白血病家族史者占8.1%，而对照组仅0.5%。近亲结婚人群中急性淋巴细胞白血病的发病率比期望值高30倍。某些染色体有畸变、断裂的遗传性疾病常伴有较高的白血病发病率。单卵孪生子，其中一个人发生白血病，另一个的发生率达20%，比双卵孪生子者高12倍。Down综合征有21号染色体三体改变，其白血病发病率达50/10万，比正常人群高20倍。此外，先天性再生障碍性贫血（Fanconi贫血）、Bloom综合征及先天性丙种球蛋白缺乏症等，白血病发病率均较高，前二者尚伴有染色体异常。

儿童急性淋巴细胞白血病患者中50%有一种特殊掌纹，称为Sydney线。白血病和HLA抗原型别有某种联系，如急性淋巴细胞白血病常伴HLA-A2和A9等。都说明遗传因素和白血病的发病有某种联系。

（五）继发性白血病

某些血液病最终可以发展为急性白血病，如慢粒白血病、真性红细胞增多症、原发性血小板增多症、骨髓纤维化、骨髓增生异常综合征、阵发性睡眠性血红蛋白尿、淋巴瘤、多发性骨髓瘤等。

二、白血病的流行病学

（一）发病与死亡

白血病是一种常见的恶性肿瘤，在各年龄组恶性肿瘤死亡率中，白血病居第6位（男性）和第8位（女性），儿童及35岁以下成人中则居第1位。

（二）类型

在我国的白血病中，急性明显多于慢性，比例为 5.5 ：1。其中急性髓系白血病最多，为 1.62/10 万，其次为急淋白血病 0.69/10 万，慢粒白血病为 0.36/10 万，慢淋白血病少见 0.05/10 万，其他类型为 0.03/10 万。

（三）年龄

成人急性白血病中以急粒白血病最多见。儿童中以急淋白血病较多见。慢粒白血病随年龄增长发病率逐渐升高。慢淋白血病发病在 50 岁以后才明显增多。

（四）性别

白血病发病男性稍高于女性（1.18 ：1），即使在男女发病差别较不明显的儿童，其急性淋巴细胞白血病的发病率也高于女性（5 ：4）。在成人急性白血病中，男女比例约为 3 ：2，在慢性淋巴细胞白血病中，男女比例约为 2 ：1。

三、常见临床表现

白血病细胞以浸润骨髓造血系统为主要病理特征，使正常造血功能严重抑制，正常造血细胞生成减少致血液中的白细胞、红细胞、血小板的数量不足，故患者以感染、贫血、出血为主要临床表现。

（一）起病

有些患者白血病早期症状不太明显，而有些患者发病急骤。大多数白血病患者起病急骤，可以没有前趋症状，常常突然发病，往往以发热、多部位出血、进行性苍白或骨、关节疼痛等为首发症状。发病缓慢的患者，以苍白、乏力、虚弱和食欲减退等症状开始。可以进行性加重，以后多有发热、出血。少数患者以抽搐、视物不清、牙龈肿胀、胸痛等为首发症状。起病急骤的患者因症状明显而就诊，经血象及骨髓象检查得以确诊。发病缓慢的患者，尤其是老年患者或低增生性白血病、红白血病患者，由于症状无特征性，往往就诊于其他科室，迁延数月，经多种检查最后才发现危急性白血病。慢性白血病起病缓慢，多数患者无明显症状。常因体检及其他疾病就诊时查血常规而发现，少数患者常有乏力、盗汗、腹胀等表现。

（二）发热和感染

感染是机体免疫功能低下的结果，发热是急性白血病的最常见症状，半数患者以发热起病。当体温 >38.5℃时，常因感染引起，其热型不一、热度不等。发热原因多由细菌或病毒感染引起；其他原因还有肿瘤性发热即白细胞快速增殖，白血病细胞破坏分解而致内源性发热及出血后吸收热，极少数患者还可以发生局灶性或多部位骨髓坏死，引起高热和骨骼疼痛。急性白血病感染的主要原因如下。

（1）中性粒细胞减少或缺乏：白血病细胞能抑制骨髓正常粒系祖细胞的生成，及化疗药物对骨髓的抑制而发生显著的粒细胞缺乏，极易引起感染。粒细胞缺乏越严重，局部症状、体征越不明显，此时发热是感染的最常见症状。

（2）中性粒细胞功能异常：急性白血病患者的中性粒细胞趋化、游走、杀菌功能减弱，一旦发生感染极易播散。

（3）免疫功能尤其是细胞免疫功能减低，或化疗、糖皮质激素的应用，使细胞免疫、体液免疫明显减弱；免疫球蛋白合成明显减少，血清中调理素抗体缺乏，使机体对具有荚膜的细菌，如肺炎双球菌或流感杆菌的防御能力显著下降，患者可发生广泛的病原体感染，如沙门菌、结核杆菌、军团菌、奴卡菌、新型隐球菌、病毒、卡氏肺囊虫等。ALL 患者免疫球蛋白水平极低，AML 和 CML 患者的免疫球蛋白水平往往在正常范围甚至增高。

（4）白血病细胞在全身各脏器广泛浸润，尤其是高白细胞浸润后使组织缺氧，局部组织出血、坏死，增加了细菌的滋生机会。感染部位以口腔、齿龈、咽部、上呼吸道、肺部、消化道多见，尤其是肛周及泌尿道多见。皮肤黏膜感染很少化脓，易形成蜂窝织炎。消化道感染常常是脓毒血症的主要来源。

泌尿系统感染时尿路刺激症状可不明显，当白细胞 <0.1 × 109/L 时，仅 11% 的泌尿系感染患者可发现有脓尿，也有少许患者找不到感染灶。在发病早期，感染多由革兰阳性球菌如粪链球菌、金黄色葡萄球菌或表皮葡萄球菌引起；但长期反复抗生素治疗后，体内菌群可发生变化，加以肠道黏膜溃疡和肠壁白血病浸润，此时革兰阴性杆菌感染较多见。细菌多数来自患者本身肠道，其中 50% 以上系住院后获得，以革兰阴性杆菌、肺炎杆菌、铜绿假单胞菌（绿脓杆菌）、大肠杆菌、奇异变形杆菌等多见，占感染死亡的 75%。由于化疗、糖皮质激素以及广谱抗生素的应用，患者易合并真菌感染，但也有发生在病程早期，尸检发生率占 13%，以白念珠菌、曲霉菌及毛霉菌多见，主要侵犯消化道和呼吸系统，极少数患者可发生颅内真菌感染，严重者可发生真菌性败血症。部分患者还可合并病毒感染，带状疱疹、水疱、肺部的巨细胞病毒感染也不少见。

（5）抗生素的不正确使用，也是引发感染，特别是条件性致病菌及真菌感染的重要原因。急性白血病严重感染，可高热持续不退或呈弛张热型，此时多为某一部位感染发展成败血症或脓毒败血症，也可以有细菌和真菌的双重感染，而败血症则常是急性白血病的致死原因。

（三）出血

急性白血病的整个病程中，几乎所有患者都会有不同程度的出血，40% ~ 70% 患者发病时就有出血，在未并发 DIC 时，出血发生率约 67% ~ 75%，死于出血者占 38% ~ 44%。并发 DIC 者，几乎全部有出血，其中 20% ~ 25% 死于 DIC。出血部位以皮肤、黏膜最多见，表现为皮肤出血点、瘀斑、鼻出血、牙龈渗血、口腔舌面血泡和月经过多等，而且瘀斑中央常有硬结。严重者可有各种内脏出血，如消化道、呼吸道和泌尿道出血，颅内出血常可致命。视网膜出血可致视力减退甚至失明，蛛网膜下腔出血常引起突然死亡。耳内出血可致眩晕、耳鸣、听力下降等。急性白血病中以 AML–M3 和 AML–M5 出血重，易合并 DIC。慢性白血病出血不常见，但血栓形成和血栓栓塞时可发生，少部分患者可发生消化道、泌尿道出血，但很少危及生命。出血的原因主要如下。

1. 血小板质和量的异常 约 80% ~ 90% 急性白血病患者就诊时有血小板减少，是引起出血的最重要原因。当血小板数低于 20 × 109/L 时，常有出血症状，因此临床医师常常把血小板 <20 × 109/L 作为临床输注单采血小板悬液的指标。如发生严重出血而血小板数在 20 × 109/L 以上时，应寻找其他出血原因，如血小板形态及黏附、集聚、释放功能异常，其中以血小板第 3 因子异常或血小板黏附力下降多见。血小板膜糖蛋白Ⅰb 和Ⅱb/Ⅲa 异常，电镜观察常见 α 颗粒减少和体积变小。

2. 弥散性血管内凝血（DIC） 严重的感染尤其是革兰阴性杆菌感染易诱发 DIC，AMLM3 易并发 DIC– 纤维蛋白溶解综合征，表现为多部位严重出血，皮肤可见大片瘀斑，消化道、泌尿道出血，并极易发生颅内出血而死亡，表现为多部位严重出血；急性白血病并发 DIC 发生率为 7% ~ 30%，尸检发生率占 25%。

3. 凝血因子缺乏 肝脏受白血病细胞浸润或抗白血病药物损害导致血浆凝血因子（如纤维蛋白原、凝血酶原以及凝血因子Ⅴ、Ⅶ、Ⅸ、Ⅹ等）合成减少，白细胞分泌凝血因子抑制物也可影响正常的凝血功能，其发生率约为 10% ~ 15%。

4. 血管壁损害 白血病细胞浸润、感染内毒素及大剂量化疗均可引起血管壁损害，血管壁损害引起的出血在急性白血病比慢性白血病常见。当白血病细胞异常增多时，在小血管内聚集停滞，白血病细胞可损伤小动脉或小静脉内皮细胞或引起局部组织缺氧，从而导致局部严重出血。

（四）贫血

约有 60% 以上的白血病患者存在贫血。贫血也是白血病最常见的症状之一。贫血越重往往提示白血病越严重。但需排除因其他原因如痔疮、消化道出血、月经量过多等失血所引起的贫血。有的患者早期可无贫血，也可以于发病早期就出现贫血，且随着病情进展而逐渐加重。贫血时可出现苍白、头晕、乏力、耳鸣、心悸、胸闷、水肿等症状。严重者可发生晕厥、血压降低甚至出现心肺功能衰竭的表现。发生贫血的主要原因如下。

（1）骨髓中红细胞系的造血被白血病细胞增殖所替代或受到白血病细胞分泌的抑制因子所抑制，使骨髓中红细胞的生成减少，并使幼稚红细胞对红细胞生成素的反应减弱。细胞因子包括肿瘤坏死因子、某些白介素等可影响红细胞生成。

（2）无效性红细胞生成也是一个因素，发现白血病患者红系铁转换率正常或升高，但成熟红细胞的铁摄取量却显著降低，提示无效性红细胞生成。另外，急性白血病的幼稚红细胞增生异常，表现为巨幼样变和分裂受阻。

（3）溶血：明显溶血大多见于淋巴细胞白血病（包括 ALL 和 CLL），隐性溶血表现为对输血的要求明显增加，溶血的发生机制多与免疫因素有关，少数可能由于红细胞内在缺陷。溶血发生时红细胞寿命缩短，而骨髓又不能相应代偿，故发生贫血。急性白血病合并 DIC 时常有微血管病性溶血。

（4）其他：急慢性失血以及某些抗代谢化疗药物，如甲氨蝶呤（MTX）、阿糖胞苷（Ara-c）、巯基嘌呤（6-MP）、柔红霉素（DNR）等，大多会干扰核酸代谢（主要是 DNA 的代谢），使骨髓中幼稚红细胞呈巨幼样变，在未达到完全缓解前，药物常会加重贫血。急性白血病的幼稚红细胞是否来自异常克隆，需进一步探讨。

（五）骨、关节疼痛

白血病细胞大量繁殖，使骨髓内张力增高而发生疼痛。白血病细胞也可浸润骨皮质和骨膜，发生局部肿块，还可以引起骨皮质破坏缺损引起疼痛；此外白细胞坏死引起高尿酸血症致痛风，溶骨性粒细胞肉瘤等，均可引起骨痛，多为隐痛和胀痛，肢体剧烈疼痛多见于 ALL 患者。儿童白血病多浸润关节可表现为关节肿胀、疼痛或活动障碍，常被误诊为急性风湿性关节炎，但表面多无红、热现象。成人患者中主要疼痛部位有胸骨、肋骨、脊椎等处，多为弥漫性钝痛及酸痛。胸骨部位压痛是白血病常见的体征。

（六）神经系统

白血病细胞常可侵及中枢神经系统，称为中枢神经系统白血病，以蛛网膜及硬脑膜的浸润常见，约占 82% 及 78.6%，其次为脑实质（62%）、脉络丛（42%）及脑神经（22%）。中枢神经系统白血病可发生在白血病活动期及缓解期，未进行中枢神经系统特殊预防治疗的 70% 以上 ALL、20% 的儿童 AML 和 5% 的成人 AML 可发生中枢神经系统白血病。轻者可无症状或轻度头痛，严重的呈典型脑膜炎表现，但不发热。脑膜白血病细胞浸润可使脑脊液循环阻滞，引起颅压增高。可表现为头疼、恶心、呕吐、视力模糊、视神经乳头水肿，眼外展肌麻痹，血压、心率异常等，腰椎穿刺脑脊液压力增高，白细胞数增多，可检出白血病细胞、蛋白质增高、糖及氯离子降低。当外周血原始细胞显著增多时，常可引起白细胞淤积，大量白细胞在小血管及血管周围脑实质中集聚，导致小血管阻塞及出血性脑梗死，常发生在大脑半球，很少发生在小脑、脑干和脊髓，表现类似于脑血管意外；患者表现有头痛、轻瘫、迅速进入昏迷，常致死亡。脊髓硬膜外压迫很少见，偶见于儿童急性白血病及绿色瘤患者，表现为头痛、乏力、肌肉疼痛、尿频、尿急、尿潴留、便秘或典型的截瘫等。白血病细胞还可浸润周围神经，表现为肢体感觉异常。

（七）消化系统

胃肠道尤其是口腔及肛门的白血病细胞浸润不少见，主要表现为口腔黏膜溃疡、恶心、呕吐、食欲缺乏、腹痛、腹胀、腹泻及局部肿块等，常与贫血、消化道及全身性感染、化疗药物的毒副作用引起的症状相混淆，胃肠道浸润可发生坏死及穿孔，消化道出血是常见症状。

（八）肝、脾、淋巴结肿大

肝、脾、淋巴结肿大在不同白血病有所差别，急性白血病的淋巴结肿大多为表浅的轻度肿大，质地较软，游离存在，不融合，肿大的淋巴结多局限于颌下、颈部、腹部及腹股沟等处。60% ~ 80% 的 T-ALL 有纵隔淋巴结肿大，但较少引起气管、颈静脉压迫等症状。肝脾大多为轻度，巨脾主要见于 CML 晚期及其急变、幼淋巴细胞白血病等。

（九）呼吸系统

AML 多引起肺部浸润，浸润部位多位于肺泡间隔，但不易引起肺动脉栓塞，故导致肺梗死较少见，极少数可出现肺空洞。呼吸道白血病细胞浸润多无临床症状，只在X线检查或尸检中发现，表现为肺部团块阴影或肺纹理增粗，也可表现为咳嗽、咳痰、胸痛、咯血及呼吸困难等症状。AML可发生肺泡蛋白沉积症，肺部白血病弥漫浸润时可发生肺出血。白血病细胞浸润胸膜时可发生类似胸膜炎的症状及体征，有时还发生胸腔积液，以ALL多见，亦可见于AML-M5型，积液多呈血性，可发现较多白血病细胞。

（十）泌尿系统

急性白血病可有泌尿系统浸润，但症状较少见，可表现为蛋白尿、血尿、水肿等症状。肾脏浸润可引起肾脏肿大，也可为白血病的首发症状，多数患者肾功能正常，少数可有氮质血症。急性白血病细胞的大量破坏，可致高尿酸血症，尿酸在肾小管中形成结晶，可发生肾结石或尿酸性肾病，严重者可发生肾衰竭。化疗药物及抗生素的长期使用可致肾损害。白血病发生性腺浸润占4%～27%，睾丸白血病的发生机会AML少于ALL，较多见于非霍奇金淋巴瘤的白血病期，单侧或双侧睾丸浸润常常是大部分ALL患者尤其是男性儿童缓解后复发的最早征象，表现为睾丸明显肿大、压痛；成人可伴性欲减退，少部分患者可发生阴茎异常勃起。女性子宫、卵巢可有白血病细胞浸润，表现为阴道出血、月经周期紊乱，子宫和阴道浸润可形成菜花样的赘生物，甚至形成阴道－直肠瘘。

（十一）心脏

部分白血病患者可有心肌、心包膜和心内膜白血病细胞浸润，一般无症状及体征，心肌浸润后可有心律失常、心功能不全，心包浸润可有心包炎或心包积液等。贫血、电解质紊乱、出血或其他因素可加重心脏病理变化。化疗药物对心脏的毒性可表现为严重心律失常及心力衰竭。

（十二）五官及口腔

白血病细胞浸润口腔黏膜可以引起牙龈肿胀增生、巨舌、牙龈出血及口腔溃疡，以AMLM4和AML-M5最常见，眼眶及眼球浸润较少见，眼眶、球后为绿色瘤的好发部位，可引起突眼和失明。白血病眼底变化很常见，以视网膜静脉的改变、视网膜出血及渗血最常见。还可能有泪腺和腮腺及唾液腺浸润的现象。鼻黏膜可有白血病细胞浸润，发生糜烂、溃疡、炎症，可出现反复出血。也可继发耳部感染、出血。神经系统浸润可有耳鸣、耳痛、眩晕、听力下降等。

（十三）乳腺

少数白血病患者可发生乳腺浸润，表现为乳腺对称性肥大、异常泌乳，可呈结节性浸润，与乳腺癌难以鉴别。乳房肿块可为髓外白血病复发的早期表现，也可为白血病的首发症状。

（十四）绿色瘤

常见于儿童和青年AML患者，尤以M2b亚型多见，少数患者以绿色瘤为首发症状，多侵犯骨、硬脑膜及韧带组织。好发于眼眶骨膜之下，引起突眼症，多累及一侧，少数两侧受累，严重者伴眼睑水肿、结膜外翻、角膜溃疡、眼肌瘫痪及视力下降，甚至失明。也见于颞骨、鼻旁窦、胸骨、肋骨及骨盆。绿色瘤浸润之处皆呈绿色，是由于含大量过氧化物酶所致。离体的绿色瘤色泽会逐渐消褪，侵入过氧化氢溶液（双氧水）后会再现出来。

（十五）电解质紊乱

白血病治疗过程中常因白血病细胞破坏过多或因化疗药物性肾损害等原因而排钾过多。又因化疗引起食欲差，消化系统功能紊乱，摄入量不足而致低血钾。或因白血病细胞破坏使磷释放增多，导致低钙等。低钾血症是白血病常见的并发症，AML和ALL均多见。低钾血症的发生常与血清溶菌酶增高有关。血及尿中的溶菌酶增高损伤肾小管，使近曲小管功能不全，钾离子排出增多，引起低钾血症。此外某些细胞毒药物使钾离子进入细胞内，促使细胞外钾离子浓度降低。急性白血病（AL）并发低钠血症也较常见，因白血病细胞能分泌促进钠离子排出的物质。白血病细胞破坏引起的高钾血症，常出现于抗白血病药物用药后或药物性肾损害患者。白血病也可引起低钙血症，因化疗是白血病细胞被杀伤后释放出磷酸盐或因肾衰竭引起高磷血症所致。因此在治疗过程中要注意钾、钙、钠等电解质浓度。

四、白血病的常规治疗

急性白血病的白血病细胞增殖失控、分化障碍、凋亡受阻，而停滞在细胞发育的不同阶段。发病时骨髓中异常的原始细胞及幼稚细胞（白血病细胞）大量增殖并浸润肝、脾淋巴结等各种脏器，抑制正常造血，具有高度异质性。人们对白血病发病机制认识逐渐提高，细胞遗传学、分子生物学、免疫学及治疗靶点识别，推动个体化治疗、靶向治疗及新药研发等，提高了白血病的临床疗效。

（一）常规支持治疗

白血病患者临床上多有严重贫血、明显出血，因伴发感染而导致的发热、体质衰弱、肝肾及心脏脏器功能受损等临床表现、这些因素除本身就可直接威胁到患者的生命外，也将影响到化学治疗及其他治疗的顺利进行。针对患者的痛苦选择恰当的支持治疗，及时处理并发症，对提高白血病患者的生活质量亦具有重要意义。

1. 注意休息 高热、严重贫血或有明显出血倾向时，应卧床休息。进食高热量、高蛋白食物，维持水、电解质平衡。一般认为各类型白血病患者（包括 AL、CML、晚期 CLL）均有基础代谢率的增高，一般可在 +25% ~ +40% 之间，蛋白质分解代谢亢进，对氧的消耗增高。基础代谢率明显增高时，临床往往出现发热、出汗、乏力等症状。故白血病患者在初诊后或在强烈化学治疗过程中，应该住院治疗和卧床休息，以减少能量的进一步消耗。对有血小板减少的患者应嘱其严格卧床休息，减少对头部的震动，对预防颅内出血等有一定作用（包括应多闭眼休息，减少因用眼过度而导致视网膜出血）。

应当尽可能给予白血病患者易于吸收、消化的食物。患者由于疾病本身或在治疗过程中使用药物所致的胃肠道副作用而多有食欲缺乏或恶心、呕吐，在鼓励患者尽量进食的同时，应给予一定量的葡萄糖溶液静脉滴注，以补充能量。同时，要注意维生素的供给，尤其是维生素 C 和维生素 B 族，对发热的患者，每天应给予 2000 ~ 3000ml 液体量。应鼓励患者多饮水和吃新鲜水果。由于基础代谢率增高，新陈代谢加快，加上患者常有感染发热等，因而需要供给含有充足热量和蛋白质的食物。出汗过多者应适当补充电解质。在化学治疗过程中由于细胞大量破坏而致血中尿酸增高时，需要补充大量液体以便促进尿酸和其他代谢产物的排泄。对于完全不能进食的患者则应给予胃肠外全营养。

2. 预防感染 严重的感染是白血病主要的死亡原因，因此防治感染甚为重要。白血病患者，特别是在联合化疗导致粒细胞减少或缺乏时，往往容易感染。要保证患者尽量处于一种洁净的休息和治疗环境中，有条件者应入住层流病房，尤其是对粒细胞减少或缺乏的患者可有效减少发生感染的机会。病区中应设置无菌病室或区域，以便将中性粒细胞计数低或进行化疗的患者隔离。住普通病房的患者，应尽量减少探视，设置隔离房间或使用塑料的隔离帐篷，也是防止感染的有效措施。隔离室或隔离帐篷内空气可经滤板过滤，或定时使用紫外线照射，使空气中的菌落计数保持较低状态。同时对患者的皮肤、黏膜（包括口、鼻、阴道及肛门等）使用清洁剂或抗生素，所有的饮食、用具，最好亦经消毒、灭菌处理。注意口腔、鼻咽部、肛门周围皮肤卫生，防止黏膜溃疡、糜烂、出血，一旦出现要及时地对症处理。食物和食具应先灭菌。口服不吸收的抗生素如庆大霉素、黏菌素和抗真菌药物如制霉菌素、万古霉素等以杀灭或减少肠道的细菌和真菌。对已存在感染的患者，治疗前行细菌培养及药敏试验，以便选择有效抗生素治疗。

在使用强烈化学治疗前，可采用手术除去感染病灶，如龋齿。可适当应用肠道不吸收性抗生素，以消灭胃肠道病菌，使肠道排泄物保持无菌或低菌状态，降低白血病患者的感染发生率并可减少交叉感染。对痔疮患者，要注意肛门周围感染。如已有感染应在化疗前给予积极的处理，可全身应用抗生素和作局部处理。保持大便通畅，避免便秘导致肛门局部的损伤。病情严重、年老体弱、卧床过久者，要注意防止发生压疮。

3. 发热的常规对症处理 对白血病的发热，要详细询问病史，仔细检查体征，反复做血、分泌物的细菌培养。针对不同原因的发热给予相应的处理。

白血病患者的发热，可能是白血病本身所致的一种临床表现，也可能是并发感染等的一种症状。由于白血病本身所导致的发热患者，临床表现和检查常无肯定感染病灶，体温常在38.5℃以下，但仍应采取血、尿、痰等做细菌培养及做胸部X线等检查，以排除感染所导致的发热，可试用皮质激素和抗白血病治疗。若系白血病本身所引起的发热，经白血病治疗后，体温一般会有所好转。皮质激素可使体温暂时性下降。

由感染引起的发热在白血病整个病程中都应高度重视。除给予预防措施和严密监控外，一旦发现感染，应早期、足量使用抗生素。明确感染部位和感染病原极为重要，应反复采取血、尿、痰等做病原菌培养。但在很多患者尤其是粒细胞减少或缺乏患者，常常难以找到明确的感染部位和感染病菌，这时应采取经验性抗生素治疗。若病原菌确定，则选用敏感的抗生素进行治疗。对粒细胞减少或缺乏患者，可选用适当抗生素预防性应用治疗。

4. 输血对症处理　在大多数的急性白血病和晚期的慢性白血病患者，因白血病细胞对正常造血功能的抑制以及化学治疗药物对正常骨髓的毒副作用，常伴有不同程度的贫血、出血、感染等。早期，在化学治疗未应用于临床之前，基本上依靠输注全血来维持AL患者的生命。虽然目前在临床已有许多造血生长因子（G–CSF、EPO等）可以使用，但输注血液制品具有方法简便和效果迅速的特点，仍是白血病化疗过程中重要的辅助治疗之一。对于病情严重、贫血明显、体质虚弱、强烈化疗的患者输注一定容量的新鲜全血或浓缩红细胞悬液，在一定程度上可以改善患者的贫血状况，以便可以继续接受强烈的化学治疗。对贫血严重者以及需反复输注患者应以输注浓缩红细胞为好，可以在快速纠正贫血的基础上又能避免血容量的扩张，减少心脏负荷。

制剂选择和输血量：由血液中心提供的红细胞制剂常用的有：浓缩红细胞，去白细胞的红细胞、洗涤红细胞和冷冻红细胞等。1U的浓缩红细胞（每200ml全血浓缩的红细胞称为1U）中通常含有1×108 ~ 1×109数量的白细胞，这些同时输入的白细胞是导致输血后非溶血性发热反应和同种抗体及GVHD产生等的根源。为避免这些输血副作用，原则上应选用去白细胞的红细胞制剂进行输注。紧急情况下也可使用白细胞滤器输注浓缩红细胞来预防这些副作用。洗涤红细胞和冷冻红细胞则对预防因血浆蛋白所导致的变态反应有帮助。一般情况下，输注2U的浓缩红细胞，预期可提升血红蛋白10 ~ 20g/L。但如有出血或输血并发症（发热、溶血等）则可能使输血的效果有所减低。

血型交叉困难病例的输血，白血病患者在治疗过程中，有时会出现血型交叉困难情况，应根据其产生原因作不同处理：①因多次输血所导致的不规则抗体出现，应常规进行不规则抗体筛选试验，如为阳性应对其进行鉴定，输注相应抗原阴性的血液制品。②获得性B型，这是由于受细菌产生的分解酶的影响，使A型血的抗原活性表达同时有B型抗原活性表达，变成为AB型，但被检血清中有抗B的存在。这种情况下应对红细胞进行碱化后再重新作血型鉴定。③其他原因，如ABO血型的变异型等，在治疗过程中血型偶尔会发生变化。对这些情况应慎重检查鉴定，然后根据结果给予相应地输血。

5. 血小板输注　白血病患者在治疗过程中，临床出血的一个重要原因就是血小板减少。严重的出血常常导致患者的死亡。输注富含血小板的血浆或浓缩血小板悬液，对AL伴有血小板减少的患者，可以提高血小板计数，预防和减少出血，尤其是对于危及患者生命的颅内出血和重要脏器出血极为重要。

（1）适应证：血小板低于多少必须输注血小板目前尚无定论，但临床一般认为血小板数在20×109/L以下要考虑输注。同时与输注红细胞一样，要考虑到患者的基础疾病、临床症状、血小板减少的速度、临床上出血的部位及程度和骨髓状况等综合而定。

（2）制剂和输注量：可利用的血小板有从多份全血离心分离出来的血小板和从单一供血者通过血液单采采集到的血小板制剂。一般从100ml全血分离得到的血小板为1IU，其中含有（2 ~ 3）×1010数量的血小板，在预防化疗后或骨髓移植时的出血时，原则上应输注单采血小板。但如果患者有感染、发热、DIC及存在抗血小板抗体，由于血小板的破坏加速，难以取得预期的上升数量。血小板在体内寿命约为8 ~ 10天，但经过采集分离，加上血液中心的操作处理、存放运输等，输入体内后其有效寿命大为减少，临床一般2 ~ 3天后需重复输注。

（3）血小板输注无效：多次输注多份随机供体提供的浓缩血小板悬液后，使血小板的输注效果降低。其原因是血小板中混入的白细胞刺激受者产生针对供血 HLA-A、B 抗原的同种异体抗体，这些抗体与血小板表面 HLA 抗原结合使血小板破坏加速。另外，也有因产生针对血小板特异抗原的抗体而导致血小板输注无效的报道。为预防血小板输注无效，应尽量使用 HLA 配型相同的血小板。白细胞滤器的使用可有效减少输入血液制品中的白细胞数量，故白细胞滤器应在血小板输注过程中积极使用。

（二）白血病治疗的常规策略

1. 急性白血病（AL） 急性白血病治疗应该个体化，结合体能状态评分、年龄、器官功能、细胞遗传学及分子改变、前驱血液病史及治疗反应等合理选择治疗方案。预测急性白血病治疗反应和生存时间有三种指标：①患者相关因素包括年龄、体能状态和器官功能；②疾病相关因素如一些亚型先天耐药等；③治疗相关因素如有效的治疗方案等。研究已经证实为人们接受一致的预后因素，如年龄、核型、体能状态、器官功能、初诊时白细胞数、并发症、前驱血液疾病和分子异常（如 MDR、FLT3-ITD、C/EBPα、BAALC 和 NPM 等）单药治疗 AL 的 CR 率最多在 20%，而几种药物联合应用则可提高至 60% ~ 80%。联合用药应挑选类别、作用机制及毒性不同药物组成方案，其中应由分属于细胞周期非特异性药物（CCNSA）及细胞周期特异性药物（CCSA）的药物，分属于作用于细胞周期不同时相的药物组成。

抗白血病药物对白血病细胞、正常造血细胞及其他正常细胞均有细胞毒作用，故应取能足以杀伤白血病细胞，又尽量减少损伤正常细胞的剂量，足量的含义即在于此。

间歇用药是利用骨髓残留的正常造血细胞的增殖快于白血病细胞的特点，每一疗程化疗后的休息期间，正常造血细胞的恢复早于白血病细胞，经过几个疗程的化疗使正常造血细胞逐渐占有优势而达 CR。

2. 慢性白血病 慢性髓系白血病（chronic myelogenous leukemia，CML）是造血干细胞克隆性疾病，占成人白血病的 15% ~ 20%、儿童白血病的 3% ~ 5%。CML 的自然病程分为 CML 慢性期（CML-CP）、CML 加速期（CML-AP）和 CML 急变期（CML-BP），进入急变期的自然病程为 3 ~ 5 年。在 CML 治疗的 100 多年历史中曾使用过砷剂、切脾、脾区放疗及白消安、羟基脲等化疗作为姑息治疗，但无一能改变其自然病程，一旦进入急变期，患者对各种治疗均无效而死亡。20 世纪 70 年代后期，异基因造血干细胞移植（Allo-HSCT）成为唯一能治愈 CML 的手段，2000 年以前 Allo-HSCT 是 CML 的最佳治疗手段，全球移植例数最多。20 世纪 90 年代末酪氨酸激酶抑制剂（TKI）甲磺酸伊马替尼（IMA）成功应用于临床，成为 CML 治疗的里程碑。2008 年国际上公认 IMA 作为 CML-CP 的一线治疗。然而，经过 10 余年的临床应用，尚不能证明 IMA 可彻底治愈 CML，大多数患者白血病细胞持续存在，并可发生不同程度的耐药。迄今 Allo-HSCT 仍然是已被证明的唯一能治愈 CML 的手段。不少学者认为从长期生存和经济效益的角度考虑，儿童和年轻患者 Allo-HSCT 治疗更具优势。

CML 获基本控制后应选用 IFN-α，持续长期应用将可明显延长缓解期及生存期。处于早期的 CLL，如白细胞数仅轻度升高，红细胞及血小板数基本正常，而淋巴结、肝、脾又无明显肿大者，则无需治疗，定期追查体征及血象即可。CLL 在化疗后处于基本缓解的病例，也可较长期应用 IFN-α。此外，儿童 AML、成人 AL 及所有的 CML，有条件者在缓解后应争取及时进行异体造血干细胞移植，长期无病生存率可达 40% ~ 60%。AL 行自体造血干细胞移植，长期无病生存率也可达 30% ~ 40%。

（三）化疗

近几十年来，白血病的疗效已有了显著进步，无论是诱导治疗的完全缓解（CR）率、无病生存率及总生存率均有了显著提高。但部分病例不获 CR，易复发难治；缓解期短，干细胞移植后仍复发等带来的治疗上的困难仍然很大。因此，化疗仍是临床治疗白血病最常用的手段。抗白血病药物的安全范围较为狭窄，其潜在的严重毒副作用较为常见，如何安全有效地使用抗白血病药物，则需要更好地理解这些药物的药理学基础。对于大多数抗白血病化学治疗药物的作用原理，均有了较深入的研究，为合理用药和联合用药提供了理论依据。

1. 抗白血病药物的种类及作用机制

（1）按抗白血病药物的作用机制可将其分为3类。

1）直接作用于肿瘤细胞的药物：按其作用特点又可分为两类。

①细胞周期非特异性药物：凡是在大分子水平上直接作用于DNA，破坏其双链，或与其结合成复合物，以影响RNA转录和蛋白质合成从而杀灭白血病细胞的药物，多属于细胞周期非特异性药物。这类药物包括烷化剂、抗癌抗生素和喜树碱等。它们既可作用于处于增殖期的白血病细胞也可以作用于非增殖期细胞。

②细胞周期特异性药物：凡是在小分子水平上阻断DNA的生物合成，如阻断嘌呤核苷酸或嘧啶核苷酸者，多属于细胞周期特异性药物，包括各种抗代谢药物和长春碱类，它们一般只对处于增殖期的细胞敏感。

2）促使癌细胞分化的药物：主要有维生素A衍生物等。

3）其他类：有些药具有调动机体内因作用，能增强免疫功能等达到杀灭或清除白血病细胞的目的，如干扰素诱导剂和具有调节或增强免疫作用的多糖类等。

（2）烷化剂类：烷化剂类是一种化学活性很强的化合物。烷化（—CH2）基因能与细胞中DNA链上鸟嘌呤的7位氮起烷化作用。双功能基团的烷化剂，能与DNA双螺旋互补链上两个点（两个鸟嘌呤）相结合，形成交叉联结破坏现成的DNA，阻止DNA复制从而影响细胞（包括正常细胞和肿瘤细胞）的分裂。烷化剂类药物属于细胞周期非特异性抗白血病药物，可以用于治疗AL和CL。

1）环磷酰胺（CTX）：本品在体外无细胞毒作用，但进入体内后在肝微粒体酶作用下，生成醛磷酸胺，经血液循环转运至癌细胞内，分解出磷酰胺氮芥，与DNA发生交叉联结，破坏DNA的结构和功能，从而抑制肿瘤细胞生长繁殖，导致肿瘤细胞死亡。该药属细胞周期非特异性药，但主要杀灭G2期细胞。本品也是较强的免疫抑制剂，其免疫抑制作用是由于抑制了细胞的增殖，非特异性地杀伤抗原敏感小淋巴细胞，限制其转化为免疫母细胞。对体液免疫和细胞免疫均有抑制作用，故也常用于器官移植中抗免疫排斥及部分自身免疫性疾病的治疗。

口服后吸收良好，生物利用度74%±22%，达峰值时间为1小时。经注射后，药物迅速分布到全身组织，肝组织中分布较多。用量在10～80mg/kg时，血浆t1/2在4～65小时，用药后2～4小时在尿中浓度最高，48小时内可经肾排出50%～70%。CTX抗癌谱较广、疗效较好、副作用轻，为联合化学治疗中较常用的抗白血病药物。

环磷酰胺和异环磷酰胺（IPO）使用时除应进行水化促使代谢产物迅速排出外，应同时使用美司钠（巯乙磺酸钠，Mesna）。在血浆中，Mesna的游离巯基团直接与CTX和IFO的代谢产物丙烯醛结合为稳定无毒的二硫化物从尿中排出，且不影响环磷酰胺和异环磷酰胺的细胞毒效应。常用量为CTX或IPO用量的20%～50%，分3次给药。一般为化疗后0小时、4小时、8小时静脉滴注。

2）异环磷酰胺（IPO）：本品在体内代谢活性化过程与CTX相似，抗癌的蓄积作用强而毒性的蓄积作用较弱，因此使用剂量可达到CTX使用量的3～4倍。对CTX有耐受性者，加大本品剂量仍有一定疗效。由于本品对泌尿系统有毒性，大剂量时（72.2g/m2）尿路刺激症状较重，可引起出血性膀胱炎，故要与尿路保护剂Mesna联合用药。本品与Mesna联用可发生中枢神经系统不良反应，表现为倦睡甚至严重脑病，停药后很快消失。

3）氮芥（HNZ）：本品作用机制是通过与DNA的磷酸链结合形成交叉键链，破坏DNA结构与功能，从而发挥细胞毒作用。由于它能迅速缩小肿块，经常用于解除由巨大淋巴瘤或其他敏感实体瘤包块压迫所致的上腔静脉综合征或脊髓受压迫产生的症状和体征。本品应用时应避免与皮肤、黏膜接触，否则可引起皮肤、黏膜糜烂和坏死，形成难愈性溃疡，药物勿溅入眼内，注射时勿将药物注入血管外，漏于皮下。

4）美法仑（苯丙氨酸氮芥，马法兰）：本品作用机制与氮芥相似。属于CCNSA药物。口服吸收好，但有个体差异，静脉注射并不增加疗效。本品从肾脏排泄，肾功能不全者可增加药物的血液学毒性。主要用于治疗多发性骨髓瘤，为首选药物亦用于治疗其他实体瘤。

5）苯丁酸氮芥（瘤可宁）：本品为芳香族氮芥类衍生物，其药理作用与 CTX 相似，但起效较慢。能阻滞 DNA 合成 mRNA 及阻滞 RNA 还原酶使脱氧嘧啶核苷和脱氧嘌呤核苷合成抑制，尚能抑制嘧啶核苷、嘌呤核苷和嘌呤碱基进入细胞从而杀死细胞。本药为细胞周期非特异性药物，但对在细胞增殖周期中 G1 期和 M 期的细胞毒性最大。本品对淋巴组织的选择性优于氮芥，对骨髓抑制和消化道的反应较轻，主要用于 CLL。

6）卡莫司汀（卡氮芥，BCNU）：本品通过释放出乙烯碳正离子或氯乙基碳正离子发挥烷化作用，用药 48 小时后血中仍有较高浓度，药物脂溶性高，易透过血脑屏障，用药后 1 小时脑脊液中药物浓度为血中的 15% ~ 30%，6 小时后可达 60% ~ 70%。主要用于治疗淋巴瘤、骨髓瘤、防治淋巴瘤脑膜炎、CNSL 以及脑瘤等。大剂量给药可发生神经毒性。

7）洛莫司汀（环己亚硝脲，CCNU）：本品的作用机制与 BCNU 相似，具有很强的脂溶性，故能通过血脑屏障。与一般烷化剂无交叉耐药，但与 BCNU 有交叉耐药。本品具有延迟性骨髓抑制作用，一般在用药 30 天左右才出现血小板及白细胞减少，至第 50 天左右恢复正常。

8）白消安（马利兰）：本品属甲基磺酸酯类化合物，亦起烷化作用，破坏 DNA 结构，抑制 DNA 合成，低剂量对粒细胞的生成有明显的选择性抑制作用。本品为 CCNSA，主要作用于 G1 期及 M 期。对慢性粒细胞白血病有显著疗效，缓解率可达 80% ~ 90%。慢性粒细胞白血病发生急变后，不能应用本品。长期服用可致肺纤维化。由于本品有延迟性骨髓抑制作用，一旦过量甚难恢复且有增加或加重骨髓纤维化的不良反应，近年已渐少用。

（3）蒽环类抗生素：临床常规使用的蒽环类抗生素是柔红霉素（DNR）。蒽环类药物来自链霉菌属，而米托蒽醌是人工合成化合物，它不包含糖基。阿霉素是广谱抗肿瘤药物，对治疗血液系统恶性肿瘤，尤其是霍奇金病和其他的淋巴瘤有重要作用。DNR 和去甲氧柔红霉素（IDA）几乎无一例外的与 Ara-C 联合治疗 AML。米托蒽醌用于治疗 AML 和乳腺癌。

蒽环类药物的作用机制主要是作用于 DNA，改变了 DNA 模板抑制 DNA 和 RNA 多聚酶以及 DNA 的复制。这些作用与药物代谢产物产生的自由基均可促进心脏细胞线粒体自由基及脂质过氧化物的形成，消耗心脏 ATP 而抑制 Na-K-ATP 酶，从而导致对心脏功能的损害。临床主要表现为慢性蓄积性心脏损害。一旦发生慢性蓄积性心脏损伤，则很难恢复。一般认为停药后损害可不再进行，但亦有报告患者在停药后一年仍能出现心衰。如临床上心肌病变进行性加重，则死亡率可高达 48%。心电图以低血压为特征。接受累积量在 480 ~ 550mg/m2 时，即使无症状的患者，用放射核素血管照相检查也可发现 63% 不正常。目前将累积剂量限制在小于 550mg/m2 为安全界限。

1）柔红霉素（DNR）：属蒽环类抗生素，能插入 DNA 分子中与 DNA 形成复合物，改变其理化特性，同时可抑制 DNA 及 RNA 多聚酶，为强力 CCNSA 抗白血病抗生素。可以抑制 G2 期细胞，阻止 G2 期向 M 期转变，唯选择性不甚高。对 AML 和 ALL 有效，适用于诱导缓解。

2）阿霉素（ADM）：本品结构和作用机制与 DNR 相似。其抗瘤谱广，治疗指数高于 DNR，而毒性略低。

3）阿克拉霉素（阿柔比星）：本品基本结构类似阿霉素，但亲脂性强，易渗入细胞内维持较高浓度。抗癌活性与 DNR 相似，但弱于阿霉素。而心脏毒性较二者轻，蓄积毒性较低，无明显骨髓抑制作用，研究表明本品与二者没有交叉耐药性，且在一定程度上不受多药耐药基因的影响。

4）表阿霉素（表柔比星）：本品为新的蒽环类抗肿瘤抗生素，为阿霉素的同分异构体。主要作用机制是直接插入 DNA 分子碱基对之间，干扰转录过程，阻止 mRNA 的合成而起抗肿瘤作用。本品对心脏的毒性小于 ADM，心脏毒性的累积剂量为 ADM 的 2 倍。

5）吡喃阿霉素（吡柔比星）：本品为阿霉素的衍生物，作用机制与阿霉素相似，直接嵌入 DNA 分子，抑制 DNA 聚合酶，从而阻碍 DNA 的复制与转录，对 G2 期作用最强，属于细胞期周期非特异性药物。

其抗瘤谱广、抗癌活性相当或优于阿霉素，但心脏毒性较阿霉素为轻。对阿霉素耐药的癌细胞仍有效，二者间交叉耐受性不明显。

6）去甲氧柔红霉素（IDA）：本品为DNR的衍生物，与DNR相比，具有疗效高、心脏毒性低、可口服等优点。与其他蒽环类药无交叉耐药性。体内试验证实本品是DNR抗肿瘤活性的4～8倍，作用机制类似其他蒽环类药物，直接嵌入DNA碱基对之间促使细胞死亡。另外本品亲脂性强，肿瘤细胞摄取率增加，可提高细胞毒作用，不受多药耐药基因影响，可通过血脑屏障。临床应用主要用于急性非淋巴细胞白血病、急性淋巴细胞白血病、慢性粒细胞白血病，特别是对难治及复发性患儿有较好疗效。对大多数老年AL患者应用小剂量的治疗方案疗效亦好。本药与Ara-C合用，一疗程缓解率高于DNR，长期随访表明，接受其治疗者5年无病生存率高于DNR。

7）米托蒽醌（NVT）：NVT亦属蒽环类抗癌药，因其分子中具有平面芳香环，可嵌入肿瘤细胞的DNA分子中引起DNA链的断裂，抑制DNA的合成，属CCNSA药物。本品与其他蒽环类抗癌药无完全的交叉耐药性。主要用于治疗急性难治性白血病、恶性淋巴瘤及骨髓瘤等。NVT近年已有作为一线药物用于白血病治疗，并取得较好疗效的报道。本药对骨髓抑制作用较重，且持续时间较长，但心脏毒性较轻。

（4）抗代谢类药物：此类药物的化学结构与体内某些重要代谢物相类似，通过干扰与细胞功能有关的代谢途径，从而对抗DNA的生物合成；亦可以嵌入DNA，以改变DNA功能。由于这类药物能选择地作用于细胞增殖周期的DNA合成期，故属于细胞周期性特异性药物。但正常细胞与白血病细胞的代谢途径并无明显差异，因而抗代谢类药物的选择性较差，药理作用有限，且受进入周期的细胞所影响，往往限制了应用范围。

1）甲氨蝶呤（MTX）：甲氨蝶呤是常用的抗叶酸类药物，能与二氢叶酸还原酶结合，阻止二氢叶酸还原成四氢叶酸，影响辅酶F的形成。辅酶F可以转移一碳基团，帮助脱氧尿苷酸加甲基转变为脱氧胸苷酸以合成DNA；也参与嘌呤环以帮助核苷酸的合成。当MTX影响辅酶F的形成时，即可影响DNA的合成，使白血病细胞不能增殖。MTX还对未分化的细胞有直接毒害作用。主要用于治疗AL，尤其是对急性淋巴细胞白血病疗效更好，用于CNSL的瘤内注射治疗，亦用于治疗淋巴瘤等实体瘤，临床上设计的大剂量甲氨蝶呤应用及四氢叶酸（CF）解救疗法，可提高甲氨蝶呤的疗效，减低其全身的毒性反应。

2）巯嘌呤（6-巯基嘌呤，6-MP）：巯嘌呤为抗嘌呤类药物，在体内先变为结构与次黄嘌呤核苷酸相似的硫鸟嘌呤核苷酸，从而阻止次黄嘌呤核苷酸变为腺苷酸和鸟苷酸，以阻止核苷酸的合成。并能直接抑制嘌呤的生物合成，从而影响DNA和RNA的合成，使肿瘤细胞不能生长增殖。主要用于治疗急性粒细胞白血病和慢性粒细胞白血病的加速期及急变期，作用缓慢。近年来有采用大剂量治疗ITP和自身免疫性溶血性贫血等的报道。

3）硫鸟嘌呤（6-硫代鸟嘌呤，6-TG）：硫鸟嘌呤作用原理与巯嘌呤相似，且能阻止嘌呤核苷酸互相转变。药物本身可转变为硫鸟嘌呤-脱氧鸟苷酸，掺入DNA，影响DNA功能。本品与巯嘌呤有交叉耐药性，但与Ara-C合用，毒性低而疗效佳。

4）阿糖胞苷（Ara-C）：Ara-C为DNA多聚酶抑制剂，在体内先磷酸化成为三磷酸Ara-C，抑制DNA多聚酶；还可掺入DNA中，干扰其合成，使S期细胞死亡。静脉注射后迅速变成无效的阿糖尿嘧啶，在血中半衰期有两相：即快速相12分钟和缓慢相111分钟，此药在肝内代谢，代谢产物90%在24小时内由肾脏排出。因主要作用于DNA，属细胞周期特异性药物。易通过血脑屏障，脑脊液中平均浓度为血浆浓度的50%，如持续滴注，脑脊液中浓度可快速增加。临床常用于：①AML的诱导化疗，常规用量为100mg，肌注每12小时一次；②预防和治疗中枢神经白血病，每次25～50mg溶于生理盐水2ml中作鞘内注射；③小剂量用法，主要可用于老年性白血病、CML慢性期与干扰素的联合应用以及M3的诱导，治疗的常用量为10～20mg/m2持续静脉滴注；④中大剂量用法，主要用于难治性或复发性AML的治疗，也常用于AML缓解后的强化治疗。用法：1～3g/m2，每12小时持续静脉滴注。

Ara-C 剂量越大，对白血病细胞杀灭作用越强，但其非血液系统的毒性也较重，如斑丘疹、发热、间质性肺水肿、肝脏损害等，称为 Ara-C 综合征。其机制可能与内皮细胞中毒有关。剂量超过 3g/m2 时，易引起小脑功能障碍。

5)安西他滨(环胞苷,CC):环胞苷为 Ara-C 的衍生物,在体内逐渐转变为 Ara-C。作用与 Ara-C 类似,主要作用于 S 期，为细胞周期特异性药物。由于其对嘧啶脱氨酶较稳定，可长时间保持一定的血浆浓度，在体内作用时间较长，半衰期为 8 小时。

6）氟达拉滨：最初合成的氟达拉滨是作为腺苷脱氨基类似物，对 CLL 患者有显著的细胞毒活性。与其他嘌呤类似物一样，它是一个强力的免疫抑制剂。本品的药理作用需要去磷醇后进入细胞内，然后在细胞内磷醇化。氟达拉滨磷醇盐在血浆脱磷醇后，转化为氟达拉滨核苷，迅速进入细胞贮备，在脱氧胞苷激酶的作用下，转化为氟达拉滨 - 磷酸；它的三磷酸盐抑制 DNA 多聚酶，然后掺入 DNA 和 RNA 中。它的细胞毒作用机制被认为是由于 DNA 链的终止延伸和诱导细胞凋亡。临床上主要用于治疗慢性淋巴细胞白血病，其他淋巴系统增殖性疾病亦可应用。氟达拉滨可以明显提高 Ara-C 体内的活性成分在白血病细胞中的浓度，从而增强 Ara-C 对白血病细胞的杀伤，现常将其与 Ara-C 组成联合方案，用于难治性白血病的挽救性治疗。

（5）植物生物碱类药物。

1）长春碱类：包括长春新碱（VCR）、长春碱（长春花碱，VLB）和长春地辛（长春酰胺，VDS）3 种，能抑制细胞有丝分裂。电镜观察到这些药物可使细胞的微管蛋白质结晶化，使染色体在细胞分裂中期停滞，阻碍细胞分裂使其停滞在 M 期，具有使细胞增殖同步化的作用，与 CCSA 药物合用可以提高疗效，为联合化学治疗中的常用药物。VCR 与 VLB 在结构上差别不大，但抗瘤谱及毒副反应明显不同。VCR 为 CCSA 药物，抑制有丝分裂，使细胞停滞在 M 期起同步化作用，对骨髓毒性较小作为抗白血病药物一般不单独使用，常与其他化疗药物联合使用。VDS 是 VLB 的半合成衍生物，抗癌谱较广。VLB 的作用靶点为微管，通过抑制微管聚合及组装，使细胞分裂停止。神经毒性及皮肤并发症等要较 VCR 轻。三者主要用于治疗 AL、淋巴瘤、骨髓瘤。

2）三尖杉酯碱：三尖杉酯碱为三尖杉的枝叶和树皮中提取的有效成分。能够使核糖体解聚，蛋白质合成停止，也对 DNA 合成起抑制作用。对白血病细胞杀伤动力学研究表明，三尖杉酯碱为周期非特异性药物，但对 S 期作用更显著，对 G0 期有一定影响。三尖杉酯碱还有免疫抑制作用，包括明显抑制细胞免疫及体液免疫功能。本品对多种肿瘤有抑制作用，与烷化剂及嘌呤类无交叉耐药性。高三尖杉酯碱（HHRT）作用机制同三尖杉酯碱。

（6）酶类：左旋门冬酰胺酶（L-ASP）：门冬酰胺是机体合成蛋白质必需的氨基酸，正常细胞内具有左旋门冬酰胺合成酶，能合成所需的左旋门冬酰胺以进行蛋白质的合成。而左旋 L-ASP 能使左旋门冬酰胺水解成门冬氨酸，或将门冬酰胺从细胞壁糖蛋白中清除。由于白血病细胞缺乏门冬酰胺合成酶，在左旋 L-ASP 的作用下，细胞缺乏必要的蛋白质合成原料门冬酰胺，从而使白血病细胞的蛋白质合成受阻。常用于急性淋巴细胞性白血病。其优点是对于常用药物治疗后复发的病例也有效。缺点是单独应用缓解期短，易产生耐药性，大多与其他药物联合应用。本药不良反应较多如发热、过敏及急性胰腺炎等，使用过程中应严密观察。

（7）激素类：肾上腺皮质激素类：皮质激素的药理作用范围甚广，在白血病治疗中的作用主要为改善一般情况，刺激食欲，对神经有兴奋作用，对淋巴细胞有溶解和抑制作用，可以改善白血病或化学治疗药物对骨髓的暂时性抑制，防止白血病（常见于 CLL）过程中的自身免疫性溶血，以及血小板减少所致的出血倾向。为联合化学治疗的组成成分之一，其中最常用的有泼尼松（强的松）和泼尼松龙（强的松龙）。

（8）维生素 A 衍生物。全反式维 A 酸（ATRA）：维 A 酸对多种化学致癌物的致癌过程、肿瘤病毒 MSV 的诱癌作用等均有抑制作用。本品是一种细胞诱导分化剂，不仅能维持正常上皮细胞分化而且可以抑制白血病细胞的增殖，诱导白血病细胞分化为正常表型功能的白细胞，为治疗急性早幼粒细胞白血病（APL）的首选药物。APL患者90%以上有t（15；17）核型异常即Ph染色体，形成PML-RARα融合基因，其蛋白产物对粒细胞系统的正常分化起着负性作用，使APL细胞的分化受阻。研究表明，ATRA能够调变PML-RARα的构型和功能，诱导APL细胞分化成熟。治疗过程中，诱导或加重DIC的副作用较为少见，日常应用可引起维A酸综合征，应密切注意监测并及时处理。

（9）其他。

1）依托泊苷（足叶乙苷，VP-16）：依托泊苷为鬼臼毒素的半合成衍生物，体外实验对多种肿瘤细胞有明同的细胞毒作用，在体内对同种移植性肿瘤有明显的细胞毒作用。它可抑制瘤细胞，并可抑制拓扑异构酶Ⅱ的活性导致DNA链断裂，阻止DNA的合成。研究表明它很可能不是主要作用于分裂中期，而对S及G2期有较大杀伤作用，为CCSA药物。

2）替尼泊苷（鬼臼噻吩苷，VM-26）：替尼泊苷主要作用与VP-16相似，作用于DNA拓扑异构酶Ⅱ，导致DNA双链或单链破坏。VM-26的抗瘤谱与VP-16相似，但作用强度为VP-16的5～10倍。本品与VP-16有交叉耐药。

3）羟基脲（HU）：羟基脲为核糖还原酶抑制剂，可抑制胞苷酸转变为脱氧胞苷酸。特异性较强，专属性地抑制胸苷酸掺入DNA中以杀灭S期细胞，属CCSA药物，可作为联合化疗的同步化药物。本品是目前治疗慢性粒细胞白血病慢性期和其他骨髓增殖性疾病的重要药物，因能迅速降低白细胞，故常用于慢性高白细胞性白血病以及急性高白细胞性白血病的预处理。降低血小板的作用较HU强，因而亦用于治疗血小板增高的真性红细胞增多症及原发性血小板增多症。

4）博来霉素（BLM）：博来霉素从轮状链菌中提取。作用机制为引起肿瘤细胞DNA单链发生断裂，抑制细胞的有丝分裂。为CCNSA药，常与其他药物联合用于治疗恶性淋巴瘤。本药有致肺纤维化的不良作用，原有肺部疾病及老年患者慎用。

5）安吖啶（胺苯吖啶，AMZA）：安吖啶为吖啶类化合物，此药能嵌入DNA双螺旋链中抑制DNA的合成并能激活核酸酶使DNA断裂，阻止肿瘤细胞增殖，为一种强有力的细胞毒药物。主要用于治疗急非淋，对恶性淋巴瘤亦有效。与蒽环类抗癌药无交叉耐药，常与Ara-C等联用。本药对骨髓抑制甚强，且恢复缓慢，使用过程中应予以重视。

6）丙卡巴肼（甲基苄肼）：丙卡巴肼为甲基衍生物，可能通过破坏DNA，影响核酸合成而发挥抗肿瘤作用，为CCNSA药物。

7）三氧化二砷（As2O3）：砷剂传统上被视为一种剧毒物质。我国学者首先应用砷剂治疗急性早幼粒细胞白血病，并获得极大成功。砷剂的代表性药物是三氧化二砷，是传统毒剂砒霜的主要成分，大量报道显示治疗APL的有较高的诱导缓解率，其机制为As2O3可快速调变和降解PML-RARα融合蛋白，解除其对细胞分化、凋亡的阻滞作用而发挥抗APL的效果，同时可在mRNA水平上有效下调凋亡抑制基因bcl-2表达从而诱导APL细胞的分化和凋亡。小剂量、低浓度有诱导细胞分化作用，大剂量、高浓度则有诱导细胞凋亡作用。该药是继ATRA之后发现的又一治疗APL的特效药物，与ATRA和其他药物无交叉耐药，且可避免APL治疗中DIC的发生。

8）靛玉红：靛玉红系从青黛中提取可抑制DNA合成。用于治疗慢性粒细胞白血病。

9）伊马替尼（格列卫）：该药不同于传统细胞毒药物，属于新型分子靶向药物。CML患者由于特异的染色体移位形成BCR-ABL融合基因，其蛋白产物具有很强的酪氨酸激酶活性而导致CML细胞异常增殖。该药主要针对BCR-ABL融合蛋白所设计。它能与BCR-ABL融合蛋白结合有效地阻滞该蛋白的酪氨酸激酶活性而抑制CML细胞的增殖。其特点是口服使用较为方便。单用伊马替尼作为一线治疗近期疗效甚佳，但长期疗效尚待进一步观察。对急变期CML细胞系的体外研究资料提示联合应用伊马替尼和其他药物（如Ara-C、VP-16）有协同作用。

2. 化疗的副作用及对策　任何药物都有其治疗作用和不良反应，抗癌药物也不例外。抗癌药物的治疗作用是对癌细胞的杀伤作用，但同时它对人体正常组织血管也有一定损害，常见的副作用主要为骨髓造血抑制，肝肾功能损害等。一般来说，副作用的程度与药物种类和剂量密切相关，目前抗癌药物的毒副作用是制约临床化疗效果的主要因素。

（1）骨髓抑制：骨髓抑制是抗肿瘤药物在临床上最常见的毒性反应，除少数药物如 VCR、BLM 等较少引起骨髓抑制外，绝大多数抗癌药物都会引起造血系统的生长抑制。骨髓是造血干细胞定居、自我更新、增殖、分化成熟的部位，大多数抗白血病药物在常规剂量范围内即可抑制骨髓中各系干 / 祖细胞的分裂增殖。抗肿瘤药物损伤骨髓中特定的干细胞后，导致外周血液细胞减少的程度与外周血液中细胞成分的生存期有关，白细胞半衰期最短（6 小时）故最易受抑制；血小板半衰期为 5 ~ 7 天，亦较易引起减少；而红细胞半衰期长，约 120 天，因此红系干细胞数目减少常不易从外周血红细胞计数中反映出来。一般来讲大多数抗癌药物对增殖活跃的细胞产生较强抑制作用，损伤 DNA 的药物骨髓抑制作用最强，损伤 RNA 的药物其次，而影响蛋白质者则小。当化疗产生骨髓抑制时常出现外周血白细胞和（或）粒细胞减少、血小板减少，而红细胞减少的程度较轻。根据骨髓抑制恢复时间可将其分为两类：一类为迅速恢复即应用脉冲量的抗癌药物后，外周粒细胞最低峰值在 8 ~ 10 天，7 ~ 21 天恢复；另一类为迟发性恢复，表现为用药后白 / 粒细胞的下降呈双相，第一次下降在脉冲量给药后 8 ~ 10 天，之后呈平台期或部分恢复，第二次下降在 27 ~ 32 天，42 ~ 50 天才能完全恢复。

由于化疗药物常需长期间断或持续维持使用，造血系统抑制发生率又高，所以已成为抗癌药物临床使用最大障碍,一定要严格掌握适应证,对全身情况较差且近期内用过化疗,或刚进行大手术的患者慎用。治疗前白细胞低于 4.0 × 109/L，血小板低于 100 × 109/L 者更要注意。疗程中至少每周复查 1 次白细胞、血小板计数。如出现下降倾向应立即加用有效的升白细胞药物，并采取预防感染的措施。

初治患者化疗后白细胞下降,绝大多数情况下,即使降至2.0 × 109/L,只要暂停化疗,并给以适当处理,即可较快恢复，继续完成疗程。当降至 1.0 × 109/L 以下，则需考虑停药，并给予积极治疗，包括少量多次输新鲜血，对患者进行隔离、消毒，加用广谱抗生素等措施。复治患者大多不耐化疗，若用稍大剂量白细胞即行下降，对此类患者必须慎重选用化疗药物、减量，同时给以必要支持治疗和重要扶正治疗，白细胞一旦低于 3.0 × 109/L 应考虑停药。目前临床上已广泛应用造血刺激因子 G-CSF、GM-CSF、TPO 等以治疗化疗药物所引起的白细胞减少，效果较好。大剂量化疗时，还可以配合自体造血干细胞移植，以帮助患者度过白细胞下降期。当血小板较少，低于 20 × 109/L 或有出血征象时，应予以止血药物，必要时予以输血小板。

（2）肝脏损害：大多数抗癌药物均需经过肝脏的代谢、活化或灭活。如果所用抗癌药负荷超过了肝脏代谢能力，或肝脏本身已经存在一定程度的功能异常，则容易引起肝脏毒性发生。抗癌药物引起的肝脏损害主要有 3 个方面：①肝细胞损伤坏死，表现为中毒性肝炎改变，多由于抗癌药物或其代谢产物对肝细胞的急性直接性作用所致；②肝纤维化，多发生于长期接受化疗药物的患者，多为不可逆；③静脉闭塞（VOD）由于肝小叶中心或小叶下静脉血流障碍所致。原因是应用抗癌药物后引起肝静脉内皮细胞损伤，导致非血栓性静脉闭塞，进而发生小叶中心出血，肝细胞坏死。一般用药后突然发生，并迅速恶化。造血干细胞移植前采用大剂量化疗，VOD 发生率较高。VOD 大多不可逆，易导致多脏器功能不全，死亡率较高。

肝损害轻者仅出现血清转氨酶升高，重者可伴有明显的临床症状，如乏力、厌食、黄疸等。肝功能检查除血清转氨酶升高外，尚可有血清胆红素增高，B 超或 CT 检查可发现有肝脂肪变或肝硬化等征象。

化疗前对患者基本情况要了解，如患者以往用药史、饮酒史以及有无肝肾功能不全。每个周期化疗前进行血液学检查，并对有可能促进肝功能损伤的因素，如肥胖、脂肪肝、糖尿病等情况做到准确了解。化疗期间定时检查肝功能，注意有无黄疸、腹水、食欲下降等表现。化疗后随访监测，临床可见在化疗前、中期患者肝功能一直正常，化疗结束后 2 ~ 3 个月出现异常表现。

抗癌药物所致肝损伤多为一过性，经保肝治疗后可较快恢复。目前临床应用的护肝药物较多，静脉应用肌苷，维生素 C（5 ~ 10g）有一定效果。类固醇激素对改善症状、防止肝纤维化的形成有一定帮助。化疗前、中、后期检查肝功能，如发生严重肝功能异常，尤其是发生药物性黄疸者应立即停药，注意饮食调节，宜多进富含维生素、矿物质以及高蛋白质的食物。高糖高脂肪类食物能加重肝脏负担，不宜多用。

（3）肾脏毒性：抗癌药物对泌尿系统损害包括两类：一类为肾实质损伤，另一类为泌尿道刺激反应。引起肾实质损伤的药物以顺铂（DDP）最为突出。由于 DDP 由肾小管排泄，故可引起肾小管（尤其近段肾小管）上皮细胞急性坏死变性，间质水肿肾小管扩张严重时可引发肾衰竭。引起泌尿道刺激反应的药物主要有 IFO 和 CTX，其机制为这两个药的代谢产物丙烯醛可直接因细胞毒性作用杀伤上皮细胞。当大量丙烯醛从尿中排出时，对膀胱刺激作用更大可引起出血性膀胱炎。

临床主要表现为尿酸性肾病、肿瘤溶解综合征，肾功能不全如少尿、水肿、高血压等，血尿、蛋白尿、电解质紊乱甚为常见，肾功能检测常有 BUN 升高，Cr 升高。

对抗癌药物的泌尿系统毒性反应主要以预防为主。化疗前详查肾功能，以早发现肾脏的亚临床损伤如化疗前已存在肾功能不良情况，用药应谨慎，需调整剂量，或尽量避免上述用药，给以充分的液体和利尿剂，以保持足够尿量。这是预防 DDP 肾毒性最基本最关键的策略，保持尿量在 2000ml/24h 以上。临床研究表明高渗性生理盐水能够降低 DDP 肾毒性发生。对 CTX 而言，主要是预防出血性膀胱炎，主要对策如下。

1）补充液体与利尿，确保足够尿量，每日尿量在 3000ml 或每小时 100ml 以上。

2）当应用大剂量 IFO 和 CTX 治疗时，应用美司钠解救，美司钠能在泌尿道内转化为游离的巯基，可与上述药物的代谢产物丙烯醛结合形成无毒化合物，而避免膀胱炎的发生。

3）其他保护剂如 VitE、前列腺素 E2 也具一定减轻泌尿系毒性作用。

（4）心脏毒性：抗肿瘤药物的心脏毒性一般根据其出现时间分为 3 型。

1）急性毒性：多在用药过程中发生，表现为非特异性心电图变化。

2）亚急性毒性：常发生在第 1 个或第 2 个疗程给药后 4 周内。

3）慢性毒性：主要为心肌病变，以蒽环类抗肿瘤抗生素常见，是最重要的毒性作用之一。

急性和亚急性心脏毒性主要表现有：①心电图改变：急性毒性多为可逆性、非特异性心电图变化，如 T 波平坦、ST 段降低、室性期前收缩和室上性心动过速，持续时间较短，停药后短期内恢复，一般不影响持续化疗；②心包炎 - 心肌炎综合征：表现为心律失常，明显心功能障碍并可能继发充血性心衰而死亡。该综合征是一种急性炎症过程累及心包和心肌外层。患者多年轻且无心脏病史。

ADM 导致慢性心脏病与其累积量有显著关系，累积量越高，则慢性心脏病发生率迅速上升，症状表现可为亚临床非致死性和致死性心肌病 2 种。亚临床心肌病患者无任何临床症状，仅同位素血池扫描时发现心功能受损，非致死性心肌病表现为低血压、窦性心动过速和过缓、心室肥大、房性期前收缩、预激综合征等。致死性心肌病主要表现为急骤发生的充血性心力衰竭，出现心动过速、呼吸困难、肝大、肺水肿、胸腔积液和全身水肿等。心衰出现时间一般在 ADM 最后一次用药后第 9 ~ 192 天，2 天后（1 ~ 10 天）即死亡。

化疗药物心脏毒性主要以预防为主，如限制 ADM 累积剂量在 450 ~ 550mg/m2 之间。一般认为维生素 C 和维生素 E、还原型谷胱甘肽、巯基半胱氨酸等可对抗 ADM 心毒性。应用蒽环类药物引起心脏毒性致心力衰竭时可以给洋地黄、利尿剂、低盐饮食及卧床休息对症治疗。

（5）脱发：暂时性或永久性的毛发脱落称为脱发，因毛囊上皮属于细胞迅速分裂的组织，易受抗癌药物的影响，损伤毛囊上皮细胞即可引起脱发，烷化剂 CTX 引起脱发最明显，普通剂量脱发率约 20%，但抗癌药物引起的脱发一般是可逆的，极少为永久性脱发。通常在停止化疗后 1 ~ 2 个月即开始再生，且再生的头发可更黑，更好。

抗癌药物所致脱发目前尚无有效预防及治疗措施，最有效的方法是采用物理手段阻止或降低达到毛囊细胞的药物。用药前给患者戴冰帽使头皮冷却，血管痉挛；或应用头皮止血带，减少药液进入头皮。

在应用 CTX 前 2 日开始应用毛发营养防护药，每日 3 次均匀涂于头部，并持续致 CTX。用药后 2 周可以显著降低脱发发生率及程度。因化疗脱发影响美观，故化疗前告知患者脱发后可以再生，消除患者顾虑，同时可事先准备好假发、帽子等备用。

（6）口腔炎：应用细胞毒性抗癌药物可导致口腔黏膜和口腔内软组织发生炎症反应，称为口腔炎。临床分为直接性和间接性两类。化疗时影响口腔炎的发生率及严重程度的因素很多，常见原因有抗癌药物性因素和患者本身因素。抗癌药物通过直接破坏口腔黏膜细胞和抑制骨髓造血功能使机体免疫力下降，口腔细菌、病毒或真菌发生过度增殖引起感染；患者年龄、化疗前及化疗中营养状况、口腔健康状况及所患疾病类型等因素与口腔炎发生有一定关系。白血病、淋巴瘤等血液系统肿瘤化疗后的口腔炎发生率约为其他实体瘤的 3 ~ 4 倍。

发生口腔炎的部位尤以皮肤和黏膜交界处常见，早期表现为红斑、水肿、口腔干燥、灼热感，进一步发展可出现疼痛、溃疡，甚至出血，患者正常饮食受限，影响睡眠和休息，给患者带来痛苦。

保持口腔卫生，经常漱口，尤在进食 30 分钟后用 3% 过氧化氢溶液等漱口有利于口腔清洁。尤其应注意禁忌烟酒，避免刺激性食物，以减少对黏膜不利刺激。摄入足够液体，至少 3000ml/d。目前最有效的措施为口腔内降温，可使口腔黏膜炎发生率降低 50%。

口腔炎治疗目的是减轻痛苦、阻止恶化、防止感染、改善饮食状态。一般采用方法有：①口腔护理，避免刷牙，宜漱口；②止痛措施；③控制继发感染，一旦发生最好根据口腔病菌培养结果选择抗生素；④加强支持治疗，给予富含维生素、高蛋白的流质饮食最好。

（7）急性肿瘤溶解综合征：生长迅速或对化疗敏感的肿瘤，如淋巴瘤和淋巴细胞白血病，尤其是高白细胞白血病经强烈化疗，大量白血病细胞破坏，快速释放细胞内代谢产物入血液，引起代谢紊乱出现急性肿瘤溶解综合征，一般于化疗 1 ~ 3 天发生，主要表现为三高一低，即高尿酸血症、高钾血症高磷血症和低钙血症，而前二者必有。高尿酸血症表现为恶心、呕吐、嗜睡、肾绞痛、血尿亦可发生，久之发生尿酸性肾病肾功能损害，个别可有痛风发作。高钾血症表现为疲乏、无力、肌肉酸痛、肢体湿冷、心动过缓、心律失常甚至心搏暂停。高磷及低钙血症表现畏光、神经肌肉兴奋性增高、手足抽搐、皮肤瘙痒等。

化疗 4 天血尿酸、钾、磷、BUN 较化疗前增高 25%，血钙降低 25%。有上述 2 项异常者即有肿瘤溶解的实验依据，应行相应预防处理，注意密切观察。

急性肿瘤溶解综合征的处理有：别嘌醇 300mg/d，减少尿酸生成；碱化尿液使其 pH 值维持在 7.5，大量补液，使每日尿量不少于 3000ml，以促进尿酸溶解，增加排泄。应注意高血磷时不能碱化尿液，应使尿 pH 值小于 6 以免磷酸钙结晶自尿中沉积。高磷血症可用氢氧化铝 100 ~ 150mg/kg 分 3 次口服增加磷自粪便排出。低钙不易矫正时考虑可能有低镁血症，可缓慢静滴硫酸镁 25 ~ 100mg/kg。高钾血症宜用高渗葡萄糖胰岛素等治疗，缓慢静注葡萄糖酸钙 100 ~ 200mg/（kg・d），以促使钾离子进入细胞纠正高血钾。

（8）维 A 酸综合征：维 A 酸综合征是维 A 酸治疗 APL 过程中最严重的并发症，可引起死亡，临床表现为发热、呼吸困难、水肿、胸腔或心包积液、高血压，少数人出现肾衰竭。防治措施：①化疗药联合应用，治疗前如 WBC 高于（30 ~ 50）×109/L，或在治疗过程中白细胞升至（50 ~ 100）×109/L，加用化疗药物可减少发生率；②静脉注射地塞米松 10mg，每日 2 次，共 3 ~ 5 天，对防治有效。

3. 白血病化疗耐药及其对策　白血病是一类对化疗诱导缓解率较高的恶性肿瘤，化疗耐药则是导致治疗失败、白血病复发、影响长期无病生存的重要原因之一。关于其发生机制及防治对策的探讨具有重要的临床意义。

白血病化疗耐药是指白血病对化疗药物的不敏感性，表现为白血病细胞对化疗药物在最大耐受剂量时反应降低或完全无反应。化疗耐药可以天然存在，即原发耐药（内源性耐药）；亦可由抗癌药物诱发，即获得性耐药。白血病化疗耐药也可依据耐药谱分为原药耐药（PDR），即仅对某一种化疗药物耐药；

以及多药耐药（MDR），MDR是白血病耐药性最为重要的耐药形式，它是指白血病细胞接触一种抗癌药物后产生的对多种结构和功能迥异的抗癌药物的耐受性，导致联合化疗失败。此外，尚有学者提出再生耐药的观点，指出化疗药物能够大量杀死白血病细胞，但停用化疗药物后由于白血病细胞的迅速再生或增殖，而导致白血病复发、化疗失败。

大多数白血病患者可以通过化疗得到缓解，但由于耐药问题的存在，导致部分患者因为化疗失败而死亡。研究表明导致白血病耐药的原因有很多，其中白血病细胞产生的多药耐药（MDR）是最主要的原因，也是目前白血病治疗中最大的难题。

（1）加大化疗药物剂量或改变剂型：实践证明大剂量化疗及骨髓移植对MDR1异常高表达有克服作用，其机制主要是通过提高血药浓度而使进入细胞内的化疗药物增多。此外，对柔红霉素耐药的急性白血病患者使用脂质体包裹的柔红霉素，可增加药物的作用时间和细胞内浓度，提高完全缓解率。

（2）非MDR相关化疗药物的开发及使用：目前临床上用于治疗白血病的一线化疗药物多为MDR相关药物，易于引起MDR，因而开发、使用新的不易引起MDR的二线化疗药物势在必行。N4位酰化的Ara-C衍生物易于穿过耐药细胞的细胞膜，从而大大增强药物的细胞毒性。去甲氧柔红霉素亦不易产生MDR，可代替柔红霉素在DA方案中使用。

（3）MDR逆转剂的使用：MDR逆转剂是能够全部或部分恢复耐药的肿瘤细胞对化疗药物的敏感性的一类物质，其开发及使用是克服MDR、治疗难治性及复发性白血病的有效途径。但目前研究仍多处于体外水平，临床应用不多，且疗效欠佳。MDR逆转剂多具有特定的药理作用，获得有效体内逆转浓度常需要超出常规剂量，容易产生不可耐受的毒副作用，从而限制其临床应用。

白血病的耐药性机制复杂，属于多基因多途径参与的过程。对白血病耐药机制的检测及研究，可以全面了解白血病耐药情况，为白血病治疗选择最佳的治疗方案，避免化疗药物的耐药，减少治疗过程中产生的不良反应，增强疗效，提高生存率及治愈率；全面深入地了解分析白血病耐药相关因素，解决因白血病耐药所导致的白血病患者化疗失败。

（4）免疫抑制剂。

1）环孢素（CSA）：CSA可抑制P170跨膜泵，并下调MDR1的表达，亦可诱导ALL细胞凋亡。CSA与传统的逆转剂维拉帕米（异搏定）比较，逆转作用更强而毒副作用较小。CSA逆转耐药疗效与白血病细胞P-gp表达水平及CSA血药浓度呈正相关。目前临床使用剂量，一般首剂4～6mg/（kg·d），于化疗前静注，然后与化疗同步使用8～10mg/（kg·d），连续静滴3～4天。CSA的肝、肾、神经毒性亦不容忽视，在一定程度上限制了其临床应用。其衍生物CSA-PSC-833逆转作用比CSA强7～10倍，而免疫抑制作用弱，目前尚处于临床实验阶段。

2）类固醇激素：P-gp在肾上腺皮质和胎盘中呈高表达，提示P-gp与类固醇激素运输可能具有一定的相关性。研究发现类固醇激素如黄体酮，人工合成的抗雌激素药物如他莫昔芬等都有化疗增敏作用。其机制可能与抑制P-gp药物转运、提高化疗药物在肿瘤细胞中的浓度有关。

（5）钙通道阻滞剂：维拉帕米具有增加耐药白血病细胞系P388内长春新碱浓度、增强后者细胞毒性的作用。此后大量实验研究及临床研究进一步肯定了维拉帕米逆转MDR的作用，并发现维拉帕米、地尔硫 等钙通道阻滞剂也具有较好的逆转MDR作用。钙通道阻滞剂一般呈高度亲脂性，结构内含有芳香环，能竞争性地与P170糖蛋白上的药物结合点结合，阻断P170蛋白泵出化疗药物的作用。提高肿瘤细胞内化疗药物的浓度。近来研究尚发现维拉帕米等药物能够降低MDRl mRNA水平，从转录水平抑制P170蛋白表达。但此类药物临床应用中的体内疗效远不如体外实验令人满意，并且达到逆转耐药疗效所需的药物浓度偏大，可导致严重的心脏毒副作用，也大大限制其临床应用。

（6）钙调蛋白抑制剂：钙调蛋白抑制剂如三氟拉嗪、硫氧杂蒽等也具有逆转MDR作用。三氟拉嗪在非毒性浓度可使阿霉素在细胞内药物浓度增高5倍，细胞毒性增强40倍，而不影响对药物敏感的细胞。硫氧杂蒽也具有较好的逆转MDR的作用，其反式结构与顺式结构比较作用相似，但没有锥体外系副作用。

钙调蛋白抑制剂属于亲脂性杂环药物，能够竞争性抑制 P170 蛋白与药物结合。研究表明三氟拉嗪尚能抑制耐药细胞 P-gp 表达，减少药物泵出。此外，三氟拉嗪等可通过抑制钙调白介导的细胞内信号传导而抑制肿瘤细胞增殖，诱导凋亡。

（7）细胞因子：临床研究发现对于常规化疗无效的难治性和复发性肿瘤患者，采用细胞因子与化疗联用可获得疗效，实验室研究亦证实一些细胞因子具有逆转耐药的作用。

1）干扰素：干扰素应用与抗癌药物具有协同作用，能增强化疗药物对肿瘤细胞的杀伤作用，亦能恢复耐药白血病细胞对化疗药物的细胞毒性。其逆转耐药机制尚未阐明，有研究认为与干扰素诱导肿瘤细胞凋亡有关。而与 P170 及 MDR1 表达无关。有研究认为他莫昔芬与干扰素有协同逆转耐药的作用。

2）集落刺激因子：白血病细胞的分化与 MDR1 表达密切相关，利用诱导分化剂如粒细胞集落刺激因子（G-CSF）、粒单核细胞集落刺激因子（GM-CSF）可下调多种耐药白血病细胞系 MDR1 表达，从基因水平逆转耐药，并可诱导细胞凋亡。

（8）双嘧达莫：双嘧达莫作为血小板功能抑制剂，在临床上主要用于抗血栓形成。此药也是细胞内核苷酸补救途径的强抑制剂，因而可增强抗代谢药物如 MTX、氟尿嘧啶（5-FU）的细胞毒性。研究发现双嘧达莫还可增强 VP-16、阿霉素、长春新碱等药物的细胞毒性，其逆转耐药机制可能与对 P170 功能的抑制有关。

（9）反义核苷酸技术：反义核苷酸技术为逆转耐药提供了新途径。其机制为通过设计合成与耐药基因互补的反义寡核苷酸片段，使之与耐药基因结合而阻断耐药基因的表达，从基因水平逆转耐药。此技术特异性高、毒性低、疗效较好，其转染效率的提高、用量及持续时间、进入体内的有效途径均是有待解决的问题。

1）阻断 MDR1、MRP 基因的反义核苷酸：应用反义核苷酸完全阻断 MDR1 基因表达，增强了耐药白血病细胞系 K562 对柔红霉素的敏感性。有学者以反转录病毒为载体将 MDR1 和 MRP 基因的反义核苷酸同时导入耐药细胞，可使细胞对长春新碱、柔红霉素的耐药性分别逆转 93%、64%。

2）阻断 bcl-2 基因的反义核苷酸：bcl-2 基因的异常高表达不仅与恶性肿瘤的发生有关，也可通过抑制凋亡而诱导耐药。研究证实通过反义核苷酸技术阻断 bcl-2 基因表达，可以在体外逆转白血病细胞对阿糖胞苷、柔红霉素等化疗药物的耐药。

3）阻断某些与 MDR 有关的酶表达的反义核苷酸：某些酶类如人拓扑异构酶、髓过氧化物酶、多聚（ADP 核糖）合成酶的异常与 MDR 发生相关。Top Ⅱ在 MDR 发生机制中具有重要意义，其反义核苷酸能够增强 VP-16、柔红霉素对 U937 细胞的细胞毒性。MPO 参与长春新碱的灭活代谢，其反义核苷酸能够提高 HL-60 细胞对长春新碱的耐药性。多聚（ADP 核糖）合成酶的反义核苷酸则可提高由干扰素诱导的 MCHC Ⅱ类基因的表达，可能借此间接提高化疗药物的细胞毒性。

现代医学科学的进展已使白血病成为可以治愈的恶性疾病之一。虽然近十余年来骨髓和外周血干细胞移植开展，为更多地治愈白血病患者提供了新的手段，但却受到年龄、造血干细胞来源、经济因素等诸多条件限制而难以普遍开展。

（四）干细胞移植异基因造血

干细胞移植（Allo-HSCT）能够有效地治疗多种恶性血液病、骨髓衰竭性疾病，以及一些遗传性和代谢性疾病，甚至成为治愈某些类型白血病的唯一方法。人类造血组织中存在着一类可分化成所有血细胞，而且具有自我更新和自我复制能力的多能造血细胞，称为多能造血干细胞（PHSC）。多能造血干细胞不仅存在于骨髓中，在末梢血中也存在有极少数的造血干细胞，近年来研究证实人类脐带血中也含有造血干细胞。造血干细胞移植（HSCT）是指在患者经大剂量化疗和（或）放疗预处理后，将各种来源的正常造血干细胞通过静脉滴注移植到受者体内，使其重建正常的造血和免疫功能，以达到治疗目的的一种治疗方法。

1. 造血干细胞移植的适应证　主要适用于各种原因的造血系统疾病包括恶性血液病及造血功能衰竭

性疾病、实体瘤、遗传性及免疫性疾病的治疗。同时在基因治疗中，把造血干细胞作为靶细胞导入目的基因，已成为基因治疗的主要方法。

（1）恶性疾病。

1）恶性血液病：急性非淋巴细胞白血病、急性淋巴细胞白血病、慢性粒细胞性白血病、毛细胞性白血病、恶性组织细胞病、少见类型白血病、骨髓增生异常综合征、多发性骨髓瘤、非霍奇金淋巴瘤、霍奇金淋巴瘤。

2）实体瘤：乳腺癌、卵巢癌、神经母细胞瘤、肺癌、黑色素瘤。

（2）非恶性疾病。

1）造血系统疾病：再生障碍性贫血、阵发性睡眠性血红蛋白尿、骨髓纤维化。

2）遗传性疾病：先天性免疫缺陷病、先天性造血异常症、先天性骨骼异常症、黏多糖贮积症、黏蛋白脂质代谢病。

3）免疫性疾病：系统性自身免疫性疾病、系统性红斑狼疮。

2. 造血干细胞移植的类型及特点　造血干细胞移植按照移植物的免疫学特征分为自体造血干细胞移植（Auto-HSCT）、异基因 HTCT（Allo-HSCT）、同基因 HTCT（Syn-HSCT）异种 HSCT（Xeno-HSCT）。

按照造血干细胞的来源又分为骨髓移植（BMT）、外周血干细胞移植（PBSCT）、脐血移植（CBT）。

同基因 HSCT：供者为同卵双生的同胞，由于同基因供者与受者基因达到完全一致，不存在免疫屏障移植成功率高，是理想的移植类型。但不足 1% 的患者能够找到同基因供者，临床应用有限。异种 HSCT 受异种免疫的限制，还远未进入临床。目前，临床进行的移植类型主要是自体造血干细胞移植（Auto-HSCT）、异基因造血干细胞移植（Allo-HSCT）两种。

（1）自体造血干细胞移植：Auto-HSCT 的造血干细胞来自于患者本人，按照自体造血干细胞的来源又分为自体骨髓移植（ABMT）和自体外周血干细胞移植（APBHSCT）。因不受 HLA 相匹配的供者限制，无 GVHD 的并发症，因此移植相关死亡率低于 Allo-HSCT，约为 10% 左右。目前主要用于对化疗敏感的恶性肿瘤如淋巴瘤、急性白血病，某些实体瘤如乳腺癌、小细胞肺癌，生殖系统肿瘤，以及严重的自身免疫性疾病，如类风湿关节炎、系统性红斑狼疮的治疗。因移植相关死亡率（transplantation related mortality，TRM）低，高龄（56 ~ 60 岁）患者也能接受治疗，扩大了 HSCT 的适用范围。移植后高复发率是失败的主要原因，一方面是由于缺乏移植物抗肿瘤作用；另一方面是由于移植物中污染，有肿瘤细胞或体内残存有对放、化疗耐药的肿瘤细胞所致。进行体外净化以减少或清除移植物中污染的肿瘤细胞，移植后应用免疫调节剂诱导或放大自身免疫清除体内残留的肿瘤细胞，采集造血干细胞前进行有效的巩固强化治疗以尽可能减少采集时的肿瘤负荷，有望提高疗效。

（2）异基因造血干细胞移植：与 Auto-HSCT 相比，Allo-HSCT 具有良好的重建正常造血和免疫能力，本身无肿瘤细胞，无需体外净化。由于与受者主要组织相容性抗原以及次要组织相容性抗原方面存在着或多或少的差异，能够通过输入供者免疫细胞产生的移植物抗肿瘤作用，进一步杀伤受者体内残存的肿瘤细胞。因此 Allo-HSCT 治疗恶性肿瘤尤其是白血病，移植后复发率低。对于一些难治性良性血液病如重型再障、阵发性睡眠性血红蛋白尿、地中海贫血等，以及先天性遗传性疾病，Allo-HSCT 为唯一可行的移植类型。Allo-HSCT 的一个主要受限因素是供者问题。Allo-HSCT 的进行有赖于寻找 HLA 相匹配的供者。Allo-HSCT 的最佳供者是 HLA 基因型相合的同胞。HLA 基因型相同可通过 3 个 HLA 抗原（分别为 HLA-A、B、DR）的检测得以证实。同胞中 HLA 基因型相合的概率是 25%。对无合适的 HIA 相合同胞供者的患者，HLA 相合的非血缘关系志愿供髓者是造血干细胞移植的选择。HLA 半相合型供者（父母、同胞、子女）移植的 GVHD 发生率、排斥率高，移植相关死亡率高。

1）脐血移植：大量的临床研究证实，脐血移植（umbilical cord blood transplantation，UCBT）是治疗白血病的一种安全有效的方法，并且逐渐地取代骨髓移植和外周血干细胞移植（PBSCT）。其主要优点为：① HLA 配型要求不如 BMT 及 PBSCT 严格，允许 1 ~ 2 个 HLA 位点不相合（HLA-A，B，DRB1），在缺少无关供者时可选择多份脐血混合移植。②获取容易，能够减少疾病复发及进展的危险。目前全世界有 50 多家脐血库，储存大约 450000 份脐血，已有 20 000 名患者进行了 UCBT。

人脐带血中含有造血干细胞，由于脐血中存在着骨髓中所含有的多能造血干细胞和各类祖细胞，且对集落刺激因子更敏感。脐血中 CFU-Mix 比骨髓中更原始，其所含有的 T、B 细胞功能相对尚不成熟，因此移植时同样体重患者重建造血功能所用的脐血量可能要远少于骨髓量，GVHD 的发生率低。但由于脐血所含的干细胞有限，只够供应较小体重的儿童使用，但随着多能造血干细胞体外扩增技术的解决，脐血移植有可能广泛用于临床。

2）非清髓性造血干细胞移植：采用非清髓性预处理强度，达到诱导受体对供者造血干细胞的免疫耐受，使供者细胞顺利植人，并充分发挥植人供者 T 细胞的抗肿瘤效应。在某些病例移植后在回输供者淋巴细胞达到根治肿瘤的目的，即非清髓性造血干细胞移植（NMAT）。对非清髓性预处理方案，MD Anderson 的定义是：任何可在患者中安全应用，不需要干细胞支持的方案。这些方案可产生骨髓增生低下，但在 30 天内可发生自行造血恢复。供者细胞移植后早期，理想的非清髓性方案可在骨髓中产生短暂的混合嵌合体。由于较小的预处理方案强度与较小的毒性、炎症细胞因子释放较少有关，因此毒性较小，GVHD 的风险小，可应用于年老或多病的患者。

（五）生物治疗

生物治疗又称生物疗法或生物调节疗法。现代生物疗法是继手术疗法及放疗和化疗后的一种有前途的新疗法。特点为：传统的放化疗是一种非选择性的损伤性疗法，破坏癌组织的同时亦损伤机体的正常组织细胞，而生物免疫疗法所用的制剂是机体内的自身物质，它对机体的正常组织细胞特别是免疫系统和造血系统的结构和功能非但无害还可能有调节、增强的作用。

1. 细胞生物疗法 从肿瘤免疫学的角度来看：①正常人体每天都有一定数量的细胞发生突变，而免疫监视系统随之通过不同的复杂机制将其重新转化为正常细胞或将其消灭、消除；②神经 - 体液 - 免疫系统（免疫细胞及细胞因子网络系统）之间存在多种相互制约的平衡关系；③正常人体细胞基因组中存在癌基因，而抑癌基因或非特异性抑癌细胞因子基因可在同一染色体的不同部位存在。这种平衡关系的失衡，尤其是免疫监视功能的失衡是肿瘤发生的重要原因。抗癌细胞和抗癌细胞因子是机体免疫监视系统的重要组成部分，是机体抗癌的两大基本要素。

现代细胞生物治疗始于 20 世纪 80 年代初，由于从人外周血及骨髓中分离细胞成分的手段不断完善，加上各种细胞因子不断被发现，人们开始致力于在体外大量生产用于临床治疗的细胞。目前临床试验的白血病的细胞治疗手段包括：扩增自然杀伤细胞（NK）、淋巴因子激活的杀伤细胞（LAK）、多细胞因子诱导的杀伤细胞（CIK）、CD3 激活的杀伤细胞（CD3 AK）及体外扩增用于治疗白血病的抗原特异性淋巴细胞等新型的用于细胞生物治疗的细胞。这些治疗手段多用于白血病经大剂量化疗或造血干细胞移植后复发的预防和治疗。因为复发的病例，其白血病细胞常出现耐药现象，对原来的化疗方案不敏感，传统的治疗方案对此类患者束手无策。而细胞生物疗法的优势在于它能对那些残存在体内的极少数白血病细胞有杀灭作用。因此，特别适用于大剂量化疗或造血干细胞移植后的巩固或预防复发的治疗。对产生耐药或已发现复发的患者也有一定疗效。

生物免疫疗法的目的是加强机体抗癌的功能，逆转导致癌症发生、发展的免疫失衡状态，恢复常态的细胞恶性转化与抗恶性变的平衡关系。增强的方法有两种：一种是生物反应调节剂体内应用，在原位激活体内抗肿瘤细胞；另一种则是过继免疫疗法，也就是指将有某种特异性免疫功能的免疫因子输入缺乏该种免疫功能的机体，使机体获得特异免疫功能。

（1）供者白细胞输注：供者白细胞输注是 allo-BMT 后给白血病复发患者输注供者白细胞，进行过继免疫治疗的一种方法。其机制是通过移植物抗白血病的作用达到杀灭体内残存白血病细胞的目的。

（2）LAK/IL-2 疗法：淋巴因子激活的杀伤细胞（LAK）是淋巴细胞在含有 IL-2 条件下，经短期体外液体培养后，能杀伤对 NK 细胞敏感和不敏感的癌细胞系及原代肿瘤细胞的一类功能细胞。

LAK 细胞在形态上是一组由大颗粒淋巴细胞为主的淋巴细胞混合群。在小鼠和健康人的骨髓与外周血细胞中，在胎儿脾脏、胸腺、胸导管及脐带血等多种组织中，在白血病患者的骨髓和外用血中均可通过淋巴因子 IL–2 等诱导产生 LAK 细胞活性。LAK 细胞的基本特征为：①天然或重组的 IL–2 刺激为必要条件；②具有一定的体外培养增殖能力，为表型不均一的群体；③ LAK 细胞对 NK 细胞敏感或不敏感，对自体及异体等多种肿瘤细胞均有杀伤效应，抗瘤谱较 NK 细胞广泛且不受主要组织相容性复合体限制；④体外连续培养 2 ~ 4 周以上，细胞数扩增 10 ~ 30 倍仍维持有杀伤肿瘤细胞的效能；⑤对放射线敏感。

（3）细胞因子诱导的杀伤细胞：细胞因子诱导的杀伤细胞（CIK）是多种细胞因子激活的杀伤细胞，在体外存在明显的增殖及高杀伤肿瘤活性。CIK 由于多种细胞因子间的协同作用使激活的 CIK 具有比 LAK 更好的增殖和杀伤活性，并且由于不必应用大剂量 IL–2 而避免了 IL–2 的毒副反应。

（4）抗 GD3 单抗激活的杀伤细胞（CD3AK）：此细胞与 LAK 细胞相似，采用抗 CD3 单抗代替 IL–2 获得又一类型的肿瘤杀伤细胞，其前体细胞来源及细胞功能均与 LAK 细胞类似。

（5）细胞毒 T 淋巴细胞（CTL）：CTL 是对同种自体肿瘤细胞有特异杀伤作用，并受 MHC 抗原限制的一类抗肿瘤细胞。CTL 的体内增殖能力和聚集于肿瘤周围的能力较强，是肿瘤原位免疫治疗的主要效应细胞。CTL 细胞的诱导分为体外法和体内法两种：体外诱导特异性 CTL 的方法是首先获得效应细胞，如外周血单个核细胞，将其以一定比例与白血病细胞混合培养 10 天后，即可获得较强活性的 CTL。体内诱导则是将肿瘤抗原反复注射患者并同时注射诱导增强剂。

2. 细胞因子疗法　细胞因子系指体细胞所产生的一类高活性、多功能的诱生性调节蛋白，在白血病的治疗中应用最多的是细胞生长刺激因子和干扰素。

干扰素抗肿瘤的可能机制为：①对肿瘤细胞的直接调节作用，包括诱生或作为成熟因子、分化因子，抑制正性生长信号，抑制细胞内的转化物质（癌基因）；②调控宿主对肿瘤的免疫反应，如增强 NK 细胞活性及免疫调节作用；③改变宿主 – 肿瘤间的相互关系，如抑制旁分泌生长因子、分解营养因子（如色氨酸）。

20 世纪 80 年代初，由于 DNA 基因重组技术的发展，使干扰素的大量生产成为可能。人们开始研究干扰素（IFN）对白血病的治疗作用，取得了令人鼓舞的效果，最主要表现在对毛细胞白血病（HCL）和慢性髓性白血病（CML）的疗效上。IFN–α 可使这两种白血病的恶性细胞显著减少，而这一疗效十分肯定。IFN–α 能提高 HCL 的生存率和生存质量，大大改变其预后。

（1）干扰素对毛细胞白血病的治疗。

1）作用机制：干扰素抑制毛细胞增殖的机制尚未完全清楚，干扰素可能通过直接或间接激活机体抗肿瘤免疫机制起作用。有研究表明毛细胞表面表达 IFN–α 受体，IFN–α 与其作用的结果可能是抑制 B 细胞因子和肿瘤坏死因子诱导的毛细胞增殖。其次，IFN–α 还可促进 HCL 患者骨髓淋巴细胞系造血干细胞分化，诱导毛细胞 HLA Ⅱ类抗原表达，调节毛细胞表面 CD20 分子二磷酸化。

2）适应证：不是所有的 HCL 均需治疗，大约 10% 的患者整个病程不需任何治疗即可存活 10 年以上且无并发症发生；并且脾脏作为毛细胞的主要来源场所，切脾是首选而有效的治疗。故 IFN–α 使用的适应证为：①无脾大；②脾切除后复发或维持治疗。对干扰素反应较好的病例包括：①骨髓毛细胞过多；②白血病血象；③显著的淋巴结肿大或累及淋巴外组织者（如腹膜、肝、骨）；④机会感染及存在严重的免疫缺陷。

3）副反应及抗体的产生：患者一般均能较好耐受，严重的毒性反应发生率很低。最常见的副作用是感冒样症状，往往在第一周内发生其后消失，其他的副作用包括乏力、口干、味觉异常、注射部位不适、暂时性皮疹、无症状性血清转氨酶升高、胃肠功能紊乱等。一般不需停药，只有少数患者出现严重的外周神经和中枢神经中毒性表现需停药。

干扰素治疗最令人担心的问题是产生抗体，一般持续时间较短不影响远期效果。因此，即使出现抗体，不应停药，除非抗体持续存在并和病情恶化有关。

（2）干扰素对慢性髓性白血病的治疗。

1）作用机制：IFN－α 和 IFN－γ 可抑制正常的骨髓源性和 CML 骨髓源性粒细胞－巨噬细胞前体的克隆形成（CFU–GM），二者在抑制 CFU–GM 形成时有协同作用。故 IFNs 对慢性髓细胞增殖有负调控作用，其他作用机制还包括：激活巨噬细胞、淋巴细胞和自然杀伤细胞，刺激产生 IL–1 和抑制血小板衍生生长因子（PDGF），从而影响成纤维细胞增生和抑制骨髓纤维化，另外干扰素还具有抗病毒作用。

2）用法：IFN－α 目前应用的方法为：（3 ~ 9）×106U/d，肌内注射，隔日 1 次；血液学缓解后改为每次 3×106U，每日 1 次或隔日 1 次，疗程为 6 ~ 12 个月，血液学有效率可达 80%。对于 CML 并发血小板增多症者，可应用 IFN－γ，具体用法为：第一周 2×106U/（m2·d），第二周 5×106U/（m2·d），第三周 10×106U/（m2·d）直至最大耐受。

由于 IFN－α、IFN－γ 的细胞膜特异受体不同，各自均可产生抗白血病作用，故 IFN－α 发生耐药，可应用 IFN－γ，反之亦然。体外研究证实 IFN－α、IFN－γ 对慢性粒细胞白血病细胞有明显协同作用，故联合应用可能更为有效。

3. 单克隆抗体生物方法

（1）单克隆抗体：用于 ALL 骨髓移植的治疗与传统化疗相比，单抗治疗 ALL 作用机制特异，不仅具有靶向性，不同的单抗还具有亚型特异性，不良反应较轻。目前用于治疗 ALL 的单抗有非结合型（如利妥昔单抗）、与免疫毒素或化疗药物结合型（CD33 单抗——吉姆单抗），可把毒素或化疗药物运送到靶细胞；与放射性分子相结合型，把放射性物质选择性地运送至靶细胞；还有双特异性抗体型（抗 CD19/ CD3 单抗），可作用于细胞表面的两种抗原成分或把免疫活性细胞吸引到白血病细胞表面。任何单克隆抗体均可与化疗药物联合应用，有协同作用。

ALL 多发生于青少年，其治疗一般采用多药大剂量联合化疗，而对于 CR1 的成人 ALL、CR2 的儿童 ALL 或高危组的儿童 ALL CR1 后，应积极争取进行造血干细胞移植（HSCT），以期达到长期生存或治愈的目的。HSCT 可分为异体和自体移植：异体移植供体来源极有限，且并发症较多；自体移植干细胞来源采集不受限制，但其中可能含有白血病细胞所以复发率高。为提高自体移植的疗效、降低复发率，在移植前彻底清除残存的白血病细胞，即进行骨髓净化是非常必要的。目前有许多骨髓净化方法，以单克隆抗体和补体为手段的净化方法最为常用。

用于净化 ALL 患者自体骨髓的细胞毒性抗体的特点是：可杀伤 ALL 细胞，不同抗体间可以配伍应用，以克服 ALL 细胞的异质性。ALL 根据其免疫表型大致可分为：普通型（C–ALL）、T 细胞型（T–ALL）、无标记型（Null–ALL）和 B 细胞型（B–ALL）。

（2）抗体－毒素耦联物与白血病治疗：早期的未结合型单克隆抗体是免疫治疗的最简单形式。理论上可通过包括免疫介导的抗体依赖细胞毒（ADCC）反应等发挥抗肿瘤作用。但继早期动物模型研究成功后，其临床试验的结果却令人失望。在此基础上，随后研制的结合型单克隆抗体是颇有前景的抗肿瘤药物。抗体与抗癌药物耦联物又可称为免疫毒素。

（六）放射治疗

放射治疗应用于白血病由来已久，其主要应用有两个方面：一是造血干细胞移植前给予全身放疗，有利于移植的顺利进行；二是对中枢神经系统进行放疗，预防和治疗髓外白血病，如中枢神经系统白血病和睾丸白血病等。

1. 造血干细胞移植前预处理　造血干细胞移植前预处理的目的在于摧毁受者体内原有的造血细胞，为造血干细胞植入预留生长空间；并抑制受者体内免疫细胞及其功能，以利于移植骨髓的植活及大量杀灭受者体内的白血病细胞。预处理对异基因骨髓移植、自体骨髓移植及同基因骨髓移植都很重要。预处理的众多方案中，全身照射（TBI）及环磷酰胺的经典方案，为许多造血干细胞移植中心应用。

全身照射（TBI）的总剂量须以正常组织和器官的耐受剂量为限，肠道、肺、心脏、肾脏等重要器官均作为限制 TBI 总剂量的关键组织。目前均采用以肺部耐受量作为 TBI 方案的依据。剂量一般为

7.5 ~ 8.0Gy。

为减轻全身照射的毒副作用提高移植成功率、改善生存质量，很多移植中心已开始在预处理方案中采用分次全身照射。其放射生物学优势是可增加肿瘤细胞的再氧合，减少放疗期间白血病的再增殖。因为在增殖快的肿瘤组织和增殖慢的正常组织并存时，放射治疗之间短暂间隔使肿瘤有比正常组织更大的放射累积效应，从而提高肿瘤杀伤力，并保护正常组织。具体方案为 2 ~ 3 天分 4 ~ 6 次给予放疗，总剂量可达 10 ~ 15Gy，甚至所谓超分割 4 天 11 次，总剂量可达 14 ~ 15Gy。

2. 放疗在髓外白血病预防和治疗中的应用

（1）中枢神经系统白血病（CNSL）：白血病细胞侵犯蛛网膜或蛛网膜邻近的神经组织而产生的一系列临床表现称为中枢神经系统白血病。

CNSL 发生后治疗效果远较预防治疗为差，所以 CNSL 是预后较差的指标之一。因此，CNSL 的预防治疗已成为白血病常规治疗中极其重要、关键的一部分，特别是包括放疗的预防治疗方案，更使 CNSL 的发病率降至最低。预防治疗的适应证为：①成人及儿童 ALL；②急性未分化型白血病（AUL）；③儿童 AML；④成人高危型 AML，尤其是 M4、M5a 型。预防 CNSL 多在白血病 CR 后 10 天内进行。CNSL 的防治是结合放疗、全身化疗及鞘内注射的综合性治疗方案。

（2）睾丸白血病：睾丸白血病的临床发病率为 2% ~ 41%，是发病率仅次于 CNSL 的髓外白血病。放疗是其预防治疗的首选方法，一般采用双侧放疗，每天剂量 1.5 ~ 2.5Gy，共 10 ~ 16 天。放疗范围应包括精索、腹股沟、髂部及主动脉旁淋巴结等部位。其他治疗方法包括化疗及手术治疗。

（3）其他髓外白血病：白血病性眼病、白血病肺、白血病心脏浸润、皮肤损害，以及白血病肾脏、输尿管、膀胱、骨、软组织及消化道浸润等，其治疗在全身治疗的基础上，均可应用局部放疗。

3. 放疗在白血病治疗中的其他应用 近年来发展起来的半身放疗（HBI）作为多种晚期肿瘤的姑息性治疗手段，具有迅速缓解症状、短期遏制癌细胞增殖及扩散等显著效果；HBI 用于白血病的治疗临床上具有可行性和实用性，但其方案、远期疗效尚需进一步观察确定。并且由于 HBI 不存在移植物抗白血病反应，故 HBI 结合免疫治疗可进一步延长患者的生存期甚至达到治愈。

HBI 常见的不良反应有呕吐、恶心、腹泻、发热、心动过速、低血压等急性放射病表现及骨髓抑制、放射性间质性肺炎、不育等。可于放射前应用泼尼松、止吐剂、禁食及水化治疗预防消化、循环系统并发症。HBI 后使用 C-CSF、GM-CSF 使粒细胞恢复时间缩短：IL-11、TPO 促进血小板的恢复；剂量分割、部分屏蔽等措施预防放射性间质性肺炎发生。

HBI 与白血病治疗：①治疗难治性慢性淋巴细胞白血病；②治疗微小残留白血病。

（七）外科治疗

1. 白血病手术治疗的适应证

（1）脾大，脾破裂，脾梗死。脾大是慢性白血病常见的症状，当巨脾本身引起严重的压迫症状，或发生脾梗死、脾破裂的情况，或合并难以改善的血小板减少引起的出血时可考虑手术治疗。

（2）髓外浸润：白血病可发生髓外浸润，如绿色瘤，常见于小儿及青年急性粒细胞白血病，多侵袭骨膜、硬脑膜及韧带组织。通常使用放疗、化疗治疗。成人 ALL 的睾丸、卵巢及乳房等浸润也有通过手术治疗随后进行化疗取得一定疗效的报道。

（3）某些外科并发症：白血病可并发某些急腹症如急性阑尾炎以及肛周感染、肛周脓肿等。是否应该手术，视病情而定。对于急性白血病当病情处于恶化时，手术易招致出血、感染伤口也不易愈合，故宜保守治疗。在病情缓解期，手术指征很强，可在加强控制感染和出血的条件下急诊手术。

2. 白血病的脾切除治疗

（1）慢性淋巴细胞白血病：慢性淋巴细胞白血病（CLL）是一种形态上成熟但免疫学上不成熟的小淋巴细胞在骨髓、外周血、淋巴结及脾脏内增殖与积蓄的恶性血液病。CLL 主要发生在中年和老年人。临床经过以无任何其他表现的淋巴细胞血症发展到弥漫性淋巴组织肿大伴全血细胞减少。浅表淋巴结肿大是 CLL 最常见的体征。脾大亦较常见，但肿大的程度不如慢性粒细胞白血病突出。

目前对 CLL 尚无根治的措施。苯丁酸氮芥是治疗 CLL 最常用的药物，但近年随着嘌呤拟似物问世，对 CLL 的治疗取得了突破，对于初治、复发 / 耐药 CLL 患者均有良好疗效。

脾切除在多年前即被应用于 CLL 的治疗，指征包括脾功能亢进、自身免疫异常、血小板减少及贫血，对伴有脾大、发生继发性免疫性贫血和血小板减少等脾功能亢进表现时，或在化疗及糖皮质激素治疗无效时，可考虑脾切除治疗。对减轻脾区疼痛，提高血细胞数有一定作用。对进展期患者可改善生存率。

（2）毛细胞白血病：毛细胞白血病（HCL）是一种慢性 B 淋巴细胞增殖性疾病。其特征是外周血、骨髓及组织中出现具有不规则胞质突起的单个核细胞。临床上常有脾大及严重的全血细胞减少。

对于 HCL 是否治疗取决于有无临床症状、巨脾，或其他并发症的出现。在 1984 年首次报道 IFN-α 能有效治疗 HCL 以前，脾切除一直是治疗 HCL 首选方法，机制：①消除脾亢，使全血细胞减少得以改善；②脾脏是毛细胞白血病细胞聚集地，通常只在脾脏及骨髓中才能良好生长；③达到临床缓解，尽管脾切除不能获得骨髓缓解，但 40% ~ 70% 的患者其外周血细胞可恢复正常。

（3）脾切除术后常见并发症：脾切除术后并发症及死亡的发生率因原发疾病的不同而有很大的差异，多家报道其并发症的发生率为 9% ~ 83%；死亡率为 2.9% ~ 21%。恶性血液病较良性血液病脾切除术后并发症的发生率及死亡率高，尤其是伴有骨髓纤维化的患者。另外脾脏的大小与术后并发症的发生明显相关。常见的并发症：

1）出血：血液病脾切除后并发出血往往危及生命，特别是术前血小板计数偏低、出血倾向较明显的病例，术后并发出血的较多。出血多在术后 24 ~ 48 小时以内发生，主要为腹腔内出血，多为局部因素。大血管出血，可发生在胰尾血管、脾蒂血管、胃短血管等；或创面浸血、膈面渗血、脾区渗血等。因此手术中的仔细操作，认真止血甚为重要。也可发生皮肤、黏膜及伤口出血，尤其是在脾切除后无效，血小板计数不改善的病例。另外也要注意潜在的凝血功能障碍、DIC 等。

2）感染：感染是脾切除术后最常见的一个并发症。脾切除后凶险性感染是一种极端严重的全身败血症，典型症状是突然发病，来势凶猛，骤然畏寒、高热、恶心、呕吐、头痛、腹泻、全身疲乏无力，病情发展迅速，很快出现昏迷，皮肤瘀斑、明显酸中毒、DIC 和休克。可在发病数小时内死亡。脾切除后凶险性感染可发生在脾切除后数周至数年，多数在 2 ~ 3 年。发病年龄以 3 岁以下儿童多见，与脾外伤进行脾切除相比，在血液病患者进行脾切除患者中其脾切除后凶险性感染的发生率明显增高，尤其是地中海贫血、淋巴瘤或进行化疗的白血病患者其风险更高。对血液系统的疾病，在脾切除前应该接种肺炎球菌疫苗，并且儿童患者还应该接种对抗 Hapalopilus 的嗜血杆菌流感疫苗。接种最好在术前 1 周左右进行，如果术前未接种术后也应该补种，因为已经证明脾切除术后的患者对肺炎链球菌抗原仍有反应。有人发现在早期并发症中，败血症及血栓发生的比例明显升高，脾切除后凶险性感染是引起死亡的一个重要因素，高达 50%。对接受脾切除的血液病患者，应警惕其发热性疾病并尽早开始抗生素治疗。

3）呼吸道并发症：呼吸道并发症主要包括肺不张、肺炎、支气管炎及胸腔积液，也是脾切除术后较常见并发症。作为早期并发症可发生在术后 30 天以内或作为晚期并发症发生在术后 30 天以后，多见于左侧胸部。

①胸腔积液：多为反应性积液，以左侧多见，多为膈下腹膜被广泛累及所致；亦有因左侧膈下感染所致双侧胸腔积液，少见，可能为低蛋白血症或双侧膈下感染所致。

②肺不张：胸腔积液压迫、呼吸道梗阻、术后疼痛限制通气和咳嗽等，均可导致肺不张；及时处理限制呼吸的大量胸腔积液、术后良好的止痛，鼓励患者深呼吸、咳嗽，早期下床活动等，均可有效预防肺不张的发生。

③肺炎：脾切除术后的肺炎几乎均发生在左下肺叶，外伤或术后疼痛限制呼吸和咳嗽，以及手术后致左侧膈肌活动受限是引起术后肺炎的主要原因。

4）血栓形成：患者脾切除术后，往往会有反应性血小板增多，一般在术后两周达高峰，血小板计数一般不超过 500×109/L，但也有达 1000×109/L 以上，有发生血栓并发症的危险。发生部位最常见的是脾静脉残端至肠系上静脉和肝门静脉栓塞。门静脉血栓形成是脾切除术后一个少见的并发症，也是一个可能导致死亡的并发症，其发生率不高，但可能被低估，因为其临床表现如腹痛及发热均为非特异性症状，也有些患者没有任何临床表现。因此，正确诊断对及早采取治疗并预防可能的致死性并发症，如小肠梗死及以后的门静脉高压，是非常关键的。

在血液系统疾病中骨髓增殖性疾病、溶血性贫血、ITP、遗传性球形红细胞增多症等行脾切除后均有门静脉血栓形成的报道，尽管其发病机制还不明确，但脾切除术后的高凝状态及脾静脉残端血液淤滞被推测为发病机制中的两个重要因素。

5）其他并发症：与一般脾切除术后相同，其他一些并发症还包括上消化道出血、肠梗阻、胰腺损伤等。在临床上大量应用糖皮质激素的患者，除注意伤口感染外，还应小心伤口裂开、伤口疝等。

（八）基因治疗

随着分子生物学和基因工程的研究进展，白血病的基因治疗备受瞩目。所谓白血病的基因治疗，是指通过基因转导技术将外源遗传物质（DNA 或 RNA）导入靶细胞内代替或封闭白血病患者体内发生突变、缺失、重组或异常表达的基因，以纠正肿瘤相关基因的结构与功能障碍，或者导入细胞因子或其他功能基因以增强机体防御功能和杀伤白血病细胞的能力，从而达到治疗白血病的目的。

1. 基因转导方法　将基因或外源性遗传物质导入靶细胞的工具称为载体。载体可以是一个含有一段 DNA，并与易进入细胞内的脂质体或蛋白质结合的小分子物质，也可以是更为复杂的病毒载体。充分利用病毒容易进入细胞内部，并可大量表达外源基因产物的特性。

载体与靶细胞成功结合，引起相应靶细胞基因型改变的过程称为转导。基因转导可在体内或体外进行。自体血细胞例如造血干细胞、淋巴细胞或白血病细胞由于易被收集，体外条件下易培养，回输亦甚简便，因此通常采用体外基因转导的方法。体外基因转导可使设定好的靶细胞暴露于高浓度载体之中提高转导率，并可减少炎症或免疫反应以及由补体造成的载体灭活等不良反应。体外基因转导方法也可适用于肝细胞、角质形成细胞、其他肿瘤细胞以及肌肉祖细胞等。

体内转导通常用于收集较难、不易体外培养的一些细胞，例如呼吸道上皮细胞、血管内皮细胞、分化的肌肉细胞以及神经元细胞等。用于体内转导的理想载体应当是可以静脉注射，注射后可迅速安全地与体内靶细胞特异性结合。

无论是体外转导还是体内转导，载体都必须在不损伤靶细胞的前提下，穿过细胞膜，进行随后的基因表达。病毒性载体在靶细胞表面特异性受体帮助下，进入细胞内部，而非病毒性载体则是直接穿过靶细胞膜，不需要特异性受体。穿过细胞膜后，载体必须再通过胞质，穿透核膜，进入细胞核内表达外源基因。一些载体穿透核膜是依靠细胞有丝分裂时，核膜出现短暂破损得以进入细胞核；另一些载体可携带核定位决定簇，导致膜内转而穿过核膜的。进入细胞核的遗传物质可以永久地整合进靶细胞自身 DNA 中，确保在细胞有丝分裂时，每一个子细胞都含有新基因，这在将造血干细胞作为靶细胞的基因治疗中很常见。但是在外源基因整合到靶细胞自身 DNA 过程中，由于整合位置是随机的，这就有可能改变靶细胞自身某些基因的表达或功能。

还有一些进入细胞核的遗传物质以核附着体，即非整合的形式存在，如果细胞不进行有丝分裂，则这种核附着体可以长久表达；反之，当细胞进行有丝分裂，如核附着体不能自我复制，则子细胞中核附着体的浓度会越来越低，限制了这种载体只能应用于非分裂组织或只要求短暂表达的情况。

2. 白血病基因治疗的靶细胞

（1）造血干细胞：造血干细胞具有自我复制和多向分化的特性，可随血液循环流向身体各处，能最大限度地发挥基因治疗的作用，是基因治疗理想的靶细胞。目前，利用流式细胞仪，根据造血干细胞表面的特殊标志可分选出一定量的造血干细胞用于基因治疗。

（2）淋巴细胞：淋巴细胞是免疫效应细胞，将细胞因子的基因通过反转录病毒导入，可调节白血病患者的免疫功能，增强免疫效应及机体免疫系统的抗瘤作用，达到治疗白血病的目的。

（3）白血病细胞：白血病细胞是肿瘤细胞，其标本容易获得，实验操作较易控制，导入抑癌基因、细胞因子基因或导入反义核苷酸片段，能使异常表达的癌基因失活、修复细胞的分化功能等；转导自杀基因则可特异性杀伤白血病细胞，但在回输体内时需对白血病细胞进行照射，以免在体内继续增殖。

（4）树突状细胞：树突状细胞是一类抗原提呈细胞，可以提供触发免疫反应必需的所有刺激信号。此类细胞主要存在于皮肤、黏膜组织、淋巴组织、骨髓和外周血中，一旦遇到外来抗原，可将之提呈给T、B淋巴细胞，引起细胞和体液免疫应答。

3. 白血病基因治疗的策略

（1）抑制白血病发生相关基因的表达：白血病发生过程中，恶性克隆经常出现非随机的染色体重排，导致某些癌基因活化或形成新的嵌合基因。越来越多的证据表明，某些异常基因的形成或过量表达在白血病发生机制中占有重要地位。因此，可将它们作为白血病基因治疗的靶点通过反义寡核苷酸（ODNs）或核酶使这些基因失活，达到治疗白血病的目的。

1）反义寡核苷酸（ODNs）在白血病基因治疗中的应用。

① CML：t（9；22），（p34；q11）易位常见于CML、ANLL及其他髓性增殖性疾病中，形成的BCR/ABL融合基因及其产物P210在活化和维持白血病发生发展过程中起着重要作用。实验证明，针对b2a2型和b3a2型BCR/ABL融合基因的反义ODNs可选择性和特异性抑制分别含有b2a2型和b3a2型BCR/ABL基因的白血病细胞克隆形成，而正常细胞的克隆形成不受影响。由于针对BCR/ABL基因的反义ODNs只能诱导BCR/ABL蛋白短暂下降，因此只有暂时的抗CML作用，从而迫使人们继续寻找基因治疗CML的靶基因。有学者提出BCR/ ABL基因下游MYB基因在CML发病中可能起重要作用。

② AML：bcl-2是一种抗凋亡基因，bcl-2蛋白在阻止细胞凋亡过程中起着重要作用，人类大约半数肿瘤中其表达异常升高，可能是肿瘤细胞耐受化疗药物最常见机制之一，反义ODNs在白血病基因治疗中取得一定成果。

2）核酶在白血病基因治疗中的应用：核酶是一类具有生物催化功能的RNA，主要功能是可以序列特异性的方式切割RNA。利用这种特性，人们可以人工设计合成具有催化活性的核酶，针对特定的RNA序列进行剪切，使其失活从而抑制有害基因的表达。已经发现的核酶包括Ⅰ类内含子、Ⅱ类内含子、锤头状核酶、发夹状核酶和斧头状核酶等。其中对锤头状核酸的研究最为深入，其原因是锤头状核酶结构简单（仅含有55个左右的核苷酸序列），容易合成，可操作性强。虽然核酶在白血病的治疗方面展示了巨大的发展前景，但是仍面临着许多亟待解决的问题：①提高核酶的特异性和切割效率。核酶目前的特异性和切割效率尚无法满足临床治疗的需要。②提高核酶的稳定性。③构建更为有效的表达载体，提高细胞对核酶的摄入率。

（2）正常造血干/祖细胞耐药基因的导入：化疗是白血病的经典治疗手段，但化疗对患者正常造血和免疫功能的抑制作用限制了治愈剂量的应用，从而有微小残留病使之复发。向正常造血干/祖细胞导入多药耐药基因（MDR1），使之获得广谱的化疗药物耐受性使患者能够接受大剂量化疗，可提高患者的完全缓解率和长期生存率。另外，向白血病患者的正常造血干/祖细胞导入二氢叶酸还原酶基因或6′-氧甲基鸟嘌呤-DNA-甲基转移酶（MGMT）基因，可使造血细胞耐受大剂量甲氨蝶呤或亚硝脲药物的毒性作用。

（3）将“自杀”基因导入白血病细胞：单纯疱疹病毒胸苷激酶基因、水痘带状疱疹病毒胸腺嘧啶激酶基因和胞嘧啶脱氨酶基因等“自杀基因”能将无细胞毒或低细胞毒前药转化为具有细胞毒的代谢物，从而杀灭白血病细胞。这些自杀基因导入白血病细胞后，可以获得短暂的或长期的内源性表达，阻断细胞内核酸代谢途径，此时应用某种对正常细胞基本无毒的药物，就可以选择性杀伤肿瘤细胞。

（4）向造血干/祖细胞导入Marker基因：自体干细胞移植（AHSCT）是治疗白血病的一种有效手段，但移植后白血病的高复发率限制了它的使用。移植后白血病复发究竟是宿主体内残留耐药白血病细胞增殖引起，还是来源于输注混有白血病细胞的自体干细胞，或二者都有，目前尚不清楚。解决问题的方法之一就是把 Marker 基因，例如 neo 基因体外导入要移植的干细胞（假设其中污染有白血病细胞，并与干细胞一起被转导），当移植复发时，检测白血病细胞是否对新霉素有抗药性，即可推断出复发的根源。

（5）将细胞因子或免疫调节分子基因导入白血病细胞：由于肿瘤细胞免疫原性较弱，机体不能产生足够强的免疫反应来识别、杀伤肿瘤细胞。人们已尝试将细胞因子基因、异体 MHC 分子或协同刺激分子基因转入肿瘤细胞，这种修饰后的肿瘤细胞如同一种疫苗，再回输体内时，可明显提高机体免疫系统对肿瘤细胞的杀伤能力。对于 CML 患者，由于白血病细胞缺乏协同刺激因子如 B7–1 表达，致使患者体内 T 细胞呈现无能状态，不能识别、杀伤白血病细胞。将 B7–1 基因和 IL–2 基因导入白血病细胞再回输体内，可提高 T 细胞识别、杀伤白血病细胞的能力。

第二节 淋巴瘤及其他相关疾病

一、淋巴瘤

淋巴瘤系原发于淋巴结和（或）结外淋巴组织的恶性肿瘤。组织病理学可见分化、成熟程度不一的肿瘤性淋巴细胞大量增生，正常淋巴结结构被破坏。根据组织病理学分为霍奇金淋巴瘤和非霍奇金淋巴瘤两大类。

（一）霍奇金淋巴瘤

本病常发生于年轻人，早期多为局限性，如颈、锁骨上及纵隔等淋巴结肿大，继而扩散至邻近淋巴结。在肿瘤组织中常常见到 R–S 细胞，并伴有数量不等的背景细胞，有淋巴细胞、浆细胞、嗜酸性粒细胞及中性粒细胞等。根据病理学特点分为结节性淋巴细胞为主型霍奇金淋巴瘤（NLPHL）和经典型霍奇金淋巴瘤（CHL），后者又分为 4 个亚型，包括富于淋巴细胞型、结节硬化型、混合细胞型、淋巴细胞削减型。

1. 诊断标准

（1）临床表现。

1）全身症状：常有发热，热型不定。时有乏力、盗汗、体重减轻，有时有皮肤表现如皮疹、瘙痒、红斑等，晚期有贫血、恶病质等。

2）局部表现：淋巴结肿大为本病主要表现，其好发部位是颈、锁骨上、腋下及纵隔等。肿大的浅表淋巴结一般无触痛，质坚韧如橡皮样，可产生相应的压迫症状。约 1/5 患者饮酒后有肿大淋巴结疼痛。晚期可累及邻近组织器官出现相应的症状。

（2）实验室检查及辅助检查。

1）淋巴结活检、组织病理学检查：这是确诊本病所必要的方法。淋巴结穿刺涂片结合印片检查对诊断有参考价值。

2）血象及骨髓象：疾病早期血象无特异性改变，有时嗜酸性粒细胞增多。骨髓象检查常做骨髓细胞学检查和活检，一般呈反应性增生，晚期可查见 R–S 细胞。

3）影像学检查：有 X 线平片检查、B 超、CT、MRI 检查等了解病变范围，进行临床分期必需的检查，PET/CT 是目前较先进的检查，已越来越多地用于淋巴瘤病灶的检查。

4）血液生化检查：常见血浆球蛋白增高，早期 IgG、IgA 升高，随疾病进展，血清碱性磷酸酶及乳酸脱氢酶（LDH）增高，可有 β2 微球蛋白（β2–MG）、C 反应蛋白（C–RP）升高，部分患者有单克隆免疫球蛋白升高。

（3）临床分期：诊断后应进一步确定病变范围，有利于制定治疗方案和判断预后。

1）Ⅰ期：病变仅限于一个淋巴结区。

2）Ⅱ期：病变侵及横膈同侧的2个以上的淋巴结区。

3）Ⅲ期：横膈两侧淋巴结区受侵。

4）Ⅳ期：一个或多个结外器官广泛或播散性侵犯。

2. 治疗原则

（1）化学治疗：化学治疗为Ⅲ、Ⅳ期患者主要的治疗手段，ABVD方案和Stanford Ⅴ方案是目前首选的化疗方案。Ⅰ、Ⅱ期伴有不良预后患者，除化学治疗外，辅以受累部位放射治疗。高危患者可以选择BEACOPP和增强的BEACOPP方案等。

1）ABVD方案：阿霉素25mg/m2，静脉注射，第1日及第15日；博来霉素10mg/m2，静脉注射，第1日及第15日；长春花碱6mg/m2，静脉注射，第1日及第15日；氮烯咪胺375mg/m2，静脉注射，第1日及第15日；每4周重复1次。

2）Stanford Ⅴ方案：阿霉素25mg/m2，静脉注射，第1日及第15日；长春花碱6mg/m2，静脉注射，第1日及第15日；氮芥6mg/m2，静脉注射，第1日；长春新碱1.4mg/m2（最大2mg），静脉注射，第8日及第22日；博来霉素10mg/m2，静脉注射，第8日及第22日；依托泊苷60mg/m2，静脉注射，第15日及第16日；泼尼松40mg/m2，口服，隔日1次。每4周重复1次。

3）BEACOPP和BEACOPP增强方案：博来霉素10mg/m2，静脉注射，第8日；依托泊苷100mg/m2（增强200mg/m2），静脉注射，第1～第3日；阿霉素25mg/m2（增强35mg/m2），静脉注射，第1日；环磷酰胺650mg/m2（增强1250mg/m2），静脉注射，第1日；长春新碱1.4mg/m2（最大2mg），静脉注射，第8日；甲基苄肼100mg/m2，口服，第1～第7日；泼尼松40mg/m2，口服，第1～第14日。每3周重复1次。

（2）放射治疗：单纯放射治疗罕见用于CHL而更多用于NLPHL，推荐剂量30～36Gy。放射治疗常作为化学治疗的辅助治疗，依据联合的化疗方案不同进行照射剂量调整。

（3）造血干细胞移植：自体外周血造血干细胞移植实际上是超大剂量化学治疗和（或）放射治疗的支持手段，适用于复发、难治的患者。对于自体外周血造血干细胞移植仍无法治愈，又有合适供者，可尝试异基因造血干细胞移植。

（4）支持治疗及并发症治疗：晚期患者或放化疗后出现严重血细胞减少者可给予悬浮红细胞和机采血小板输注及G-CSF等治疗；合并感染者给予抗生素治疗；合并免疫缺陷者给予丙种球蛋白、胸腺素等治疗。

（二）非霍奇金淋巴瘤

非霍奇金淋巴瘤发病率明显高于霍奇金淋巴瘤，可发生于淋巴结及结外组织。根据细胞来源分为B细胞淋巴瘤、T细胞淋巴瘤和NK细胞淋巴瘤。在2008年WHO淋巴瘤分类中，非霍奇金淋巴瘤分为45个亚型。根据临床特点，分为惰性非霍奇金淋巴瘤和侵袭性非霍奇金淋巴瘤。

1. 诊断标准

（1）临床表现

1）全身症状：可有发热、盗汗、体重减轻等。侵袭性淋巴瘤患者更常见。

2）淋巴结肿大：浅表淋巴结或深部淋巴结均可累及，多为无痛性进行性肿大。

3）肝、脾肿大：据临床统计，约30%～40%的非霍奇金淋巴瘤患者有肝、脾肿大。

4）其他相应表现：肿大淋巴结压迫局部器官的表现，如呼吸困难、肠梗阻等。

（2）实验室检查及辅助检查。

1）病理学检查：病理学检查是确诊非霍奇金淋巴瘤及其亚型的重要依据，包括组织学检查、免疫组织化学检查、瘤细胞染色体检查、相关融合基因检查等。

2）血象及骨髓象：可以行全血细胞计数、骨髓细胞学检查、流式细胞仪免疫分型等检查，在疾病初期可正常，但病变累及骨髓时可抑制造血功能，出现贫血、血小板减少、骨髓中出现淋巴瘤细胞等类似淋巴细胞白血病表现。

3）淋巴结或病灶活检：组织病理学检查是诊断非霍奇金淋巴瘤的主要依据，结合免疫组织化学检查能明确各种亚型。

4）影像学检查：包括 X 线拍片、B 超、CT、MRI、PET/CT 检查等，对明确病变累及范围、确定临床分期非常重要。

5）血液学检查：血清 LDH、β2-MG 有助于判断肿瘤负荷，另外还可出现肝肾功能异常、负氮平衡的表现。

（3）临床分期：采用霍奇金淋巴瘤的 AnnArbor 分期方法。

2. 治疗原则

（1）常见淋巴瘤的化疗：非霍奇金淋巴瘤治疗方案的选择主要依据病理亚型、分子生物学标志、年龄及疾病的危险分层，常见淋巴瘤的化疗简述如下。

1）弥漫大 B 细胞淋巴瘤（DLBCL）：联合化疗是 DLBCL 主要治疗措施，美罗华联合 CHOP 方案是主要的治疗方式。对于预后较好的局部病变，通常为 3 ~ 4 个 R-CHOP 方案后加受累野放疗或 RCHOP 方案 6 疗程。对有大包块的高危患者，应采用 R-CHOP × 6 疗程。对Ⅲ ~ Ⅳ期病变给予 RCHOP 方案 6 ~ 8 疗程。

① R-CHOP 化疗方案：环磷酰胺 750mg/m2，IV，d1；阿霉素 50mg/m2，IV，d1；长春新碱 1.4mg/m2，IV，d1（最大量 2mg）；泼尼松 100mg，PO，qd，d1 ~ 5；美罗华 375mg/m2，IV，d1；21 天为 1 个周期。

复发患者如仍可以耐受大强度化疗，应该行挽救化疗。常用方案包括 ICE、DHAP、ESHAP。美罗华可以常规加入。如果患者对挽救性治疗有反应，可以进行干细胞支持下的大剂量化疗。

②复发 / 难治 DLBCL 挽救性化疗方案：ICE—异环磷酰胺，卡铂，足叶乙苷；DHAP—地塞米松，大剂量阿糖胞苷，丙卡巴肼；ESHAP—足叶乙苷，甲强龙，阿糖胞苷，顺铂；R-EPOCH—足叶乙苷，阿霉素，长春新碱，泼尼松，环磷酰胺，美罗华。

2）滤泡淋巴瘤（FL）：大部分 FL 为临床晚期，可根据滤泡淋巴瘤积分系统（FLIPI）进行预后分层。进展期Ⅰ ~ Ⅱ级 FL 主要治疗指征是：①有症状的大淋巴结、包块或巨脾。②器官功能受损。③显著 B 症状（发热、乏力、消瘦、盗汗等）。④血细胞减少。⑤持续进展。⑥患者意愿。

烷化剂单药（如环磷酰胺、苯丁酸氮芥）、嘌呤类似物福达拉滨或组合方案（CHOP、CVP）均可使用。美罗华单药总反应率 50% ~ 70%，并可以作为初始及难治（复发）患者的维持治疗。美罗华也可与其他化疗方案 CVP、CHOP 或福达拉滨联合应用。老年患者或不能耐受上述治疗者可选放射免疫治疗。

复发的患者应再次取活检，除外组织学转化。如果初始治疗后缓解期长，可再次给予同一方案；如果初始治疗后缓解期仅有数月，应换用其他方案。年轻患者，身体一般状况可，可以考虑自体或异基因造血干细胞移植。

3）边缘区 B 细胞淋巴瘤（MZL）：单纯 Hp 清除可以使早期 Hp 阳性胃 MALT 淋巴瘤患者达组织学缓解。Hp 阴性或Ⅱ期以上患者通常需要放射治疗或化疗。

眼附属器 MALT 淋巴瘤大部分为局部病变，可以放疗。其他治疗包括单药化疗、美罗华、抗衣原体治疗以及观察等待。不必进行 CNS 预防。

脾边缘区淋巴瘤预后好，出现临床症状以及（或）显著血细胞减少应开始治疗，通常行脾切除。如果不能耐受脾切除，或随后需要治疗，可以应用烷化剂、嘌呤类似物、美罗华。如果伴有 HCV 感染，应进行抗病毒治疗。

4）套细胞淋巴瘤：目前尚无标准治疗方案。偶有患者临床呈惰性表现，可以观察等待或单药治疗。初始治疗包括嘌呤类似物、烷化剂、单克隆抗体联合化疗（如 R-FCM，R-CHOP）。如果患者一般状况好，可以使用 R-hyperCVAD 方案，或 R-CHOP 方案继以 ASCT 作为巩固治疗。复发或难治患者可以应用蛋白酶体抑制剂硼替佐米。

5）伯基特淋巴瘤（BL）：BL 标准治疗为密集、高强度的联合化疗，应常规进行 CNS 疾病预防，脑脊液检查证实 CNS 受累患者应同时进行 CNS 治疗。在初始治疗开始前应预防肿瘤溶解综合征。常用化疗方案包括美罗华联合 HyperCVAD、CODOXM/ Ⅳ AC 巩固。

6）外周 T 细胞淋巴瘤：没有标准一线治疗方案。ALK 阳性的间变大细胞淋巴瘤可以采用 CHOP 方案。其他外周 T 细胞淋巴瘤（包括外周 T 细胞淋巴瘤非特异型、血管免疫母细胞淋巴瘤、ALK 阴性的间变大细胞淋巴瘤、肠病相关 T 细胞淋巴瘤）可以采用蒽环类药物为基础的化疗，如 CHOEP、CHOP 联合 ICE 或更强烈的方案 hyperCVAD。除低危患者，可以采用自体造血干细胞移植作为巩固治疗。复发难治患者可以采用含吉西他滨的方案。

7）结外 NK/T 细胞淋巴瘤，鼻型。无不良预后因素的Ⅰ期鼻型 NK/T 细胞淋巴瘤可以单独局部放疗，部分缓解患者可以进行造血干细胞移植。Ⅰ期有不良预后因素及Ⅱ期以上病变采用放化疗联合治疗，造血干细胞移植可以作为巩固治疗或挽救治疗手段。鼻型 NK/T 细胞淋巴瘤以化疗为主，无标准一线化疗方案，可以采用含左旋门冬酰胺酶的方案。

（2）放射治疗：放射治疗选择原则与霍奇金淋巴瘤相似，但非霍奇金淋巴瘤多具有侵袭性，因此多作为Ⅰ期惰性非霍奇金淋巴瘤的主要治疗方案和Ⅱ期以上患者的局部辅助放射治疗。

（3）手术治疗：巨大淋巴结或胃肠道淋巴瘤出现梗阻、穿孔时可行手术切除。

（4）造血干细胞移植：多采用自体外周血造血干细胞移植，多用于伴有高危因素、完全缓解患者的巩固治疗或复发难治患者的挽救治疗。年轻复发患者有合适供者可以尝试异基因造血干细胞移植。

（5）一般治疗及并发症治疗：化疗经常造成贫血，并可能加重原有并发症，如导致心肺功能不全，浓缩红细胞输注可有效减轻治疗所致贫血。严重血小板减少者可输注机采血小板；明显粒细胞减少或粒细胞缺乏者，可用 G-CSF 治疗；合并感染者，积极抗感染治疗。

二、血管免疫母细胞性 T 细胞淋巴瘤

血管免疫母细胞性 T 细胞淋巴瘤（AILT）是一种具有独特的临床病理和生物学行为的外周 T 细胞淋巴瘤。该病老年人多见，诊断时常为广泛的淋巴结肿大，经常有结外病灶累及，半数患者伴有皮疹和关节炎。实验室检查发现有免疫系统异常，包括多克隆高 γ 球蛋白血症，Coombs 试验阳性的溶血性贫血等，AILT 的预后差，5 年存活率 30%。

（一）病因及发病机制

目前尚无肯定的病因，可能的原因有：

1. 药物　主要是抗生素，尤其是大环内酯类抗生素。

2. 感染性疾病　包括细菌、病毒和真菌引起的感染，如结核杆菌、隐球菌、EB 病毒、人类疱疹病毒（HHV-6，HHV-8）、人类免疫缺陷病毒（HIV）、丙肝病毒等。最近研究证明 EBV 在 AILT 发病中起重要作用。

大多数 AILT 的病例中可检测到 EB 病毒阳性的细胞。目前已经明确，EB 病毒感染的细胞为 B 细胞而非肿瘤性 T 细胞。美国国立癌症研究所（NCI）有人提出一个 AILT 发病机制假说：① EBV 的潜伏感染可能在滤泡辅助 T 细胞的活化上起关键作用。② EBV（+）的 B 细胞在 MHC Ⅱ类分子的作用下，将其表面的 EBV 蛋白（EBNA-1 和 LMP-1）传递给 T 细胞，从而上调 CD28 抗体。③提供抗原性和共刺激信号活化辅助 T 细胞，使 CXCL13 上调。④ CXCL13 则作用于 B 细胞致其活化增生，形成一个免疫刺激反馈链。说明 EBV 不仅介入到 AILT 的发生，EBER（+）的非肿瘤 B 细胞，通过活化的 T 细胞产生 CXCL13，在 AILT 的发病中可能扮演主要的角色。

3. 机体免疫异常　可出现自身免疫性疾病的症状和相关抗体，如 RF，ANA，Coombs 试验和冷凝集素等，提示本病与机体免疫异常有关。

AILT 中的肿瘤性 T 细胞除表达 CD3 和 CD4 外，还表达 CD10 和 bcl-6。应用显微切割方法提取的 CD10 +肿瘤性 T 细胞具有克隆性 TCR- 基因重排，而且多数 AILT 病例除了具有 TCR- 基因的克隆性重排外，还有相当的病例具有多克隆性 IgH 基因重排。AILT 中增生的肿瘤性 T 细胞表达 CXCL13 和程序性死亡因子（PD-1）。提示肿瘤性的 T 细胞增生常常引起 B 细胞的多克隆性增生，甚至继发大 B 细胞淋巴瘤。

CXCL13 是一种由正常滤泡内辅助 T 细胞通过 CD28 和 TCR 共刺激作用产生的化学趋化因子，仅仅表达于生发中心的辅助性 T 细胞。CXCL13 的功能包括通过高内皮静脉捕获 B 细胞，动员 B 细胞进入淋巴结的生发中心，诱导滤泡树突状细胞增生和 B 细胞的活化，因此被认为与淋巴器官形成与 B 细胞游走至生发中心有关。所以 CXCL13 在肿瘤性 T 细胞的高表达解释了 AILT 的特征性的形态学和临床改变，如 CD21 阳性滤泡树突状细胞的网状增生、多克隆性的 B 细胞增生和异常蛋白血症等。血管内皮生长因子 A（VEGF-A）的高表达也提示 AILT 的发生与毛细血管内皮细胞有密切联系。应用基因表达谱分析方法对 AILT 和外周 T 细胞淋巴瘤 - 非特指型（PTCL-U）的研究表明，AILT 病例中的肿瘤性 T 细胞的基因表达谱更接近 CD4 +细胞，它们选择性的高表达 CXCL13、bcl-6、PDCD1、CD40L 和 NFATC1 等正常滤泡辅助 T 细胞的基因，还高表达与 B 细胞增生和滤泡树突状细胞有关的基因，血管内皮生长因子基因表达失调。说明 AILT 的肿瘤性细胞来源于正常的生发中心辅助 T 细胞，AILT 是生发中心辅助 T 细胞的肿瘤。

（二）临床表现

发热、皮疹、全身浅表淋巴结肿大和多克隆性高 γ 球蛋白血症为本病 4 大临床特点。发热为 B 症状，皮疹常伴瘙痒，其他常见症状有肝脾肿大、水肿、胸腹水、关节炎。骨髓常被累及。发病时一般处于进展期，有全身症状，如体重下降和盗汗等。部分患者表现为自身免疫疾病：自身免疫性溶血性贫血，血小板减少，血管炎，多发性关节炎，风湿性关节炎，自身免疫性甲状腺炎。

皮疹常见。表现为斑点样丘疹，红色或紫色皮损或结节，荨麻疹等。实验室检查显示免疫功能异常，半数以上的患者伴有多克隆高 γ 球蛋白血症，自身免疫性溶血性贫血（Coombs 试验阳性）、嗜酸性粒细胞增多症、冷凝集素或冷凝球蛋白异常。还可表现为其他自身免疫性疾病，如多发性关节炎、甲状腺疾病。患者免疫系统抑制，容易发生机会性感染，特别是接受治疗过程中更易发生感染。

（三）实验室检查

1. 血象　可有贫血、白细胞总数升高和嗜酸粒细胞增多，偶尔全血细胞减少。

2. 化验　血沉增快，乳酸脱氢酶增加，多克隆性高 γ 球蛋白血症，溶血性贫血，也可出现自身免疫性疾病相关抗体，如类风湿因子、抗平滑肌抗体、Coombs 试验和血清冷凝集素等循环免疫复合物（CIC）。

3. 骨髓象　半数以上有骨髓浸润。

4. 免疫学指标　AITL 患者的免疫功能激活和缺陷并存。免疫激活表现为可溶性 IL-2 受体（sIL2-R）、CD30 和 CD8 升高，TNFα、淋巴毒素、IL-1β、IL-2、IL-4、IL-6、IL-3、γ-IFN 水平升高。T 细胞活化标志，包括 CD134、CXCR3、CD69 的表达也升高。这说明 Th-1 分化是 AITL 的特征。免疫缺陷表现为缺乏 T 细胞免疫应答（对植物血凝素、有丝分裂素缺乏免疫应答）、循环 T 细胞绝对数减少、CD4/CD8 比例倒置、活化 T 细胞（CD8 + /HLA-DR +）比例高，辅助因子减少以及体外抑制因子功能增强。

免疫表型：以 CD45RO、CD3e、CXCL13、CD10、BCL6、CD21、CD20 为特征。

5. 细胞遗传学与分子遗传学特点　83% 患者 TCR 基因重排（+），20%IgH（+），50% ~ 70% 的病例 EBER（+）。尚未发现有特异性的染色体易位，克隆性的染色体异常常见于约 70% 的患者，最常见的是+ 3、+ 5 和+ X。

（四）病理检查

1.AITL 病理组织学形态特征　①淋巴结结构大致存在或破坏，代之以明显的血管增生和异常的淋巴细胞浸润，但边缘窦尚存；②树突状高内皮静脉增生；③血管周围单形性或多形性 T 细胞浸润；

④ CK21 +，CD35 +滤泡树突状细胞增生；⑤上皮样细胞、嗜酸性粒细胞、浆细胞等浸润。瘤细胞体积由小到中等大，核异质性不明显，圆形或不规则，胞质淡染，也可见散在或透明的细胞，核圆形或稍凹陷，胞质丰富而透明，为转化的 T 淋巴细胞。瘤细胞间散在分布数量不等的嗜酸性粒细胞、浆细胞、组织细胞、滤泡树突细胞及反应性淋巴细胞。淋巴结单形性或多形性 T 细胞浸润和多克隆性的 B 细胞增生、滤泡树突状细胞增生、树突状高内皮静脉增生，形成复杂的器官样结构。

2.AITL 病理改变分 3 种类型

（1）Ⅰ型：约占 20%，仍然保留了淋巴结滤泡结构，其内含有高可塑性 B 淋巴细胞滤泡，套区发育差，界限不清，易于与其他正常淋巴滤泡区分开来。与增宽的副皮质区一样，内有多形性细胞浸润，如淋巴细胞、转化的大淋巴母细胞、浆细胞、巨噬细胞和嗜酸粒细胞，偶有多核的 R–S 细胞，并且具有显著的血管增生。

（2）Ⅱ型：约占 30%，淋巴滤泡正常结构消失，少数无功能滤泡外面向心状排列着滤泡树突状细胞。在部分病例，滤泡树突细胞浸润增殖到滤泡外。残存的淋巴结结构改变与Ⅰ型相同。

（3）Ⅲ型：约占 50%，淋巴结结构完全被破坏，B 细胞淋巴滤泡消失。多数病例滤泡树突细胞呈无序状增生，伴有更加显著的血管增生和与Ⅰ、Ⅱ型相同的细胞浸润。约半数病例中，增生的血管周围聚集着形态不规则，体积中等至较大，胞质清楚或呈灰白色的淋巴样细胞。

（五）诊断

早期诊断需要临床、组织学、免疫组化相结合。诊断金指标为病理组织学。

（六）鉴别诊断

1. 血管免疫母细胞性淋巴结病（AILD） 是 AILT 的瘤前期病变，鉴别尚需依据病理组织学诊断。

2. 非特异性周围 T 细胞淋巴瘤（PTCL–U） 临床上 AITL 全身症状多见，并有自身免疫疾病表象，易感染。免疫表型呈 CD21/CD35 +，可同非特异性外周 T 细胞淋巴瘤相鉴别。CXCL13 表达、CD10 阳性、透明细胞和 EB 病毒感染可以作为区别 AILT 和 PTCL–U 的指标。

3. 霍奇金淋巴瘤（HL） 两者均可见 R–S 细胞。AILT 中的 R–S 细胞表达 CD20，来源于 B 细胞，而 HL 中 R–S 细胞除少数表达 T/B 标记外，其余均不表达，且 AILT 可检测到 IgH 和 TCR 的单克隆性重排，而 HL 没有。

4.Castleman 病 该病变临床及病理学均呈良性。滤泡结构清楚易见，滤泡中心萎缩并且变得透明。中心常可看到富含平滑肌的成熟小动脉穿越滤泡，围绕滤泡周围的小淋巴细胞呈现洋葱皮样环形层状分布。

5. 木村病（KD） 亚洲中青年男性好发，无遗传倾向，以头颈部皮下深部软组织肿块为主要临床表现，局部淋巴结及大唾液腺可被累及，实验室检查可见外周血嗜酸性粒细胞绝对值和比例增高，血清 IgE 水平升高，活检显示病变组织中广泛的淋巴滤泡样结构形成，淋巴结内嗜酸性粒细胞浸润，灶性聚集形成微脓肿，伴有不同程度的纤维化和血管增生。根据 KD 的慢性病程、特征性的嗜酸性粒细胞比例及 IgE 水平升高，结合活检病理所见，鉴别并不困难。

6. 病毒感染性淋巴结炎 该病淋巴结的原有正常结构尚保存，可见滤泡及窦的存在，不出现 AITL 所特有的丰富增生的树枝状小血管。

（七）治疗

1. 化疗 AILT 的治疗没有标准的化疗方案。临床研究中包括泼尼松单药治疗、CHOP 样联合化疗和其他强烈方案的化疗。单用泼尼松治疗可达 29% 完全缓解率（CR），但缓解期短。联合化疗提高了 AILT 治疗 CR 率，但缓解期仍短，大多数患者在缓解期内进展。有学者的多中心回顾性研究，包括 33 例 AILT 患者，CHOP 样化疗获得 60%CR，但复发率 56%。中位生存时间为 36 个月，5 年总生存率为 36%。

（1）联合化疗优于类固醇激素治疗：CHOP 方案化疗缓解率为 50% ~ 70%，但复发率较高，环磷酰胺 750mg/m2，多柔比星 50mg/m2，长春新碱 1.4mg/m2，第 1 天静脉注射，泼尼松 60mg/（m2·d），第 1～第 5 天口服，多 21 天为 1 疗程。

（2）其他化疗药物：小剂量甲氨蝶呤＋类固醇激素；氟达拉滨 25mg/（m2·d）第 1～第 5 天，每 28 天 1 疗程。

2. 大剂量化疗和自体造血干细胞移植 常规化疗后应用大剂量化疗加自体造血干细胞移植作为巩固治疗的价值对于 AILT 是不确定或有争议的。

3. 靶向治疗和其他新药研究

（1）阿伦单抗：阿伦单抗是人源化免疫球蛋白 GI，抗 CD52 单克隆抗体。成熟人淋巴细胞，包括 B 和 T 淋巴细胞均表达 CD52，肿瘤性 T 细胞较正常 T 细胞更多地表达 CD52，因此包括 AILT 在内的 PTCL 可能适用于阿伦单抗治疗。大量研究显示，阿伦单抗和剂量调整的 EPOCH 方案联合，有较高的缓解率，但机会性感染和骨髓移植是主要的不良反应。

（2）贝伐单抗：研究发现，AILT 的淋巴细胞和内皮细胞中的 VEGF 高表达，并且在肿瘤细胞中非常显著。恶性淋巴瘤中 VEGF 高表达与预后不良有关。基于这些理由，抗血管生成治疗对于这种疾病似乎非常有吸引力。目前为止，贝伐单抗治疗 AILT 的临床研究仅有少数几个病例报告。

（3）利妥昔单抗：B 细胞在 AILT 的发病机制中可能发挥一定的作用。据此原理，有学者探索性的将利妥昔单抗用于 AILT 的治疗，并且得出了初步结果。在该项研究的基础上，法国学者已经开始了Ⅱ期临床研究。

（4）环孢素：环孢素是一种免疫抑制剂，临床主要应用于器官移植后抗排异放应的治疗。环孢素与亲环蛋白结合，阻止了活化 T 细胞核因子（NF-AT）向细胞核转移及相关基因转录。通过阻断 T 细胞激活，环孢素有可能改变 AILT 患者免疫功能失调状态。研究表明环孢素可能是一种有希望的治疗 AILT 的药物。

（5）Pralatrexate：一种新型的抗叶酸剂，对于 RFC-1 具有高度亲和力，增加了聚谷氨酸盐化，使药物更多地进入肿瘤细胞内并且延长药物存留时间。RFC-1 是一种肿瘤胚胎性蛋白，在胎儿和恶性肿瘤中过度表达，已知可被多种癌基因上调，包括 C-MYC、H-ras 基因。Pralatrexate 的耐受性较好，主要剂量限制性毒性是血液学毒性，特别是血小板减少和黏膜炎。在补充叶酸和维生素 B12 后不良反应明显减少。

（6）硼替佐米：硼替佐米是一种蛋白酶体抑制剂，选择性、可逆地抑制 26S 蛋白酶体糜蛋白酶样活性。有研究显示，硼替佐米联合 CHOP 耐受性良好，未观察到硼替佐米的剂量限制性毒性。

（7）组蛋白去乙酰化酶抑制剂：组蛋白去乙酰化酶在细胞转录调节中发挥着重要作用，肿瘤细胞中组蛋白去乙酰化调节酶存在缺陷，而抗组蛋白去乙酰化酶通过修复正常的乙酰化，达到抗肿瘤的作用。缩酚酸肽是一种通过紫色杆菌发酵而获得的新型抗癌物质，对人类肿瘤细胞株和移植瘤具有细胞毒性。研究发现，缩酚酸肽通过抑制组蛋白去乙酰化酶，诱导相关基因的表达，进而抑制肿瘤细胞增殖，促进肿瘤细胞分化，诱导肿瘤细胞凋亡。缩酚酸肽对于各种实体肿瘤和血液肿瘤具有潜在的临床价值，目前各种适应证的临床研究正在开展。

（八）预后

AILT 预后差，中位生存期 3～6 个月，5 年存活率 30%～50%，大部分患者由于免疫缺陷而死于感染，肾衰竭也是死亡的主要原因。复合染色体异常是不良预后因素。

三、间变大细胞淋巴瘤

间变大细胞淋巴瘤（ALCL）是 Stein 等在 1984 年发现并命名的 T 细胞淋巴瘤，目前根据是否表达 ALCL 激酶（ALK）分子，ALCL 被分为 ALK 阳性和阴性两种淋巴瘤。在 2008 年 WHO 淋巴瘤分类中，ALK 阳性 ALCL（ALK＋ALCL）和 ALK 阴性 ALCL（ALK-ALCL）被认为是各自独立的非霍奇金淋巴瘤类型，属于侵袭性淋巴瘤。

（一）病因和发病机制

1. 病因　目前仍不清楚。

2. 发病机制　可能与细胞遗传学异常有关。

（1）ALK + ALCL：常存在 t（2；5）（p23；q35），2p23 上的 ALK 基因易位至 5q35 的 NPM（核磷酸蛋白），形成 NPMALK 融合基因，激活酪氨酸激酶配体从而高表达 NPM-ALK 嵌合蛋白（p80 蛋白）。此外，还存在其他染色体易位，ALK 基因易位至其他染色体，形成类似的融合蛋白，如 TGF-ALK、ATIC-ALK、MSN-ALK、TPM3-ALK、CLTC-ALK 等。ALK 融合蛋白可以激活多条与细胞生长有关的信号传导途径，促使细胞生长、抑制细胞凋亡、引发细胞转化。

（2）ALK-ALCL：发病机制不清楚，常有 BCL-2 高表达、基因过甲基化、C-myc 高表达等。

（二）病理特点

1. 组织学特点　HE 染色见肿瘤细胞排列紧密，呈灰蓝色，胞质丰富，细胞核呈多形性，可呈花环状，肿瘤细胞特征性地聚集在淋巴结窦区，细胞核膜的凹陷可形成“面包圈”样细胞。在肿瘤细胞间还混杂着一些炎性细胞，如组织细胞、浆细胞、嗜酸性粒细胞和多核白细胞等。ALK-ALCL 特征不明显，一般由更大、更加多形性、核仁更加明显的细胞组成。根据肿瘤实质细胞和间质细胞组成不同，ALCL 可以分为各种病理学亚型，如普通型、小细胞型、淋巴组织细胞型、其他组织类型等。

2. 免疫表型　典型免疫表型为 CD30 +、EMA +（上皮细胞膜抗原）、CD45 +、TIA +，T 细胞标记 CD3 −、CD2 +、CD4 +、CD5 +、CD8 −、CD43 +，ALK + 或 ALK −。ALK − ALCL 多数病例表达 T 细胞相关标记和细胞毒性颗粒相关蛋白。

3. 遗传学异常　85%ALK + ALCL 患者常有 t（2；5）（p23；q35），少数有 t（2；3）（p23；q21），inv（2；2）（p23；q35），t（X；2）（p11-12；p23），t（1；2）（q21；p23），t（2；17）（p23；q23）等。

（三）临床表现

1.ALK + ALCL　多见于青年人和儿童，病变多起源于淋巴结，表现为浅表和深部淋巴结无痛性、进行性肿大，特别是腹腔淋巴结受累常见，累及脾脏时有脾大。结外累及常见于皮肤、骨、软组织、肺、肝、骨髓等。累及血液时可有类似白血病的表现。约 2/3 患者有 B 症状，其中以高热较常见。ALK + ALCL 患者就诊时多处于Ⅲ或Ⅳ期。

2.ALK − ALCL　多见于老年人，临床表现与 ALK + ALCL 相似。

（四）实验室检查

1. 血常规　早期常正常，病变晚期出现骨髓侵犯或脾功能亢进时可以有全血细胞减少。血涂片可见到似花朵样的异型细胞。

2. 生化检查　血清 LDH、β2-MG 常升高，部分患者血清铁蛋白升高，重要脏器受累时可出现相应的血清生化指标变化。

3. 骨髓穿刺及活检　骨髓受累时可见体积较大的异型淋巴细胞，HE 染色骨髓受累约占 10%，通过免疫组化染色阳性率可以升至 30%。ALCL 小细胞型外周血可以见到白血病样表现。

（五）影像学检查

B 超、胸部 X 线检查和胸部、腹部、盆腔 CT 扫描等可见累及部位有占位性病变，一般无特异性表现。有条件者建议行 PET/CT 检查，可见受累部位高代谢活性改变。

（六）诊断及鉴别诊断

1. 诊断　ALCL 的诊断依赖病理学诊断，具有典型的病理学特点，肿瘤细胞免疫表型为 CD30 +、EMA +、CD45 +、TIA +，特别是肿瘤细胞表达 CD30 +、EMA 对诊断有重要意义。有条件者可做肿瘤细胞染色体核型分析，典型病例可有 t（2；5）（p23；q35）。

2. 鉴别诊断

（1）淋巴结反应性增生：有研究报道 p63 基因及蛋白可能在 ALCL 发生过程中起重要作用，是鉴别淋巴结反应性增生和 ALCL 的特异性指标。

（2）弥漫性大 B 细胞淋巴瘤（DLBCL）：有一种罕见伴免疫母 / 浆母细胞特征的 ALK ＋ DLBCL 与本病极为类似，形态上两种疾病都有体积较大的瘤细胞，但 DLBCL 瘤细胞核更规则，圆形，核仁明显，2 ~ 3 个核仁，两者均表达 EMA、ALK，但 DLBCL 中缺乏 CD30 的表达。

（3）外周 T 细胞淋巴瘤，非特指型（PTCL-NOS）：经常存在 CD5、CD7 表达下调，大多数原发淋巴结病例为 CD4 ＋ /CD8 －，可表达 CD30 和细胞毒性颗粒抗原。原发结外者可表达 CD56，Ki-67 标记一般较高。

（4）淋巴结转移癌或恶性黑色素瘤：免疫组化有鉴别意义，ALCL 呈 CD45 ＋、CD30 ＋、CK －；转移癌 CK ＋、CD45 －、CD30 －；恶性黑色素瘤 S-100 ＋、HMB45 ＋。

3. 分期　仍然采用 AnnArbor 分期，ALK ＋ ALCL 大约 2/3 患者在诊断时已达Ⅲ / Ⅳ期。

（七）治疗

目前尚无标准治疗方案，有常规化疗、高剂量化疗、造血干细胞移植、新药物试验等。

1. 化疗　成人患者化疗首选 CHOP 方案，儿童患者则采用淋巴母细胞淋巴瘤或 Burkitt 淋巴瘤的治疗方案。对于 CHOP 方案不能控制的患者，可以尝试 CHOPE、BACOP、BEACOP 等含 VP16 的方案。本病多伴有免疫缺陷，由于高剂量化疗多伴有严重感染，造成患者死于早期并发症，大剂量化疗与常规剂量化疗比较还需进一步探讨。

2. 自体造血干细胞移植（ASCT）　国际预后指数（IPI）为 0 ~ 1 的患者，ASCT 不作为一线治疗，IPI ≥ 2 者建议在首次 CR 后进行 ASCT。

3. 复发难治 ALCL 的治疗

（1）局部复发患者：可以考虑在化疗的基础上加局部放疗。

（2）全身复发难治患者：可选择与原来治疗方案无交叉耐药的二线方案，如 CVBA、CVB 等。也有人主张强烈化疗后联合异基因造血干细胞移植。

4. 新药治疗

（1）SGN-30 是抗 CD30 嵌合型单克隆抗体，为复发难治 ALCL 首选补救治疗措施，也可以结合其他化疗方案作为一线治疗方案。

（2）带有毒素或放射性同位素的抗 CD30 单克隆抗体，在动物实验中显示出一定疗效。

（3）CD25 作为免疫治疗靶点正在研究。

（4）使用特异性 NPM-ALK 抑制剂或诱导诊断 ALK 蛋白的 T 细胞免疫应答也可以作为治疗 ALCL 的新方案。

（八）预后

（1）预后因素：IPI、年龄、B 症状、LDH 水平、结外病变都是影响 ALCL 的预后因素。Survivin 表达可独立提示预后不良，与其他因素无关。另外 CD56、bcl-2 表达也提示预后较差。

（2）ALK ＋ ALCL 患者 CR 率高，5 年存活率达 70% ~ 80%，复发率为 30%。t（2；5）（p23；q35）组与其他染色体易位组之间无预后差别；ALK － ALCL 预后较差，5 年总生存率约 48%，5 年无进展生存率约 36%。组织类型为小细胞型者在诊断时病变常播散，预后较其他类型差。

第八章 乳腺癌

乳腺癌亦称乳房癌，是女性最常见的恶性肿瘤之一。在我国占全身各种恶性肿瘤的7% ~ 10%，在妇女发病率仅次于子宫颈癌，并呈逐年上升趋势，部分大城市报道乳腺癌居女性恶性肿瘤的首位。临床特点是乳房部肿块，质地坚硬，推之难移，溃后凸如泛莲或菜花，或凹陷如岩穴。

一、病因病理

（一）病因

乳腺癌的病因尚未完全明了，目前认为与下列因素有关。

1. 内分泌因素 本病大都发生在40 ~ 60岁绝经前后的妇女，其中又以45 ~ 49岁和60 ~ 64岁为最多，说明其发病与性激素的变化有很大关系。更年期妇女的卵巢功能逐渐减退，以致垂体前叶的活动加强，促使肾上腺皮质产生雌激素；在60 ~ 64岁左右，肾上腺皮质又可产生较多雄激素。这些激素的变化都可引起乳房腺体上皮细胞的过度增生。现已证实雌激素中的雌酮与雌二酮对乳腺癌的发病有明显作用。孕酮可刺激癌瘤的生长，但也可抑制脑垂体释放促性腺激素，因而被认为有致癌和抑癌的双重作用。催乳素在乳癌的发病过程中有促进作用。临床上月经初潮早于12岁，绝经晚于55岁，第一胎足月生产年龄迟于35岁者，以及40岁以上未婚、未育者，发病率均较高。与西方国家相比，我国乳腺癌发病年龄更年轻。

2. 饮食与肥胖 高脂饮食以及过于肥胖会影响组织内脂溶性雌激素的浓度，流行病学研究发现脂肪的摄取与乳腺癌的死亡率有明显的关系，尤其在绝经后的妇女。

3. 射线照射 与乳癌的发病有一定的关系。

4. 遗传因素 直系亲属中有绝经前乳腺癌患者，其姐妹及女儿发生乳腺癌的机会较正常人群高3 ~ 8倍。

5. 其他因素 一侧乳房曾患乳腺癌以及上皮增生活跃的乳腺增生病患者，乳腺癌的发病率均明显高于正常妇女。

（二）病理

乳腺癌病理类型有多种分型方法，目前国内多采用以下病理分型。

（1）非浸润型癌：包括导管内癌（癌细胞未突破导管基底膜）、小叶原位癌（癌细胞未突破末梢乳管或腺泡基底膜）、乳头湿疹样乳腺癌（伴发浸润性癌者不在此列）。此型属早期，预后较好。

（2）早期浸润性癌：包括早期浸润性导管癌（癌细胞突破管壁基底膜，开始向间质浸润）、早期浸润性小叶癌（癌细胞突破末梢乳管或腺泡基底膜，开始向间质浸润，但仍局限于小叶内）。此型仍属早期，预后较好。

（3）浸润性特殊癌：包括乳头状癌、髓样癌（伴大量淋巴细胞浸润）、小管癌（高分化腺癌）、腺样囊性癌、黏液腺癌、大汗腺样癌、鳞状细胞癌等。此型分化程度一般较高，预后尚好。

（4）浸润性非特殊癌：包括浸润性小叶癌、浸润性导管癌、硬癌、髓样癌（无大量淋巴细胞浸润）、单纯癌、腺癌等。此型一般分化程度低，预后较上述类型差，且是乳腺癌中最常见的类型，约占80%，但判断预后尚需结合疾病分期等因素。

（5）其他罕见癌。

（三）转移途径

1. 直接浸润 癌细胞直接侵入皮肤、胸筋膜、胸肌等周围组织。

2. 淋巴转移 癌细胞可循乳房淋巴液的4个输出途径扩散，其中主要的途径是如下几点。

（1）癌细胞经胸大肌外侧缘淋巴管侵入同侧腋窝淋巴结，进一步则侵入锁骨下淋巴结以至锁骨上淋巴结；若超过锁骨上淋巴结，则可经胸导管（左）或右淋巴导管侵入静脉血流而向远处转移。

（2）癌细胞向内侧侵入胸骨旁淋巴结，继而到达锁骨上淋巴结，以后可经同样途径侵入静脉血流而向远处转移。上述两条途径中一般以前者为多，后者较少，但后者一旦发生则预后较差。

3. 血行转移 过去认为血行转移多发生在晚期，现经研究发现有些早期乳腺癌在临床发现肿块之前就已有血行转移。癌细胞既可经淋巴途径进入静脉血流，也可直接侵入血循环。最常见的远处转移依次为肺、骨、肝；在骨骼的转移依次为椎体、骨盆、股骨。

二、临床表现

乳腺癌多见于乳房的外上象限（45% ~ 50%），其次是乳头、乳晕（15% ~ 20%）和内上象限（12% ~ 15%）。早期症状多不明显，随着癌肿的增大症状日趋显著。

早期表现是患侧乳房出现无痛、单发的小肿块，常是患者无意中发现而就医的主要症状。肿块质硬，表面不光滑，与周围组织分界不很清楚，在乳房内不易被推动。随着肿瘤增大，可引起乳房局部隆起。若累及 Cooper 韧带，可使其缩短而致肿瘤表面皮肤凹陷，即所谓“酒窝征”。邻近乳头或乳晕的癌肿因侵入乳管使之缩短，可将乳头牵向癌肿一侧，进而可使乳头扁平、回缩、凹陷。癌块继续增大，如皮下淋巴管被癌细胞堵塞，引起淋巴回流障碍，可出现真皮水肿，皮肤呈“橘皮样”改变。

乳腺癌发展至晚期，可侵入胸筋膜、胸肌，以致癌块固定于胸壁而不易推动。如癌细胞侵入大片皮肤，可出现多数小结节，甚至彼此融合。有时皮肤可溃破而形成溃疡，这种溃疡常有恶臭，容易出血。

乳腺癌淋巴结转移最初多见于腋窝。肿大淋巴结质硬、无痛，可被推动；以后数目增多，并融合成团，甚至与皮肤或深部组织粘连。乳腺癌转移至肺、骨、肝时，可出现相应的症状。例如肺转移可出现胸痛、气急，骨转移可出现局部疼痛，肝转移可出现肝大、黄疸等。

有些类型的乳腺癌的临床表现与一般乳腺癌不同，值得指出的是炎性乳腺癌和乳头湿疹样乳腺癌。炎性乳腺癌并不多见，特点是发展迅速、预后差；局部皮肤可呈炎症样表现，开始时比较局限，不久即扩展到乳房大部分皮肤，皮肤发红、水肿、增厚、粗糙、表面温度升高。

乳头湿疹样乳腺癌少见，恶性程度低，发展慢；乳头有瘙痒、烧灼感，以后出现乳头和乳晕的皮肤变粗糙、糜烂如湿疹样，进而形成溃疡，有时覆盖黄褐色鳞屑样痂皮；部分病例于乳晕区可触及肿块；较晚发生腋淋巴结转移。

三、早期乳腺癌确诊检查

1. 自我检查

（1）乳腺检查的时间：对于月经周期规律的妇女，月经来潮第 7 ~ 11 天是乳腺检查的最佳时间。这时雌激素对乳腺的影响较小，乳腺处于相对静止状态，容易发现病变。

（2）自我检查的方法：视诊：取坐位或立位，自己在镜子前仔细观察。首先观察双侧乳腺的发育情况、外形、大小、位置是否对称，乳头是否在同一水平上。乳腺发育并非完全相同。局限性隆起一般是肿瘤的局部临床表现之一，较浅的病灶由于皮下浸润和牵引皮肤，有时也造成皮肤局部凹陷。一侧乳腺上移，有可能是乳房上半部乳腺癌的体征之一。然后检查乳腺皮肤有无红肿、静脉曲张、破溃等，有无橘皮样改变及酒窝征。一般弥漫性红肿多属炎症改变，而炎性乳腺癌也可伴有皮肤发红和水肿，但以乳晕周围及乳房下方较常见。最后检查两侧乳头是否位于同一高度，有无回缩凹陷、表皮糜烂、脱屑等。两侧乳头凹陷多为发育异常所致，单侧乳头回缩并呈进行性加重者，应当仔细查明原因，乳腺癌时，乳头常被拉向病变一侧。乳晕下炎性病变或炎性病变后瘢痕挛缩，以及乳腺癌均可造成乳头回缩。乳头表皮糜烂及脱屑应排除乳头派杰氏病。

触诊：一般取坐位，必要时结合仰卧位。使用 3 个最长的手指放平触摸，用指腹而不是指尖触诊。由健侧至患侧，用指腹将乳腺组织轻按于胸壁上，从乳晕周围开始以螺旋状顺时针方向扩大，直至整个乳房组织；或按乳房的象限顺序即由内上→内下→外下→外上→乳晕乳头→腋下淋巴结等进行系统检查。切忌捏抓，以免将腺体抓起，造成错误感觉。发现有肿块时应注意其位置、大小、质地、活动度、有无压痛等特征，并及时去医院进一步检查。

2. 医生体检 由经验丰富的专科医生对乳房的各个部位及腋窝进行仔细检查。

3. 超声检查 超声检查无损伤性，可以反复应用。对乳腺组织致密者较有价值。可发现肿块，肿块周围血供情况。皮肤局部回声线增厚、分层不清晰，乳头回缩，导管扩张等。

4. 钼靶摄片 对40岁以上者可作为普查选用。可见到肿块阴影、钙化灶、异常血管、透亮环影、厚皮征、乳头回缩、大导管相、牛角征、塔尖征、乳腺组织结构紊乱、乳房形态改变等。

5. 磁共振检查 无放射线损伤，三维成像，对病变定位更准确、敏感。

6. 乳腺导管镜 适用于乳头溢液、溢血而无肿块的乳管内微小病变。利用乳管内视镜技术，进行直观的检查。

7. 穿刺活检 当不能确定乳房肿块良性或恶性时，穿刺抽取细胞或组织进行活检，做病理诊断。

推荐的器械检查方案：首选彩色B超，因为B超是无创伤的；35岁以上，临床及B超疑为恶性者，或乳腺癌高危人群，需加做钼靶摄片。B超与钼靶摄片是最佳组合，可相互弥补；乳头溢液，尤其为单侧单孔血性溢液者，应首选乳腺纤维导管内视镜，但镜下不能区分良恶性病变，活检不方便或可疑病灶位于末梢导管而无法探及时，应加做导管造影或结合钼靶平片；当考虑为肿瘤性隐匿性病灶时，应选用钼靶摄片；结节难以确定良恶性时加做核磁共振检查。

四、治疗

手术是乳腺癌的主要治疗方法之一，还有辅助化学药物治疗、内分泌治疗、放射治疗以及生物治疗。

对病灶仍局限于局部及区域淋巴结的患者，手术治疗是首选。手术适应证为国际临床分期的0、Ⅰ、Ⅱ及部分Ⅲ期的患者。已有远处转移、全身情况差、主要脏器有严重疾病、年老体弱不能耐受手术者属于手术禁忌。

（一）手术治疗

自1984年Halsted提出乳腺癌根治术以来，一直是治疗乳腺癌的标准术式。该术式的根据是乳腺癌转移按照解剖模式，即由原发灶转移至区域淋巴结，以后再发生血行转移。20世纪50年代开始有扩大根治术问世。但随着手术范围的扩大，发现术后生存率并无明显改善。这一事实促使不少学者缩小手术范围以治疗乳腺癌。近20年来Fisher对乳腺癌的生物学行为做了大量研究，提出乳腺癌自发病开始即是一个全身性疾病，因而主张缩小手术范围而加强术后综合辅助治疗。目前应用的五种手术方式均属治疗性手术，而不是姑息性手术。

1. 乳腺癌根治术 手术应包括整个乳房、胸大肌、胸小肌、腋窝及锁骨下淋巴结的整块切除。有多种切口设计方法，可采取纵行或横行梭形切口，皮肤切除范围一般距肿瘤3cm，手术范围上至锁骨，下至腹直肌上段，外至背阔肌前缘，内至胸骨旁或中线。该术式可清除腋下组（胸小肌外侧）、腋中组（胸小肌深面）及腋上组（胸小肌内侧）三组淋巴结。乳腺癌根治术的手术创伤较大，故术前必须明确病理诊断，对未确诊者应先将肿瘤局部切除，立即进行冰冻切片检查，如证实是乳腺癌，随即进行根治术。

2. 乳腺癌扩大根治术 即在上述清除腋下、腋中、腋上三组淋巴结的基础上，同时切除胸廓内动、静脉及其周围的淋巴结（即胸骨旁淋巴结）。

3. 乳腺癌改良根治术 有两种术式，一是保留胸大肌，切除胸小肌；二是保留胸大、小肌。前者淋巴结清除范围与根治术相仿，后者不能清除腋上组淋巴结。根据大量病例观察，认为Ⅰ、Ⅱ期乳腺癌应用根治术及改良根治术的生存率无明显差异，且该术式保留了胸肌，术后外观效果较好，目前已成为常用的手术方式。

4. 全乳房切除术 手术范围必须切除整个乳腺，包括腋尾部及胸大肌筋膜。该术式适宜于原位癌、微小癌及年迈体弱不宜做根治术者。

5. 保留乳房的乳腺癌切除术 手术包括完整切除肿块及腋淋巴结清扫。肿块切除时要求肿块周围包括适量正常乳腺组织，确保切除标本的边缘无肿瘤细胞浸润。术后必须辅以放疗、化疗。

乳腺癌切除术后一期乳房成形可采用自体组织（背阔肌皮瓣、腹直肌皮瓣）或人造材料，有利于改善患者的生活质量。

关于手术方式的选择目前尚有分歧，但没有一种手术方式能适合各种情况的乳腺癌。手术方式的选择还应根据病理分型、疾病分期及辅助治疗的条件而定。对可切除的乳腺癌患者，手术应达到局部及区域淋巴结最大程度的清除，以提高生存率，然后再考虑外观及功能。对Ⅰ、Ⅱ期乳腺癌可采用乳腺癌改良根治术及保留乳房的乳腺癌切除术。在综合辅助治疗条件较差的地区，乳腺癌根治术还是比较适合的手术方式。胸骨旁淋巴结有转移者如术后无放疗条件，可行扩大根治术。

（二）化学药物治疗

乳腺癌是实体瘤中应用化疗最有效的肿瘤之一，化疗在整个治疗中占有重要的地位。联合化疗的效果优于单药化疗，辅助化疗应达到一定剂量，治疗期不宜过长，以 6 个月左右为宜，能达到杀灭亚临床型转移灶的目的。

浸润性乳腺癌伴腋淋巴结转移者是应用辅助化疗的指征。对腋淋巴结阴性者是否应用辅助化疗尚有不同意见，有人认为除原位癌及微小癌（＜1cm）外均需辅助化疗。一般认为腋淋巴结阴性而有高危复发因素者，诸如原发肿瘤直径大于 2cm，组织学分类差，雌、孕激素受体阴性，肿瘤 S 期细胞百分率高，癌细胞分裂相多，异倍体肿瘤及癌基因 C-erb B-2 有过度表达者，适宜应用术后辅助化疗。

常用的有 CAF 方案（环磷酰胺、多柔比星、氟尿嘧啶）。根据病情可在术后尽早（1 周内）开始用药。剂量为环磷酰胺 100mg/m2，第 1 ~ 14 天连续口服用药；多柔比星 30mg/m2，氟尿嘧啶 500mg/m2，为静脉注射用药，在第 1、8 天各用一次，28 天为一个周期，共 6 个周期。有资料表明蒽环类联合紫杉醇药物效果更佳，所以对肿瘤分化差、分期晚的病例可应用 TAC 方案（多西他赛、多柔比星、环磷酰胺）。化疗前患者应无明显骨髓抑制。化疗期间应定期检查肝、肾功能。应用蒽环类药物者要注意心脏毒性。

术前化疗目前多用于Ⅲ期病例，可探测肿瘤对药物的敏感性，并使肿瘤缩小，减轻与周围组织的粘连。药物可采用 CMF 或 CEF 方案，一般用 1 ~ 2 个疗程。术前化疗前应做空心针穿刺活检，取得组织学诊断及雌激素受体（ER）、孕激素受体（PgR）、HER2 的结果。

对非远处转移性的肿瘤在局部治疗前进行全身性、系统性的细胞毒性药物治疗，以化疗作为乳腺癌的第一步治疗，习惯性称其为新辅助化疗（neoadjuvant chemotherapy，NCT，NAC）。新辅助化疗早期多应用于难以手术治疗的局部晚期乳腺癌和炎性乳腺炎的治疗，以期缩小病灶，为手术治疗创造机会；目前已越来越多地应用于可手术乳腺癌的治疗中，以增加保乳手术机会，缩小手术范围，提高患者的生活质量。新辅助化疗有多种方案可选择，以选用蒽环联合紫杉类药物为主。新辅助化疗最佳周期数尚无定论，一般认为 4 ~ 6 个周期比较适宜。

五、预防

乳腺癌已成为全球范围内女性发病率最高的恶性肿瘤之一，乳腺癌还是需要以预防为主，通过生活方式的改变，可降低乳腺癌发生的风险。避免过量吸烟和过量饮酒，少食高能量食物。经常进行身体锻炼。每周坚持 4 次体育锻炼，患乳腺癌的危险可减少 50%。体育锻炼还可以避免造成免疫功能下降的肥胖、激素失衡等。

（一）一般性预防

乳腺癌发病危险因素涉及遗传、环境以及生活方式等诸多方面。

（1）适时婚育，积极哺乳：适当延长母乳喂养时间，至少哺乳 6 个月。并注意保持乳头清洁，避免外伤。

（2）创造和谐的家庭气氛：夫妻双方和睦相处，提倡和谐愉快的夫妻生活。

（3）雌激素的影响：内、外源雌激素的摄入对乳腺癌的发病有影响，更年期长期接受激素替代疗法者乳腺癌患病风险增加。慎用含雌激素高的美容护肤养颜之品。

（4）起居有规律：劳逸结合，心胸开阔。

（5）饮食调理：宜进食足量的维持激素代谢和有利于乳腺组织康复的蛋白质如肉、鱼、禽、蛋、乳品以及大米、玉米、豆类等。常食新鲜水果，如苹果、柑橘、梨、葡萄等，新鲜蔬菜如卷心菜、芥菜、青菜等，这类食物均含有大量维生素，有利于组织康复。多食含纤维素丰富的食物和润肠食品，如茭白、竹笋、芹菜等，以保持大便通畅。

（6）情志调摄：乳腺受神经－内分泌系统的综合调控，心理、社会因素对乳腺疾病的发生、发展和预后起着十分重要的作用，不良情绪已成为本病的易患因素。患者要提高自己的素养，豁达开朗，保持良好的精神状态，避免不良的情志刺激，如紧张、忧郁、恼怒、悲伤等，消除恐癌心理，树立战胜疾病的信心。

（二）化学药物预防

目前他莫昔芬、雷诺昔芬、拉索昔芬可用于乳腺癌的预防。其副作用是引起或加重更年期症状如潮热、烦躁，多汗等，增加深静脉血栓、子宫内膜癌的发病风险。第三代芳香化酶抑制剂也可用于乳腺癌的预防，但有骨质疏松、骨关节疼痛等副作用。化学预防用药时间一般需要数年，药物的副作用应该考虑，因此预防用药的对象应该是高危妇女。

（三）中医药预防

中医药治疗乳腺疾病积累了丰富的临床经验，长期临床与实验室研究显示中医补益肝肾、调摄冲任、活血化瘀、软坚散结、清热解毒和健脾燥湿等药对乳腺癌具有一定的抗突变和抑癌作用以及提高疗效的作用。

（四）预防性乳房和（或）卵巢切除术

BRCA1/2 基因突变携带者的乳腺上皮都有可能发生癌变。对这些携带者而言，预防性双侧乳腺切除术可能是一个激进但确实有效的治疗手段。研究显示，健康的 BRCA-2 突变基因携带者中，预防性卵巢切除术能同时降低卵巢癌和乳腺癌的危险度。但是否接受预防性手术具有很高的个人倾向性，术前必须对乳腺癌的风险做出正确评估、权衡利弊，且医生有必要告知患者有可能还存在其他替代手段，如药物预防、严密监测等。

对乳腺癌低度危险人群，采用针对病因自我调控的情志、饮食、运动等生活调适的预防策略。

对乳腺癌中度危险人群，采用中医药治疗，包括中医药周期疗法及中医药辨证治疗，药物干预与自我调控相结合的预防策略。

对乳腺癌高度危险人群，采用化学性药物预防；或化学性药物预防和中医药共同治疗的预防策略。亦不可忽略必须有自我调控策略参与预防。

对高度危险并 BRCA1/2 基因突变者，可采用预防性乳腺切除术；或预防性乳腺＋卵巢切除术或药物卵巢去势；或预防性卵巢去势；或预防性卵巢切除术＋化学药物预防；或单纯化学药物预防的策略。

第九章 泌尿生殖系统肿瘤

第一节 肾癌

肾细胞癌（RCC）简称肾癌，为发生在肾脏实质的恶性肿瘤。肿瘤多起源于近曲小管（透明细胞癌和乳头状癌），而嫌色细胞癌和集合管癌则可能来源于肾单位的远端结构。左、右肾及双肾可同时发生。多见于中老年患者。

一、病因

病因尚不清楚。吸烟是肾癌唯一公认的环境因素，有家族发病倾向，常见的家族性类型是vonHippel-Lindau 综合征。

二、病理

绝大多数 RCC 瘤体呈圆形或椭圆形外观，为假包膜所包裹。质地较硬，多为实质性，10% ~ 25%可出现囊性变。切面呈黄色、黄褐色或者棕色，可见坏死或出血灶散在分布，有时可见钙化灶。传统上，RCC 的细胞类型有透明细胞癌、颗粒细胞癌、管状乳头状细胞癌和肉瘤样癌。现在新的分类方法将颗粒细胞癌归入其他类型，而且增加了嫌色细胞癌这一新的细胞类型，同时还确认肉瘤样癌不是一种独立的肿瘤类型。肾癌大多数为透明细胞癌，也可同时有颗粒细胞癌或主要以颗粒细胞为主。典型的透明细胞呈圆形或多角形，胞质丰富、浅染、透明，甚至为空泡，核小有规则。颗粒细胞的胞质为毛玻璃状、均匀，细胞和核大小不一，巨细胞和分裂象较多见。乳头状肾细胞癌是第二常见的病理类型，占10% ~ 15%。

三、诊断

1. 临床表现 早期可无任何症状，晚期典型症状为肉眼血尿、腰痛及腹部肿块（三联征）。

（1）血尿：最常见的症状，多为间歇、无痛、全程性肉眼血尿。

（2）肿块：肿块坚硬，表面光滑，无明显触痛。

（3）疼痛：肾区多有钝痛，如血尿较严重，凝集成块堵塞输尿管，可发生绞痛。

（4）发热：部分患者有持续性低热，或有体温间隙性突然升高，多示预后不良。

（5）贫血：继发出血及晚期恶病质引起。

（6）精索静脉曲张：肿瘤侵入肾门区压迫精索内静脉所致，多见于右侧。

（7）胃肠道症状：食欲不振、恶心、呕吐。

2. 实验室检查

（1）尿及血中癌细胞检查：阳性率不高。

（2）癌胚抗原：持续升高表示已有转移。

3. 特殊检查

（1）超声波检查：最常用且经济无创的检查方法。可发现肾肿瘤及其大小、部位、范围、与周围组织及器官的关系，以及局部有无淋巴结转移。

（2）静脉及逆行性肾盂造影：可发现患肾一个或数个肾盏受压变形，肾盂可有充盈缺损或变形。同时可观察对侧肾的形态及功能。

（3）计算机 X 线体层摄影（CT）：肾癌最重要的诊断方法。可了解肿瘤大小、部位、范围，肝脏、腹主动脉旁、腹腔、盆腔等有无转移，准确度极高，能清楚地显示 0.5cm 以上的肾实质内肿块。

（4）MRI：可十分清楚地显示肾实质性肿瘤，对肾癌的诊断准确率高达90%。对直径小于3cm的肿瘤，其敏感性不如CT，但显示肿瘤侵犯的范围尤其对于肾静脉和下腔静脉癌栓要优于CT。可用于肾肿瘤的术前分期和术后随访。

（5）放射性核素检查：对于脏器功能的了解有重要价值，对不能做X线造影者，对肾功能较差或行保留肾组织手术者或需排除骨转移者，均需做此项检查。

（6）肾动脉造影：对恶性肾肿瘤的正确诊断率可达92% ~ 95%，表现为病理血管池、肿瘤染色、侧支血管及血管中断现象。决定手术前，可行肾动脉栓塞术，以减少术中出血。

四、治疗

（一）根治性肾切除

根治性肾切除术是标准治疗方案。切除患肾及大部分输尿管、肾周筋膜、脂肪、淋巴结及肾上腺，开放或者腹腔镜手术都是可选方式。

（二）保留肾单位的手术

对于4cm以内的小肾癌、双侧肾癌、孤立肾癌或者对侧肾功能不全者可以考虑保留肾单位的肾癌切除术，比如肾部分切除术或肾肿瘤剜除术。

（三）肾癌的靶向治疗

VHL基因已经被成功克隆，其编码的蛋白质功能也已经阐明，在散发的透明细胞癌中，该基因的高频突变或表观沉默现象也已经被认识。这些是以血管内皮生长因子（VEGF）和血小板源性生长因子（PDGF）通路为分子靶向治疗的研究基础。这些生长因子与酪氨酸激酶受体结合调节细胞的增殖和存活，并能促进肿瘤相关的血管发生和生长。因此，抑制VEGF和PDGF信号通路可能阻止血管生成和肿瘤进展。

1. 舒尼替尼　舒尼替尼是一种口服酪氨酸激酶抑制剂，包括选择性抑制PDGFR、VEGFR、cKIT、FLT-3、CSF-1R、RET，并有抗肿瘤、抗增殖作用。

一些临床特征与肾癌靶向治疗疗效相关。多项研究表明，VEGF抑制剂舒尼替尼治疗后引起的高血压与疗效相关，治疗后出现血压升高者往往疗效良好。一项回顾性分析表明，舒尼替尼治疗后出现舒张压升高者的生存期较未升高者显著延长。此外，舒尼替尼明显改善治疗相关手足综合征患者的PFS和OS，提示手足反应可能成为靶向治疗的预测因子。中性粒细胞减少、血小板减少、甲状腺功能低下也可能与舒尼替尼治疗疗效相关。

2. 索拉菲尼　索拉菲尼是一种口服酪氨酸激酶抑制剂，抑制VEGFR2、PDGFR、FLT-3、c-KIT。Ratain MG等人入组202例晚期肾细胞癌，接受索拉菲尼400mg，每日两次口服。12周后，73例肿瘤缩小超过25%，65例病情稳定。稳定者再经过索拉菲尼或安慰剂随机分组的12周临床观察，其中32例继续接受索拉菲尼治疗，33例接受安慰剂，共计24周。结果显示，第24周时，索拉菲尼组50%的患者疾病无进展，安慰剂组为18%。

索拉菲尼增量（600 ~ 800mg，每日两次）或索拉菲尼（400mg，每日两次）联合IFN-α方案可提高治疗晚期肾癌的有效率，但相关毒副作用也高于索拉菲尼（400mg，每日两次）治疗方案。

3. 帕唑帕尼　帕唑帕尼是口服的血管生成抑制药物。Sternberg等报道了一项随机双盲的Ⅲ期临床试验的结果，研究入组435例晚期肾癌患者，202例之前接受过细胞因子治疗，233例未接受过治疗。总共290例患者接受了帕唑帕尼治疗，145例患者接受了安慰剂治疗，比较PFS：全部患者中两项治疗的比较为9.2个月对4.2个月，既往未接受治疗患者中两项治疗效果比较11.1个月对2.8个月，既往接受细胞因子治疗患者中则为7.4个月对4.2个月，接受帕唑帕尼治疗者的PFS显著延长。

4. 贝伐珠单抗联合干扰素　贝伐珠单抗是一种重组人VEGF单克隆抗体。Escudier等报道了贝伐珠单抗联合IFN-α与安慰剂+IFN-α治疗转移性肾癌的多中心、随机、对照、双盲的Ⅲ期临床试验。共入组649例患者。患者被随机分为联合治疗组和IFN-α对照组，联合治疗组患者接受IFN-α 9MIU，每周3次，最长超过1年，并使用贝伐珠单抗10mg/kg静脉滴注每2周1次，IFN-α对照组则给予相同剂量的IFN-α及安慰剂治疗。所有患者均可耐受联合治疗，治疗组患者PFS显著高于对照组。

5.替西罗莫司　替西罗莫司是第一个被证明对晚期肾癌患者有效的mTOR抑制剂。其治疗预后差的晚期肾癌患者，有效率为9%，疾病控制率为49%，与IFN-α比能显著延长OS和PFS。替西罗莫司中位剂量强度为每周21mg。32%的患者有Ⅲ级不良反应（疲乏、高钾血症、中性粒细胞减少、血肌酐升高、高甘油三酯血症），3例患者由于不良反应中断治疗。其结果显示：SD 47%、PD 47%，1例不能评价疗效，中位PFS为5个月。

6.依维莫司　依维莫司是一种口服mTOR抑制剂。Motzer等报道了依维莫司联合最佳的支持治疗与安慰剂联合BSC治疗失败的转移性肾透明细胞癌的多中心、双盲、随机对照Ⅲ期临床试验结果。272例接受依维莫司＋最佳支持治疗（BSC），138例接受安慰剂＋BSC。依维莫司治疗组中位PFS为4.0个月。安慰剂组中位PFS为1.9个月，PFS显著短于依维莫司治疗组。需要注意的是，在应用依维莫司治疗期间的患者需要支持治疗。

7.阿昔替尼　阿昔替尼是一种口服、选择性VEGFR1、VEGFR2、VEGFR3抑制剂。FDA批准其用于进展期肾细胞癌一线治疗失败后治疗。一项Ⅲ期随机试验比较了阿西替尼和索拉菲尼二线治疗转移性肾细胞癌（mRCC）的疗效和安全性（AXIS）。按1∶1比例随机分入阿昔替尼组与索拉菲尼组。阿昔替尼组的中位PFS为6.7个月，索拉菲尼组为4.7个月，风险比HR为0.665。阿西替尼组的客观有效率为19.4%，索拉菲尼组为9.4%。阿西替尼组更常见的不良事件包括高血压、疲劳、发声困难、甲状腺功能低下。与索拉菲尼相比，阿西替尼二线治疗转移性肾细胞癌可显著延长无进展生存，提高客观有效率，且安全性良好。

（四）肾癌的免疫治疗

干扰素－α（IFN-α）是一组具有与特定细胞群的基因表达调控相关的多效蛋白家族成员之一，具有抗病毒、免疫调节和抗增殖活性功能。白介素－2（IL-2）是一种T细胞调节因子，当T淋巴细胞被激活时产生IL-2。IL-2与受体结合后发挥其生物学效应，随后发生细胞毒T淋巴细胞的克隆性增殖。

1.白介素－2　白介素－2（IL-2）是重要的免疫治疗药物。有研究回顾IL-2不同治疗方案的结果，其中共有4946例患者接受了IL-2治疗，给药方式包括大剂量快速静脉注射、皮下注射和持续静脉滴注。持续静脉滴注的患者往往很少能达到完全反应，而大剂量快速注射者产生持续完全有效（36个月）的概率最高。

2.IFN-α　IFN-α是第1个用于临床的基因重组细胞因子，1983年起有文献报道用于转移性肾癌的治疗。国内所用的干扰素为短效，血浆的高峰浓度出现在给药后1～6小时，血浆半衰期4～6小时，生物活性持续2～3天。

IFN-α推荐治疗剂量：每次9MIU，肌内注射或皮下注射，3次/周，共12周。可从每次3MIU开始逐渐增加，第一周每次3MIU，第二周每次6MIU，第三周以后每次9MIU。主要不良反应包括：①血清病样反应：发热、乏力、肌肉痛、关节痛等（60%～90%）；②白细胞减少（40%）；③血小板减少（25%～55%）；④转氨酶增高（15%～25%）等。如果患者不能耐受每次9MIU剂量，可减量至每次6MIU甚至每次3MIU。

（五）肾癌的化疗

因为不确切的疗效和明显的不良反应，化疗在RCC中的应用受到限制。早在20世纪80年代，就已经有多项临床研究证实RCC是一种化疗原发耐药的肿瘤。氟尿嘧啶或者长春新碱曾经被认为对于转移性RCC有一定治疗作用。但是，通过一项随机化前瞻性研究，长春新碱在单独接受化疗的81例患者中仅仅表现出2.5%的反应率。并且，接受长春新碱单药治疗的患者的总生存率低于长春新碱与IFN-α联合使用的患者，该研究同样不支持化疗单药治疗的有效性。事实上，还有其他的化疗药物在RCC患者中进行过实验，只是其结果均显示出：不论是该类药物的单独治疗，还是与其他药物联合治疗，治疗效果均不佳。

对于化疗药物在 RCC 患者治疗中的不佳表现，耐药基因是目前主要的理论解释。肾癌细胞表面表达的一种 MDR- 相关性糖蛋白是导致耐药结果的一个重要因素。MDR1，编码一个 170kD 的膜糖蛋白（P-glycoprotein），该糖蛋白可以发挥流出泵的作用，降低细胞内药物的浓度。尽管后来设计了一些抑制糖蛋白的化合物，比如托瑞米芬、维拉帕米、硝苯地平以及环孢素等，但是这些方法并没有提高药物（如长春新碱）的反应率。因此，也有人认为，RCC 可能还存在其他的耐药机制。

仍应用于治疗转移性肾癌（metastatic RCC，mRCC）的化疗药物主要有吉西他滨、氟尿嘧啶或卡培他滨、顺铂。吉西他滨联合氟尿嘧啶或卡培他滨主要用于肾透明细胞癌；吉西他滨联合顺铂主要用于非透明细胞癌为主型的 RCC。如果肿瘤组织中含有肉瘤样成分，化疗方案中可以联合多柔比星。但总体上，化疗对于 mRCC 有效性较低，约 10% ~ 15%。化疗联合 IFN-α 或 IL-2 也未显示出优势。

五、疗效标准及预后

1. 标准 肿瘤及转移病灶彻底切除，临床症状改善，存活期延长。

2. 预后 非手术者 3 年生存率不足 5%，5 年生存率在 2% 以下；手术治疗后 5 年生存率可达 30% ~ 50%，10 年生存率为 20% 左右。

六、随访

肾癌的随访方案为，在手术后第 1 年内每 3 个月复查 1 次。除全身体检外，应做血常规，肾、肝功能，血 AKO，尿常规，胸片，B 超等检查。如发现复发，应做腹部 CT、MRI 及放射性核素骨扫描。若 1 年内无复发，可逐渐延长随访时间，如第 2 年可半年复查 1 次，第 3 ~ 第 5 年复查 1 次。一般来讲，术后的随访应当是终身的。

第二节 膀胱癌

膀胱癌是泌尿系统中最常见的肿瘤之一。多数为移行上皮细胞癌。在膀胱侧壁及后壁最多，其次为三角区和顶部，其发生可为多中心。膀胱癌可先后或同时伴有肾盂、输尿管、尿道肿瘤。在国外，膀胱癌的发病率在男性泌尿生殖器肿瘤中仅次于前列腺癌，居第 2 位；在国内则占首位。男性发病率为女性的 3 ~ 4 倍，年龄以 50 ~ 70 岁为多。本病组织类型上皮性肿瘤占 95%，其中超过 90% 系移行上皮细胞癌。

一、流行病学

1. 发病率和死亡率 世界范围内，膀胱癌发病率居恶性肿瘤的第 9 位，在男性排名第 6 位，女性排在第 10 位之后。

在我国，男性膀胱癌发病率位居全身肿瘤的第 8 位，女性排在第 12 位以后，发病率远低于西方国家。近年来，我国部分城市肿瘤发病率报告显示膀胱癌发病率有增高趋势。膀胱癌男性发病率为女性的 3 ~ 4 倍。而对分级相同的膀胱癌，女性的预后比男性差。男性膀胱癌发病率高于女性不能完全解释为吸烟习惯和职业因素，性激素亦可能是导致这一结果的重要原因之一。

膀胱癌可发生于任何年龄，但是主要发病年龄为中年以后，并且其发病率随年龄增长而增加。

2. 自然病程 大部分膀胱癌患者确诊时处于分化良好或中等分化的非肌层浸润性膀胱癌，其中约 10% 的患者最终发展为肌层浸润性膀胱癌或转移性膀胱癌。膀胱癌的大小、数目、分期与分级与其进展密切相关，尤其是分期与分级，低分期低分级肿瘤发生疾病进展的风险低于高分期高分级肿瘤。总体上说，T1 期膀胱癌发生肌层浸润的风险（18%）是 Ta 期膀胱癌（9%）的 2 倍。但膀胱癌的病理分级可能是更为重要的预测因子。研究发现：G1 级膀胱癌出现进展的风险（6%）仅为 G3 级膀胱癌（30%）的 1/5。一组长达 20 年的随访资料发现，G3 级膀胱癌出现疾病进展风险更高，TaG1 膀胱癌为 14%，而 T1G3 则高达 45%，但是其复发的风险却相同，约为 50%。

Lamm 将原位癌分为 3 型。I 型没有侵袭性，单一病灶，为疾病的早期阶段。II 型为多病灶，可引起膀胱刺激症状。Ⅲ型合并一个或多个其他膀胱癌，会增加肿瘤复发、进展及死亡的风险。经尿道切除的 II 型原位癌发生疾病进展的风险约 54%，膀胱灌注化疗可降低其进展风险至 30% ~ 52%，而 BCG 膀胱灌注可以将上述风险降至 30% 以下。

二、病因

膀胱癌的发生是复杂、多因素、多步骤的病理变化过程，既有内在的遗传因素，又有外在的环境因素。较为明确的两大致病危险因素是吸烟和长期接触工业化学产品。吸烟是目前最为肯定的膀胱癌致病危险因素，有 30% ~ 50% 的膀胱癌由吸烟引起，吸烟可使膀胱癌危险率增加 2 ~ 4 倍，其危险率与吸烟强度和时间成正比。另一重要的致病危险因素为长期接触工业化学产品，职业因素是最早获知的膀胱癌致病危险因素，约 20% 的膀胱癌是由职业因素引起的，包括从事纺织、染料制造、橡胶化学、药物制剂和杀虫剂生产、油漆、皮革及铝、铁和钢生产。柴油废气累积也能增加膀胱癌发生的概率。其他可能的致病因素还包括慢性感染（细菌、血吸虫及 HPV 感染等）、应用化疗药物环磷酰胺（潜伏期 6 ~ 13 年）、滥用含有非那西汀的止痛药（10 年以上）、盆腔放疗、长期饮用砷含量高的水和使用含氯消毒水、咖啡、人造甜味剂及染发剂等。另外，膀胱癌还可能与遗传有关，有家族史者发生膀胱癌的危险性明显增加，遗传性视网膜母细胞瘤患者的膀胱癌发生率也明显升高。对于肌层浸润性膀胱癌，慢性尿路感染、残余尿及长期异物刺激（留置导尿管、结石）与之关系密切，其主要见于鳞状细胞癌和腺癌。

正常膀胱细胞恶变开始于细胞 DNA 的改变。流行病学证据表明化学致癌物是膀胱癌的致病因素，尤其是芳香胺类化合物，如 2- 萘胺、4- 氨基联苯，广泛存在于烟草和各种化学工业中。烟草代谢产物经尿液排出体外，尿液中的致癌成分诱导膀胱上皮细胞恶变。目前大多数膀胱癌病因学研究集中在基因改变。癌基因是原癌基因的突变形式，原癌基因编码正常细胞生长所必需的生长因子和受体蛋白。原癌基因突变后变为癌基因，可使细胞无节制地分裂，导致膀胱癌复发和进展。与膀胱癌相关的癌基因包括 HER—2、H-Ras、BcL-2、FGFR3、C-myc、c-erbB-2、MDM2、CDC91L1 等。膀胱癌发生的另一个重要分子机制是编码调节细胞生长、DNA 修复或凋亡的蛋白抑癌基因失活，使 DNA 受损的细胞不发生凋亡，导致细胞生长失控。研究发现，含有 p53、Rb、P21 等抑癌基因的 17、13、9 号染色体的缺失或杂合性丢失与膀胱癌的发生发展密切相关，而且，P53、Rb 的突变或失活也与膀胱癌侵袭力及预后密切相关。此外，膀胱癌的发生还包括编码生长因子或其受体的正常基因的扩增或过表达，如 EGFR 过表达可增加膀胱癌的侵袭力及转移。

三、组织病理学

膀胱癌包括尿路上皮细胞癌、鳞状细胞癌和腺细胞癌，其次还有较少见的转移性癌、小细胞癌和癌肉瘤等。其中，膀胱尿路上皮癌最为常见，占膀胱癌的 90% 以上。膀胱鳞状细胞癌比较少见，占膀胱癌的 3% ~ 7%。膀胱腺癌更为少见，占膀胱癌的比例 <2%，膀胱腺癌是膀胱外翻患者最常见的癌。

四、临床诊断

（一）临床表现

1. 血尿　大多数膀胱肿瘤以无痛性肉眼血尿或显微镜下血尿为首发症状，患者表现为间歇性、全程血尿，有时可伴有血块。因此，在临床上间歇性无痛肉眼血尿被认为是膀胱肿瘤的典型症状。出血量与血尿持续时间长短，与肿瘤的恶性程度、肿瘤大小、范围和数目有一定关系，但并不一定成正比。有时发生肉眼血尿时，肿瘤已经很大或已属晚期；有时很小的肿瘤却会出现大量血尿。由于血尿呈间歇性表现，当血尿停止时容易被患者忽视，误认为疾病消失而不作及时的进一步检查。当患者只表现为镜下血尿时，因为不伴有其他症状而不被发现，往往直至出现肉眼血尿时才会引起注意。

2. 膀胱刺激症状 早期膀胱肿瘤较少出现尿路刺激症状。若膀胱肿瘤同时伴有感染，或肿瘤发生在膀胱三角区时，则尿路刺激症状可以较早出现。此外还必须警惕尿频、尿急等膀胱刺激症状，可能提示膀胱原位癌的可能性。因此，凡是缺乏感染依据的膀胱刺激症状患者，应采用积极全面的检查措施，以确保早期做出诊断。

3. 排尿困难 少数患者因肿瘤体积较大，或肿瘤发生在膀胱颈部，或血块形成，可造成尿流阻塞、排尿困难甚至出现尿潴留。

4. 上尿路梗阻症状 癌肿浸润输尿管口时，引起肾盂及输尿管扩张积水，甚至感染，引起不同程度的腰酸、腰痛、发热等症状。如双侧输尿管口受侵，可发生急性肾功能不全。

5. 全身症状 包括恶心、食欲缺乏、发热、消瘦、贫血、恶病质、类白血病反应等。

6. 转移灶症状 晚期膀胱癌可发生盆底周围浸润或远处转移。常见的远处转移部位为肝、肺、骨等。当肿瘤浸润到后尿道、前列腺及直肠时，会出现相应的症状。当肿瘤位于一侧输尿管口，引起输尿管口浸润，可造成一侧输尿管扩张、肾积水。当肿瘤伴有膀胱结石时，会出现尿痛和血尿等膀胱结石的症状。

（二）放射影像检查

1. 膀胱造影 现应用不多，但有时可补充膀胱镜检查之不足。膀胱容量较小或出血较重或肿瘤太大膀胱镜难窥全貌时，往往不能用膀胱镜检查诊断，可用气钡造影及分部膀胱造影方法。其中以分部膀胱造影方法为佳。其方法是，首先测定膀胱容量，准备相应量的膀胱造影剂，先取其 3/4 量并摄片。若肿瘤表浅，则前后摄片图像显示膀胱匀称性充盈缺损，对确定肿瘤是否浸润特别有价值。

2. 静脉肾盂造影 由于静脉肾盂造影不能清晰地显示膀胱病变，因此对膀胱肿瘤的早期诊断意义不大。但是，对于膀胱肿瘤确诊前必须做静脉肾盂造影，它能排除肾盂和输尿管的肿瘤，显示因输尿管口或膀胱底部浸润性病变所造成的输尿管梗阻，了解双侧肾脏功能。

3.CT 检查 能够了解膀胱与周围脏器的关系，肿瘤的外侵和程度，远隔器官是否有转移，有助于 TNM 分期，对制定治疗计划很有帮助。在揭示膀胱肿瘤及增大的转移淋巴结方面，CT 诊断的准确率在 80% 左右。此外，输尿管壁间段或膀胱憩室可能隐藏移行细胞瘤，这些肿瘤不易被其他检查方法发现，而 CT 扫描可能有所帮助。

（三）超声影像检查

经腹部 B 型超声波检查对诊断膀胱肿瘤的准确性，与肿瘤的大小成正比，还与检查者的经验和判断能力有关。肿瘤直径大于 1cm 的准确率高，反之则低。由于这种检查没有痛苦，可作为筛选手段。经直肠探头超声扫描能显示肿瘤基底部周围膀胱底的畸形和膀胱腔的肿瘤回声，可以确定膀胱肿瘤的范围。诊断中最大困难是小容量膀胱。经尿道内超声的探头作膀胱内扫描，对膀胱肿瘤的分期有一定帮助。

（四）实验室检查

1. 尿常规检查和尿脱落细胞 应作为首选检查方法。由于检查无痛苦、无损伤，患者易接受。特别是对于接触致癌物质的人群，可在膀胱镜检查发现肿瘤前数月，通过尿液细胞检查可发现可疑细胞。收集尿液要求容器清洁，最好是晨起第 2 次尿液，肿瘤细胞阳性率占 70%–80%。对细胞学阴性者，可用膀胱冲洗液提高阳性率。用导尿管将 50mL 生理盐水注入膀胱反复来回冲洗，然后取样检查肿瘤细胞。此法明显优于排尿检查。这是因为膀胱灌洗液较尿液产生更多的脱落细胞，同时，低级别乳头状移行细胞癌和乳头状瘤仅根据细胞标准难以鉴别，若有组织碎片，为诊断提供有用的标本。细胞学检查还可用于监测肿瘤复发，也可作为普查筛选。

2. 肿瘤标志物测定 包括测定宿主的免疫反应性、加深对细胞的了解并估计预后；寻找特异而敏感的免疫检测指标——肿瘤标志物。但至今各种免疫检测大多数是非特异性的。

（1）膀胱癌抗原（BTA）：BTA 检测膀胱肿瘤的膜抗原的一种方法，对移行细胞膜上皮表面癌具有较高的敏感性和特异性，方法简单实用，诊断膀胱癌的阳性率约为 70%。

（2）ABO（H）血型抗原：它不是肿瘤的抗原，而是一种组织抗原。据检测膀胱黏膜上皮表面 ABO（H）

抗原部分或全部丢失者，表示该肿瘤的恶性程度高并易复发，预后差；保留有 ABO（H）抗原者则肿瘤不易出现肌层浸润。因此对膀胱路肿瘤的诊断、疗效观察和预后具有较现实的意义。

（3）癌胚抗原（CEA）：癌胚抗原是一种肿瘤相关抗原。正常尿上皮不存在癌胚抗原，但在膀胱患者血浆和尿中 CEA 明显上升，被认为是有用的肿瘤标志物。但在相当一部分膀胱肿瘤患者中，血浆和尿中 CEA 仅有少量增加甚至不增加；同时 CEA 增加的量与肿瘤的大小、分化程度或浸润范围无关；而且尿路感染可影响 CEA 出现假阳性。

（4）乳酸脱氢酶同工酶（LDH 同工酶）：在恶性肿瘤乳酸脱氢酶有不少会上升。正常膀胱上皮仅有 LDH1T 和 LDH2，在肿瘤浸润深的晚期膀胱癌中 LDH5 和 LDH4 占突出地位。

（5）其他标志物：在膀胱肿瘤患者尿和血清中，还发现许多其他物质或其数量明显增加，如葡萄糖醛酸苷酶（GHS）、尿纤维蛋白降解产物（FDP）、类风湿因子、尿 -N- 乙 -D- 氨基葡萄糖苷酶（NAG）、唾液酸、多胺等，其特异性及临床应用有待进一步研究。

（五）膀胱镜检查

膀胱肿瘤仍以膀胱镜检查为首要手段，它可在直视下观察到肿瘤的数目、位置、大小、形态和与输尿管口的关系等，同时可做活组织检查以明确诊断，是制定治疗计划必不可少的重要依据。凡临床可疑膀胱肿瘤的病例，均应常规进行膀胱镜检查可以初步鉴别肿瘤是良性或恶性，良性的乳头状瘤容易辨认，它有一清楚的蒂，从蒂上发出许多指头状或绒毛状分支在水中飘荡，蒂组织周围的膀胱黏膜正常。若肿瘤无蒂，基底宽，周围膀胱黏膜不光洁、不平，增厚或水肿充血，肿瘤表现是短小不整齐的小突起，或像一拳头，表面有溃疡出血并有灰白色脓苔样沉淀，膀胱容量小，冲出的水液混浊带血，这均提示恶性肿瘤的存在。有些肿瘤位于顶部或前壁，一般膀胱镜不易发现，也易被检查者所忽略，应用可屈曲膀胱镜检查可以弥补此缺点。

通过膀胱镜检查，可以对肿瘤进行活检以了解其恶性度及深度。也可在肿瘤附近及远离之处取材，以了解有无上皮变异或原位癌，对决定治疗方案及预后是很重要的一步。取活检时须注意肿瘤根部也必须从肿瘤顶部取材，因为顶部组织的恶性度一般比根部的高。

（六）流式细胞光度术

流式细胞光度术（flowcytomety，FCM）是测量细胞 DNA 含量异常的另一种检查膀胱肿瘤的细胞学方法。正常尿内应有非整体干细胞系（aneuPloidstemcellline）；超二倍体细胞（hyperdipbidcell）应少于 10%；非整倍体细胞超过 15% 则可诊断为癌。非整倍体细胞增多与肿瘤恶性程度成正比。有报告乳头状瘤阳性率为 31%，无浸润乳头癌为 86%，浸润性癌为 92%，原位癌为 97%。

五、治疗

（一）手术治疗

膀胱肿瘤的治疗比较复杂，应根据不同的病理类型及临床过程而选用不同的治疗方法。对于表浅的膀胱肿瘤可采用经尿道切除（TURBt）或电灼。分期为 T2 直径在 2cm 以内的肿瘤均是 TURBt 的适应证。多发的肿瘤可分次切除。TURBt 方法无切口，可反复进行，对患者打击小，术后恢复快，在当前国内外普遍被采用，几乎可以取代膀胱部分切除术。国外有报道 TURBt 效果优于膀胱部分切除术。TURBt 总的 5 年存活率约为 70%，只有 10% ~ 15% 发展为浸润性癌。

1. 膀胱部分切除术　本手术较简单，能保留膀胱功能，易为患者所接受，但适应证范围甚窄，只适宜于：①单发的、不能经尿道切除的较大肿瘤。②肿瘤以外的膀胱黏膜多处随意活检显示无原位癌及无上皮发育异常的改变，同时要注意前列腺尿道亦无病变。③要能切除距肿瘤 2cm 的正常黏膜。也有人主张术前加放射治疗 10 ~ 12Gy（1000 ~ 1200rad）以防伤口内肿瘤细胞种植（占膀胱切开手术的 10% ~ 20%）。本手术总的 5 年存活率为 48%，其中 A 期 100%，B1 期 67%，B2 期 37.5%。故本手术应限于 B1 期以内为宜。在有腔道内设备条件下，应用本手术的机会较少。

以上所述均为保留膀胱的手术。在治疗后初期患者应每3个月进行1次膀胱镜检，2年后每半年1次，以后可根据情况适当延长检查间隔时间。青少年移行上皮癌的生物特性不同于老年人，绝大多数为低期低级的无浸润肿瘤，很少复发，故不必做过多的膀胱镜检查，治疗方面应多考虑保留膀胱的手术。

2. 全膀胱切除术 本手术适用于复发快，每次复发肿瘤的期 / 级上升，或肿瘤以外的上皮已有发育不良或原位癌的膀胱肿瘤，也可以结合肿瘤细胞表面 ABo（H）抗原有丧失来考虑。

B2 期膀胱癌及实体性癌多有区域淋巴结转移，又可以考虑作根治性全膀胱切除术。全膀胱切除术和根治性全膀胱切除术死亡率分别是 8% 及 11% 左右。关于这两个手术当前有两个争论的论点值得注意，一是在全膀胱切除术前应用放射性治疗的问题，放疗一般是在术前 4 周内盆腔照射 40Gy（4000rad），1 ~ 3 周后做根治性全膀胱切除；或在 4 日内照射 12Gy（1200rad），12 日内做根治性手术。术前放疗可以提高存活率，原因有二：①以消灭术后残留的微量癌细胞。②可减少手术中癌细胞向淋巴管或血管播散的机会，并可降低已播散的癌细胞的生存能力。但近十几年来各家对术前放疗的效应一直有争论。

另一问题是，盆腔淋巴结清除术的评价问题。盆腔淋巴结清除术对一小部分病例还是有效的，特别是对仅有镜下淋巴结转移的患者有效，对阳性淋巴结在 1 ~ 2 个以下者也可能有些疗效。选择性地进行盆腔淋巴结清除术是可以考虑的。

（二）非肌层浸润性膀胱癌的药物治疗

膀胱癌是泌尿系统最常见的恶性肿瘤之一，分为非肌层浸润性膀胱癌和肌层浸润性膀胱癌两种。非肌层浸润性膀胱癌是指肿瘤侵犯黏膜和（或）黏膜下层，未侵犯肌层，以往称之为浅表性膀胱癌，在 TNM 分期中属于 Tis（膀胱原位癌）、T a 和 T 1 期。大多数非肌层浸润性膀胱癌都可用经尿道切除术（TUR–BT）治疗，但却极易复发，YUR–BT 术后有 10% ~ 67% 的患者会在 12 个月内复发，术后 5 年内有 24% ~ 84% 的患者复发，可能与新发肿瘤、肿瘤细胞种植或原发肿瘤切除不完全有关。非肌层浸润性膀胱癌 TUR–BT 术后复发有两个高峰期，分别为术后的 100 ~ 200 天和术后的 600 天。术后复发的第一个高峰期同术中肿瘤细胞播散有关，而术后膀胱灌注治疗可以大大降低由于肿瘤细胞播散而引起的复发。尽管在理论上 TUR–BT 术可以完全切除非肌层浸润的膀胱癌，但在临床治疗中仍有很高的复发概率，而且有些病例会发展为肌层浸润性膀胱癌。欧洲泌尿外科学会（EAU）将非肌层浸润性膀胱癌分为低危、中危和高危三组，其中低危复发和进展概率分别为 37% 与 0；中危 45% 与 1.8%；高危 54% 与 15%，Tis 即属于高危组。虽然非肌层浸润性膀胱癌容易复发和进展，但是通过术后膀胱灌注治疗可以有效降低和延缓肿瘤的复发、进展，明显提高患者的生存率与生活质量。因此，在 TUR–BT 术后进行膀胱灌注治疗非常重要。膀胱内灌注疗法是将化学抗癌药物或免疫制剂直接注入膀胱内进行的化疗或免疫治疗，可以消灭 TUR–BT 后的残余肿瘤，也是减少浅表性膀胱癌 TUR–BT 术后复发的有效措施。

1. 灌注治疗的适应证 膀胱尿路上皮癌对化学治疗较为敏感，灌注治疗的目的包括消除已经存在的肿瘤，预防肿瘤复发，防止肿瘤进展浸润或者转移。所有类型的浅表性膀胱癌都存在复发、进展的可能。目前认为对于合并有或者单独存在的 Tis、T 1 期膀胱癌及 G 3 分化的浅表性膀胱癌，在手术治疗原发肿瘤的同时必须进行膀胱内灌注治疗，以降低术后的复发率，延缓肿瘤进展。

2. 最佳灌注方法 为了取得最佳的灌注治疗效果，采取一定的方法进行灌注治疗是非常必要的。通常的方法是在灌注治疗前应排空膀胱，以避免尿液将药物稀释，影响疗效。药物灌注后每 15 分钟改变一个体位，以利于膀胱黏膜充分接触药物。Au 等的研究证明，通过减少尿液生成、碱化尿液这种优化灌注方法的手段，能够使 MMC 优化灌注治疗组相比常规灌注组提高约 19% 无瘤生存率。Shen 等则通过计算机模拟技术来寻找最佳灌注治疗方法，发现在灌注效果方面各个参数的重要性均不同，依次为药物剂量＞膀胱残余尿量＞尿液产生量＞药液体积＞尿液 pH 值＞灌注时间。而一次改变 1 个参数能够增加＜ 8% 的无瘤生存率，同时改变 5 个参数能够增加 18% ~ 20% 的无瘤生存率，与 Au 得出的结果类似，因此在灌注前服用脱水药物、调节尿液 pH 药物，并禁食水、排空膀胱，更有利于达到灌注药物的最佳疗效。

3.灌注治疗常用药物　膀胱腔内灌注的药物主要有两类：化疗药物和免疫调节剂。目前两种药物在临床上相互补充，而不能相互替代。化疗药物主要有丝裂霉素、吡柔比星、多柔比星、表柔比星、吉西他滨等。免疫调节剂主要是卡介苗（BCG），另外还有白介素-2（IL-2）、干扰素（IFN）、肿瘤坏死因子（TNF）、LAK细胞、肿瘤浸润淋巴细胞（TIL）等。通常术后24小时内开始膀胱灌注，每周1次，共6～8次，之后每月1次膀胱灌注，持续1年，期间3个月1次膀胱镜检查。BCG则因为副作用较大需在术后至少2周开始灌注。3个月后膀胱镜复查正常则改为每2周1次，共6次，膀胱镜复查正常再改为每月一次，维持1～2年。

（1）化疗药物。

1）丝裂霉素C：丝裂霉素C（mitomycin C，MMC）是从头状链霉菌培养液中分离提取的一种广谱抗肿瘤抗生素，对多种癌症有抗癌作用，是细胞周期非特异性药物，分子量大，黏膜不吸收。MMC直接插入肿瘤细胞内DNA螺旋，形成交联或直接破坏DNA链，使模板发生改变，抑制DNA与RNA聚合酶，阻止其合成而发挥细胞毒作用。最终杀伤肿瘤细胞。常用20～40mg，每周1次，连续6～8周后，改每月1次，再连续12个月。MMC的毒副作用主要是膀胱局部反应，为尿急、尿频、尿痛、血尿、膀胱区不适等，全身反应少见，但有约6%的患者会阴部及手掌会出现皮疹。

2）吡柔比星：吡柔比星（pirarubicin，THP）是新一代半合成蒽环类抗肿瘤药物，是在多柔比星（ADM）氨基糖的4'位上加上四氢吡喃的半合成蒽环类抗生素。其作用机制是通过直接嵌入DNA双螺旋链，抑制DNA聚合酶，从而抑制DNA复制与转录。在G 2期细胞周期终止，导致肿瘤细胞死亡，而THP渗透到正常黏膜的比ADM少，从而减少了THP的用量。THP的膀胱刺激症状和血尿的发生率较高，目前认为30mg+30ml注射用水膀胱内保留30分钟的用法，可以在疗效和不良反应之间取得较好的平衡。全身毒性作用少见。

3）多柔比星：多柔比星（doxorubicin，ADM）属于抗生素类抗肿瘤药。为多柔比星的同分异构体，作用机制是直接嵌入DNA核碱对之间，干扰转录过程，阻止mRNA的形成，从而抑制DNA和RNA的合成。还可以通过产生氧自由基，破坏肿瘤的细胞膜。推荐剂量30～100mg，分子量是580，故全身吸收中毒并发症较少。临床常见的副作用是25%～30%化学性膀胱炎，发生率近50%，极少数患者会出现永久性膀胱挛缩。偶有膀胱内应用ADM出现全身性过敏反应以及心脏毒性反应的报道。

4）表柔比星：表柔比星（epirubicin EPI）属于抗生素类抗肿瘤药。为多柔比星的同分异构体，作用机制是直接嵌入DNA核碱对之间，干扰转录过程，阻止mRNA的形成，从而抑制DNA和RNA的合成。此外，表柔比星对拓扑异构酶Ⅱ也有抑制作用。为一细胞周期非特异性药物，对多种移植性肿瘤均有效。与多柔比星相比，疗效相等或略高，但对心脏的毒性较小。表柔比星EPI是在ADM氨基糖的4'-OH基由顺式变成反式衍生而成，抑制癌细胞核酸合成和有丝分裂。陈贵平TUR-BT术后定期应用EPI 30mg（40ml）灌注，随访15个月，复发率为6.3%，副作用发生率7.9%。

5）吉西他滨：吉西他滨属细胞周期特异性抗肿瘤药物，主要杀伤处于S期（DNA合成）的细胞，同时也阻断细胞增殖由G 1向S期过渡的进程，并阻止DNA的合成。吉西他滨分子量为299Da，较常用的膀胱灌注化疗药物分子量小，治疗累及黏膜层的膀胱肿瘤效果好，全身副作用相对轻。对于中度风险的浅表性膀胱癌灌注吉西他滨时，完全缓解率多达56%；对于高风险的浅表性膀胱癌疗效尚在研究中。此外，有学者发现，对于膀胱灌注卡介苗不能耐受的患者，膀胱内灌注吉西他滨已显示出明显优势。

6）TRU-BT术后配合黏膜下注射化疗药物及灌注：在化疗药物灌注疗法的同时，有学者通过运用膀胱黏膜下注射化疗药物来降低非浸润性膀胱癌。

（2）免疫药物膀胱内灌注疗法：相对于化学药物，生物免疫制剂不仅能降低肿瘤的复发，更重要的是阻止肿瘤进展为浸润性膀胱癌，改变疾病进程，延长患者的生命。

1）卡介苗：卡介苗（BCG）是强毒的牛型结核分枝杆菌经过13年传种230代所得的减毒牛型结核分枝杆菌悬液制成的活菌苗，最早用于预防结核病。BCG膀胱灌注主要机制是通过细胞免疫应答，由各种细胞因子（主要是 IL–12 和 IFN–γ）发挥直接或间接的抗肿瘤作用。有人认为 BCG 的剂量效应曲线呈钟型，过多的 BCG 反而降低抗肿瘤活性，会促进肿瘤的生长，同时副作用明显增多。使用 1/3 或 1/4 全量 BCG 进行前瞻性随机对照试验，结果显示减量和全量的总体疗效没有明显差异，全量仅在治疗多发性肿瘤方面略显优势；但是，两种剂量的全身性毒副作用没有明显差异。BCG 灌注分为术后诱导灌注与维持灌注两种方式。诱导灌注 1 周 1 次，共 6 周，一般于 TUR–BT 术后 2 周开始，由于 BCG 毒性较大故不能术后立即灌注。而维持灌注则是在诱导灌注治疗后第 3、6、12、18、24、30、36 个月分别进行 1 周 1 次共 3 周的免疫强化治疗。但由于 BCG 毒性较大且维持灌注时间较长，约 2/3 的患者在前 6 个月就放弃治疗，仅有 16% 的患者能够完成整个疗程。但大部分学者认为 BCG 至少应维持灌注 1 年方能有较佳的疗效。BCG 最主要的副作用是膀胱刺激征和全身流感样症状，其中膀胱刺激征约占 91%，少见的为血尿和结核菌感染等。并且患者年龄越大，副作用也越多，这可能与老年人免疫系统功能减弱有关，故有人建议 70 岁以上患者应慎用 BCG，80 岁以上应禁用 BCG。

2）白介素 –2、12 及干扰素 – α 等细胞因子：白介素 –2（IL–2）是一个分子量为 14 500 的糖蛋白，它刺激已被特异性抗原或致丝裂因子启动的 T 细胞增殖。重组白介素 –2 可用于临床研究。人白介素 –2 可提高人体对病毒、细菌、真菌、原虫等感染的免疫应答，使细胞毒性 T 淋巴细胞（CTL）、天然杀伤细胞（NK）、淋巴因子激活的杀伤细胞（LAK）和肿瘤浸润性淋巴细胞（TIL）增殖，并使其杀伤活性增强，进而清除体内肿瘤细胞和病毒感染细胞等。IL–12 可以直接肿瘤体内注射，或 IL–12、IFN 可作为有效的膀胱癌术联合化疗药物灌注，提高治疗效果。IL–12 与 IL–2 对外周淋巴细胞（PBL）表型的影响区别在于：IL–12 主要促进 NK 和 CD2 细胞生长及其相关蛋白表达，IL–2 主要作用于 CD8 阳性 T 细胞；两者分别通过致凋亡和致坏死为主的途径实现对肿瘤细胞的杀伤。由此表明，IL–12 在肿瘤杀伤方式上优于 IL–2，具有重要临床应用价值。

干扰素是一种具有抗病毒、抗肿瘤、抗增殖及免疫调节特性的糖蛋白，在人类目前发现有 A、B、C 三种类型，它能够上调宿主的免疫反应。

（3）灌注化疗联合免疫制剂：BCG、IL–2 和 MMC 在体外联合应用时，对膀胱肿瘤细胞株的毒性作用明显增强，交替膀胱灌注时具有协同抗肿瘤作用。一方面通过直接或间接作用杀伤肿瘤细胞，另一方面提高了机体免疫功能，增强了抗肿瘤能力。联合应用不同作用机制的化疗和免疫治疗，其抗癌效应应有协调作用。

（4）术后膀胱灌注化疗方式：术后行膀胱灌注化疗的时间对于降低非浸润性膀胱癌的复发是非常重要的。通过临床实践，TUR–BT 术后即刻膀胱灌注化疗的疗效已经得到共识，TUR–BT 术后 24 小时内完成膀胱灌注化疗可以将肿瘤的复发率降低 40%，如果灌注时间超过 24 小时，膀胱肿瘤复发率就会增加 1 倍。

所以，我们推荐所有的非肌层浸润性膀胱癌患者，TUR–BT 术后 24 小时内均应进行膀胱灌注化疗，以降低肿瘤的复发。但如果术中出现膀胱穿孔等特殊情况时不宜采用术后即刻膀胱灌注，以避免化疗药物进入腹腔引起严重的并发症。

低危非肌层浸润性膀胱癌术后即刻行膀胱灌注化疗，肿瘤复发的概率可明显降低，因此即刻灌注后可以不再继续进行膀胱灌注治疗，但需要临床密切随访。

然而，对于中危和高危的非肌层浸润性膀胱癌，术后 24 小时内即刻膀胱灌注治疗后，仍旧建议继续膀胱灌注化疗，每周 1 次，共 7 ~ 8 周，随后进行膀胱维持灌注化疗，每月 1 次，共 6 ~ 12 个月。研究显示，非肌层浸润性膀胱癌维持灌注治疗 6 个月以上时不能继续降低肿瘤的复发概率，因此建议术后维持膀胱灌注治疗 6 个月。但也有研究发现表柔比星维持灌注 1 年可以降低膀胱肿瘤的复发概率。

如果患者在膀胱灌注期间出现严重的膀胱刺激症状时，即是指尿频、尿急、尿痛等，应延迟或停止膀胱灌注治疗，以免继发出现膀胱挛缩。膀胱灌注治疗的副作用与药物剂量和灌注频率密切有关。膀胱灌注治疗主要用于减少膀胱肿瘤的复发，但是没有证据显示其能预防肿瘤进展。

（三）膀胱癌的全身化疗

膀胱癌的全身化疗是膀胱癌治疗的重要组成部分，其作用逐渐受到重视。这是因为：①浸润性膀胱癌多数起病时即为浸润性，在根治性膀胱切除后，仍有50%以上的病例会发生转移，5年生存率仅36%～54%；②高危患者如pT3～pT4和（或）pN1+M0的5年生存率仅为25%～35%，其中1/3转移发生在膀胱，多数发生远处转移；③随着对肿瘤的深入研究、化疗药物的开拓和临床研究的深入、新化疗方案的应用，浸润性膀胱癌CR率可达50%，部分患者通过新辅助化疗后，可再手术切除肿瘤，从而改善患者生存质量，延长生存时间。

1. 膀胱癌全身化疗的分类

（1）单纯系统化疗：单纯系统化疗是指对不能切除的膀胱癌患者进行的化疗，效果有限。

（2）辅助化疗：主要针对膀胱癌术后或放疗后可能存在的转移灶和难以根治性切除的病灶，为防止肿瘤复发和转移而进行的化疗，一般在术后第2周开始。有研究显示，辅助化疗可以推迟疾病进展，预防复发，但现有的各项对于辅助化疗的研究由于样本量小、统计及方法学混乱，其疗效评价还有很大的争议。

（3）新辅助化疗：亦称术前化疗，针对肌层浸润的膀胱癌（T2～T4a），手术前或放疗前给予化疗药物。旨在使局限性原发肿瘤最大限度地缩小，从而减少手术切除范围或放射照射野，清除或抑制可能存在的微小转移灶，减少术后复发和播散的机会。一般在术前对膀胱癌进行1～2个疗程化疗后，再进行膀胱根治性切除。新辅助全身化疗方案与常用的化疗方案相同。

（4）“三明治”化疗：指新辅助化疗＋手术或放疗＋辅助化疗。

2. 膀胱癌全身化疗方法

（1）单药化疗：20世纪70年代，膀胱癌化疗的早期临床研究多为单药治疗，其中以甲氨蝶呤（MTX）和顺铂（DDP）的单药化疗临床研究为最多。MTX单药治疗膀胱肿瘤的Ⅱ期临床研究的有效率（RR）为30%左右，完全缓解率（CR）小于10%，缓解时间为3～5个月。DDP单药治疗膀胱肿瘤的Ⅱ期临床研究显示RR为35%左右，部分缓解（PR）超过50%，但CR只有5%～16%；Ⅲ期临床试验中DDP单药治疗膀胱癌的RR为12%～31%，CR为0～10%，中位生存时间为6～8个月。膀胱癌的其他单药化疗药物还有环磷酰胺（CTX）、异环磷酰胺（IFO）、卡铂（CBP）、氟尿嘧啶（5-FU）等，其有效率也都小于30%。由于单药化疗的有效率较低，肿瘤缓解时间与患者生存时间均较短，目前应用较少。

（2）传统联合化疗（MVAC时代）：由于单药化疗的有效率低，肿瘤缓解时间和患者生存时间均较短，从20世纪80年代开始采用联合化疗方案来治疗晚期膀胱癌。联合化疗方案中多含有DDP和（或）MTX，主要有：CM（DDP、MTX）、CISCA（DDP、CTX、ADM）、CMV（DDP、MTX、VLB）、MVAC（MTX、VLB、ADM、DDP）等，其中以MVAC方案有效率最高，在临床上应用最为广泛，已经成为传统膀胱尿路上皮癌标准的一线治疗方案。具体为：MTX 30mg/m 2第1、15、22天静脉滴注，VLB 3mg/m 2第2、15、22天静脉滴注，ADM 30mg/m 2第2天静脉滴注，DDP 70mg/m 2第2天静脉滴注，每4周重复，共2～6个周期。

（3）新药联合化疗（后MVAC时代）：由于MVAC方案的局限性，因此有必要研究出更加安全和更为有效的治疗方案。在一些临床研究中发现，某些新型抗肿瘤药物如吉西他滨（GEM）、紫杉醇（TXL）和多西他赛（DXL）等对于膀胱癌有较好的疗效（单药有效率为30%～45%），与铂类药物有协同抗肿瘤作用，而且毒副作用较低，对MVAC耐药的膀胱癌仍有效。

（四）膀胱癌的动脉灌注化疗

动脉灌注化疗是指在影像学的引导下，通过导管选择性将化疗药物直接注入肿瘤的一支或多支供血动脉进行化疗的方法。其目的是提高肿瘤局部的药物浓度、增加抗肿瘤作用，减少体循环和正常组织的药物分布，降低药物对全身的毒副作用。动脉灌注化疗的理论基础是进入体内的药物在一定量的情况下，药物被靶器官以外的机体组织代谢消除率越大，则肿瘤组织中药量越少，疗效就越差；靶器官代谢消除率越大，则进入体循环的药量越少，药物对正常组织的毒性越小。采用局部动脉灌注化疗药物可以首先经过靶器官，故药物浓度高、疗效转好。

1. 膀胱癌动脉灌注化疗的优点

（1）膀胱肿瘤区域药物浓度高，有利于杀伤局部与盆腔区域癌细胞，控制癌细胞扩散、转移。有研究显示，在动脉灌注后，局部组织药物浓度为全身浓度的100 ~ 400倍，肿瘤组织内药物浓度为正常组织药物浓度的5 ~ 20倍，且化疗药物经过心脏循环后再次进入肿瘤组织，可对肿瘤细胞进行再次杀伤。另外，化疗药物经动脉给药后，不经任何代谢直接作用于肿瘤细胞，其杀伤作用显著强于经静脉途径。

（2）可作为新辅助化疗使膀胱肿瘤降期降级，缩小肿瘤体积，增加手术切除率，提高患者膀胱保存率、患者的生存率和生活质量，减少术后转移机会。

（3）可作为术后辅助化疗以预防肿瘤复发和转移，延长生存期。

（4）作为姑息性治疗手段治疗T4a期膀胱癌，可有效杀灭盆腔内转移灶。

2. 膀胱癌动脉灌注化疗的方法 采用Seldinger法穿刺一侧股动脉，行髂内动脉造影，以臀上动脉开口部为界，确定其近端有无参与肿瘤供血的动脉。再使导管超越臀上动脉进入髂内动脉前支作灌注化疗。栓塞时再次作超选择性髂内动脉造影以确定肿瘤供血动脉开口部位，在导丝引导下超选靶血管栓塞。给药前给予输液和甘露醇充分水化，给药时间为20 ~ 40分钟，给药后导管保留，接储存器，以备下次给药。

3. 给药方案

（1）MTX：40mg（第1、8、15天），VLB 4mg（第2、8、15天），EPI 40mg或DDP 100mg（第2天），每3周给药1次为1疗程，至少2个疗程。

（2）静脉、动脉联合给药：MVC静脉，MTX 20mg/m2（第1、15、22天），VLB 0.7mg/m2（第2、15、22天），DDP 50 ~ 70mg/m2（第2天）。ADM动脉给药20mg/m2（第2天），至少2个疗程。

（3）单独DDP：动脉给药，10 ~ 12mg/m2（次）。

4. 动脉灌注化疗术后并发症的预防和处理 动脉灌注化疗术的毒副作用主要为动脉穿刺或栓塞的并发症和化疗药物本身的毒副作用。动脉穿刺或栓塞的并发症为穿刺点出血、感染、异位栓塞、败血症、勃起功能障碍、阴茎疼痛等。减少动脉穿刺或栓塞引起的并发症在于熟悉解剖，细心、轻柔操作，按操作规章进行。化疗药物的毒副作用根据药物不同而不同，但主要以DDP的毒性最为重要，包括胃肠道反应、肾毒性、骨髓抑制、耳毒性、神经毒性、过敏样反应、电解质紊乱（低钙、低镁）及少见的发热、肝功能损害等。其次是ADM的毒性作用，如心脏毒性、骨髓抑制、消化道症状、脱发等，一般化疗药物的毒性作用与其剂量呈正相关。减少药物毒副作用的重点在于适当选择病例和合适的药物剂量，为减少DDP的肾毒性，化疗前要充分水化、利尿。

（五）激光疗法

局部消除表浅膀胱肿瘤的方法除TURBt外，尚有用激光治疗或激光血卟啉衍生物（HPD）光照疗法，有一定疗效。

激光血卟啉衍生物光照疗法有如下特点：血卟啉衍生物易被恶性细胞吸收并储存时间较长久，经激光照射后可毁灭瘤细胞，但需用的激光能量少得多。用法为经静脉注射HPD5mg/kg体重，24 ~ 72小时后经膀胱镜放入激光光导纤维进行肿瘤照射，所用激光为冠离子染料激光，为红色激光，最大为910mW，光端示端功率为100 ~ 500mW。本法的缺点是患者在治疗后需避光1月，否则发生光敏性皮炎，面部色素沉着长期不退。

六、疗效标准及预后

1. 标准 肿瘤切除，全身情况改善，存活期延长。

2. 预后

（1）浅表性膀胱癌：复发率高，其预后与肿瘤的浸润程度及TNM分期有关。无论采用何种方法治疗，其复发率平均为45%～70%。

（2）浸润性膀胱尿路上皮癌：患者行根治性膀胱切除术后5年总生存率为54.5%～68%，10年总生存率约为66%。患者行保留膀胱的综合治疗5年总生存率为45%～73%，10年总生存率为29%～49%。

（3）非上皮性恶性膀胱癌：预后极差，多在术后2～3年内死亡。

（4）非上皮性良性膀胱癌：预后良好。

第十章 骨与软组织肿瘤

第一节 原发性骨肿瘤

凡发生在骨骼系统各种组织如骨、软骨、纤维组织、脂肪组织、造血组织、神经组织和未分化网状内皮结构等所引起的肿瘤均属原发性骨肿瘤。恶性原发性骨肿瘤主要包括骨肉瘤（OS）、软骨肉瘤（CS）、骨尤因肉瘤（EWS）、骨未分化多形性肉瘤（UPS）、恶性骨巨细胞瘤、脊索瘤、成釉细胞瘤、血管内皮瘤、血管外皮细胞瘤、骨纤维肉瘤等。浆细胞性骨髓瘤和骨原发恶性淋巴瘤虽然原发于骨组织，习惯将其归入血液系统肿瘤。

一、发病情况

原发性骨肿瘤的发病率约为 0.01%（20 ~ 30/10 万），占全部肿瘤的 6.2%。其中良性原发性骨肿瘤约占 50%，恶性原发性骨肿瘤约占 40%，瘤样病变约占 10%。良性原发性骨肿瘤以骨软骨瘤最多见，恶性原发性骨肿瘤中除浆细胞性骨髓瘤外，最常见的是骨肉瘤，约 0.1 ~ 1/10 万发病。骨肉瘤占原发性骨肿瘤的 12% ~ 20%，占恶性原发性骨肿瘤的 20% ~ 40%，其发病率是软骨肉瘤的 2 倍，是尤因肉瘤的 3 倍。软骨肉瘤占原发性骨肿瘤的 6.84%，占恶性原发性骨肿瘤的 19.7%。瘤样病变中，纤维异样增殖症占首位，其次为孤立性骨囊肿、嗜酸性肉芽肿、动脉瘤样骨囊肿等。

二、好发年龄和部位

不同病理类型的原发性骨肿瘤的好发年龄、部位、生长方式和速度以及临床表现各不相同。恶性原发性骨肿瘤多发生于男性，尤其是多发性骨髓瘤、脊索瘤等，男女之比约为 1.5 ∶ 1。骨肉瘤好发于 15 岁左右，多数发生在 10 ~ 25 岁，平均为 17 ~ 20 岁，男女之比约 2 ∶ 1。软骨肉瘤多发生在 10 ~ 60 岁年龄段，高发年龄在 20 ~ 40 岁，男性略多于女性。

约 3/4 的骨肉瘤发生在股骨远端、胫骨近端、股骨干，发病部位的比例是 4 ∶ 2 ∶ 1。多发生于靠近大关节骨骺线的远端，易于破坏骨膜形成 Codman 三角和梭形软组织肿块。发生于扁骨的骨肉瘤多见于骨盆，其次是椎骨和下颌骨。尤因肉瘤亦多发生于负重骨，发病部位与骨肉瘤相比稍远离干骺端，多数破坏骨皮质，形成特征性的葱皮状影，软组织肿块多数不明显。骨巨细胞瘤更为靠近骺线生长，形成肥皂泡状影像。由软骨骨瘤恶变的软骨肉瘤（继发性软骨肉瘤）占软骨肉瘤总数的 40% 以上，骨盆是软骨肉瘤的好发部位，亦可见于四肢长骨的近端和肩胛骨、肋骨等部位，在软组织中形成特征性的羽毛状钙化影。浆细胞骨髓瘤好发于躯干骨，脊索瘤好发于骶骨，其次是颅底。瘤样病变的好发部位以股骨和胫骨较多见，其次为肱骨、颅骨、颌骨等。原发性骨肿瘤淋巴结转移少见，肺是最常见的转移部位。

三、诊断

原发性骨肿瘤的诊断主要依靠临床、影像学和病理学检查三者结合。良性的原发性骨肿瘤生长缓慢，有时与骨纤维结构不良等骨病难以鉴别。高度恶性的原发性骨肿瘤生长较快，短期内出现进行性加剧的疼痛、肿块、功能障碍三大临床症状。低度恶性的软骨肉瘤的临床表现介于两者之间。值得注意的是，缓慢生长的骨病或良性原发性骨肿瘤短期内出现三大临床症状可能是恶性变的危险信号，需要及时就诊。

（一）临床表现

1. 症状与体征　肢体的长骨是骨肉瘤等恶性原发性骨肿瘤最常见的发病部位，主要发生在生长活跃的干骺端，股骨远端和胫骨近端是最常见的肿瘤发生部位，50% 以上的骨肉瘤发生于膝关节周围，其次为肱骨近端、腓骨近端和髂骨等处。恶性原发性骨肿瘤最早的症状是患部疼痛，开始为隐痛，后变为持续性和渐进性加重，呈跳动性，活动时疼痛加重，夜间尤为明显。由于发病以青少年居多，且好发于负重骨，绝大多疼痛发生于运动后，误以为运动损伤而延误诊断。随后出现局部肿块，并呈进行性增大，局部皮肤温度升高时已经达到局部晚期，严重者可能出现病理性骨折。局部晚期骨肉瘤患者就诊时，半数合并肺转移。

体检可见局部肿胀、压痛。压痛点在关节旁而不在关节内。肿块大小或肿胀程度随着肿瘤侵犯范围和部位深浅而有所不同，一般边界不清，其硬度与肿瘤的成分有关。

大多数患者就诊前病史为 2 ~ 4 个月，肿瘤分化明显者约为半年。局部早期就诊者症状不典型，无明显的消瘦等全身症状，极易与外伤相混淆。随着病情进展，可出现发热、消瘦、贫血。发生肺转移的患者可伴有咳嗽及咯血。

2. 实验室检查

（1）红细胞沉降率：约半数患者红细胞沉降率加快，多发生在肿瘤负荷大、组织分化差、进展快的病例。红细胞沉降率可作为肿瘤术后复发、转移或进展的监测指标之一，但敏感性和特异性均不高。

（2）碱性磷酸酶：50% ~ 70% 的骨肉瘤患者可出现碱性磷酸酶升高，尤其是肿瘤进展快、发生转移的病例可明显升高。切除肿瘤和化疗后可降低，如果发生复发或转移可再次升高。因此，碱性磷酸酶可作为对复发和转移的监测和对预后评估的指标之一，但同样不够敏感。其亚型骨特异性碱性磷酸酶由成骨细胞合成，诊断恶性原发性骨肿瘤的敏感性相对较高。

（二）影像学检查

1.X 射线片检查 X 射线片是诊断骨肉瘤的基本影像学检查，原发性骨肿瘤常规需要拍摄正侧位片。典型的长骨骨肉瘤 X 射线片表现为干骺端浸润性、弥漫性骨质破坏，程度不同、范围不一、边缘不清，病变可呈溶骨和硬化混合存在，或以 1 种表现为主。病变累及周围软组织时，X 射线片可见软组织影，内部可见各种形态的瘤骨。骨膜反应呈 Codman 三角或“日光”放射状表现。Codman 三角是在肿瘤边缘掀起骨膜与皮质相交处，形成新骨，表现为三角形骨膜反应。“日光”放射状阴影是肿瘤向软组织内浸润生长的一种表现，是供应肿瘤的垂直微血管周围的肿瘤性成骨。胸片可显示骨肉瘤肺转移，但早期发现和诊断肺内微小转移瘤明显不及胸部 CT。

2. 超声检查 超声检查的优势在于便捷、经济、无辐射；缺点是特异性较差、组织学定性能力低，对于较大、深部肿瘤的诊断和鉴别诊断价值相对不高，对于早期发现区域淋巴结和肝脏等器官是否转移、早期发现胸腔积液、探查相邻大血管与肿瘤的边缘关系及是否有血栓和瘤栓具有一定的临床价值。对于较大、浅表的肢体原发性骨肿瘤采用超声引导下穿刺活检术具有简便易行、经济、定位准确等优点。

3.CT 检查 CT 较 X 射线检查有更高的软组织分辨率，避免前后重叠，可以采用软组织窗和骨窗的双窗位观察，是诊断恶性原发性骨肿瘤肺转移、胸腔积液和胸壁骨肿瘤的最有效的方法。采用增强扫描以提高组织间对比度，并且可以了解肿瘤的血供情况，根据不同的 CT 值准确区分诸如骨、软组织、脂肪、血管、囊肿等不同的结构，通过观察肿瘤血供可以进一步明确脊柱、骨盆和其他部位较深的原发性骨肿瘤病变的边界以及与周围组织结构的关系，为临床提供更详尽的诊断资料。CT 显示细小钙化、骨化及骨质破坏等方面优于 MRI，对一些扁平骨如骨盆、肩胛骨、脊椎的棘突的显像亦优于 MRI，但其软组织的分辨率远不及 MRI。CT 引导下的穿刺活检具有损伤少、费用低和准确性高的特点。

4.MRI 检查 MRI 是各部位原发性骨肿瘤，特别是脊柱原发性骨肿瘤临床诊断最常用的影像学检查方法，所获取的临床信息远高于其他影像学手段。应用 T1 和 T2 加权像自旋回波序列对肿瘤进行横断面、冠状面和矢状面成像，是准确显示骨内外肿瘤的最佳手段。MRI 通过多平面扫描、多序列检查的方法可以从各种不同的角度和方向准确显示原发性骨肿瘤的部位及其与周围结构的关系，还可以通过增强扫描或 MRI 血管造影（MRA）检查以明确病变血供及其与邻近血管、神经干的关系，对髓内和软组织病变范围的显示更为清楚。MRI 是目前四肢、骨盆、脊柱及颌面骨等部位原发性骨肿瘤诊断与鉴别诊断、分期、手术治疗方案制订、术后随访的最重要的影像学检查。MRI 引导下原发性骨肿瘤的穿刺活检比 CT 定位更准确，可以避免穿刺到坏死、囊变和出血等部位，提高了活检的阳性率，但检查费用相对较高。

5.DSA 检查 DSA 有助于确定肿瘤部位、范围、与血管的关系，根据肿瘤的血管化程度，可以帮助肿瘤的良、恶性鉴别。随着 CT 和 MRI 的广泛应用，尤其是 CT 血管造影（CTA）和 MRI 血管造影（MRA）技术的发展，DSA 应用于原发性骨肿瘤诊断日益减少，地位有所下降，更多用于动脉栓塞灌注化疗时。

6.ECT 检查 全身骨骼放射性核素显像可显示骨肉瘤的部位和范围、骨转移灶的部位和数目，可作为临床分期的方法之一，但不作为确诊手段。

7.PET 和 PET/CT 检查 PET 是一种无创性、功能性的检查手段，通过测定肿瘤对葡萄糖（18FFDG）的摄取来确定肿瘤的代谢率，进而初步判断肿瘤的良、恶性以及恶性程度。PET/CT 将核素检查的敏感性和 CT 的空间定位相结合，对骨肿瘤良、恶性的鉴别、准确分期、判断术后残留、早期发现肿瘤复发和转移、预后判断等方面具有重要的价值。由于 PET/CT 显示原发性骨肿瘤的大小、范围以及与周边组织的关系等局部细节不如 CT 及 MRI，不建议作为手术前的常规检查手段。

（三）病理学检查

对所有临床、影像学检查可疑恶性原发性骨肿瘤的患者，活检是明确诊断和临床分期的必要措施，也是确定手术方式的最主要的依据。活检必须在有一定诊治经验的原发性骨肿瘤专科进行，病理诊断需要由有丰富骨肿瘤临床诊断经验的病理学医师确认。活检前必须做好周密的计划，以便于在之后的肿瘤整块切除过程中连同活检针道一并切除。

1. 空芯针穿刺活检 一旦临床诊断考虑为原发性骨肿瘤，不建议行细针穿刺细胞学诊断。空芯针穿刺活检创伤小，且穿刺针道（活检道）易于手术中一并切除，是目前最常用的活检手段，对标本做出定性诊断较细针穿刺活检的准确率明显升高。由于每次获取的标本量仍有限，对于明确的病理诊断特别是分型有其局限性，往往需要多位有经验的病理学医师会诊，但最终诊断有待完整的手术标本检查。

2. 切开活检 切开活检主要用于空芯针穿刺活检无法明确病理诊断而影响进一步治疗的患者。由于切开活检创伤较大、出血较多，术中切开包膜或假包膜获取肿瘤组织时需要打开间室，容易造成人为的局部种植和远处转移。对于切开活检后不能及时手术的患者，需要及时采取放化疗等抗肿瘤措施。

3. 术中冰冻 因原发性骨肿瘤的病理诊断较为复杂且专业性强、标本需要脱钙等特殊处理等，原发性骨肿瘤应尽可能在术前通过各种活检方法获得病理确诊，特别是对可能采取截肢或半骨盆切除等创伤较大手术的病例，原则上不主张通过术中冰冻切片临时诊断。

四、治疗原则

恶性原发性骨肿瘤无论病理类型和分级如何，治疗仍遵循多学科综合诊治原则。外科手术仍是目前治疗恶性原发性骨肿瘤的最主要的手段。对于已经获得 R 0 切除、病理低级别的恶性原发性骨肿瘤，术后予以定期随访或局部辅助放射治疗即可。对于一期难以切除或对化疗敏感的原发性骨肿瘤等，需要多学科综合治疗的理念已被学术界广泛接受。

20 世纪 70 年代开展的以大剂量 MTX 为主的化疗，将骨肉瘤的 5 年生存率由原来的 20% 提高到了 60%，骨肉瘤和 Ewing 肉瘤的辅助和新辅助化疗已经成为标准的治疗模式。恶性原发性骨肿瘤的内科治疗主要包括化学治疗（化疗）、分子靶向治疗和免疫治疗等，正逐渐成为恶性原发性恶性骨肿瘤综合治疗中不可或缺的组成部分，对于提高恶性原发性骨肿瘤的手术切除率、增加保肢机会、降低术后肿瘤复发和转移的风险、延长患者的总生存期和提高生活质量等起到重要作用。

五、化学治疗

化疗是采用细胞毒性药物治疗恶性肿瘤的一种治疗方法，也是当今恶性原发性骨肿瘤最重要的内科治疗手段。根据手术前后时序分为新辅助化疗和辅助化疗，根据治疗目的可以分为根治性化疗和姑息性化疗，根据给药途径分为口服化疗、静脉化疗、动脉灌注化疗等。不同的化疗方式可以与手术治疗、放射治疗、动脉灌注化疗以及其他局部治疗手段有机结合，开展个体化的多学科综合治疗。

对于不可切除的局部晚期或已出现远处转移的恶性原发性骨肿瘤，积极的姑息性化疗有利于减轻症状、延长生存期和提高生活质量。但姑息性化疗需要充分权衡利弊，对于年老体衰、一般状况不佳、多线化疗失败、已经证明很难从化疗中获益、预计生存期<3 个月的患者，提倡以对症治疗为主。化疗不仅无法延长患者的生存期，还有可能降低患者的生活质量甚至缩短生存期。

1. 新辅助化疗　新辅助化疗（NAC）或称诱导化疗，是指在手术或放疗前实施的化疗，包括 4 ~ 6 个周期的静脉化疗或选择性动脉灌注化疗等。如患者的身体状况允许，新辅助化疗尽量使用联合用药方案。新辅助化疗的主要目的如下。

（1）骨肉瘤、骨尤因肉瘤、高级别的骨未分化多形性肉瘤、间叶型或去分化软骨肉瘤等高级别或对化疗较为敏感的恶性原发性骨肿瘤术前需要常规进行新辅助化疗，不仅可明显降低局部肿瘤负荷，有利于完整切除肿瘤和保肢治疗，更重要的是减少术后早期复发和远处转移的概率，提高患者的无病生存率和总生存率。

（2）通过术前影像学检查评估和术后肿瘤坏死率的测定，有助于早期明确肿瘤对某些化疗药物和方案的敏感性，对于术后辅助化疗方案的制订具有指导意义。

（3）局部晚期无法手术切除或预期切除肿瘤后无法达到安全外科边界及无法保肢的恶性原发性骨肿瘤，新辅助化疗可以达到提高肿瘤切除率特别是 R 0 切除率、增加保肢机会的目的。

（4）对于局部复发的恶性原发性骨肿瘤需要二次手术切除或已经发生远处转移需要姑息性手术的患者，新辅助化疗可以早期消灭全身其他部位的亚临床病灶，降低术后的局部肿瘤复发率和其他部位转移率。

2. 辅助化疗　术后辅助化疗（AC）理论上是消灭亚临床病灶，减少或推迟远处转移和复发，提高治愈率的有效方法。辅助化疗是目前骨肉瘤、骨尤因肉瘤、高级别的骨未分化多形性肉瘤、间叶型或去分化软骨肉瘤等高级别或对化疗敏感的恶性原发性骨肿瘤的标准治疗方法。

对于大多数恶性原发性骨肿瘤，术后辅助化疗一般不少于 9 个周期。骨肉瘤 12 ~ 15 个周期，高级别的骨未分化多形性肉瘤和去分化软骨肉瘤的辅助化疗参照骨肉瘤；骨尤因肉瘤 16 ~ 18 个周期，间叶型软骨肉瘤的辅助化疗参照骨尤因肉瘤。其他类型的骨肿瘤存在以下情况可辅助化疗：①最长径超过 8cm，或有骨外软组织、血管、神经等侵犯的高级别骨肿瘤；②肿瘤局部复发再次切除或远处转移瘤局部治疗后。

3. 姑息性化疗　对于局部晚期或转移性、无法手术切除的恶性原发性骨肿瘤，积极有效的化疗有利于减轻症状、延长生存期和提高生活质量，并已经得到国内外学术界的广泛认同。即使对化疗相对不敏感的恶性原发性骨肿瘤，只要患者具备化疗条件，就可以使用姑息性化疗（PC），特别对于既往未接受过化疗的患者，姑息性化疗是非常值得尝试的。

姑息性化疗药物可以选择单药或联合用药，一线化疗方案治疗失败后建议试用二线方案，二线方案可根据不同的病理类型进行选择，部分恶性原发性骨肿瘤目前缺乏统一的二线治疗药物。如果患者的 ECOG-PS>2 分或者二线化疗失败的恶性原发性骨肿瘤均不推荐继续化疗，部分病理类型的恶性原发性骨肿瘤根据国内外指南可以选用分子靶向治疗，也可参加新药临床试验。

六、分子靶向治疗

分子靶向治疗（MTT）是基于肿瘤分子生物学基础，利用能够影响肿瘤组织或细胞增殖的特异性结构分子作为靶点，使用相应的结合抗体或配体与这些靶分子特异性结合，从而达到干扰肿瘤组织或细胞增殖目的的治疗手段。MIT 可以单独使用，也可以与放化疗联合使用。

恶性原发性骨肿瘤与肺癌等肿瘤不同，均无明确的治疗靶点。目前，国内外开展的临床研究较多，药物主要集中在多靶点药物的小分子酪氨酸激酶抑制剂（TKI），主要用于治疗化疗失败或不能耐受化疗的晚期复发与转移患者。其目的是缓解症状，延长患者生存期。

药物及其剂量包括阿帕替尼 500 ~ 750mg qd po；索拉非尼 400mg bid po；索拉非尼 400mg bid po+依维莫司 10mg qd po；西罗莫司 ± 环磷酰胺。

七、免疫治疗

米伐木肽即复合胞壁酰三肽磷脂酰乙醇胺，是微脂粒包裹的胞壁酰三肽磷脂酰乙醇胺（L-MTP-PE）。L-MTP-PE 是细胞壁酰二肽的类似物，为一种非特异性的免疫调节剂，具有激活巨噬细胞和单核细胞的能力，从而杀伤肿瘤细胞。

第二节 软组织肿瘤

软组织肿瘤（STS）源于全身各部位除骨和软骨以外的结缔组织，是在发生部位、转化细胞类型和组织病理学特征等方面均具有鲜明异质性的一大类恶性肿瘤。国际通用的病理分类有 12 个组织类型和 160 余种不同的亚型，其中恶性有 58 种之多。每一种类型的软组织肿瘤或者同种类型不同分化的恶性软组织肿瘤都有其独特的生物学行为和转归，治疗方式也存在很大的差异，对于药物治疗的反应各不相同。因此，可以认为每一种类型都是一个独立的疾病。

STS 需要多学科综合治疗，药物治疗作为全身治疗手段，已逐渐成为 STS 综合治疗中重要的组成部分，有助于提高肿瘤的手术切除率、增加保肢机会、降低术后复发和转移的风险、延长患者的总生存期和提高生活质量。

一、发病情况

与常见的恶性肿瘤相比，成人恶性软组织肿瘤的发病率较低，不到每年新发恶性肿瘤的 1%，急性软组织肿瘤占 15 岁以下儿童全部恶性肿瘤的 6.5%。2017 年美国新发软组织肿瘤 12 390 例。软组织肿瘤的发病率估计为 3.4/10 万，由于发生于胃、肠道等器官的软组织肿瘤可能会被统计到相应器官的肿瘤中，3.4/10 万可能在一定程度上被低估。成年人软组织肿瘤患者的男女比例约为 1.4 ∶ 1，中位年龄为 59 岁。软组织肿瘤起源于多种组织和不同的细胞成分，且分化程度不一，病理类型繁多，在人体恶性肿瘤的分类中最为复杂。估计约 50% 的恶性软组织肿瘤易于发生远处转移，另外 50% 易于局部复发而较少出现远处转移。

二、好发部位和年龄

美国纽约斯隆 - 凯特琳纪念癌症中心（MSKCC）通过分析 1982—2013 年的 10 000 例软组织肿瘤患者，发现约 40% 的患者病灶发生在肢体，38% 发生在内脏或腹膜后（含胃肠道间质瘤），其余则分布于全身其他部位。

肢体以未分化多形性肉瘤、脂肪肉瘤和滑膜肉瘤最多见，其中，脂肪肉瘤好发于臀部、大腿和腹膜后，滑膜肉瘤最常见于中青年人的关节附近，腺泡状软组织肿瘤多发生于下肢。腹膜后以脂肪肉瘤最多见，其次是平滑肌肉瘤，内脏器官 60% 为平滑肌肉瘤，其生长在子宫和泌尿生殖系统的是最常见的肉瘤。恶性周围神经鞘膜瘤多沿四肢神经分布，少见于腹膜后和纵隔。硬纤维瘤 / 侵袭性纤维瘤病、脂肪肉瘤和肌源性肉瘤是最常见的胸壁肉瘤。

软组织肿瘤可发生于各年龄组，横纹肌肉瘤好发于儿童，胚胎型横纹肌肉瘤多见于青少年头颈和眼眶，而多形性横纹肌肉瘤好发于成人躯干。滑膜肉瘤好发于中青年人，未分化多形性肉瘤、脂肪肉瘤、恶性周围神经鞘膜瘤和平滑肌肉瘤多见于中老年人。

三、诊断

（一）物理检查

全面详尽的物理检查是必不可少的诊断环节。可以根据肿块的部位、大小、质地、活动度、生长速度和区域淋巴结等初步判断其良、恶性及其可能的组织来源。除了脂肪肉瘤和恶性周围神经鞘膜瘤以外，良性软组织肿瘤呈膨胀性生长，最长径一般很少超过5cm，基本上不侵犯其周围的骨、血管和神经组织，触诊大多活动度较好，其生长较为缓慢，不伴有疼痛、酸胀等局部症状，一旦发现肿块生长加速要及时就诊进行活检，以防恶性变。

常见的软组织肿瘤中胚胎型横纹肌肉瘤生长速度最快，其次是未分化多形性肉瘤，分化较好的黏液脂肪肉瘤生长缓慢。脂肪肉瘤、恶性周围神经鞘膜瘤较少出现区域淋巴结转移，透明细胞肉瘤、滑膜肉瘤、上皮样肉瘤、血管肉瘤、胚胎型横纹肌肉瘤和未分化肉瘤等易发生淋巴结转移，发生率为5% ~ 19%不等。

（二）影像学检查

软组织肿瘤的影像学检查方法主要包括X射线检查、超声检查、DSA检查、CT检查、MRI检查和PET/CT检查等。在选择检查方法前，应充分考虑到各种检查方法的优缺点，根据检查部位和诊治要求来选择合适的检查方法。

1.X射线检查 X射线平片对软组织密度分辨率低，对软组织肿瘤定性和定位诊断的敏感性和特异性都不高，只有在肿瘤内有较多的钙化、骨化时，或以成熟的脂肪组织为主的病变中，X射线才有特征性表现，显示出一定的诊断价值。另外，X射线平片可以清楚地显示肿瘤邻近骨骼的改变，可帮助显示软组织肿块与邻近骨与关节的关系。

2. 超声检查 超声检查的优势如下。

（1）鉴别浅表软组织肿块的性质，特别是对于神经源性肿瘤、脂肪瘤、血管瘤、各种囊肿、动静脉畸形有较高的诊断价值。

（2）检查区域淋巴结，主要用于手术前后检查易于发生淋巴结转移的软组织肿瘤。

（3）腹、盆腔和腹膜后检查，用于了解该部位软组织肿瘤的范围及其与周围组织的关系，发现肿瘤肝脏等腹、盆腔器官转移。

（4）超声引导下穿刺活检，操作时间短，准确性与CT引导相当。

3.CT检查 CT根据不同的密度可以正确区分如骨、软组织、脂肪、血管、囊肿等，并具有理想的定位效果，是软组织肿瘤重要的检查方法之一。CT增强扫描可以明确显示肿块的大小、边界及其与周边各相邻组织的关系，在显示细小钙化、骨化及骨质破坏方面优于MRI。对于腹、盆腔和腹膜后软组织肿瘤的检查，特别是软组织肿瘤的肺转移和胸腔积液，CT为首选检查，显示出比MRI更多的优越性。腺泡状软组织肿瘤、透明细胞肉瘤和血管肉瘤患者容易出现颅内转移，需要常规进行头CT检查。尽管螺旋CT可以多向同性扫描 + 多向重建，但其对软组织的分辨率仍不及MRI。因此，CT对许多肢体和躯干的软组织肿瘤仍难以做出定性和鉴别诊断。CT引导下的穿刺活检具有损伤少、费用低和准确性高的特点。

4.MRI检查 MRI具有较CT更好的软组织分辨率，又具备多平面扫描、多序列检查的特点，可以从各种不同的角度和方向准确显示病变的部位及其与周围结构的关系，还可以通过增强扫描或MRA检查以明确病变血供及其与邻近血管、神经干的关系；软组织肿瘤内的某些特殊成分在MRI序列中有特定的信号特征，可以帮助确定病变的组织学类型，如含有脂肪、血管、骨与软骨组织等。选择MR的不同回波序列，如T1和T2序列、脂肪抑制T2序列（FS-T2WI）、弥散序列（DWI）及其表观弥散系数（ADC）的测定、MR波谱分析（MRS）、增强扫描和动态增强扫描序列等帮助确定病变的病理性质，正确区分软组织肿块、手术后改变或术后复发等。MRI是目前四肢和躯干、脊柱等部位软组织肿瘤诊断与鉴别诊断、分期、手术治疗方案制订、术后随访的首选影像学检查方法。

5. 核医学检查

（1）ECT检查：全身骨骼放射性核素显像是早期发现软组织肿瘤骨转移的首选方法。由于软组织肿瘤发生骨转移的概率不高，因此不主张作为常规检查手段，仅用于有临床骨转移症状的患者的筛选。

（2）PET/CT 检查：不同组织来源和不同性质的软组织肿瘤对氟脱氧葡萄糖（18F–FDG）的摄取有一定的差异，如侵袭性或低度恶性肿瘤往往摄取 18FFDG 较少。目前，无法单纯通过最大的标准摄取值（SUV max）确定肿瘤的组织来源、良 / 恶性以及恶性程度分级。由于 PET/CT 显示软组织肿瘤的大小、范围以及与周边组织的关系等局部细节不如 CT 及 MRI，因此不作为手术前的常规检查手段，目前主要用于判断软组织肿瘤的手术后残留、复发和远处转移，对于原发不明的转移性软组织肿瘤可以帮助寻找原发病灶。

（三）活检

1. 细针穿刺活检标本 细针穿刺活检获得的是细胞，缺乏组织的完整性，难以做到明确诊断，仅能用于与上皮组织相鉴别，分型亦很困难。细针穿刺活检不能替代软组织肿瘤的组织病理学诊断，目前逐渐被空芯针所替代。

2. 空芯针穿刺活检标本 空芯针穿刺活检创伤小，且穿刺针眼易于手术中一并切除，是目前最常用的活检手段，对标本做出定性诊断较细针穿刺活检相对容易。

3. 切开活检 切开活检的缺点不仅在于创伤较大且易于出血，主要是切开时需要打开膜或假包膜等容易造成人为的局部播散和远处转移。主要用于空芯针穿刺活检不能明确诊断而影响进一步治疗的患者。值得注意的是，对于如果切开活检后不能及时手术者，需要及时采取化疗等措施。

4. 切除活检 对于肿瘤组织较小，手术者有把握能够一次性切除肿瘤及周边包膜的，比较表浅的软组织肿瘤可以采取切除活检。如病理诊断为恶性或未达到 R0 切除，可于近期再扩大切除。

5. 术中冰冻 由于软组织肿瘤病理诊断的复杂性，原则上不主张进行术中冰冻切片诊断。对一些可能需要采取重大手术（如截肢或半骨盆切除等）的病例，应尽可能在术前通过各种活检方法获得病理确诊。

四、治疗原则

无论病理类型和分级如何，外科手术仍是目前治疗软组织肿瘤的最主要的手段。尽管软组织肿瘤的诊治仍强调遵循多学科综合诊治原则，但是对于已经获得 R 0 切除、病理级别较低的Ⅰ级或部分Ⅱ级软组织肿瘤，术后予以定期随访或局部辅助放射治疗即可。对于一期难以切除或对化疗敏感的软组织肿瘤等，需要多学科综合治疗。

超过 10% 的病理高级别的软组织肿瘤患者初诊时已发生了转移，即使手术达到 R0 切除，术后仍有 40% ~ 50% 会出现局部复发，50% 以上会发生远处转移。因此，以细胞毒性药物为主的化学治疗作为综合治疗手段之一，在软组织肿瘤特别是在减少高级别软组织肿瘤复发和转移中起到至关重要的作用。

五、化学治疗

化学治疗（CT）是采用细胞毒性药物治疗恶性肿瘤的一种方法。软组织肿瘤的化疗敏感性的概念是基于：①可用于治疗软组织肿瘤的有效化疗药物相对于其他恶性肿瘤较少；②除外化疗可治愈和对化疗敏感的 5 种软组织肿瘤，总体对化疗有效率不高；③化疗敏感性的实质是有效率，即获得 RR 的百分率，化疗中度敏感的软组织肿瘤的 RR 约 15%。不同类型的软组织肿瘤对于化疗的敏感性差异很大。

（一）化疗方法

根据化疗目的不同，软组织肿瘤的化疗主要有以下几种方法。

1. 新辅助化疗 新辅助化疗或称诱导化疗，是指在手术或放疗前实施的化疗，包括静脉化疗、选择性动脉灌注化疗、隔离肢体热灌注化疗等方式。主要目的如下。

（1）用于不可切除或切除肿瘤后无法达到安全外科边界的Ⅱ、Ⅲ期高级别软组织肿瘤，从而提高肿瘤的 R0 切除率、增加保肢机会。

（2）用于高度恶性的软组织肿瘤如横纹肌肉瘤等对化疗极其敏感的肿瘤，不仅可明显减少肿瘤负荷，主要目的是减少手术后复发和转移。

（3）对于局部复发的高级别软组织肿瘤需要二次切除或已经发生远处转移需要行姑息性手术前的治疗。如患者的身体状况允许，尽量使用联合用药方案，如 ADM ± IFO 或 MAID 等。

2. 辅助化疗　术后辅助化疗理论上具有消灭亚临床病灶的作用，是减少或推迟远处转移和复发、提高治愈率的有效方法。目前，辅助化疗仍是横纹肌肉瘤、骨肉瘤和尤因肉瘤的标准治疗方法，主要用于可切除的Ⅲ期高级别软组织肿瘤。横纹肌肉瘤建议术后辅助化疗 12 个周期、骨外骨肉瘤 12 ~ 15 个周期、骨外尤因肉瘤 16 ~ 18 个周期。辅助化疗在其他软组织肿瘤治疗中的作用一直存在争议，多数学者推荐用于：①高级别软组织肿瘤超过 5cm 且位置深，或有血管、神经、骨膜侵犯者；②复发位置较深且有卫星病灶的高级别软组织肿瘤患者。化疗方案一致推荐 ADM ± IFO，建议化疗不少于 6 个周期。

3. 姑息性化疗　在临床实践中，对于绝大多数不可切除的局部晚期或转移性的高级别软组织肿瘤，积极有效的化学治疗有利于减轻症状、延长生存期和提高生活质量，并已经得到国内外学术界的广泛认同。除外对化疗相对不敏感和不敏感的软组织肿瘤，无论局部晚期或者远处转移，只要患者具备化疗条件均可以使用姑息性化疗。特别对于既往未使用过一线化疗的患者，姑息性化疗是非常值得尝试的一种方法。

姑息性化疗药物可以选择单药或联合用药，对于绝大多数高级别软组织肿瘤一线仍推荐 ADM ± IFO 方案。部分少见病理类型的软组织肿瘤，一线亦可以使用其他联合方案。

对于既往一线化疗获益的软组织肿瘤患者，失败后可试用二线方案，二线方案可根据不同的病理类型进行选择。一线化疗没有获益的软组织肿瘤，临床研究已经证明该类患者从二线化疗中的获益率不足 15%。

（二）化学治疗药物

1. 一线化疗　ADM 和 IFO 是晚期 STS 化疗的两大基石，一线化疗方案推荐 ADM 75mg/m 2 单药，每 3 周为 1 个周期。盲目增加 ADM 的剂量强度和密度、ADM 联合或序贯其他化疗药物并不推荐。

表柔比星（EPI）、吡柔比星（THP）、聚乙二醇脂质体多柔比星（PLD）治疗 STS 的疗效并不优于 ADM，但不良反应尤其是心脏毒性和血液学毒性均小于 ADM。因此，推荐因心脏基础疾病不适合使用 ADM 及 ADM 已接近最大累积剂量的晚期 STS 患者一线使用 EPI、THP 或 PLD。

IFO 与 ADM 相比并无疗效和不良反应优势，对于无法耐受或拒绝蒽环类药物化疗的患者一线化疗可用 IFO 8 ~ 10mg/m 2 单药，每 3 周为 1 个周期。不常规推荐大剂量 IFO（12 ~ 14g/m 2）一线使用。

与 ADM 单药化疗相比，ADM+IFO 以及其他含 ADM 的联合化疗尽管可以提高 RR 和 PFS，但也增加了不良反应，并未显示出总生存优势，因此，联合化疗并不常规推荐。如果希望通过化疗尽快缩小肿瘤、缓解症状，或因此而获取手术切除机会的年龄 <60 岁、ECOG-PS 为 0 ~ 1 分的患者，可推荐联合化疗，但需要防治不良反应。值得注意的是，ADM+IFO 足量化疗的患者，化疗结束后 24 小时推荐应用 G-CSF 或 PEG-GCSF 预防性治疗。

（1）单药化疗：多柔比星（adriamycin，ADM）75mg/m 2 d1，q3w。

（2）联合化疗：多柔比星（adriamycin，ADM）60mg/m 2 d1+ 异环磷酰胺（ifosfamide，IFO）8 ~ 10g/m 2 d1 ~ 3，q3w。

2. 二线化疗　一线化疗失败后可以选择二线化疗，二线化疗亦可以选择单药或联合化疗，其获得的 RR 远不及一线化疗。由于二线化疗患者大多属于姑息性化疗，因此，需要根据患者的实际情况、化疗的目的，以及肿瘤类型和肿瘤负荷来决定单药化疗或联合化疗。

（1）单药化疗：主要用于对化疗较为敏感，或者既往化疗获益的复发与转移患者。除了超大剂量连续滴注 IFO、ADM 外，单药化疗主要是以控制肿瘤快速进展、延长患者的生存期为目的的姑息性化疗。

（2）联合化疗：同一线联合化疗一样，二线联合化疗的不良反应明显高于单药，对于大多数患者不能提高 OS。因此，需要严格把握治疗指征，主要适合于期望缩小肿瘤后接受二次手术，或提高放射治疗疗效的患者。二线联合化疗仅适用于年龄 <60 岁、ECOG-PS 为 0 ~ 1 分的患者。对于化疗极敏感

的软组织肿瘤如尤因肉瘤、横纹肌肉瘤，或既往化疗明显获益的肿瘤，可以适当放宽患者条件。

（三）分子靶向治疗

分子靶向治疗（MTT）是基于肿瘤分子生物学基础，利用能够影响肿瘤组织或细胞增殖的特异性结构分子作为靶点，使用相应的结合抗体或配体与这些靶分子特异性结合，从而达到干扰肿瘤组织或细胞增殖目的的治疗手段。

除了胃肠道间质瘤（GIST），目前 STS 尚无辅助和新辅助治疗指征，分子靶向药物主要作为无法手术切除的局部晚期或转移性 STS 的二、三线治疗。对于二线化疗失败的患者，不积极推荐二线后化疗。

第十一章 恶性黑素瘤

恶性黑素瘤(MM)简称恶黑，是一种起源于皮肤、视网膜、脑膜，或者甚至是胃肠道的黑素细胞的肿瘤，其中源自皮肤的原发性肿瘤占了绝大部分。MM的发生率在日益增加，因此，应当不断提高对MM的意识和警惕性以期早期诊断和预防。人们应该要识别出高危人群，并对其进行有规律的监视，这有赖于对于许多高危因素的认识。

通常来说，成熟的MM的诊断比较简单，而早期诊断则比较困难，但是早期诊断对于有一个较好的预后来说却是必不可少的。至于早期MM诊断的临床知识和组织学标准较前已明显改进，象皮肤镜检查这样的专门的诊断方法的采用更加有助于及时地识别出早期损害。

MM的病因还不是十分明确，可能是多种不同的因素之间相互作用的结果。遗传因素是MM的病因之一，例如家族病例的重大比例和与多发性发育不良痣的家族的表型之间的联系。另外，紫外线也是其病因之一。

有8%～12%的黑素瘤患者具有黑素瘤的阳性家族史。至少有一个一级亲属受黑素瘤影响的这种白种人的危险性被认为是阴性家族史的人的2.24倍。尽管关于遗传性发育不良痣综合征作为一种正式的病种而存在的正确性还存有许多争论，而且发育不良痣整个的概念还不甚完善，但是这些类别对于鉴别黑素瘤的高危人群和建立足够的预防措施来说是相当重要的。至此，已发现与黑素瘤有关的遗传异常包括染色体1p、6q、9p、10q和11q在内的等位基因的缺失。

黑素瘤的个人史是一种重要的高危因素。所有恶性黑素瘤的患者中有大约4.5%的患者发现第一个原发性黑素瘤的同时或以后发现了第二个原发性黑素瘤。

尽管已知紫外线在MM的诱导中起着重要的作用，但是其中的机制还不很明确。由于紫外线暴露与黑素瘤之间的相关性，防晒用品还是有可能起着重要的初步防护的作用，但是事实上它还没有得到证实。由于还不清楚哪个波长的太阳辐射会有效地诱导黑素瘤的产生，所以我们可以将平时所用的防晒用品和其他的保护措施合用。

有资料显示，社会经济地位较高的人通常更易受到黑素瘤的影响，这与包括间歇的阳光暴露的休闲活动有联系，更令人惊奇的是，这还与在游泳池和像河流与湖泊这样的开放性水域中游泳有关。这可能与水中含有化学致癌物质有关，氯化物被认为是其中的一种。

性激素对色素系统有影响，而且黑素瘤患者的性别分布与生存率的明显不同，这些表明性激素可能参与(共同刺激或保护)了肿瘤的发病机制。一项有趣的研究表明早分娩和多胎产减少了黑素瘤的危险性。

原癌基因的活动和肿瘤抑制基因的丢失被认为是黑素瘤的起始机制。黑素瘤的进展机制包括体细胞突变的积累，而体细胞突变的积累至少部分地与阳光暴露、包括细胞因子和生长因子的自分泌和旁分泌循环的发展以及细胞表面抗原的改变有关。而且，针对黑素瘤抗原的免疫应答被认为可以解释疾病自然进程中的广谱的变异的原因。T细胞和抗体是针对黑素瘤的免疫应答的重要成分。

一、诊断要点

（1）全身皮肤都可以发生，最多见是足底、下肢、躯干、面部、上肢及甲下等部位。

（2）早期黑素瘤的四个主要特征：①损害不对称；②边缘不规则；③颜色不均匀，可以从浅棕色到深棕色，甚至黑褐色；④直径常大于6mm。极少数色素很浅，称非黑素性黑素瘤。以后，损害逐渐呈浸润性生长，从扁平逐渐隆起，形成丘疹、结节，表面糜烂、溃破。临床上分为四种类型：浅表播散型、结节型黑素瘤、恶性雀斑样痣型黑素瘤和肢端雀斑样痣型黑素瘤。

（3）组织病理活检　临床确诊要依靠组织病理，若临床怀疑早期黑素瘤都应该做病理活检。早期黑素瘤可见黑素瘤细胞沿真表皮交界处单个排列。以后瘤细胞向表皮内增殖，形成由数个瘤细胞组成的细胞巢，瘤细胞明显异形性，细胞大小不等，形态不一，核分裂多见。随着肿瘤发展，瘤细胞浸润表皮各层。

二、恶性黑素瘤与怀孕

黑素瘤常见于年轻人，其中有一部分是孕妇。不仅疾病过程对怀孕有影响，而且怀孕对疾病过程也有影响。数十年来，由于一些无对照的证据使大家普遍认为怀孕对MM患者的预后不利。尽管争论仍在继续，一些研究还不能肯定在怀孕期间诊断肿瘤厚度确定的黑素瘤是否有不良的预后。另一方面，有报道认为，孕妇诊断MM时损害的厚度较大，然而这可能应归于延误的诊断，因为众所周知，痣可以生长，并且在怀孕时有些变得更加活跃。

三、儿童恶性黑素瘤

MM对于儿童来讲是一种罕见的肿瘤。在所有的黑素瘤病例当中只有0.3%～0.4%发生在青春期前的儿童，而且有1%～4%的MM患者在20岁以下。在这个年龄段的发病率男女相当。儿童恶性黑素瘤可能是先天的和后天的，它可能在色素性损害上发生或在正常组织上出现。

先天性恶性黑素瘤可经胎盘转移传播，在这种情况下，患者在出生时就存在包括斑疹性、丘疹性和肿瘤性在内的多发性的黑色损害，而且通常许多其他远离皮肤的器官也已累及。有时，相似的多发性先天性损害发生于其母亲没有任何恶性黑素瘤证据的新生儿。先天性恶性黑素瘤还可以发生在巨大的色素痣上，而且更为甚者，在出生的时候，许多器官可能已经存在着转移。在神经皮肤的黑素瘤的情况下，先天性黑素瘤不仅可在皮肤的痣上发生，而且还可以发生于脑膜的黑素细胞。

儿童获得性恶性黑素瘤可以产生在正常的组织上，此时诊断就变得困难，而且通常由于部分医师的低水平而导致诊断的延误。巨大的先天性色素痣是这个年龄段的群体中能导致恶性黑素瘤的发生的最重要的先兆损害。黑素瘤的危险性与损害的类型有关，这种恶性黑素瘤的危险性估计在5%～15%，而且最危险的时期是在出生后最初的5年。尽管小的先天性色素痣和发育不良痣都与一些黑素瘤的危险性有关，只是儿童发生这样的恶变非常罕见。

四、转移性黑素瘤

侵袭性恶性黑素瘤具有巨大的转移能力，开始在局部淋巴结发生转移，然后是远处器官的血行转移。也有在诊断时就已经是多发性转移性黑素瘤。有的局限于真皮外的原发肿瘤通常只能发现散在的色素减退斑或色素沉着斑。皮肤不仅是原发黑素瘤的最常见的部位，而且还通常是转移性黑素瘤的发生部位。皮肤转移常常是由淋巴弥散造成的。当黑素瘤的转移病灶从原发肿瘤部位达到了5cm大的范围就形成了所谓的“卫星灶”。当局部转移病灶和原发肿瘤之间的距离超过了5cm，而它们仍在同一个淋巴结引流区域时，就出现了“远处转移灶”。通过血行播散出现远处皮肤转移灶，皮肤转移灶临床上通常类似于结节性黑素瘤。

有的转移性黑素瘤与色素沉着失调有关，这些色素沉着失调包括黑变病和白癜风。

黑素瘤患者也可发生象白癜风一样的色素减退，许多学者更喜欢称之为黑素瘤相关的色素减退。它们的疾病谱的范围变化很广泛，从晕痣到弥漫性色素减退，并且可累及虹膜和视网膜。这些类似的变化可以自发地产生，还可发生于化学免疫疗法的过程。一般认为色素减退是由器官对黑素瘤抗原的免疫应答产生的，可能是细胞毒素的细胞通过CD8＋T细胞和自身抗体依赖的自然杀伤细胞而产生应答。而且，报道认为黑素瘤相关的色素减退是有一个较好的预后标志。

五、恶性蓝痣

恶性蓝痣（MBN）是一种非常罕见的病种，好发于头皮，亦可位于躯干或肢端。通常在40多岁到50多岁发病，女性很少流行，1～3cm大小或更大，呈半球状或多小叶状的蓝黑色结节，边界清楚，表面光滑，很罕见的可有溃疡。它在色素性肿瘤的分类学中还不能明确分类。尽管一些学者把它看成是黑素瘤的一种亚型，其中恶变最初发生在真皮；但是其他学者还是把它看成是一种独立的病种，他们主要的争论是交界处的活动的缺乏。因此，恶性蓝痣有很多不同的诊断名称：原发性黑素瘤、转移性黑素瘤、恶性复合痣、细胞型蓝痣和组织细胞瘤。恶性蓝痣最常见的是来自于细胞型蓝痣，但它还可以由其他已经得到承认的包括普通型、复合型、斑块型在内的蓝痣类型发展而来。有些无对照的病例报道恶性蓝痣由巨大先天性痣、太田痣发展而来，或者甚至是在正常皮肤上直接发展而来。然而典型的是在其出生时或儿童时期就有蓝痣史，而最近迅速变大。

有报道损害在最初诊断时，损害的大小已经很明显，而且以从蓝色到黑色的、可能是多小叶状的结节的形式而存在。有相似特点的损害通常应当怀疑恶性蓝痣。由于组织学特点尽管明显，但是缺乏特异性，因此，临床疑似就显得重要，而且应将临床和组织学很好地结合起来以正确诊断。

从组织学上来看，这种肿瘤是由真皮内的紧密聚集的梭形双极细胞束组成，这种梭形细胞是不典型细胞，它的核深染、核仁明显，这不同于它们的色素载体，而且常常也可在皮下组织，但表皮从不受累。细胞的色素在损害的不同部位的变化很大。损害中充满了各种不同的细胞，有的看起来是上皮样细胞，通常细胞浆透明，也可发现多核巨细胞。有丝分裂是其一个重要的特征，其中一些有丝分裂是不典型的，这很容易区分。尽管有丝分裂的指数可以在一个有限的范围内有所改变，但它还是始终存在的。坏死的存在则高度提示这种诊断，然而没有坏死并不能排除诊断，因为坏死只在大约一半的患者中发现。在大部分损害中，发现部分组织学特征和那些良性细胞型蓝痣是符合的。当进行适当的理解后，这中特征还是有助于正确诊断的，但是也有可能由于一个标本的误差而导致诊断的混淆。

通过对恶性蓝痣进行免疫组化检查的 S-100 和 HMB-45 染色阳性。有报道称，在恶性蓝痣中有 Ki-67 阳性的细胞存在。Ki-67 是一种通过增生细胞表达的核抗原。一系列良性细胞型蓝痣的 Ki-67 呈现出阴性，这提示在细胞型蓝痣中 Ki-67 从阴性到阳性的反应可能是潜在恶性和转移的有价值的标志。

一般认为恶性蓝痣的预后较差，这可能与确诊时大部分的损害已经处于病变的晚期有关。然而，要像在 MM 中一样对 Breslow 厚度进行测量是不可能的，因为恶性蓝痣不累及表皮，而且所有的损害位于真皮或更深。恶性蓝痣中大部分通常会引起局部淋巴结转移，但这并不意味着悲观的预后；另一方面，远处血行转移则是另一个很不利于预后的因素。

六、病理表现

绝大多数囊性恶性黑素瘤是从表皮内的黑色素细胞增生而来，其进展过程可能包括弥漫生长阶段（包括原位及微浸润阶段）和垂直生长阶段。目前所采用的黑色素瘤分类是以有弥漫生长阶段（如浅表扩散型，雀斑痣恶变，或 ALM）或无弥漫生长阶段（NM）以及肿瘤位置（日光暴露型：LMM；肢端型：ALM）而定。依传统学者看来，尽管这种分类方法至少对理论有帮助，但仍存在问题。

尽管没有统一的标准，恶黑也可以按照其垂直生长阶段的特性进行分类（如由上皮样细胞或梭型细胞构成的膨胀性小结）。垂直生长阶段较少的变异包括促结缔组织增生黑色素瘤和亲神经性黑色素瘤（经常伴发于雀斑痣样黑色素瘤）。另一些不常见或少见的形式有恶性蓝痣，BCM，和 CCS。

SSM 的非典型细胞在组织学上大多数位于表皮的较低部分，但也有位置较高的，肿瘤细胞倾向于在真表皮交界处成巢分布，在表皮浅层主要是单个细胞，这有助于湿疹样癌浸润方式的形成。非典型细胞核浆比例高，染色质粗糙，核仁呈显著嗜酸性，胞浆有较多粉尘状色素。核分裂易见，有些显示出非典型性。表皮常见炎症反应，肿瘤表皮下方的炎症反应比真皮下方明显。真皮浅层常见纤维化。肿瘤消退的相应组织学表现为肿瘤细胞灶性缺乏，以及伴有少数嗜黑素细胞的明显炎症反应。

NM 的组织学表现为肿瘤主要位于真皮内。较深部位的肿瘤形成巢状，大量细胞浸润下方组织，而不像发生于色素痣那样通常为单个细胞。大片表皮受累，同时伴有湿疹样癌样的浸润方式。典型病例没有“肩”样结构。在一个细胞巢内甚至一片区域内细胞的异型性一致。但不同区域细胞形态各异，表现于二种主要细胞（上皮样细胞和梭形细胞）。晚期核分裂，部分为非典型性，是一个特征性的发现。

在 LMM 表皮萎缩和日光性弹力组织增生症是一个稳定的特征。大多数非典型细胞局限于表皮基底层，表皮的移行不如前述几种变化明显。小的多形性梭形细胞占优势，细胞的异形性更易辨别。这些细胞通常保留其树突，色素颗粒粗糙，分裂像不多。肿瘤的真皮部分多年后会进一步发展。成纤维细胞增生有时是一个次要特征。

在组织学上，LAM 和 MLM 在某种程度上居于 SMM 和 LMM 之间，有明显的非典型细胞的表皮移行和病变中央的色素沉着，以及其周围的雀斑样改变。细胞的异形性主要表现在大的上皮样细胞和更小的梭形细胞。核分裂像明显，有些为不典型性。

促纤维结缔组织增生一词是指促纤维结缔组织型黑色素瘤的垂直生长方式，这由定义可看出。可表现出或不表现出水平生长方式。促纤维结缔组织生成型黑色素瘤以肿瘤 / 间质的分布呈肉瘤方式为特征。主要是梭形细胞的肿瘤细胞散布于结缔组织。因此，富含胶原是这种类型的主要特征。由于形状相似，在 HE 切片上不大可能把肿瘤细胞与纤维母细胞分开，这会严重影响诊断。有时，其组织学图像与疤痕或者组织细胞相似，在这种情况下，通常需要进行免疫组化检测。为做出诊断，建议使用多种抗体。因为 S-100 和 HMB45 的阳性结果比其他类型黑色素瘤低。特征性的片状表皮受累表现，原形细胞，肿瘤的真皮部分炎症浸润是次要特征，能够显著的帮助识别这种病变。尽管通常可发现个别核分裂相，但核分裂相的比例通常很低。

亲神经黑素瘤因侵犯神经束膜及神经内而较易识别。亲神经现象在促结缔组织增生性恶黑中常见。与上述亚型相似，亲神经性黑色素瘤的大多数细胞呈梭形。因此，应在所有雀斑型黑色素瘤中仔细寻找亲神经现象，尤其是梭形细胞占优势或有促结缔组织增生特点的黑色素瘤。有趣的是，尽管组织学上亲神经现象明显，但临床上发生疼痛和敏感性变化的病例却很少。通常认为该型预后差，不仅因为大多数病例的病变浸润较深，而且因为其沿着神经外膜和神经内膜向远处播散，其范围很难规定。应该注意的是，肿块内临近神经束膜侵犯神经现象远比肿瘤外侵犯神经现象多见，但后者对局部复发的影响较大。

气球样细胞可见于良性的黑素痣及黑素瘤中。当大多数细胞在形态学上为气球样细胞时，这些病变称为气球样细胞痣或 BCM。这些细胞最显著的特征是胞浆内有很多含大量空泡的淡染区。原发性和转移性黑素瘤中都可见到气球样细胞的聚集，原发性气球样细胞黑素瘤可以有也可以没有气球样细胞。另一方面，形态学上典型的原发性恶黑可产生气球样细胞的转移。BCM 和其他透明细胞肿瘤的鉴别诊断，如透明细胞型肾癌、腺癌、脂肪肉瘤，可能需要免疫组化检查。与其他黑色素瘤一样，气球样细胞型黑色素瘤的 S-100、HMB45 和 NKI-C3 的染色呈阳性。

在息肉状黑素瘤，肿瘤细胞最初局限于外生性部分，蒂是没有肿瘤的部分。尽管这种病变无法按 Clark 法估计其分期，但可将其归入Ⅲ期黑素瘤。在大多数病例中，肿瘤具有典型恶黑的形态学改变，但气球样细胞型中也有无色素性息肉状黑素瘤的报道。

疣状黑素瘤有非常明显的过度角化及乳头状瘤改变。非典型的黑素瘤细胞在真皮和表皮交界处增生，然后浸润真皮，表皮的转化不如 SSM 明显。炎症反应通常很少。鉴别诊断包括疣、疣状痣、脂溢性疣和良性色素痣。

组织学上，透明细胞肉瘤含有大量形态一致的透明细胞，排列成巢，并被薄层网状组织包绕。肿瘤的细胞核呈圆形、卵圆形、空泡状，核仁明显。多数肿瘤用特染可显示黑色素。这是认为透明细胞肉瘤属于一种特殊的恶性黑素瘤主要观点。一些报道的透明细胞肉瘤 HMB45 阳性进一步支持这种观点。

黑素瘤的转移可位于真皮乳头层、网状层和皮下组织。组织学上，区别转移性和原发性恶黑的主要标准是转移性恶黑表皮不受累，并且无炎症浸润。然而这个标准只是相对的，因为在少数原发性肿瘤病理中也有这种现象。应特别注意向表皮的黑色素瘤转移，这是一种特殊的情形，肿瘤先转移至真皮乳头层，然后上方的表皮受累。实际上，只有肿瘤真皮层正上方的一部分表皮受影响，“肩”样结构的缺乏可能有助于把这种病变和水平生长阶段的原发性黑素瘤区分开。还有，真皮内黑色素细胞的聚集挤压表皮，使之变平坦。与 NM 鉴别，它不显示任何水平生长方式，还有可能因为在向表皮转移性黑素瘤，其浸润范围局限于真皮上层，而 NM 则侵犯真皮网状层的深部。

七、治疗

（一）原发黑素瘤的治疗

手术疗法无疑是主要的治疗手段和唯一提供确切疗效的疗法。过去认为手术方法就是大范围地切除，但是后来大量的研究证实更加保守的手段也同样有效。在积累了许多治疗经验以后，手术切除范围的大小变得标准化了。

就 MM 的手术干预来说，有两个问题还略存争议。其中之一就是切开活检是否会有助于肿瘤细胞的弥散；另一个问题就是有选择地切除局部淋巴结的指征。关于 MM 的切开活检的风险还不能十分确定，大家普遍认为应当从开始的部位全部切除，这给精确和完整的皮肤病理检查提供了一个优越的条件，这种皮肤病理检查不仅包括组织学诊断，而且包括 Breslow 损害深度、Clark 分级和组织学类型。这些信息有助于对预后的判断和治疗方案的选择，而且这尽可能早地使患者预后达到最佳。

（二）局部淋巴结转移的治疗

所有侵袭性黑素瘤患者都有通过淋巴结转移的危险性。肿瘤厚度小于 1.0mm 的黑素瘤通常不发生淋巴结转移，然而 60%的厚度超过 4.0mm 黑素瘤有淋巴结的累及。有黑素瘤转移累及的淋巴结通常生长迅速。大部分黑素瘤患者检查有淋巴结转移，而且黑素瘤患者的随访记录中必须包括在每次就诊时的淋巴结检查的详细情况。

发现可疑淋巴结时推荐使用细针穿刺活检。只有在细针穿刺活检不能给出一个明确的结果时才推荐使用开放性活检，如果在开放性活检中，万一活检物质包含有恶性细胞，那么就应当进行所有淋巴结范围的完全切除。

肯定有淋巴结转移的患者可选择放射状淋巴结切除。如果只有一个淋巴结受累，在进行放射状淋巴结切除后的 10 年生存率可达到 50%。如果两个或两个以上的淋巴结受累，10 年生存率也就是 20% ~ 30%。

MM 的诊断中关键问题就是肿瘤是局限于皮肤还是已经播散到局部淋巴结。临床上累及淋巴结的黑素瘤的预后特别差，这种患者比局限性黑素瘤患者的长期生存的机会要减少 20% ~ 50%。这就是为什么在临床上没有淋巴结累及的情况下广泛应用选择性淋巴结切除这种方法。然而，20 世纪 70 年代及以后的研究并不能证实这种方法对患者的预后是否有改善。从那以后，对中间的黑素瘤（厚度在 0.76 ~ 4.0mm 之间）是否进行选择性淋巴结切除这一问题还存在争议。

通过前哨淋巴结这一概念的发展而使得可以利用一个折中方案。这个范围指的是从肿瘤所在范围的皮肤引流淋巴液的第一个淋巴结。

（三）弥漫性黑素瘤的治疗

应用化学疗法治疗转移性黑素瘤还不能令人满意。达卡巴嗪（DTIC）对于黑素瘤患者来说是最有效的抑制细胞的药物，结果应答率只有 10% ~ 19%。DTIC 联合其他抑制细胞的药物一起应用也不能有效地提高应答率或提升黑素瘤患者的生存率。诸如重组干扰素和白介素 -2（IL-2）这样的生物应答调节剂的推出，加大了所有药物使用的可能性。α－干扰素已经证实能提高局部转移的黑素瘤患者的总的生存率。一些临床试验表明加用干扰素也能增加远处转移的黑素瘤患者的生存率。至于 IL-2，情况甚至更加复杂，这是因为对此还没有进行大量、随机、多中心的试验。一项对于用大剂量 IL-2 治疗的患者进行的回顾性分析表明，所有黑素瘤患者中有 10%的亚群治疗后能够获得完全和持久的缓解。然而，这还没能进一步证实，而且这还得在临床试验中进一步去确认。因此，弥漫性黑素瘤患者应当求助于专科中心。

（四）免疫学和特异的免疫疗法

MM 是一种抗原性肿瘤。已经得到鉴定的几种蛋白质以肽的形式存在于人类白细胞抗原－Ⅰ（HLA-

Ⅰ)复合体中。这些蛋白质中最重要的具有代表性的包括MAGE家族成员、gp100或酪氨酸酶。近几年来，已经得到鉴定的T细胞识别的黑素瘤抗原的数目显著增长，它们可以分为如下几类：①黑素细胞特异性黑素小体蛋白（MelanA、gp100、酪氨酸酶和TRP-1）；②在睾丸和许多癌症中表达的蛋白（MAGE-1、MAGE-3、BAGE和GAGE）；③肿瘤特异性变异蛋白（β-链蛋白、MUM-1和CDK4）；④其他（p15）。

淋巴因子活化的杀伤细胞和肿瘤浸润淋巴细胞能够归巢至转移性黑素瘤。这种通过肿瘤部位的反应性淋巴细胞的浸润可能是肿瘤在IL-2的诱导下消退的机制。

尽管黑素瘤存在多种特异的HLA-Ⅰ相关性抗原，但是它并不能诱导能清除恶性细胞的免疫应答。因此可以推测，黑素瘤细胞通过在没有各自的协同刺激信号的情况下提呈抗原而诱导了免疫耐受的发生。机体是能够提供这些协同刺激信号的，例如通过B-7这种分子可以经CD28传递协同刺激信号给T细胞。因此，针对黑素瘤的疫苗看起来是一个可以达到的目标。应用一些策略随即就成功地开发了黑素瘤疫苗。

许多群体已经使用自体的或同种异体的肿瘤细胞去给黑素瘤患者接种，这种肿瘤细胞的免疫原性在经过基因工程处理后增加，典型的转基因组有IL-2、IL-7、IL-12或协同刺激分子等。然而受到人力和财力的限制，这种途径经常受阻。近来的数据清楚地表明诸如IL-10和β转化生长因子（β-TGF）这样的免疫抑制因子的片断通过黑素瘤细胞抑制转染分子的免疫刺激潜能而起作用。

第十二章 癌性疼痛

癌痛是由癌症本身或与癌症治疗有关的以及精神、心理和社会等原因所致的疼痛，它是癌症患者最常见、最痛苦的症状之一，常比癌症引起的死亡更令人恐惧。在癌症患者的自觉症状中疼痛的发生率最高，可以说癌痛是癌症患者普遍存在的症状，与此同时，癌痛带给患者心理、社会等多方面的压力，可严重影响患者的生存质量。随着社会的发展，癌症患者及其家属越来越重视如何正确面对疾病，适应各种变化，以提高患者在新的环境条件下的适应能力和生存质量。癌症早期约 1/3 的患者有慢性疼痛，晚期癌症则有 70% ~ 80% 的患者在遭受不同程度的疼痛困扰。这种情况使得许多癌症患者在其生命的最后阶段不得不忍受癌痛的极大痛苦，这不仅对癌症患者本人，而且对社会和家庭都可造成不可估量的影响。

一、病因

癌症患者的疼痛较一般患者更为复杂，因为在癌症确诊前，往往会被遗漏而误诊，而在癌症确诊后，又往往只考虑癌症而疏忽其他疼痛原因的诊断。有关癌痛发生的原因主要有以下几方面。

1. 由癌症本身引起 癌肿发展压迫邻近器官组织，产生炎症、水肿、缺血、坏死，或内脏包膜膨胀；癌细胞广泛转移，浸润和堵塞血管，造成部位缺血；肿瘤转移至骨骼，刺激骨膜或引起病理性骨折；肿瘤压迫空腔脏器造成梗阻、黏膜炎症、坏死等；若肿瘤侵犯到脑、椎体或其他神经组织，更易引起疼痛。癌浸润到胸膜、腹膜或骨膜均可产生剧烈的疼痛。癌痛常见的部位有肺、头颈、腹腔、盆腔、骨骼和胸部等。

2. 与癌症相关 如癌症引起的带状疱疹及带状疱疹后神经痛，癌症骨关节病的剧烈疼痛等。

3. 与癌症治疗有关 手术治疗和放射治疗可造成新的疼痛区或形成新的疼痛源。如肺、乳腺切除术后引起的臂丛神经痛，胃肠术后并发症等；化疗后的周围神经炎，骨骼无菌性坏死；长期应用激素类药物治疗，停药后引起的假性风湿性关节炎，全身乏力，疲劳，广泛性肌肉关节酸痛；放射治疗后引起的放射性肠炎常继发于腹部、盆腔恶性肿瘤放疗后，直肠癌放疗以后可引起会阴痛。还有臂丛、腰丛放疗后引起纤维增生、变性等导致疼痛等。

4. 伤害性诊断检查有关 如心、脑血管造影，食管镜、胃肠镜，肝、肠动脉造影，腹腔镜、膀胱镜等检查均可刺激、伤害周围有关感受器产生疼痛。

5. 与癌症无关 如癌症伴发腰椎间盘突出症引起的腰腿痛，伴发肺部感染引起胸痛，如同时伴发强直性颈、腰椎等骨关节炎，偏头痛，痛风，腹主动脉瘤，糖尿病等。

6. 心理因素 癌症患者在患病过程中经受了包括身体和精神两方面的刺激，感到精神疲惫，失去工作和生活自理的能力，必须依靠他人帮助，以及持续不能缓解的疼痛和死亡的威胁都是普遍存在的。情绪的波动、心理状态的改变以及医务人员和周围人的态度，这些都会影响到疼痛的程度。研究发现癌症已转移的患者其心理因素对疼痛的影响比癌转移的部位更为重要。

二、癌痛的发病机制

癌痛是一种复杂的生理和心理反应，主要包括两种成分：一种是伤害性刺激，通过伤害性感受器，经神经纤维传入中枢；另一种是个体对伤害性刺激的反应，伴有强烈的情绪色彩，表现为一系列的情感、行为和躯体活动反应以及内脏系统反应的变化。

（一）伤害性刺激引起外周神经痛

目前认为癌痛发生的机理主要是由于伤害性刺激激活身体表浅或深部的组织、肌肉、血管、淋巴、骨骼、内脏中特异的神经末梢伤害性受体，胃肠腔内各种物理性和化学性，渗透压和热能等方面的改变以及胃肠病理性机械活动状态，均能以动作电位形式传递到腹腔神经节，通过内脏大神经传入脊髓后角。各种原因引起的组织损伤，释放的化学物质，激活伤害性感受器，经 Aδ 和 C 神经纤维传入，在经过脊髓背角中的胶质区细胞到第一级中枢传递细胞时，信息可受调制。外周神经病变如肿瘤浸润、压迫或局部缺血，能降低传入冲动到达背侧角的能力，以限制邻近神经元活动，这一能力也被称为“背侧根反射”。背侧角细胞间的静息突触的动作电位显然可被外周轴突损伤突然爆发，因此当已知轴突不能传导一种动作电位时，背侧角细胞就接受来自不同轴突的输入，所以轴突内互相干扰也被认为是神经源性疼痛的一种可能机制。如果一个低阈值的运动传入神经元连接在痛觉轴突上，那么轻微刺激就能转化为严重疼痛或痛觉过敏。肿瘤浸润对轴突的损伤可以使轴索正常的被动传导特性改变为异位的化学或物理因素特性，从而导致产生异常动作电位。脱髓鞘、变性、再生状态下的轴索可表现为自发电活动，并在细胞外对去甲肾上腺素极其敏感。损伤轴索的一个动作电位可诱发受伤区域多个动作电位释放。这种现象被称作“后释放现象”。它不仅引发疼痛感觉，还通过变换局部细胞外环境的离子组成来激活邻近神经元。但轴索的变性并不是独立现象，因为与之以突触相连的周围神经元经常表现为相应的变性改变。结果是神经元功能的异常被高级神经元识别为痛觉。

（二）癌症引起的内脏痛

内脏痛的传入途径比较分散，即一个脏器的传入纤维可以经过几个节段的脊髓传入中枢，而一条脊髓神经又可包含几个脏器的传入纤维，因此癌症引起的内脏痛往往是弥散的，而且不明确，故仔细了解内脏痛的发生机理对诊断与治疗非常有用。由于癌痛同时还可引起患者精神方面的变化，使疼痛变得更加复杂多变。面对癌痛患者，应尽早地明确癌痛的具体发生机制，以便针对其病因制定有效的治疗方案。

在临床上肿瘤的生长速度具有很大的个体差异。但通常分化越差生长越快，同时瘤体供血相对不足，易发生中心坏死等现象。一般良性肿瘤以膨胀生长为主要方式。只对局部的器官组织产生压迫和梗阻。而恶性肿瘤则以浸润性方式生长为主，它侵犯邻近的组织器官，破坏其结构和功能。浸润性生长不仅可在原发部位不断生长扩大，而且还可直接蔓延至邻近组织。另外，恶性肿瘤也能通过很多种途径扩散或转移到身体的远隔部位。当肿瘤压迫、侵入神经、血管、肠管时，除产生相应组织器官的功能变化外，也可产生疼痛。

癌转移到椎骨或肋骨后，侵犯脊神经根或肋间神经，以及癌瘤浸润到胸膜、腹膜或骨膜均可产生剧烈的疼痛。癌扩展到空腔脏器后，疼痛常伴随恶心和呕吐。癌痛常见的部位有胸背部、头颈、腹腔、盆腔、骨骼和胸部等。除上述原因外，手术治疗和放射治疗同样可造成新的疼痛区或形成新的疼痛源。

（三）肿瘤自身因素引起的疼痛

肿瘤生长早期通常不引起疼痛，当瘤细胞侵入或压迫神经即可产生剧烈疼痛。肿瘤细胞侵犯血管，会使该血管供血障碍，也会产生疼痛。肝癌侵犯肝脏被膜可引起肝区疼痛。癌瘤腹腔内种植也可产生腹痛，肠肿瘤导致消化道梗阻引起腹痛。鼻咽癌侵及三叉神经可引起头痛等。

肿瘤本身产生的一些激素样化学物质、肿瘤的代谢物、坏死组织的分解产物以及抗感染能力降低后的继发感染等均可激活及致敏化学感受器和压力感受器，从而导致神经病理生理变化，不仅可使患者感到疼痛，而且可使患者发热，增加机体的消耗，直至最后形成严重贫血、消瘦、代谢失调等恶病质状态，这些因素都可加重疼痛。

一般来讲，产生顽固性癌痛症状的患者多已处于癌的晚期。由于疼痛对患者的身心均会带来巨大的影响，患者身心的改变又会加重全身情况不断恶化，从而形成恶性循环。相反，根据大量的临床观察发现，经给癌痛患者进行有效的镇痛治疗后，患者的全身情况明显改善，特别是情绪转优，从而饮食量增加和对治疗的信心增强，延长了患者的生命，使患者的最后时光在无痛中度过。

三、癌痛的临床表现

癌性疼痛，或称晚期癌痛是造成癌症晚期患者痛苦主要的原因之一。在此阶段，患者身心处于相当的痛苦之中，相当多的患者不是直接死于癌症，而是死于重度疼痛。大约80%的晚期癌症患者有剧烈疼痛，且癌痛是全方位疼痛，包括躯体的、心理的、社会的和精神的因素，因而可以说是复杂性疼痛。

癌痛的临床表现多种多样。癌症疼痛可分为急性与慢性两种。急性疼痛的特点是近期发作，病史短暂，有明确的发生时间，并能确定病因，如化疗引起的胃炎，腰椎穿刺造成的头痛。这种疼痛可伴有或不伴有明显的疼痛行为，如呻吟、痛苦表情或挣扎而需固定，以及心情焦虑或全身交感神经功能亢进的体征，包括出汗、血压升高、心率加快。慢性疼痛是指疼痛持续 1 月或更长时间，超过急性疾患或损伤的一般病程，或合并慢性病变，在数月或数年内间断复发的其他慢性疼痛性疾病。

肿瘤相关性慢性疼痛起病比较隐藏，疼痛强度不一，随肿瘤生长而加重。在给抗肿瘤药物治疗后，可因肿瘤缩小而减轻。此种疼痛常伴有情绪紊乱（焦虑、压抑）及自主神经系统症状（虚弱、厌食、失眠），但无明显的交感神经功能亢进体征。在急性与慢性癌痛过程中疼痛可能骤然加重，称为突发性疼痛。慢性癌痛患者中约 2/3 有此类病史，即便没有这种情况，其疼痛强度也可能有自然的波动。癌痛的临床分类如下。

（一）急性疼痛

直接由癌肿引起的急性疼痛，可发生在癌肿早期或在癌肿的进展期。某些癌肿的早期诊断比较困难，疼痛症状可被忽视。但在 40% ~ 50% 的早期乳腺癌、卵巢癌、前列腺癌和直肠癌患者可出现疼痛。某些分化低的或未分化癌早期，原发病灶无任何症状，而发生转移灶疼痛，如癌肿的脑转移伴随剧烈头痛。癌肿侵犯肋骨或其他管状骨引起骨折所致疼痛也不少见，若癌肿压迫空腔脏器形成肠道扭转套叠者易引起急性疼痛。

在癌肿的诊断过程中，各种治疗特别是手术切除后可出现急性疼痛。在化疗、放疗及在皮质类固醇停药后可出现急性疼痛。在放疗过程中由于皮肤的灼伤、黏膜炎症、食管咽喉部的炎症致局部急性疼痛。在化疗过程中出现肌痛、关节痛、胰腺炎及胃肠道反应引起的相关部位的急性疼痛，前列腺癌、膀胱癌切除后引起的痉挛性疼痛等。

（二）慢性疼痛

1. 直接由肿瘤引起的疼痛

（1）肿瘤侵犯、压迫神经和神经丛：由脊椎骨的原发或转移癌造成的病理性骨折压迫邻近的神经或神经根，可产生支配区域的锐痛，此神经痛属机械性压迫或神经根部位炎性水肿所引起。有时可产生以持续性灼痛为特征的根性神经痛，这种传入神经性疼痛，在感觉缺失区可出现感觉过敏、迟钝或感觉减退。当肿瘤侵犯至腹腔神经丛、肠系膜或腰骶神经丛时可产生定位不准确、反复发作的钝痛。其疼痛的机制可能是神经鞘内的神经纤维被压迫及神经营养血管被癌细胞堵塞，从而使神经纤维呈缺血、缺氧状态并产生致痛物质所引起。

（2）癌肿侵犯骨骼：原发癌或继发癌直接侵犯骨膜、骨骼是肿瘤患者疼痛的主要原因。如乳腺癌和前列腺癌的骨转移，疼痛局限于某一部位，肋骨癌引起脊背部痛及髋部肿瘤的膝关节痛等，此种疼痛多为持续剧烈的疼痛，因骨膜和骨髓中存在与疼痛有关的感觉神经末梢，由于骨膜受刺激或骨髓腔内压升高而产生疼痛。疼痛的机制可能是由于骨髓破坏、骨质溶解，造成骨的血液循环障碍或者是骨膜的伸展肿胀及病理性骨折而引起。脊椎骨的原发癌或转移癌压迫神经根或感觉神经可产生体表痛。在骨肿瘤侵犯神经丛时可出现剧痛。

（3）癌肿侵犯脑和脊髓：恶性肿瘤最容易转移的脏器是肝、肺、脑。脑转移多见于小细胞型肺癌、乳腺癌、恶性黑色素瘤及睾丸、肛门的恶性肿瘤。早期出现弥漫性头痛，可伴有轻度偏瘫和其他中枢神经系统症状。此种疼痛通常是癌肿侵犯脑膜、静脉窦和脑膜动脉所致。脊髓和脑干的转移癌可产生顽固性中枢性头痛，若单一的小转移灶则头痛相对较轻。硬膜外间隙和脊髓的转移瘤多通过椎间孔侵入椎管内压迫脊髓而产生腰背部钝痛。

（4）癌肿侵犯实质脏器：肝、脾、胰、肾等实质脏器当被癌肿侵犯时，被膜的迅速膨胀，使被膜上的伤害性感受器敏感而引起疼痛。此种疼痛是不准确的腹痛、钝痛，多与受损脏器的支配神经节相关。若癌肿侵犯胰腺可引起消化性胰腺炎，使胰管扩张，胰腺坏死及致痛物质的产生而引起剧痛。对实质脏器疼痛的鉴别，如肝、脾、肾发生梗塞病灶时的疼痛多为突发的局部疼痛。

（5）癌肿侵犯空腔脏器：癌肿侵犯和压迫空腔脏器时，如胃肠道、胆管、输尿管、膀胱等可引起压迫堵塞症状及平滑肌痉挛收缩而引起疼痛，疼痛性质多为钝痛，但若严重堵塞、收缩致缺血时可产生剧烈的疼痛，定位不太准确，反复发作伴逆蠕动时可出现恶心、呕吐等症状。胃肠道的巨大肿瘤、溃疡出血或恶性淋巴瘤也可出现疼痛和不适。胸腔恶性肿瘤如胸壁间皮瘤、纵隔恶性肿瘤等也可出现胸背疼痛，但多伴有其他症状，如胸闷、胸水及腔静脉压迫症状。

（6）癌肿侵犯和堵塞脉管系统：当癌肿侵犯血管可引起周围淋巴管炎及血管痉挛，产生弥漫性灼痛和持续性疼痛。若癌肿阻塞血管，可因静脉回流障碍而引起远端肢体疼痛和水肿。胸腺瘤、支气管肿瘤、恶性淋巴瘤可引起上腔静脉综合征，颈面部静脉扩张、水肿并出现胸痛和头痛。

（7）黏膜坏死、炎症和溃疡：这种疼痛主要发生于唇癌、舌癌、口腔牙龈癌、喉癌和消化道、泌尿生殖道的癌肿。由于炎症反应产生致痛物质，刺激末梢感受器而引起极其痛苦的疼痛。

2. 癌肿治疗引起的疼痛　部分开胸手术患者，术后数月可出现受损肋间神经支配区的疼痛，多为持续性疼痛，并有撕裂感的疼痛发作。引起各种疼痛的原因可能是受损神经残端形成小神经瘤，当受压时产生致痛物质及儿茶酚胺水平的增高而引起疼痛，此种疼痛可随体位变化而加剧，虽不属于癌肿本身引起，但应予以鉴别。部分乳腺癌切除术后患者也可因肋间神经、部分胸神经受损而出现上肢、腋窝或胸壁的紧张性疼痛，伴有束带感，感觉和痛觉过敏及穿衣、梳头时不适感。部分截肢患者术后可出现残肢痛和幻肢痛。

四、癌痛的药物治疗

癌痛有多种治疗方法，药物治疗是最主要、最常用的措施，使用方便，不需特殊仪器与设备，尤其口服给药最为普遍。根据药理学的基本原理与临床使用经验，镇痛的选择与剂量的掌握必须个体对待，以获得最好的镇痛效果与最小的副作用。常用的镇痛药主要有以下三种：非阿片类镇痛药，阿片类镇痛药（麻醉性镇痛药）和辅助药（与镇痛药联合使用，以增强后者的作用）。

（一）镇痛药物及合理使用

1. 非甾体抗炎镇痛药　可以抑制肿瘤侵犯损伤局部组织所引起的致痛物质—前列腺素的合成。此类药物对炎性疼痛和骨关节疼痛治疗效果较好，无成瘾，但镇痛有封顶作用，不能同时使用两种非甾类消炎药（对乙酰氨基酚除外）。

2. 曲马多

（1）曲马多对 μ－阿片类受体的亲和力为吗啡的 1/6000，对胺类受体（α 2 肾上腺素能受体和 5-HT）也有作用，两种机制协同产生强镇痛作用，用于中度至重度疼痛。

（2）在治疗剂量下，曲马多几无呼吸及心血管副作用，无平滑肌副作用，无成瘾性，便秘、嗜睡和镇静作用也低于阿片类。

（3）主要的副作用是恶心、呕吐，头晕和头痛。剂量过大可产生惊厥和 5-HT 综合征。

（4）曲马多可经口服、直肠、静脉或肌肉给药。口服用药原则是小量开始，逐渐加量。通常开始剂量为 50mg/ 次，如无副作用 2 ～ 3 天后可增至 100mg/ 次，一般口服最大剂量为 400mg，但在治疗重度癌痛和术后痛时可使用到 600mg 的日剂量。静脉注射为防止恶心呕吐副作用，负荷量 2 ～ 3mg/kg，常在手术结束前半小时给予，维持剂量不超过 400 ～ 600mg/d。

3. 阿片类药物　阿片类药物可以抑制痛觉在中枢神经系统内的传导，达到镇痛作用。阿片类药物可分为弱阿片类药物和强阿片类药物。

4. 给药途径　口服给药因其方法简单，易于掌握和管理，是晚期癌痛患者首选的给药途径，而对吞咽有困难的患者，可经舌下含服或经直肠给药。芬太尼透皮贴剂也比较方便、有效的无创给药方法，国内有 25、50ug/hr 两种剂型。对于经胃肠道给药不能控制的疼痛或疼痛发作特别频繁的病人，可考虑经静脉全身给药。在口服、静脉、经皮等途径都失败或产生难以控制的副作用时，可改用椎管内给药或联合局部神经阻滞疗法。在进行药物更换或改变给药途径时，应根据不同药物、不同给药途径下药物作用强度的相互关系进行调整，一般吗啡与芬太尼的作用强度比为1∶70～1∶100；吗啡的不同给药途径的镇痛强度之比分别为口服、静脉、硬膜外腔、蛛网膜下腔=1∶10∶100∶300。

5. 给药间期　根据药物不同的药代动力学，制定合适的给药间期，规律地给药（而非疼痛出现时才用药），使体内维持恒定的镇痛药物浓度，不仅可以提高药物的镇痛疗效，还可减少耐受的出现。各种盐酸和硫酸吗啡控释片的镇痛作用可以在给药后1小时出现，2～3小时达到高峰，共可持续12小时，还可联合应用NSAIDs。透皮芬太尼贴剂的镇痛效果常于给药后12小时出现，24～48小时达到高峰，可持续约72小时。经静脉给吗啡可在5分钟内起效，持续1～2小时。对于活动、应激、疾病进展引起的爆发性痛可以在定时给药的基础上追加一定量的镇痛药物。

6. 药物剂量的调整　应从小剂量开始，在癌痛治疗之初可能有一个药物剂量逐渐增加的过程，爆发性疼痛反复发作高于4次/d的病人，可能存在药物剂量不足，应将每日制止爆发痛的阿片类药物总剂量换算成日剂量以控缓释药物代替。在调整剂量时，重度不能缓解的疼痛吗啡每24小时的增加剂量为50%～100%，中度可每天增加25%～50%，以减少剂量过大引起的各种危险。

对于因其他附加治疗使疼痛已经减轻的病人，渐进性的镇痛药物剂量下调是必要的。一般每次每天可减少25%～50%，但首先应确保镇痛效果。对于因出现剧烈不良反应而需要调整药物的病人，应首先停药1～2次，再将剂量减少50%～70%。经过一段时间有规律治疗后疼痛得到控制的病人，仍需给予以前每天剂量25%的药物，以防出现生理戒断综合征。

（二）镇痛药物的副作用及处理

长期使用口服阿片类药物，因肠蠕动受抑制，便秘发生率高。故在使用之初就应预防性地联合使用一些治疗便秘药物如番泻叶等药。严重便秘可使用作用较强的导泻药，或换用非口服制剂，如芬太尼透皮贴剂。阿片类药物刺激呕吐中枢，胃肠道阿片受体以及便秘常可引起病人恶心呕吐。防治的方法包括：甲氧氯普胺（胃复安）10mg，3～4次/d；氟哌利多（氟哌啶）2.5～5mg，1～2次/d，但可引起镇静作用，故不用于已有镇静反应的病人；地塞米松5～10mg，1～2次/d；严重的呕吐病人可用5-HT3受体拮抗剂。随着使用时间的延长，阿片类药物的催吐作用可逐渐减轻直至消失，因此，在阿片类药物治疗时应从小剂量开始，逐渐增加剂量，这样可明显减轻呕吐的发生。

呼吸抑制作为阿片类药物的急性不良反应，在晚期癌痛治疗使用控缓释阿片类药物的病人中极少发生，但对于初期使用者此副作用应该引起特别重视，加强对首次使用阿片类药物病人的监测。一旦出现副作用，可静注阿片受体拮抗剂纳洛酮（20～40μg/min）进行治疗，随后减少阿片类药物的剂量。

由于晚期癌症患者使用阿片类药物主要以镇痛为目的，可出现药物耐受和躯体依赖现象，但与吸毒者的心理依赖有别，出现成瘾的极少（哌替啶除外）。因顾及可能出现成瘾而限制晚期癌症患者的阿片类药物用量是没必要的，也不利于疼痛的控制和晚期肿瘤病人的生活质量。

（三）辅助治疗药物

所谓辅助治疗联合采用一些非镇痛药物，提高阿片类药物的镇痛效果，减少阿片类药物的量，从而也可减轻其不良反应。对于常规镇痛药不能控制的难治性疼痛辅助治疗显得尤为重要。

1. 三环类抗抑郁药　以阿米替林为代表的三环类抗抑郁药的镇痛作用体现在以下方面。

（1）本身的直接镇痛作用，尤其对神经痛。

（2）具有部分阿片样作用：有研究表明使用抗抑郁药的病人，吗啡的需要量明显减小。

（3）抗抑郁作用：可以改善疼痛病人伴随的抑郁症状。

此类药物的药理作用非常复杂，主要通过抑制中枢神经系统内神经末梢对去甲肾上腺素（NA）和5-羟色胺（5-HT）的重吸收，使这些神经递质的含量增加，脑干（5-HT介导）和中脑（NA介导）的下行抑制途径作用增强，起到抑制痛觉传导、缓解疼痛的目的。

口服是主要的给药方法，由于此药作用时间长，一般每天口服 1 ~ 2 次。由于存在较明显的个体差异，治疗时应采取最小的起始剂量，然后缓慢增加剂量，使病人在取得治疗效果的同时又能耐受不良反应。停药也应逐渐减量，以免出现失眠、易怒等中枢兴奋症状。

2. 抗焦虑药物 主要用于减轻焦虑、紧张、恐惧、稳定情绪，兼有镇静催眠作用的药物，一般不引起自主神经系统症状和锥体外系反应。抗焦虑药以往称为弱安定药，属于这一类的主要为苯二氮卓类药物，其次为丙二醇类，抗组胺的二苯甲烷类，抗抑郁药三环类和 MAOI，β 受体阻滞剂和近年发现的苯二氮卓类抗焦虑药丁螺环酮（布斯哌隆）。

3. 抗惊厥药 此类药物的抗惊厥作用主要通过：①抑制神经元对 GABA 的重吸收，提高抑制性神经递质 GABA 的含量，并提高脊髓神经元对 GABA 的反应；②拮抗兴奋性氨基酸的作用；③抑制离子的跨膜运动。由于影响钠离子的跨膜运动，因此具有一定的镇痛作用，尤其对神经痛具有一定疗效。

4. 皮质激素 其镇痛作用可能与抗炎作用有关。由于存在着全身副作用，多用于急性神经压迫伴炎性水肿或用于神经阻滞治疗。皮质激素常可用于：①脑部原发或继发性肿瘤所致的颅内高压引起的头痛；②神经受压迫引起的疼痛，常与阿片类药物和抗抑郁药联合用于神经痛；③恶性肿瘤引起的骨痛。

短期使用皮质激素副作用不明显，长期使用可引起肾上腺皮质功能不全、肌肉松弛、骨质疏松甚至股骨头坏死。

5. 可乐定 是中枢 α2 受体激动剂，镇痛作用机理可能与中枢和外周神经递质的释放和活性发生改变有关。可乐定用于镇痛主要以中枢给药为主。与吗啡、局麻药联合椎管内使用可有效地缓解肿瘤的神经痛。副作用有低血压、心动过缓、口干和镇静。

6. 氯胺酮 是兴奋性氨基酸受体兴奋药，对阿片等受体也有作用，静脉注射或口服给药对神经源性疼痛或恶性痛有良好治疗作用，导致幻觉、血压增高是其主要副作用。

7. 双膦酸盐 具有选择性抑制破骨细胞活性、抑制骨溶解吸收作用，近二十年来已有 10 多种药品应用于临床，收到抑制骨破坏、减轻骨吸收、抑制恶性肿瘤骨转移导致镇痛的效果。

五、癌痛的心理治疗

癌痛影响着各种不同癌症患者的生活质量：Sonica 估计 20% ~ 50% 的癌症患者就诊时已有疼痛，而近 50% 的晚期癌症患者可有中至重度疼痛，中度或以上的疼痛会严重影响患者的生活能力，包括工作、情绪、睡眠、行走、日常活动等。另外，不可控制的疼痛被认为是导致癌症患者自杀倾向或希望想办法尽快结束生命的主要因素。以前，癌痛是通过单一维度的医学模式来治疗的，即一般认为疼痛与明确的病理生理过程相关，而疼痛的强度与组织损害的程度呈比例。在此种模式中。治疗集中在药物疗法、手术及放疗方法。尽管这些方法现在已有明显的改进，仍不能满足疼痛治疗的要求，因为其疗效上存在局限性，并伴随不良反应或并发症。另外，疼痛特别是癌痛的多因素特点，支持将多维治疗模式用于癌痛治疗的证据将越来越多，现有的证据已表明药物、行为及心理疼痛治疗相结合的方法代表了癌痛治疗的最佳策略。

（一）癌痛患者的心理变化

癌痛患者大多存在心理问题，随着疼痛持续时间的推移，疼痛程度加强，患者的心理问题更为突出。严重疼痛是导致患者产生自杀倾向的主要因素之一，而心理治疗可以调整患者的心理紊乱，有助于缓解疼痛的程度，改善患者的生活质量。从心理学角度讲，有两种形式的精神刺激是难以承受的，一种是急性的难以承受的刺激，另一种是慢性的长期承受的刺激。那么对于晚期癌痛患者来讲，他所承受的精神刺激既是难以承受的又是慢性存在的，所以有的患者讲“对于一个备受折磨的晚期患者，能像心脏病患者一样猝然死去是太幸福了”。

1. 癌痛患者的一般心理问题 即使没有疼痛，癌症患者被确诊后常会经历一系列固定的心理反应过程，通常先是震惊、不相信或不接受，接着是焦虑和沮丧。癌症患者心理障碍的程度差异很大，主要原因有两个：①医疗原因：如疾病的分期、有无疼痛出现、特定治疗损伤的影响等；②心理原因：包括患者的心理适应能力、情绪变化以及是否存在精神障碍。虽然一般认为心理问题在患癌过程中起关键作用，但大多数患者在患癌及癌症治疗过程中的沮丧情绪都是正常心理反应。在那些确有精神障碍的癌症患者中，超过90%的障碍与癌症应激反应或疾病及治疗的表现有关。癌痛随疾病的部位、分期和进展不同而不同，在没有转移的患者中，大约15%有明显的疼痛，60%～90%晚期癌症患者因疼痛而使其衰弱，多达25%的患者死于疼痛。

由于癌症本身或治疗引起的疼痛是癌症最可怕的原因之一，大多数癌症患者在诊断后才感到有疼痛，部分原因可能与患者心理害怕和对癌症的认识有关。癌症一经诊断，心理因素就会对疼痛产生影响，使疼痛加重。在癌症早期，疼痛的程度和疾病的进展关系不大，因此疼痛可能是心理和身体因素共同作用的结果，心理因素如可感知的控制、疼痛的理解、沮丧、焦虑、害怕死亡等均会加重疼痛。对许多患者而言，疼痛是疾病进展的信号，所以当癌症患者新出现疼痛时，其沮丧情绪就会增加，这种现象要较良性疾病所致的疼痛严重得多。同样，如果患有转移性乳腺癌的妇女认为疼痛是疾病进展的结果，其沮丧情绪就会增加，以至她们的疼痛加剧。当然，因为疼痛严重而难以控制也可引起更大的沮丧。情绪和心理低落确实存在一定的联系，但很难说两者之间具有确定的单一因果关系，而且它们的关系是相互作用、十分复杂的。

2.癌痛患者的精神障碍　在晚期癌症患者中，疼痛、抑郁和精神错乱的发病率增高。在所有癌症患者中，大约25%有严重的抑郁症，而到晚期则上升到77%。在需要精神治疗的患者中，器质性精神障碍（精神错乱）的发病率从25%～40%上升到终末期的85%。通常用于控制癌痛的麻醉镇痛药能引起精神错乱，尤其是在老年或终末期患者快速静脉滴注或注入大剂量的药液时更易如此。若疼痛影响精神症状，有必要在充分治疗疼痛后重新评价精神障碍的存在。癌痛的精神障碍并发症不仅会引起精神障碍的发病率和死亡率增加，而且也影响患者的生活质量。

（二）癌痛患者心理治疗的适应证

我们通常称癌痛为恶性痛，是慢性疼痛治疗的难题之一。尽管我们有三阶梯治疗方案，尽管我们有破坏性阻断治疗的方法，但必须承认仍有许多癌症患者的症状是难以缓解的，甚至有时是束手无策的。心理治疗的介入可使癌痛治疗又多了一个方法，可以明显提高镇痛治疗的效果和患者自身的满意程度，具体应用包括以下几个方面。

1.无肿瘤直接造成的疼痛征象　肿瘤造成疼痛的机制主要是浸润、压迫、化学刺激等，这在骨癌等接近体表部位的肿瘤当中非常常见，对于这些疼痛，我们可以做出合理的病理解释，但有些癌痛患者的疼痛，的确是难以如此解释的。

2.年老体弱的癌痛患者　在临床工作中，对许多年老体弱患者进行癌痛治疗是十分困难的，如一位95岁高龄的肝癌患者在进行吗啡治疗时，每日所需的最佳治疗剂量相当难以确定，今天给10mg可能还有疼痛，明天给10mg就会出现过度镇静和昏睡不醒。这类患者若以心理治疗为主，辅以疼痛治疗，就应该是相对较好的方法。

3.镇痛药物副作用严重的患者　有的患者平时即有消化道慢性炎症和慢性溃疡等疾病，或者由于长期的慢性消耗，长期卧床，反复手术、心情压抑等因素的影响，使得每日的进食量很少，或者进食后不舒服，与此同时，三阶梯镇痛治疗的任何一个阶段的药物都不同程度的有消化道的不良反应，再加上患者不可避免地大量服用中药汤丸制剂、化学药物治疗等使得我们经常面临一个癌痛患者时，他的胃肠状况已经不能再承受任何有胃肠道刺激作用的药物，尤其是吗啡所带来的剧烈呕吐反应。

4.严重的癌痛的患者　对于发生严重疼痛的癌症患者来讲，任何词汇都难以全面的表达和描述他们所承受的痛苦。事实上在晚期癌痛患者中，由于难以承受巨大的痛苦，许多患者伴有抑郁症。研究发现，癌痛患者的自杀倾向与抑郁症密切相关。对剧烈癌痛患者，在临床上应当重视心理问题和注意有无自杀倾向，联合使用心理治疗有利于缓解疼痛和改善心理状态。

（三）癌痛患者心理治疗方法

自从门控理论问世以来，科学工作者和临床医师已经知道需要用多维的方法来治疗慢性、良性疼痛综合征。多维模型可使我们更好地了解癌痛，癌痛包括五种成分：①生理的（机体疼痛的病因）；②感觉的（如疼痛的强度、部位和性质）；③情感的（情感变量，如与疼痛有关的压抑和焦虑）；④认识的（疼痛影响一个人的思维方式或人对于疼痛的含义）；⑤行为的（疼痛行为，诸如活动能力和摄取镇痛药）。疼痛多维概念化推动了心理学技术治疗慢性疼痛的发展，如生物反馈、松弛训练和催眠法在减轻或缓解与慢性疼痛综合征（如偏头痛和肌肉收缩性头痛）有关的疼痛方面疗效非常显著。

1. 催眠疗法 用于治疗疼痛已有很长的历史，近来的科学研究揭开了这种技巧的神秘面纱，使之成为临床上用于治疗癌痛的有用工具。

2. 放松训练 放松训练的目的是让患者产生生理和精神上的放松与安逸，以缓解焦虑和降低骨骼肌的紧张度。关于松弛训练的方法有多种，但最常使用的是逐步和自身放松方法。逐渐放松步骤包括系统地紧张和放松身体的 16 组肌肉。指导患者深吸气，联想呼气和诸如“放松”等表示平静的词。

3. 生物反馈 生物反馈又称生物回授，在不同场合下具有不同的含义，它既可以指有机体内发生的一种过程，又可以表示一种方法，还可以表示一种特殊的治疗手段。生物反馈是生物界存在着的一种普遍现象，有机体的各组织、器官、各系统的活动情况，不断通过体内媒介（主要是神经系统）反映到中枢神经系统的相应部位，使有机体的活动得以协调进行，使内环境保持平衡，这种过程有时被称为生物反馈。生物反馈是一种新的心理行为治疗方法。它是通过生物反馈仪把人体的某些生理信号，如：脑电、肌电、皮电、皮温、血压等等，以视觉或听觉信号的形式反馈给人体，然后人再通过训练和意念来主动控制这些生理信号的变化，来达到治疗的目的。

4. 癌痛的多模式治疗方法 癌痛的多模式成分包括生理方面、感觉方面、情感方面、认知方面和行为方面等，在治疗时也要有针对性的给予不同的方法。

六、癌痛的姑息治疗

姑息治疗属于支持性治疗，可以和抗癌治疗联合应用于疾病的早期，减轻和治疗癌症相关症状和体征，使所有癌症患者都能充分接受无痛苦治疗。因此姑息治疗是一种人性化的治疗。

（一）姑息治疗的内容和原则

1. 内容 癌症姑息治疗的主要内容包括疼痛的控制，处理并缓解症状。癌症疼痛的控制是姑息治疗重要内容和需要优先考虑的问题。据资料显示，在新发的癌症患者中 30% ~ 50% 伴有不同程度的疼痛，在转移患者中 15% 伴有疼痛，在接受抗癌治疗的患者中 50% 有疼痛症状，晚期癌症患者中 31% ~ 90% 有不同程度的疼痛。癌症的姑息治疗，癌痛控制不容忽视。

2. 原则 姑息治疗的基本原则是控制症状。在明确肿瘤诊断后，即应开始对各科症状予以科学的评估，癌症常见症状包括疼痛、厌食、失眠、疲倦、体重下降、口干、恶心、呕吐、呼吸困难、抑郁焦虑、意识模糊等。因此有效控制和缓解这些症状，就可以提高癌症患者的生活质量。

（二）姑息治疗与抗癌治疗的关系

首先，正确评估病因、病情及肿瘤与现有症状之间的关系，避免失去缩小甚至治愈肿瘤的机会；其次，正确判断病人症状、体征与所患肿瘤之间的关系，判断是否由肿瘤本身或非肿瘤性疾病及抗癌治疗本身的不良反应引起的临床表现，正确评估治疗给病人带来的利弊得失。对可治愈肿瘤病人应在积极抗癌治疗的同时应用姑息治疗控制症状，力争治愈。使病人能在无明显痛苦的情况下，享受生活和工作的乐趣。对无治愈可能但又可延长生命的病人可通过姑息性手术或放疗或化疗等，尽量减少肿瘤负荷，以缓解肿瘤造成的痛苦，最大限度地延长无症状生存期，提高生活质量。对疾病进展不能治愈且不能延长生命的肿瘤病人应以控制症状为主。通过对病人全面症状的评估，制定姑息治疗方案，目的是减轻症状，提高生活质量，延长生命。手段包括化疗、放疗、手术、中药、生物治疗等，只是采用的剂量、强度、方式不同。

（三）改善生活质量贯穿患者治疗的始终

如何提高癌症患者的生活质量一直是医生追求的最高目标，也是评价治疗成败的重要标准。在医生进行各种治疗之前会首先考虑治疗给患者带来的潜在危害，对生活质量的影响，并采取有针对性的措施，如疗效和生活质量发生冲突时，首先考虑的是生活质量。让患者尽可能舒适是医务工作者始终追求的目标。

（四）姑息治疗的方法

1. 姑息性手术 以缓解患者症状、解除痛苦为目的。某些癌症患者病情发展到晚期，无法进行根治性手术，但是为了减轻患者的痛苦，延长其生命，也可进行手术，这种手术称为姑息性手术。例如，姑息性肿瘤切除术，管道内支架术（如缓解食管癌患者进食困难），造瘘术（如结肠癌阻塞肠腔无法正常排便，造瘘可解除肿瘤对肠腔的阻塞）。

2. 姑息性化疗 目前，姑息性化疗在处理晚期肿瘤患者症状方面的作用尚有争议。是否进行姑息性化疗，必须权衡利弊。虽然已有多项随机对照研究结果证实，对一般情况较好的晚期非小细胞肺癌患者，姑息性化疗效果肯定优于最好的支持治疗。但在采用姑息性化疗之前，应根据患者的全身情况、肿瘤病理及组织学来源、可能的药物敏感性和耐药性，充分衡量化疗的可能疗效和不良反应，对于一般情况较差的患者各器官功能状况、既往治疗和用药情况以及可能出现的不良反应等做全面的评估。

3. 姑息性放疗 是指应用放疗方法治疗晚期肿瘤及其复发和转移性病灶，以达到改善症状的目的。放疗在晚期肿瘤姑息治疗中应用最广。晚期患者常由于肿瘤浸润、压迫和坏死而导致局部症状较明显，采用较低总剂量和短疗程的放疗，常可有效地控制症状而患者耐受良好。

第十三章　头颈部肿瘤放射治疗

一、鼻咽癌

鼻咽癌是我国最为常见的头颈部恶性肿瘤，好发于中南五省，但近年来北方地区的发病率也逐渐增高。鼻咽癌约90%以上是低分化鳞癌，其次是高分化鳞癌和未分化癌，而腺癌、囊腺癌等则少见。因其病理特点为分化差的癌，故颈淋巴结转移概率较高，就诊时约80%左右患者伴有颈淋巴结肿大。目前鼻咽癌的根治性治疗手段仍然为放射治疗，放射治疗后总的5年生存率超过50%。

（一）应用解剖

鼻咽腔为位于鼻腔后部、口咽腔上方的一个深在腔隙的近立方形六面体，大小约3cm×3cm×3cm。分为顶、顶后壁、两侧壁、前壁及底壁。顶及顶后壁由蝶骨体底、枕骨体和第一、二颈椎构成；底壁为软腭背面；前壁由双侧后鼻孔、鼻中隔后缘组成；两侧壁由耳咽管及其周围软组织形成，包括耳咽管隆突，前、后唇，圆枕，咽鼓管前区及咽隐窝。

（二）转移途径

1. 局部扩展　鼻咽癌多为低分化鳞癌，局部浸润广泛，常超越鼻咽腔而侵及周围重要结构：向前可侵至鼻腔；向上可侵及蝶窦、翼板基部、中颅窝蝶骨大翼、海绵窦，甚至前、后颅窝，前上可至筛窦、眼眶、上颌窦；向下可至口咽、软腭；向后可至咽后间隙、椎前筋膜、颈椎；向侧方侵及咽旁间隙。

2 淋巴道扩展　鼻咽癌容易早期发生淋巴结转移，常见的转移部位为颈深上淋巴结和颈后淋巴结，转移广泛者可致下颈、锁骨上淋巴结，甚至纵隔、腋下淋巴结，少数可到颏下、颌下淋巴结。

（三）照射范围

1. 原发灶照射范围　应完全包括鼻咽腔及其相邻的下述解剖范围：前包括后筛窦眶尖、翼板基部翼腭窝、上颌窦及鼻腔的后1/3；后包括颈后淋巴结；上包括蝶窦蝶骨体、蝶骨大翼及枕骨体、破裂孔岩尖；下包括口咽扁桃体窝1/2、软腭鼻底，约在第二颈椎椎体下缘。

（1）前界：一般在耳屏前5 ~ 6cm。面颈联合野时沿硬腭及软腭前端下缘于咬肌前缘处折向下颌骨水平支中点→颈部折向舌骨小角，以完全包括口咽、咽旁间隙及颌下、上颈深组淋巴结。

（2）后界：一般置于斜方肌前缘，以充分包括颈深淋巴结和颈后淋巴引流区域。Dt 36Gy时后界前移避开脊髓，避开部分用合适能量的电子线加量。

（3）上界：无头痛、无颅神经受损、无颅底骨破坏者，沿颅底基准线走行即可；有颅神经麻痹或颅底骨破坏者，应按CT或MRI冠状面、矢状面显示的病变高度来设定上界，待照射至DT 50 Gy后按疗中CT或MRI检查结果再逐步下移。

（4）下界：一般置于舌骨下缘，以充分包括咽旁间隙。

2. 颈部照射范围　不论颈部有无转移，下颈锁骨上应常规进行照射。

（四）时间－剂量－分割

1. 原发病灶照射　常规照射，5天/周，每天1次，1.8 ~ 2.0Gy/次，必要时采用局部小野补量，单纯放疗根治量DT 6600 ~ 8 000 cGy/7 ~ 8周。调强放射治疗，PGTV：2.12 ~ 2.24 Gy/次，5天/周，总剂量69.96 ~ 72.6 Gy/6.5周。

2. 颈淋巴结照射　常规照射，5天/周，每天1次，1.8 ~ 2.0 Gy/次，预防剂量为50 ~ 56Gy/5 ~ 5.5周；转移病灶可用β线小野补量1000 ~ 2000 cGy，照射剂量为60 ~ 70Gy/6 ~ 7周，最高剂量一般不超过7000 cGy。调强放射治疗，PTV1：1.8 ~ 2.0 Gy/次×33次，5天/周，总剂量59.4 ~ 66 Gy/6.5周；PTV2：1.8 ~ 2.0 Gy/次×25 ~ 28次，5天/周，总剂量50 ~ 56Gy/5 ~ 5.5周。

3. 外照射与近距离治疗时的剂量分配

（1）早期鼻咽癌外照射达60 Gy后，再加以内照射10 ~ 25Gy。

（2）常规外照射 66 ~ 70 Gy 后，仍有病灶残留者，可加内照射 10 ~ 15 Gy。

（3）局部复发者，在再程外照射 40 ~ 45 Gy 后，可加内照射 25 ~ 30Gy。

二、喉癌

喉癌可分为声门型、声门上型和声门下型。90% 以上为鳞状细胞癌，未分化癌和腺癌少见。声门上组织内淋巴管丰富，早期肿瘤即容易发生颈淋巴结转移。患者就诊时伴有淋巴结肿大者约占 60%。声门型喉癌 T1 ~ T2 发生颈淋巴结转移者甚少，最高不超过 5%，但一旦至晚期侵及声门上下区时，则颈淋巴结转移的概率明显增加。声门下型喉癌容易全周生长，造成呼吸困难，淋巴结转移的概率低于声门上癌，但高于声门癌。

（一）应用解剖

喉位于颈前中央，成人相当于第四至第六颈椎椎体水平，其上方与口咽相延续，下方与气管相通，两侧及后方与下咽相连。解剖学上将喉分为声门上区、声门区和声门下区等三个区域，其中声门上区具体包括舌骨上会厌、杓会厌皱襞、喉侧缘、杓状软骨部、舌骨下会厌和室带（假声带）等亚区，而声门区包括真声带，前、后联合。

（二）转移途径

1. 局部扩展　组成喉结构的韧带、软骨、黏膜下淋巴间隔均是有效阻止癌扩展的结构。声带或声门上区癌可侵及披裂及喉黏膜下肌层，致声带披裂固定并可侵及声门上下区形成贯通性癌，侵及甲状软骨，环甲膜而至颈部软组织。声门上癌常起源子会厌喉面突入喉前庭侵及会厌及会厌前间隙，更晚期者可侵至舌根、咽侧壁或向两侧发展。也可起源于披裂假声带，侵入喉室、下咽梨状窝。

2. 淋巴道扩展　多转移至上颈深前组即二腹肌组淋巴结，晚期亦可转至中下颈淋巴结，侵及前联合的肿瘤常可致颈前淋巴结转移。但因声门区淋巴管缺乏，故早期声门癌淋巴结转移罕见，当声门癌侵及声门上、下区或形成贯通性癌时则颈淋巴结转移多见。

（三）照射范围

因声门上、声门肿瘤淋巴转移情况不同，射野大小也不同。早期声带癌只需 5cm × 5cm 即可，不必包括淋巴引流区。但声门上癌应把喉及淋巴引流区均照射在内，对颈结转移者，在 DT ≤ 4000cGy/4 周后再缩野挡脊髓继续加量放疗。

（四）时间 – 剂量 – 分割

1. 根治性放疗　常规照射，大野照射 36 ~ 40Gy/3 ~ 4 周，缩野后再照射原发病灶至总量达 60 ~ 7Gy，33 ~ 35 次 /6 ~ 7 周。

2. 术前放疗　常规照射，剂量为 45 ~ 50Gy，休息 2 ~ 4 周后手术。

3. 术后放疗　常规照射，预防剂量为 50Gy/5 周；有病灶残留者剂量为 60 ~ 70Gy/6 ~ 7 周。

4. 颈部淋巴结放疗　常规照射，大野照射 36 ~ 40Gy 后，颈后区改用 6 ~ 12MeV 电子线照射，预防剂量为 50Gy/5 周，根治剂量为 50 ~ 60Gy/5 ~ 6 周。

三、鼻腔 – 鼻旁窦癌

鼻腔 – 鼻旁窦癌包括发生于鼻腔、筛窦、蝶窦、上领窦等处的恶性肿瘤。由于鼻腔及鼻旁窦解剖部位邻近，肿瘤患者就诊时已很难确定原发灶部位，因而常常混合讨论。

（一）应用解剖

鼻腔略呈锥体形，由鼻中隔将其分隔为左右两侧，每侧又分为鼻前庭和固有鼻腔。其前鼻孔与外界交通，后鼻孔与鼻咽连接；侧方与上颌窦，上方与眼眶、筛窦、额窦以及蝶窦等为邻。

筛窦位于鼻腔上部，在前颅窝与颅内组织仅隔一薄层筛板及筛骨水平板，为筛窦的上界。与眶内容间隔一层薄骨板称为纸样板，为筛窦的外侧界。

上颌窦在解剖上被分为前壁、上壁即眼眶底壁、内壁即鼻侧壁、下壁、侧后壁及后壁。

（二）转移途径

1. 局部扩展　鼻腔和一系列鼻旁窦之间仅靠极薄的骨壁或软骨壁分隔，肿瘤常易侵蚀这些薄壁，从一个腔窦直接蔓延至其他腔窦：鼻腔癌可穿越鼻中隔到对侧鼻腔，向外侧侵及相邻的上颌窦，向上可至筛窦；上颌窦癌可往上下内外前后壁侵犯破坏，分别达眼眶、筛窦、硬腭、上齿槽、鼻腔、颧弓、面部眶下区软组织、翼腭窝、鼻咽、颅底；筛窦癌可侵至眼眶导致眼球移位，往后可至蝶窦、鼻咽，往下到鼻腔。

2. 淋巴道扩展　鼻腔鼻旁窦肿瘤的淋巴结转移较少（可能与其病理多为高分化鳞癌有关），约只占全部患者的 15%，且多为分化不好的鳞癌才见转移，其常见的转移部位是颏下和颌下、上颈深淋巴引流区。

（三）照射范围

全部受肿瘤侵犯的窦腔和邻近组织都应包括在照射范围内，如当上颌窦癌已破坏内壁并侵及鼻腔时，射野边界应包括上颌窦、鼻腔，但不包括对侧上颌窦外壁，还包括硬腭上齿槽、眶底和上颌窦后壁。

（四）时间 – 剂量 – 分割

1. 根治性放疗　常规分割，根治剂量应≥ 70Gy/（35 次 · 7 周）。若肿瘤对放疗敏感，则可在治疗剂量达 50Gy 时 . 再缩野追加照射至根治剂量。

2. 术前放疗　常规分割，照射剂量 DT50 ~ 60Gy（后壁破坏时）/5 ~ 6 周。休息 4 周后行手术治疗。若术后病理提示切缘阳性者，应给予术后补量照射。

3. 术后放疗　常规分割，术后放疗剂量为 DT 60Gy/6 周。若切缘有肿瘤细胞残存时，放疗剂量应达 70Gy/7 周。

4. 颈部淋巴结照射　常规分割，预防剂量为 DT 50 ~ 55Gy/5 ~ 6 周，有肿大淋巴结时，可用小野再补量照射 10Gy。

第十四章 胸部肿瘤放射治疗

一、食管癌

食管癌在不同国家和一个国家的不同地区其发病率和死亡率有明显差异。在我国，食管癌是常见的十大恶性肿瘤之一，在高发地区的比重达70%以上。由于食管有弹性，在早期可无症状，而有症状时病变已经比较晚，已属于中晚期。尽管如此，放射治疗仍可挽救一部分人的生命，或者缓解症状，延长生命，起到姑息治疗的作用。

（一）应用解剖

食管上接咽，相当第六颈椎下缘环状软骨水平，沿气管后缘经上纵隔，纵隔通过横膈的食管裂孔，止于胃的贲门，相当于第十一胸椎水平。成人男性的食管长度一般为25 ～ 30cm，女性一般短2cm，但随人体身高和胸部的长度不同有所差别。

食管按UICC1987年分段标准可分为颈段、胸上段、胸中段、胸下段。颈段（长度约5cm）从食管入口或环状软骨下缘起至胸骨柄上缘平面，距门齿约18cm。胸上段（长度约6cm）从胸骨柄上缘平面至气管分叉平面，距门齿约24cm。胸中段为气管分叉至贲门口（食管贲门交界处）全长中点的上1/2，距门齿约30 ～ 32cm。胸下段为中点以下的部分，距门齿40 ～ 45cm。胸段食管与气管下段、左主支气管、主动脉弓及心包相邻。食管壁由黏膜、黏膜下层、肌层和外膜组成。

（二）转移途径

1. 直接浸润　由于食管外膜与周围结缔组织连续，食管癌侵入外膜时可累及邻近器官。由于食管各段所邻近的组织器官不同，造成的后果也不一样。尸检报道，肿瘤直接侵犯到邻近组织器官，如主动脉和心包，分别占13% ～ 53%，最常见为气管及支气管，达50%以上。

2. 淋巴转移　由于食管黏膜层、黏膜下层和外膜内的淋巴毛细管交汇成网，淋巴结转移可发生在病变周边和病变的上下方向。在文献报道中，淋巴结转移率是不相同的，进行两野清扫时的淋巴结转移率为45% ～ 55%，而三野清扫时为59% ～ 74.1%，尸检的淋巴结转移率为43% ～ 74.5%。

（三）照射范围

由于肿瘤可以沿黏膜下浸润蔓延，在常规单纯放射治疗时，一般在X线片所显示的长度的基础上再上下扩大3 ～ 5cm，野宽度要包括可能的外侵和可能的淋巴结转移，通常为6cm，在较早者可以为5cm，病变较晚、肿瘤大者可在7cm或以上。

颈段、上段食管癌，由于易发生锁骨上淋巴结转移，因此，在病变较晚者、病理分化差者应该包括双锁骨上。下段食管癌，因病变易累及贲门，而且易发生贲门胃左淋巴结转移，因此，对于一般情况较好而病变较晚者要尽可能包括胃左淋巴结区。

（四）时间 – 剂量 – 分割

1. 常规分割照射

（1）根治性放疗，原发病灶剂量为50 ～ 70Gy/5 ～ 7周。

（2）姑息性放疗，剂量≤ 50Gy/5周。

（3）淋巴引流区预防照射剂量为50Gy，颈部剂量参考深度应选在皮下3cm处，照射30Gy后改用电子线进行补量照射。

2. 术前照射　常规分割，40Gy/4周，3 ～ 4周后手术。

3. 术后照射　常规分割，预防剂量为45 ～ 50Gy/5 ～ 6周；有病灶残存时，总剂量为50 ～ 60Gy/5 ～ 6周，一般在术后3 ～ 4周内开始。

4. 腔内照射　剂量参考点一般设在距源中心10mm处，5Gy/次，1次/周，共计2 ～ 3次，总剂量为10 ～ 15Gy，通常在外照射结束后1 ～ 3周内进行。

（五）放射反应与并发症

1. 气管食管反应 食管反应多数出现在受量 2000 ~ 3000cGy 时，表现为进食时食管疼痛。同步放化疗者重。气管炎多数在 3000cGy 左右出现，主要为刺激性干咳，一般不需要进行特殊处理。

2. 放射性肺炎 放射性肺炎的症状为咳嗽、少痰、不同程度气短，有些出现发热，症状重而体征少。胸片上或 CT 扫描上显示照射区内有片状条索影，一般不超出照射野外，但发生率少，经治疗后绝大多数能痊愈，偶可导致死亡。

3. 肺纤维化 当肺组织照射 3000cGy 以上时，均可出现不同程度的纤维化，由于照射肺组织相对肺癌要少，因而出现明显肺纤维化也相对要少。

4. 放射性脊髓炎 有文献报道在 5000cGy 以上时，可出现放射性脊髓炎，发生率在 0.5%，而在 6000cGy 以上时，发生率在 5%左右。如出现两野重叠，脊髓受量常常超过此量。因此，除了治疗设计时避免脊髓过量照射外，摆位也是非常重要的。摆位要求准确，在有疑问时应及时与主管医师沟通。

5. 食管狭窄 是食管癌根治性放射治疗的常见并发症，原因是原病变区因肿瘤消退后而形成纤维化，导致食管出现局部狭窄，影响患者进食，甚至完全梗阻，也可能被误诊为局部复发。可进行食道镜排除复发，同时可以置放食管支架解决梗阻。有文献报道在根治放射治疗后，发生食管狭窄的比例在 60%以上。

二、肺癌（原发性支气管肺癌）

原发性支气管肺癌是指发生于支气管黏膜和肺泡的恶性肿瘤（不包括发生于气管的肿瘤和肺转移肿瘤），其发病率和死亡率在逐年增加，在我国大城市，发病率和死亡率为第一位。

（一）肺和支气管的解剖

气管从喉水平往下延伸到第四至五椎体水平形成隆突（胸骨角水平〉，分左右支气管入肺。右主支气管一般为 1.1 ~ 2.5cm，左支气管一般为 3.5 ~ 5cm。左肺分上下两叶，共 8 个段，右肺分上中下三叶，共 10 个肺段。肺门由肺动脉、肺静脉、支气管、段支气管和淋巴管淋巴结等组成，是淋巴结转移的第一站（N1）和易转移部位。纵隔内有气管支气管、血管和神经、食管以及脂肪等，上腔静脉位于右侧纵隔气管的右前方，因血流慢、压力低、血管壁薄，当肿瘤受侵和纵隔淋巴结转移时容易受到压迫，导致上腔静脉压迫综合征。右喉返神经于锁骨头处折返，而左侧喉返神经于主动脉窗折返，这都是淋巴结易转移的部位，当此处发生淋巴结转移时，可发生喉返神经压迫，导致声音嘶哑。

（二）转移途径

1. 直接蔓延 肺肿瘤容易向邻近组织和器官蔓延，侵犯周围组织和器官。侵犯胸膜产生癌性胸水，侵犯心包导致心包积液，喉返神经受累可产生同侧的声带麻痹，膈神经受累致膈肌麻痹，肺尖癌可以累及臂丛神经和交感神经以及椎体，产生一侧手臂疼痛、臂肌萎缩和何纳氏症候群。当出现上述症状时，部分患者已不适合根治性放射治疗甚至姑息性放射治疗。

2. 淋巴结转移 在较早期就发生淋巴结转移，肺门淋巴结转移通常为第一站，转移规律依次为同侧肺门、纵隔、隆突下淋巴结，而后锁骨上淋巴结，然后进入血循环，也可以出现跳站性转移。

3. 血行转移 常转移到多个器官，在不同病理类型、器官和观察点的转移率不相同。常见部位为肝、肾上腺、骨与脑。小细胞未分化癌和腺癌转移率高，鳞癌相对较低。

（三）照射范围

常规放射治疗的范围应该包括原发病灶、受侵犯的组织和器官、转移淋巴结和可能的亚临床病灶。对于淋巴结的照射范围，一般预防 1 ~ 2 站。要尽可能地保护肺组织，也就是说，要使照射区内的肺组织尽可能的少，因为肺照射的体积比照射剂量对肺损伤更重要。

（四）时间 - 剂量 - 分割

1. 不同病理类型的照射 鳞癌 55 ~ 65Gy/6 ~ 7 周，小细胞癌 50 ~ 60Gy/5 ~ 6 周，腺癌

60 ~ 70Gy/6 ~ 8 周。

2. 不同病期肺癌的照射 Ⅰ期者常规分割照射，亚临床病灶剂量为 40 ~ 60Gy，肿瘤总剂量为 60 ~ 70Gy；超分割时，1.2Gy/ 次，2 次 / 天，5 天 / 周，两次间隔 6 小时以上，总剂量为 60 ~ 79.2Gy。Ⅱ、Ⅲ期者常规分割照射，亚临床病灶 50Gy，肿瘤总剂量为 60 ~ 70Gy。

3. 术前照射 常规分割，35 ~ 45Gy/3 ~ 4 周，照射结束后 1 个月左右手术。

4. 术后照射

（1）肿瘤残留者常规分割照射，总剂量 60 ~ 64Gy。

（2）切缘阳性者常规分割照射，总剂量 60Gy 左右。

（3）N1 ~ N2 者，常规分割照射，亚临床病灶 40 ~ 60Gy。

5. 近距离照射 对根治者可与外照射同时进行，1 次 / 周，以源轴距 10mm 处作为剂量参考点，7 ~ 10Gy/ 次，共 2 ~ 3 次；对姑息性治疗者可单用近距离治疗，7 ~ 10Gy/ 次，1 次 / 周，共 2 ~ 4 次。

（五）放射反应和并发症

1. 气管食管反应 食管反应多数出现在受量 2000 ~ 3000cGy 时，表现为进食时食管疼痛。在同步放化疗者出现早、重，有报道 3 度食管炎达 30%以上。在 5000cGy 以上时．可能出现第二次食管炎。气管炎多在 3000cGy 左右出现，主要为刺激性干咳。

2. 放射性肺炎 放射性肺炎的症状为咳嗽、少痰、不同程度气短，有些有发热，症状重而体征少。胸片或 CT 扫描上显示照射区内有片状条索影，一般不超出照射野外，而加化疗者可能扩大到野边缘外，发生率在 15% ~ 36%，经治疗后绝大多数能痊愈，偶可导致死亡。

3. 肺纤维化 肺组织照射 3000cGy 以上时，出现不同程度的纤维化，纤维化区肺功能依纤维化程度在不同程度消失。因此，如果照射体积大将导致肺功能不全，甚至危及生命。肺纤维化一般在放疗后 3 个月将逐渐出现。

4. 放射性脊髓炎 有文献报道在 5000cGy 以上时，可出现放射性脊髓炎，发生率在 0.5%左右，而 6000cGy 以上时，发生率在 5%左右。如果出现两野重叠，脊髓受量常常超过此量。轻者出现低头下肢发麻或触电感，重者完全瘫痪。因此，除了治疗设计时免脊髓过量照射外，摆位也是非常重要的。摆位时要求准确，有疑问时应与主管医师沟通，避免出现差错。

5. 近距离治疗 约有 30%的患者出现咯血，也可以并发气胸和脓胸。

三、胸腺肿瘤

（一）解剖位置

纵隔位于胸腔正中、两侧胸膜腔之间，前为胸骨，后达脊柱及其两侧脊柱旁沟．上界为第一胸椎与胸骨柄形成的胸廓入口，下界为膈肌。纵隔分为四区，即上纵隔（前纵隔，后上纵隔）、前下纵隔、中下纵隔和后下纵隔。胸腺位于前上纵隔，前方紧贴胸骨，后方从上至下贴附于气管、无名静脉、主动脉弓和心包。

（二）转移途径

胸腺瘤一般生长相对缓慢，以胸内进展为主，侵及胸膜及心包时，出现胸腔积液、心包积液，并可直接侵犯周围组织及器官。淋巴结转移少见（6.7%），血行转移更少见（4.8%）。

胸腺癌除了胸内进展外，锁骨上颈部淋巴结转移率为 20%以上，远处转移较多见。

（三）放疗适应证和照射范围

外科手术是胸腺瘤治疗的首选方法，要尽可能地完整切除或尽可能多地切除肿瘤．对浸润型胸腺瘤术后一律应给予根治性放疗，Ⅰ期胸腺瘤不需常规术后放疗，对晚期胸腺瘤（Ⅲ、Ⅳ期），应积极给予放疗或 / 和化疗，仍有获得长期生存的可能。

1. 放射治疗适应证

（1）浸润性生长的胸腺瘤外科术后。

（2）胸腺瘤未能完全切除的患者、仅行活检切除的患者及晚期患者。

（3）部分胸腺瘤的术前放疗。

（4）复发性胸腺瘤的治疗。

2. 放疗范围 局部瘤床边缘外放2cm左右，对已有明确心包种植转移或心包积液者，应先给予全纵隔、全心包放疗后，局部瘤床加量。如已有胸膜多发或肺转移结节者，应用全胸膜照射，或行半胸放疗，半胸放疗后，局部瘤床和转移结节加量。

（四）时间 - 剂量 - 分割

1. 根治性放疗 淋巴细胞为主型者给予 DT 50Gy/5 周，上皮细胞为主型或混合型的给予 DT 60 ~ 70Gy/6 ~ 7 周。

2. 术后放疗 对手术完整切除的浸润型胸腺瘤，术后放疗剂量为 DT 50Gy/5 周即可。对姑息性手术或探查术者，剂量应大于 50Gy 为宜。

对合并有重症肌无力者，照射剂量开始要小，从 1Gy/ 次起缓慢增至 2Gy/ 次，总的剂量应控制在 40Gy/4 ~ 5 周左右。

（五）注意事项

（1）放疗野设计可以采用高能 X 线和电子束线综合使用，两前斜野加楔形板等中心治疗。肿瘤巨大、位置较深时，可先前后野照射，后野剂量适当减少，而后再采用两前斜野加楔形板或加一正中后野等中心照射。

（2）双锁骨上区不需常规做预防照射。

（3）避免肺受照体积过大及剂量过高。

四、乳腺癌

乳腺癌是西方国家妇女最常见的恶性肿瘤，乳腺癌发病率仍在缓慢上升，但死亡率已开始下降。

（一）应用解剖

成年妇女乳腺呈圆锥形，两侧大小相似。乳腺附着于两侧胸大肌筋膜之上，一般位于第 2 ~ 6 前肋之间，内界为胸骨缘，外界达腋前线。乳腺由腺泡及乳管、乳腺小叶所组成，成人乳腺有 15 ~ 20 个乳腺小叶，其乳管系统开口于乳头。

（二）转移途径

1. 直接浸润 乳腺癌在局部扩展可侵及皮肤，引起皮肤粘连、水肿（橘皮样症）、卫星结节或溃疡。向深部侵及胸壁肌肉、肋骨等，可与胸壁固定。

2. 淋巴转移 目前认为乳腺癌淋巴转移的方式不是弥散性，而是以瘤栓的方式进行。乳腺向外引流的淋巴管以腋窝及内乳淋巴链为主。淋巴转移和血行转移在时间次序上也不存在先后的关系，两者可同时发生，甚至血行转移可先于淋巴转移。区域淋巴结对肿瘤的扩散并无阻拦作用。这种观念的更新对乳腺癌治疗产生了重要影响。

（1）腋窝路线：乳腺外半的淋巴管集合成外侧干，向外直行达腋窝；乳腺内半的淋巴管集合成内侧干，由乳腺内侧向下绕行，亦终于腋窝。通常，以胸小肌作为区分的标记，把腋窝淋巴结分成三组：位于胸小肌下缘以下的淋巴结为第一组；在胸小肌上、下缘之间的为第二组；胸小肌上缘上方的淋巴结为第三组，亦即通常所指的腋顶或锁骨下淋巴结。

（2）胸肌间路线：在胸大、小肌间有胸肌间淋巴结（Rotter　s淋巴结），其淋巴引流到锁骨下静脉组。胸肌间淋巴结亦属腋窝第二组。

（3）内乳路线：主要接受乳腺内半及中央区的淋巴引流．亦为乳腺淋巴引流的第一站。内乳淋巴结位于内乳动、静脉周围，在胸骨缘外侧 1 ~ 2cm 处，以第 1 ~ 3 肋间最多见。

（4）锁骨上淋巴结：位于锁骨上方，颈阔肌深面的疏松蜂窝组织中；内界为颈内静脉，外界为斜方肌，下界为锁骨下静脉，深面为前斜角肌。在颈内静脉与锁骨下静脉汇合处附近的淋巴结好发转移。

（三）治疗原则和照射范围

1. 早期乳腺癌 保留乳房的保乳手术和根治性放疗的综合疗法已成为治疗早期乳腺癌的主要方法之一。大量文献资料证明这种综合疗法，无论在长期生存率方面．还是在局部控制率方面，其疗效均和根治术或改良根治术相同。

2. 根治术或改良根治术后辅助性放疗 Ⅰ、Ⅱ期乳腺癌在根治术或改良根治术后局部和区域淋巴结复发是治疗失败的主要原因之一。术后放射治疗的目的是降低局部和区域淋巴结复发率，提高治愈率。大量临床资料证实，术后放疗使局部和区域淋巴结复发率降低 2/3。术后放疗对生存率的影响尚无肯定的结论。

多数业内专家认为乳腺癌术后普遍接受辅助性化疗或内分泌治疗的前提下，术后放疗主要适用于局部和区域淋巴结复发高危的患者，即 T3 或腋窝淋巴结阳性≥ 4 个的患者，或 1 ~ 3 个淋巴结阳性但腋窝淋巴结检测不彻底者；而 1 ~ 3 个淋巴结阳性、腋窝淋巴结检测彻底者是否也应行术后放疗尚需进一步评价。

乳腺癌在根治术或改良根治术后作术后辅助性放疗时，照射范围主要包括胸壁和锁骨上、下淋巴结区，腋窝及内乳淋巴结区辅助性放疗的疗效不肯定，需待临床研究进一步确定。术后照射剂量为 50Gy/5 周，分 25 次进行。

3. 局部晚期乳腺癌的放射治疗 局部晚期乳腺癌是指乳腺和区域淋巴引流区有严重病变，但尚无远地脏器转移的一组病变。局部晚期乳腺癌应该采用包括化疗、放疗和手术治疗在内的综合治疗。目前，普遍采用的治疗方案为先作诱导化疗 3 ~ 4 周期．然后作局部治疗（手术、放疗或手术＋放疗），最后再作辅助性化疗。

4. 根治术或改良根治术后局部和区域淋巴结复发的治疗 局部和区域复发患者中只有一小部分适合手术治疗，大多数患者均需作放射治疗。复发时应对患者作全面的检查，无远地转移时应作根治性放射治疗。对以往未作过放射治疗的患者，胸壁复发时应照射全胸壁及锁骨上区；然后对病灶区小野加量，单独淋巴结复发者应对胸壁作预防性照射。以往已作过辅助性放射治疗者照射范围以局部野为宜。放射治疗后应作全身性化疗。

5. 远地转移的治疗 治疗是姑息性的，主要是缓解症状，减轻患者的痛苦，改善生活质量。晚期乳腺癌的治疗以内分泌治疗及化疗为主，但对某些特殊部位的转移，如骨转移和脑转移仍以放射治疗为首选的治疗手段。乳癌脑转移做全脑照射时，常用的剂量为 30Gy/2 周。肺、肝转移的治疗以化疗为主，一般不作放疗。只是在个别情况下可用小野照射多发转移病灶中的部分病灶或照射单个病灶以缓解症状。

6. 照射范围 乳腺癌放射治疗的靶区主要包括乳腺、胸壁、腋窝、锁骨上及内乳淋巴结等部位。临床期别及治疗方式不同，放射治疗时靶区的范围也不尽相同，可照射上述全部或只照射其中部分区域。

（四）时间 – 剂量 – 分割

1. 剂量计算参考点 锁骨上区照射剂量计算的参考点为皮下 3cm 深度处，腋窝淋巴结为腋窝前后径的中点。

2. 保乳术后照射 常规分割，1.8 ~ 2.0Gy/ 次，5 次 / 周，切线野中平面剂量为 45 ~ 50Gy/5 周，然后缩野采用电子线对瘤床追加照射剂量 10 ~ 15Gy。

3. 胸壁预防性照射 常规分割，预防剂量为 50 ~ 55Gy/5 ~ 6 周。

4. 区域淋巴结预防性照射 常规分割，锁骨上区预防性照射 48 ~ 50Gy/5 ~ 5.5 周；内乳区应用高能 X 射线和电子束两种射线按照 1：1 比例混合照射，总剂量为 50Gy。

5. 单纯腋窝照射 剂量为 60 ~ 70Gy/6 ~ 7 周。

6. 胸壁复发照射 常规分割，整个胸壁采用电子束照射 40Gy/4 周后，再缩野追加照射剂量为

15 ~ 25Gy。如复发部位曾接受过足量放疗时，宜采用小野照射 30 ~ 40Gy/3 ~ 4 周。

7. 局部淋巴结复发的照射 常规分割，剂量为 50Gy/5 周，对残存病灶再追加 15 ~ 20Gy/1.5 ~ 2.5 周。如该部位曾接受过放疗时，应用小野给予 30 ~ 40Gy/3 ~ 4 周。

（五）注意事项

（1）早期放疗副反应主要为放射性干性或湿性皮炎，有症状的急性放射性肺炎少见。晚期反应有皮肤毛细血管扩张、纤维化，肺纤维化，肋骨骨折，心血管并发症等。放射线引起的第二原发肿瘤少见。

（2）早期乳腺癌保乳术后放疗时，不需在皮肤上添加组织补偿物。改良根治术后或局部晚期乳腺癌做胸壁或乳腺照射时，需在皮肤上加填充物。

（3）注意采取措施避免两野邻接处的重叠。

第十五章 肿瘤介入治疗

第一节 射频消融

一、射频消融治疗肿瘤的基本原理

射频消融基本设备由射频发生器、射频电极针和分散电极板（双极射频电极针无须分散电极板）组成，三者与患者肌体共同构成闭合回路。在影像引导下，将射频电极针穿刺进入肿瘤内，通过电缆连接射频发生器，应用频率 <30MHz（通常为 375 ~ 500kHz）的电磁波，在射频电极针的活性尖端周围形成高频交变电磁场，电极针周围肿瘤组织内的离子在交变电场的作用下高速往复运动，相互碰撞而摩擦产生热量，热量沉积并向外传导，超过肿瘤细胞的耐受程度而使其发生凝固性坏死，肿瘤组织内的小血管因热损伤而闭塞从而阻断肿瘤血供，受到亚致死温度作用的肿瘤细胞也会发生凋亡，肿瘤抗原释放发挥抗肿瘤免疫作用。这是射频消融治疗肿瘤的主要机理。

射频消融治疗时，电极针局部温度可达到 80 ~ 100℃，然后主要依靠热传导将热量向周围组织扩散，达到一定时间和温度后，形成一个预定大小的凝固性坏死灶。如果组织温度上升过快，或紧邻电极针周边的组织温度远高于 100 ℃，组织将快速脱水干燥甚至炭化，从而阻滞热量的传播，影响消融范围和治疗效果。另外，由于射频消融主要依赖热量自电极针向周围的传导，组织加热为被动加热方式，因此，组织特性（如含离子的多少、血流灌注丰富与否）及周围结构（是否邻近大血管、胆管、支气管等）对射频消融的范围和治疗效果影响较大（热沉降效应）。

二、射频消融的硬件基础

目前市场上存在多种 FDA 及 SFDA 认证的射频消融设备，射频针的设计多样，许多新产品正在设计生产中。其机制在于改善能量沉积深度和分布，并且发生器可发射各种幅度和频谱的射频能量。市场上多种主要射频发生器按照不同运算方式使能量传递与组织特性相匹配，并应用不同指标设定治疗终点。

1. 基本原理 肿瘤射频消融治疗仪发射的电磁波频率范围为 375 ~ 500kHz，分为单极系统（需要在患者皮肤贴回路负电极板）和双极系统（电极针自身含正负极或两个电极之间形成正负极，不需要在患者体表贴回路电极板）两大类。

2. 电极针类型 射频消融电极针较多，由早期的单针、集束针和多针尖伸展型电极，发展出中空冷却型电极和灌注电极以及适形伸展电极。主要目的是避免电极周围组织炭化、提高消融效率和消融范围。

3. 射频发生器 单极系统的消融治疗模式主要依靠时间、温度反馈和阻抗控制，双极系统的治疗模式主要依靠阻抗调节功率和能量沉积。

三、射频消融的临床应用

射频消融是应用较早、技术成熟、研究深入、相对普及的肿瘤热消融治疗技术，在肝脏肿瘤、肺肿瘤、肾和肾上腺肿瘤、甲状腺结节、乳腺肿瘤、骨与软组织肿瘤的局部治疗中均有较多应用。

对于原发性肝细胞肝癌，2017年NCCN指南和我国制订的《原发性肝癌诊疗规范（2017年版）》均指出，局部消融治疗适用于单个肿瘤直径≤ 5cm；或肿瘤结节不超过 3 个、最大肿瘤直径≤ 3cm；无血管、胆管和邻近器官侵犯以及远处转移（证据等级 1），肝功能分级为 Child-Pugh A 或 B 级的肝癌患者，可以获得跟外科手术切除相同的根治性治疗效果。对于不能手术切除的直径 3 ~ 7cm 的单发肿瘤或多发肿瘤，可以联合 TACE 治疗（证据等级 1）。

对于非小细胞肺癌，射频消融治疗最早于2000年由美国的Dupuy医生报道，此后逐渐得到普及应用。

2007 年 12 月美国食品药品监督管理局（Food and Drug Administration，FDA）批准了射频消融可以用于肺部肿瘤的治疗，2009 年以来 NSCLC 的美国国立综合癌症网络（NCCN）指南、中国《原发性肺癌诊疗规范（2011 年版）》（卫办医政发［2011］22 号）、中国《原发性肺癌诊疗规范（2015 年版）》均推荐射频消融可以用于早期不能耐受手术切除肺癌患者的治疗。

2018 版 NCCN 指南指出，对于 T1a 期的肾癌，首选部分肾切除，但是对于不能耐受外科手术的患者或者肾功能不全、孤立肾、多发肾癌患者，包括射频消融在内的局部消融治疗是很好的治疗选择，患者的 5 年生存率与外科手术相当。

对于骨样骨瘤，射频消融的疗效很好，现已可以取代外科手术作为首选治疗方式。

除了上述循证医学证据比较确切的应用以外，射频消融在甲状腺良恶性结节、乳腺纤维腺瘤和直径 <3cm 的浸润性乳腺癌的局部治疗方面都取得了较好的疗效，充分发挥了创伤小、并发症少、最大程度保持美观等优点。对于达不到治愈性消融效果的肿瘤，如伴有门静脉癌栓的肝脏肿瘤、侵犯胸壁的肺肿瘤、骨转移癌、巨大软组织肿瘤等，射频消融能够有效降低肿瘤负荷、显著减轻癌痛和肿瘤压迫症状、延长患者生存期，起到了有效的姑息治疗作用。

四、肝脏射频消融

肿瘤消融是肿瘤局部微创治疗的一种方式，一般分为以能量为基础的热消融和瘤内注射化学药物的化学消融两大类，其中射频消融（RFA）是肿瘤局部热消融的主要方式之一，在肝脏肿瘤中得到了广泛应用，其治疗作用和地位逐渐得以公认和确立。RFA 是不适合外科切除或肝移植的早期原发性肝癌的首选治疗方法，对不适合外科切除的中晚期原发性肝癌及肝转移癌，RFA 也是综合治疗方法之一。另外，RFA 也可应用于肝脏良性实体肿瘤如肝海绵状血管瘤的消融治疗。肝脏肿瘤 RFA 的治疗途径有经皮、经腹腔镜和开腹手术三种，其中经皮 RFA 是在 X 线透视、超声、CT 和 MRI 等影像引导下对肿瘤进行消融治疗，具有微创、相对安全、疗效确切、可重复应用等优点，是肝脏肿瘤消融治疗的主要方式；对于高危部位如邻近胃肠道和肝门部的肿瘤，可以选择经腹腔镜或开腹手术消融的方式，以提高消融的安全性和成功率。

（一）肝脏射频消融的理论基础

射频消融基本设备由射频发生器、射频电极针和分散电极板（双极射频电极针无须分散电极板）组成，三者与患者肌体共同构成闭合回路。在影像引导下，将射频电极针穿刺进入肿瘤内，通过电缆连接射频发生器，应用频率 <30MHz（通常为 375 ~ 500kHz）的电磁波，在射频电极针的活性尖端周围形成高频交变电磁场，电极针周围肿瘤组织内的离子在交变电场的作用下高速往复运动，相互碰撞而摩擦产生热量，热量沉积并向外传导，超过肿瘤细胞的耐受程度而使其发生凝固性坏死，肿瘤组织内的小血管因热损伤而闭塞从而阻断肿瘤血供，受到亚致死温度作用的肿瘤细胞也会发生凋亡，肿瘤抗原释放发挥抗肿瘤免疫作用。这是射频消融治疗肿瘤的主要机理。

（二）适应证

1. 原发性肝癌

（1）不适合手术切除或肝移植的直径≤ 5cm 单发肿瘤，或最大直径≤ 3cm 的多发（≤ 3 个）肿瘤，无血管、胆管和邻近器官侵犯以及远处转移；

（2）不适合手术切除的直径 >5 cm单发肿瘤，或最大直径 >3cm 的多发肿瘤，RFA 可作为根治或姑息性综合治疗的一部分，推荐 RFA 治疗前联合 TACE 或 TAE；

（3）肝移植前控制肿瘤生长以及移植后肝内复发、转移的治疗；

（4）肝癌外科切除、RFA、TACE/TAE 等术后肿瘤残余 / 复发 / 新发。

2. 肝脏转移癌 肝外原发病变得到有效控制，肝内肿瘤最大直径≤ 5cm、数目≤ 5 个。

3. 肝血管瘤 有临床症状，肿瘤直径 >5cm，增大趋势明显，RFA 可作为治疗方法之一。

（三）禁忌证

（1）病灶弥漫。

（2）肿瘤体积巨大，消融后会引起肝功能衰竭者。

（3）伴有肝外脉管癌栓或邻近空腔器官侵犯。

（4）肝功能 Child-Pugh C 级，内科治疗无法改善者。

（5）不可纠正的凝血功能障碍及严重的血象异常，有严重出血倾向。

（6）顽固性大量腹腔积液，恶病质。

（7）肝肾心肺和脑等主要脏器功能衰竭。

（8）急性活动性感染，特别是合并胆系感染者。

（9）ECOG 体力状态评分大于 2。

（四）肝脏射频消融的操作方法

1. 肝脏肿瘤 RFA 实施方案

（1）术前准备。

1）设备和相关药品、材料。

①导引设备（超声、CT 或 MR）。

② RFA 治疗仪、RFA 电极针、穿刺架、导引针等。

③麻醉药、镇静剂、镇痛药、止吐药、止血药、对比剂等。

④手术相关器材及物品、急救药品及急救器材。

2）常规检查：患者需在 2 周内接受血、尿、便常规，肝、肾功能，凝血功能、肿瘤标志物、血型、感染筛查、心电图、X 线胸片等检查。

3）影像学检查：术前 2 周内行肝脏超声（有条件者可行超声造影）、动态增强肝脏 MRI 和 / 或三期 CT 增强扫描进行肿瘤分期及评价，胸、腹部及盆腔 CT 扫描和 / 或 PET-CT 有助于转移瘤的检出。仔细阅读病史及相关影像资料，明确病灶位置、大小、数目、形状，与大血管、胆管及周围脏器的关系，预先设计进针入路、消融范围及电极针组合模式。推荐术前至少进行增强 CT 或增强 MRI 一项检查。

4）患者准备。

①患者及家属（被委托人）签署手术知情同意书，告知患者手术目的及可能发生的并发症，告知患者可替代治疗方案。

②局部麻醉前 4h 禁饮食，全身麻醉前 12h 禁食、前 4h 禁水。

③手术区常规备皮。

④建立静脉通道。

（2）术中操作。

1）麻醉：目前最常用的方式为穿刺点局部麻醉联合术中静脉镇静、镇痛。对于儿童、术中不能配合、预计手术时间长、肿瘤位于疼痛敏感部位的患者，采用全身麻醉。

2）术前定位：术前行影像定位，选择最佳治疗体位及进针路径，进针路径须经过部分正常肝组织，避开大血管、胆管及重要脏器，标记体表穿刺点。

3）RFA 治疗。

①选择 RFA 电极针：根据肿瘤位置、大小、数目选择适宜的 RFA 电极针。

②进针：穿刺点局部麻醉后，嘱患者屏气，影像导引 RFA 电极针穿刺至肿瘤消融靶区。全麻下采用呼吸机配合屏气，操作步骤同局麻。

③治疗参数选择：根据 RFA 治疗仪的类型、肿瘤大小及其与周围组织结构的关系选择参数进行治疗。

④调整 RFA 电极针：较大肿瘤需在影像导引下调整 RFA 电极针，进行多位点叠加消融。

4）治疗结束：根据肿瘤消融时超声显示的一过性高回声区、CT 显示的低密度区及 MRI 显示的温度场评估肿瘤损毁大概范围；也可行超声造影、增强 CT、增强 MRI 检查评估。确认消融区达到预消融范围后撤出射频电极针，同时行针道消融，并行影像检查确认有无出血、气胸等并发症。

（3）术后处理：术后用无菌纱布覆盖穿刺部位，24h 心电监护，如有必要可延长监护时间。术后常规禁食 4h。邻近胃肠道的肿瘤消融治疗后，应根据情况适当延长禁食时间。术后 3d 内进行血常规，肝、肾功能，尿常规检查。根据情况补液、保肝、对症治疗。

2. 肝脏肿瘤 RFA 治疗原则

（1）射频消融治疗前须充分评估患者一般状况、重要脏器功能及肿瘤分期。

（2）治疗前进行充分的影像学评估，根据肿瘤部位、大小、浸润范围和毗邻关系等，制定合理的治疗方案和策略，以保证足够的安全范围，尽可能获得一次性、适形的完全消融治疗。

（3）制定适宜的综合治疗方案及科学合理的随访计划。

（五）肝脏肿瘤 RFA 术中、术后注意事项

（1）在适宜的影像技术引导下进行操作，以保证治疗的安全、准确性和有效性。

（2）消融范围应力求包括 0.5cm 的癌旁组织，以获得“安全边缘”，彻底杀灭肿瘤。对边界不清晰、形状不规则的浸润型癌或转移癌，在邻近肝组织及结构条件许可的情况下，建议扩大肿瘤消融“安全边缘”达 1cm 或以上。

（3）穿刺路径应经过部分正常肝组织，尽可能避免直接穿刺肿瘤。

（4）穿刺时应准确定位，避免多次穿刺导致肿瘤种植、邻近组织损伤或肿瘤破裂出血等。

（5）如果射频电极针已穿刺至肿瘤内但需调整位置，应原位消融后再进行调整，避免肿瘤种植。

（6）对多个肿瘤 RFA 时，射频电极针如需离开肝包膜重新穿刺定位，须行针道消融。

（7）消融治疗过程中应密切监测患者各项生命体征。

（8）消融术后应注意患者生命体征的变化，对症处理消融后综合征，适当输液、止吐治疗；术后注意肝、肾功能的变化，积极保肝、支持治疗；及时发现并发症，并予积极处理。

（六）肝肿瘤 RFA 常见并发症

RFA 引起的并发症按照严重程度分为轻度及重度，按照发生时间分为即刻并发症（R FA 后 <24h）、围手术期并发症（R FA 后 24h ~ 30d）及迟发并发症（RFA 后 >30d），具体如下：

1. 疼痛 一般在术中及术后 1 ~ 2d 出现，持续时间很少超过 1 周。轻度疼痛无须特别处理；中、重度疼痛在排除急腹症等原因的前提下给予镇静、镇痛处理。

2. 消融后综合征 包括低热及全身不适等，为一过自限性症状。其严重程度及持续时间与消融肿瘤体积有关。消融肿瘤体积小的患者可无任何症状。大部分患者症状持续时间为 2 ~ 7d，消融肿瘤体积较大的患者症状可持续 2 ~ 3 周。对消融后综合征的治疗，主要是对症支持，可给予退热、止吐、补液等处理。

3. 胆心反射

（1）原因：手术刺激胆道系统引起迷走神经兴奋导致的冠脉痉挛和心功能障碍，表现为心动过缓，可伴血压下降、心律失常、心肌缺血甚至发生心室纤颤或心脏停跳。疼痛也可引起迷走神经兴奋，造成心动过缓。

（2）治疗：即刻停止 RFA 治疗，静脉注射阿托品；对血压下降、心律失常、心脏停跳患者给予相应的急诊抢救治疗。

（3）预防：对肿瘤邻近胆囊、胆管的患者，术前可应用阿托品 0.5mg 静脉注射降低迷走神经兴奋性；应用镇静、镇痛药，控制疼痛；RFA 可从小功率开始，逐渐调至预定参数。

4. 心包填塞

（1）原因：引导针、射频电极针穿刺及展开子针时误伤心包。

（2）治疗：少量心包积液（<100ml）：即刻停止消融治疗，密切观察病情变化，进入急诊抢救状态，

做好心包穿刺引流准备等；中等量以上心包积液（>100ml）：急诊行心包穿刺引流和相应抢救治疗。

（3）预防：对邻近心脏的肿瘤，术前制定详细手术治疗计划，优先选择可以实时引导穿刺的影像引导方式，防止误穿。

5.肝脓肿

（1）原因：RFA 治疗区组织液化坏死继发感染或消融区形成胆汁瘤继发感染。

（2）治疗：及时行经皮脓肿引流及抗感染治疗。

（3）预防：严格无菌操作，对有感染危险因素（糖尿病、十二指肠乳头切开术后等）及消融体积较大的患者可预防性应用抗生素。

6.肝功能衰竭

（1）原因：术后发生严重并发症，如感染、出血、胆道损伤等。

（2）治疗：积极保肝及治疗并发症（抗感染、脓肿引流、止血、扩容、胆道引流等）。

（3）预防：术中避免损伤胆道、血管；术后预防相关并发症的发生，积极保肝治疗。

7.肝包膜下血肿、腹腔出血

（1）原因：肝包膜、肝实质撕裂，肿瘤破裂、血管损伤、针道消融不充分等。

（2）治疗：监测患者生命体征，少量出血保守治疗；动脉性活动性出血同时行动脉栓塞或消融止血；对有失血性休克的患者积极抗休克治疗，必要时手术探查止血。

（3）预防：避开较大血管分支穿刺，减少穿刺次数，离开肝包膜调整射频电极针及术毕退针时须消融针道。

8.气胸

（1）原因：穿刺时损伤脏层胸膜或肺组织。

（2）治疗：少量气胸保守治疗，中~大量气胸行穿刺抽吸气体或胸腔闭式引流。

（3）预防：术前对患者进行呼吸及屏气训练，常规采用平静呼吸屏气下穿刺，穿刺时避免损伤脏层胸膜或肺组织。

9.胸腔积液

（1）原因：邻近膈肌肿瘤消融治疗损伤膈肌和胸膜组织，消融后坏死组织刺激胸膜，坏死组织液化或胆汁瘤直接破入胸膜腔。

（2）治疗：少量胸腔积液保守治疗，中~大量胸腔积液行穿刺抽吸或引流。

（3）预防：消融邻近膈肌肿瘤时，尽量避免膈肌和胸膜损伤，对邻近膈肌的肿瘤部分可结合化学消融。

10.胆管及胆囊损伤

（1）原因：射频电极针引起的胆管及胆囊机械性损伤或热损伤。

（2）治疗：无症状体征的轻微胆管扩张，保守治疗；梗阻性黄疸行经皮经肝或逆行胆道引流及胆道成形术；对有症状及逐渐增大的胆汁瘤可行经皮引流术。

（3）预防：消融时避免损伤较大肝内胆管及胆囊；也可行胆管置管，消融时泵入生理盐水保护胆管。

11.肝动脉－门静脉或肝动脉－肝静脉瘘

（1）原因：损伤肝动脉及门静脉或肝静脉分支。

（2）治疗：分流量小的肝动脉－门静脉或肝动脉－肝静脉瘘无须治疗，对分流量大者可行弹簧圈栓塞治疗。

12.胃肠道损伤

（1）原因：消融邻近胃肠道的肿瘤时，造成胃肠道损伤，甚至穿孔。

（2）治疗：胃肠道穿孔时，禁食水、胃肠减压，及时行外科手术治疗。

（3）预防：精准定位并合理设定消融参数，可通过注入气体（过滤空气或二氧化碳）或液体（5%葡萄糖或注射用水）分离肿瘤与邻近胃肠道后进行消融治疗，对邻近胃肠道的肿瘤也可结合化学消融。

肿瘤已侵犯胃肠道者禁行RFA治疗。

13. 膈肌损伤

（1）原因：肿瘤邻近膈肌，消融治疗造成膈肌热损伤。

（2）治疗：形成气胸或胸腔积液者，治疗见“气胸”及“胸腔积液”的处理。

（3）预防：可通过在膈下或胸膜腔注射液体（5%葡萄糖或注射用水）保护膈肌，对邻近膈肌的肿瘤结合化学消融。

14. 肿瘤种植

（1）原因：主要为反复多次穿刺及针道消融不充分。

（2）治疗：可行种植肿瘤的消融治疗。

（3）预防：避免直接穿刺肿瘤；精准定位，减少穿刺肿瘤次数；射频电极针穿刺肿瘤后，如需调整位置时应原位消融肿瘤后再进行调整。

15. 皮肤损伤

（1）原因：回路电极板粘贴不实或不对称、一侧回路电极板脱落等使局部电流负荷过大；消融治疗时引导针与射频电极针活性端接触，使引导针所经组织及局部皮肤损伤。

（2）治疗：应用烫伤膏、对症处理并预防感染。

（3）预防：负极板粘贴密实、对称；负极板局部冰袋冷却；一侧负极板过热时立即查找原因；消融治疗时避免引导针与射频电极针活性端接触。

16. 其他少见并发症 肋间动脉及肋间神经损伤、胆管-支气管瘘等。

（1）原因：穿刺损伤肋间动脉、肋间神经及肺组织等。

（2）治疗：肋间动脉损伤可应用止血药物，局部压迫、栓塞或消融止血；肋间神经损伤应用营养神经药物及对症治疗；胆管-支气管瘘可行引流或手术治疗。

（3）预防：RFA穿刺时避开肋间动脉及肋间神经走行区，充分消融针道以降低肋间动脉出血风险；膈顶部位肿瘤RFA治疗时应经肝组织穿刺肿瘤，也可结合人工胸水、气胸，避免穿刺肺组织以防止胆管-支气管瘘。

（七）肝肿瘤RFA的疗效评价

肝肿瘤RFA治疗的疗效评价包括患者一般状态、影像学表现和生存期三个方面。

1. 患者一般状态评价 包括症状体征改善、肿瘤标志物变化、有无并发症发生、体力状态评分（KPS评分法或ZPS评分法）等。

2. 影像学评价 肿瘤消融治疗的局部疗效评价参照改良的WHO可测量病灶疗效评价标准（mRECIST），以肿瘤获得完全消融的体积作为量化指标。完全消融是指病灶已发生彻底坏死，无血供。消融治疗后，肿瘤的影像学表现有一逐渐演变的过程，不同部位的肿瘤，不同的随访复查时间，CT或MR检查的平扫表现亦各异，但是肿瘤完全消融的共同特征是消融范围应完全覆盖整个肿瘤，增强扫描时肿瘤主体无强化，PET/CT检查表现为无放射性摄取增高，且随着随访时间的延长，肿瘤应逐渐缩小或保持稳定不变。评价标准分为完全缓解（CR：病灶完全消融，持续4周以上，无新病灶出现）、部分缓解（PR：病灶完全消融体积≥50%，持续4周以上，无新病灶出现）、稳定（SD：非PR/PD）和进展（PD：病灶未被完全消融，且增大≥25%或出现新病灶）。目前，对肝脏肿瘤，增强CT或增强MRI是评价消融效果的标准方法，有条件的可使用PET-CT，超声造影可用于治疗结束后初步评价消融效果。一般术后1个月进行首次复查，此后第3、6、9和12个月各复查一次，以后每半年复查一次。复查期间，肿瘤可出现局部复发、新发或转移，应及时进行相应的治疗。

3. 生存期评价 是评价肿瘤消融疗效的最终标准，术后应定期对患者进行随访，采用Kaplan-Meier法计算生存期，包括无进展生存期（PFS）和总生存期（OS）等。

第二节 微波消融术

一、微波消融概论

微波消融术（MWA）是应用冷循环微波针，亦称之为微波消融天线，直接插入至肿瘤组织的内部，微波能作用于肿瘤组织，使得组织自身的极性分子及离子在微波电场的作用下高速旋转摩擦产生热量，导致组织内部迅速产生大量的热量，肿瘤因高热而凝固坏死，以达到治疗肿瘤的目的。

近年来，微波消融治疗技术在肝肿瘤的临床应用中得到了长足发展，特别是微波消融天线在设计与制造工艺方面取得了突破性进步，微波功率源的性能有了大幅度的提高，使肝肿瘤微波消融技术在临床应用上获得了令人瞩目的治疗效果，加之微波消融治疗技术与射频治疗技术相比具有升温快、瘤内温度高、用时短、受碳化血流影响小等优势，在选择合适的适应证的前提下，微波消融治疗肝肿瘤可与外科手术相媲美。

（一）微波消融的基本原理

微波是一种波长为 1mm ~ 1m，频率为 300MHZ ~ 300GHZ 的高频电磁波。微波消融常用的频率为 915MHz 和 2450MHz，微波作用于组织时由于组织自身吸收大量的微波能，使得被作用组织内部迅速产生大量的热量，肿瘤因高热而瞬间凝固坏死，瘤内最高温度可达 120℃以上。人体的水、碳水化合物、蛋白质等极性分子和大量细胞内外液中的钾、钠、氯等带电粒子是在微波场作用下产生热效应的物质基础。微波加热效应的能源来自介电场的功率损耗，即介质中带电偶极子随交变电场往复极化和取向，当场频变换超过其弛豫周期，则相应偶极子不能同步转动而与周围其他粒子和分子发生碰撞、摩擦，将一部分动能转化为热能，使组织温度升高，此称为生物体的偶极子加热。而带电粒子在外电场作用下会受电磁力的作用而产生位移，带电粒子受到微波交变电场作用后，随微波频率而产生振动，在振动过程中与周围其它离子或分子相互碰撞而产热，称为生物体的离子加热。在活体组织内的微波消融主要是通过水、蛋白质等极性分子的旋转摩擦来产热的。当温度升高到 60℃以上时，肿瘤细胞的蛋白质变性凝固，导致其不可逆性坏死。灭活的肿瘤组织还可产生热休克蛋白，刺激机体的免疫系统，提高机体的免疫功能，起到抑制肿瘤细胞扩散的作用。

（二）微波消融的硬件基础

微波消融治疗设备的目的就是将微波能量直接作用于病灶组织，使之快速升温致其凝固、坏死，从而达到肿瘤的原位灭活。因此，微波消融治疗技术就是力求在最短的时间内，最大限度地利用微波能量加快病灶组织的升温速率，增大微波辐射的热效应范围，达到更好地对肿瘤原位灭活的目的。

1. 技术特性 微波消融治疗设备必须具有基本的技术特性，方能满足临床使用要求：

（1）设备工作安全要求：应符合中华人民共和国国家标准 GB9706.1-2007 医用电气设备：第一部分：安全通用要求，以及 GB9706.6-2007 医用电气设备；第二部分：微波治疗设备安全专用要求。

（2）微波工作频率：其误差不超过 ±10%。

（3）主机微波输出功率：建议不低于 100W，误差不超过 ±30%。

（4）定时：设备必须具有可调定时器，当到达预定工作时间后，主机停止输出微波功率，精度不超过 ±3% 或 ±2s。

（5）功率调节：设备必须具有输出功率设定与控制装置，一般为 5 ~ 100W 范围。

（6）测温：设备必须具有测温装置，监测热区温度，精度不超过 ±0.5℃。

（7）控温：设备必须具有控温装置，在达到设定温度时，停止输出微波功率。

（8）微波天线与正常组织接触部分的杆温不超过 45℃。

2. 组成部分 微波消融治疗设备的主要组成部分有微波功率源（主机）、微波能传输线、水冷微波消融天线、水冷循环系统和微波热场的测温装置与系统等。为适应肿瘤临床治疗手术的需要，对较大的肿瘤已有采用多源微波消融治疗系统的设备，即多台微波功率源和配套多根微波消融天线。

微波功率源是提供微波能量的主体，是微波消融系统的控制中心。微波功率源分为两大类型，一类是磁控管微波功率源，另一类是固态微波功率源。目前，国内生产的医用微波器械中，磁控管微波功率源占主要部分。它的优点在于结构简单、效率高、性能可靠和适应负载变化的能力强。

在微波技术应用中，把用来传输（送）微波能量和信号的器件或装置称为传输线，在微波消融治疗设备上，为了临床应用和操作便利，一般选用具有良好柔软度的半柔同轴电缆作为微波系统的传输线。

水冷循环微波消融天线（简称为微波天线）是肿瘤微波消融治疗系统的应用部件，是系统辐射微波能的器件，同时也是临床治疗的手术器具。在临床应用中，微波天线应该具备的最基本条件为：①具有足够的机械强度；②能够承受大的微波功率；③适用性好。在肿瘤微波消融治疗的过程中，微波天线不断向肿瘤组织辐射微波能量，其温度快速上升，一般在很短的时间内肿瘤组织的中心温度会达到100℃，甚至达到120℃以上。但针杆温度过高将灼伤针道的正常组织，同时微波天线的半刚同轴电缆的温升会降低微波功率。因此，必须采取水冷等方式，降低微波天线本身的工作温度，或迅速把大量的热量带出到体外，使微波天线始终保持正常的工作状态。微波天线水冷却是微波天线持续处于正常工作状态的首要条件。在启动微波源输出功率之前，务必首先启动蠕动泵，并使冷却循环的水流通畅无阻后，方能启动微波源输出功率。

（三）微波消融的临床应用

随着微波消融技术的不断进步，其在肿瘤治疗上的临床应用日益增多。综合国内外报道，微波消融在肝肿瘤治疗领域已取得了较满意的近期及远期临床疗效。除此之外，微波消融也广泛应用于包括肺、肾、肾上腺、甲状腺、子宫、脾脏、乳腺、骨、软组织等多种脏器肿瘤和其他病变的微创治疗中。该技术不但可以单独施行，也可与化疗、放疗、血管介入、外科手术、中医药、靶向药物等治疗方式联合应用，大大提高肿瘤的临床疗效。

二、微波消融的适应证和禁忌证

根据我国卫计委印发的原发性肝癌诊疗规范（2017年版），提出了射频消融和微波消融治疗肝癌的适应证和禁忌证，另外结合国内外文献，总结原发性肝癌及肝转移瘤微波消融的适应证和禁忌证如下。

（一）适应证

1. 原发性肝癌的适应证

（1）对于直径≤ 5cm 的单发肿瘤或最大直径≤ 3cm 的多发结节（3个以内），无血管、胆管侵犯或远处转移，肝功能 Child-Pugh A 或 B 级的早期肝癌患者，微波或射频消融是外科手术以外的最好选择。

（2）对于单发肿瘤直径≤ 3cm 的小肝癌，多可获得根治性消融。

（3）对于无严重肝肾心脑等器官功能障碍、凝血功能正常或接近正常的肝癌，不愿接受手术治疗的小肝癌以及深部或中心型小肝癌，手术切除后复发或中晚期癌等各种原因不能手术切除的肝癌，肝转移瘤化疗后、等待肝移植前控制肿瘤生长以及移植后复发转移等患者均可采取消融治疗。

（4）肿瘤距肝门部肝总管、左右肝管的距离应至少为 5mm。

（5）对于多个病灶或较大的肿瘤（直径大于 5cm），根据患者肝功能状况，可采取肝动脉化疗栓塞（TACE）联合微波消融治疗。

（6）对位于肝表面、邻近心膈、胃肠管区域的肿瘤，可选择开腹或腹腔镜下消融治疗，或者行人工胸水、腹水后消融治疗，也可以联合无水酒精注射等治疗。

2. 肝转移瘤微波消融的适应证 与原发性肝癌基本一致，但有几点不同，主要包括以下几点。

（1）转移性肝肿瘤大都不伴有肝硬化，肝功能状况佳，微波消融对于肿瘤大小和数目的要求较原发性肝癌为宽，但仍然不可随意扩大指征。如果肿瘤较大或数目较多，建议采取分次消融方案，以免影响疗效或增加治疗风险。

（2）转移性肝肿瘤患者大都有原发灶切除史，更有甚者，绝大多数在接受微波消融前已经反复多次全身化疗或放疗，全身免疫机能、营养状况等受到不同程度抑制或损伤，治疗风险实际增大，必须根据患者全身状况确定合理治疗范围。

（3）转移性肝肿瘤必须建立在原发灶已经得到治愈（如根治性切除、通过放疗或化疗原发肿瘤消失）的基础上。如果原发灶无法有效控制或已广泛转移到除肝脏以外的其他重要脏器，预计患者生命不超过6个月，便失去了针对肝脏转移灶实施微波消融治疗的价值。

（二）禁忌证

（1）肿瘤巨大或弥漫型肝癌。

（2）合并门脉主干至二级分支癌栓或肝静脉癌栓、邻近器官侵犯或远处转移。

（3）位于肝脏表面，其中1/3以上外裸的肿瘤。

（4）肝功能分级为Child-Pugh C级，经护肝治疗后肝功能无法改善者。

（5）治疗前1个月内有食管胃底静脉曲张破裂出血。

（6）不可纠正的凝血功能障碍和明显的血象异常，具有明显出血倾向者。

（7）顽固性大量腹水，恶病质。

（8）合并活动性感染，尤其是胆管系统炎症等。

（9）肝肾、心肺和脑等重要脏器功能衰竭。

（10）意识障碍或不能配合治疗的患者。

（11）转移性肝肿瘤微波消融的禁忌证也与原发性肝癌大同小异，需要特别提出的是：①原发灶无法得到根治性治疗且呈进展状态；②除肝脏以外，其他重要脏器也已发生广泛转移，预计生存期小于6个月，且肝脏局部无明显症状者。

除此之外尚有几点需要注意：直径>8cm的肝癌，微波消融治疗不能够起到根治性治疗的目的，但可作为姑息性治疗的手段，缓解患者病情。因为微波消融的双针或三针并列治疗可将消融的有效范围扩大至7～8cm，同时还可利用微波消融的凝血特性进行肿瘤近端的血流消融阻断治疗。对于>5cm、<8cm的肝癌，可以采用先行TACE控制肿瘤生长，再结合微波消融治疗的方法，或针对TACE疗效不佳的病例采用分段凝固的方法进行消融。对于直径5cm以上大肝癌的微波消融目前尚有争议。事实上，如果采用多天线穿刺、多位点消融方法，一次性安全、彻底消融7cm之内大肿瘤无论有效性还是安全性均值得期待，但这对医生的操作技术和治疗经验要求较高。如果肿瘤更大，可采取有计划分次消融的方案，使安全性和有效性得到更大保障。多发性肝癌微波消融适应证也存在较大争议，究竟何等数目的肿瘤能够采纳微波消融依然缺乏统一标准。事实上，建立多发性肝癌微波消融的统一标准也非常困难。之所以目前国内还将肿瘤数目规定在3个以内，主要担心一次性消融肿瘤过多会造成严重并发症。其实，由于多发性肿瘤大小并不一致，单纯考虑肿瘤数目并不科学，必须结合个体肿瘤的直径大小、肝硬化程度、一般身体状况等多因素进行综合评估。适当扩大一次性消融的肿瘤数目是安全可行的。

总之，关于微波消融适用的肿瘤大小及数目有赖更多循证医学证据，切忌随意定夺，各行其是。

三、微波消融的操作步骤和方法

（一）治疗方式的选择

1. 微波消融途径的选择　目前微波消融主要通过三种途径进行，即经皮穿刺途径、腹腔镜辅助下穿刺途径以及开腹途径。相比之下，经皮穿刺途径最常用，也最符合微创治疗的原则。腹腔镜辅助或开腹途径主要适合于膈顶部、空腔脏器旁等高风险部位，某种程度上可以提高治疗安全性和有效性，但因创伤较大，临床应用相对较少。

2. 影像引导方式选择　目前肝癌微波消融的影像引导方式主要有两种，即超声引导和CT引导。超声引导下经皮穿刺操作更为简单、定位方便快捷，可以实时监控，安全性较高。但是如果肿瘤显示欠清，则容易造成肿瘤遗漏、残留，甚至异位消融。如果二维超声无法精确引导，可通过超声造影加以弥补或采取 CT 引导方式。CT 引导下肿瘤穿刺、定位相对更准确，但操作较为繁杂，穿刺稍显盲目，无法实时监控消融过程，风险较大，耗时较长。临床上还可采用超声联合 CT 的引导方式。对于超声下显示欠清晰的肿瘤可先行超声下穿刺，然后 CT 下印证定位是否准确，再进行适当调整。这样既可避免超声引导可能造成的定位偏差，也可最大限度减少 CT 引导下盲穿可能带来的组织损伤，节省操作时间。

（二）超声引导下肝脏肿瘤的微波消融操作步骤和方法

（1）常规影像学检查：核实肿瘤部位、结节数目、大小、血流特征，调整患者体位，先利用超声波诊断仪器多切面确认肿瘤部位，并参照 CT 片，确定穿刺途径，尽量避开血管、胆管，选择较短的穿刺路径。根据患者肿瘤部位预先设计穿刺途径。术野皮肤消毒铺巾。调整消融参数，连接相关导线和微波天线。无菌袖套包裹超声探头。

（2）超声准确定位后经皮穿刺，将一个或多个微波天线精确置于肿瘤内部，穿刺进针时需注意呼吸调整，在患者浅呼吸状态下插进微波天线，屏住呼吸时将天线穿刺到肿瘤内，天线尖端至少到达肿瘤远侧边缘，多切面扫描，多方向、多位置观察消融天线是否位于肿瘤最大的切面内。如果肿瘤邻近或与空腔脏器粘连，应合理控制天线尖端位置，安全性置于首位。如果多个天线同时穿刺布针，相邻电极间隔最好在 3cm 之内，最大限度减少消融漏空。

如果选择超声造影下操作，应首先通过二维超声进行肿瘤定位（如果肿瘤显示不清，可根据 CT/MRI 提示肿瘤所在部位尽量精确定位），再注入造影剂以确认肿瘤具体大小和精确定位，同时借助普通超声影像实施穿刺。

（3）根据肿瘤大小选择合适的微波输出功率和消融作用时间。微波消融功率一般选取 50 ~ 100W，单位点持续作用时间尽量控制在 20min 以内。对于较大肿瘤，必要时可在术中调整天线深度，实施多位点消融，以达满意疗效。超声下气化带覆盖至肿瘤边缘之外约 1cm 左右视为治疗结束（除非肿瘤贴近空腔脏器等高危脏器）。

（4）如果为多发肿瘤，按上述操作步骤反复进行。

（5）治疗结束后应旋转天线后拔针，以免拔除时尖端结痂引起血管撕裂。必要时边加热边退针，以防针道出血、肿瘤种植及胆汁漏等。

（6）再次超声检查有无包膜下或腹腔积液形成。

（7）无菌敷贴覆盖穿刺点，必要时腹带加压包扎。

（三）CT 引导下肝脏肿瘤的微波消融操作步骤和方法

CT引导下肝脏肿瘤的微波消融术与超声引导下肝脏肿瘤的微波消融术的操作步骤和方法略有不同。

1. 定位　根据病灶的位置，将定位标记平铺于患者身上，在平静呼吸状态下屏气完成扫描，确定病灶部位、数目、大小等，对于某些病灶显示不清时行增强扫描。

2. 穿刺　穿刺进针层面一定要与术前计划的层面一致，选择合理的穿刺路径，穿刺入路上至少有 1cm 以上的正常肝实质，并在避开大血管、胆管、胃、肠管和胆囊的前提下以最短的路径穿刺肿瘤。

3. 固定　穿刺到位后固定消融天线，并记录消融天线的角度、深度，避免因患者自主运动，或术中疼痛，致消融天线移位。

4. 消融　根据病灶大小设定消融时间、功率，消融范围超出病灶边缘约 0.5 ~ 1.0cm，消融过程中注意观察患者的生命体征及临床反应。

5. 拔针　消融完毕后拔出消融天线时，行针道消融，观察针道有无渗血、渗液，必要时行压迫或针道消融止血。

6. 术后扫描　观察有无气胸、血气胸、腹腔出血等并发症的出现，并观察消融范围是否覆盖了整个肿瘤组织。

四、微波消融术中及术后注意事项

（1）动态监测生命体征　由于治疗过程中可能出现迷走神经反射等并发症，所以应实时动态监测患者生命体征的变化。

（2）根据肿瘤与其他脏器结构关系及影像显示肿瘤血管状况决定消融顺序，先消融血管进入肿瘤的区域及邻近其他脏器结构区域，然后消融剩余区域。

（3）在对肝门部、尾状叶、近胆囊、近膈顶、近肠管等特殊部位病灶的消融时，应掌握好消融功率和消融时间，避免造成严重的并发症。

（4）治疗结束，患者可予腹带行腹部加压包扎，以防腹壁穿刺处出血。

（5）消融范围应力求包括 0.5cm 的癌旁组织，以获得“安全边缘”，彻底杀灭肿瘤。对边界不清晰、形状不规则的浸润型癌或转移癌，在邻近肝组织及结构条件许可的情况下，建议扩大瘤周安全范围达 1cm 或以上。

（6）术后密切监测呼吸、血压、脉搏和注意腹部体征变化。建议微波消融术后患者应住院观察 3 ~ 5 天，以防患者出院后发生严重并发症。

（7）肿瘤较大、一次性消融肿瘤数目较多或肿瘤位于空腔脏器旁者，术后应至少 6h 后少量进水或稀饭，必要时次日开始进食。

（8）对于合并肝硬化，尤其肿瘤较大或一次性消融肿瘤数目较多者，术后应给予制酸药物，预防因肝硬化门脉高压致上消化道静脉曲张破裂出血、术后应激性溃疡出血或门脉高压性胃黏膜出血等并发症。

（9）如一次性消融较大肿瘤或多发肿瘤，应根据持续热消融时间长短考虑予以水化、扩张肾血管等措施保护肾功能。

五、微波消融术后并发症的预防与处理

1. 消融后综合征　约 2/3 患者可能发生，主要是由于坏死物质的吸收和炎性因子的释放引起。主要症状为发热（多在 38.5℃以下）、乏力、全身不适、恶心、呕吐等，一般持续 3 ~ 5 天，少部分可能会持续 2 ~ 3 周。这种情况对症处理即可，必要时除给予非甾体类消炎药物外，可以适量短时应用糖皮质激素（如地塞米松）。

2. 局部疼痛　术中剧烈疼痛是由于微波消融高温刺激肿瘤周围神经所致，尤其包膜下、大血管旁以及胆囊或肠管等空腔脏器旁肿瘤消融时更为明显。消融时的剧烈疼痛使患者难以配合完成治疗，同时也对未来可能反复进行的消融治疗产生恐惧心理，因此麻醉方式的选择以及疼痛的控制至关重要。

微波消融后多数患者会感到不同程度的腹壁疼痛，而且与体位有关。如果微波消融时损伤胆囊、肠管等空腔脏器，胆汁或肠液进入腹腔，造成化学性或细菌性腹膜炎，也同样会发生腹部疼痛症状，必须与微波消融造成的非脏器损伤鉴别。如果在局麻下微波消融，术前 30min 地西泮 10mg 肌肉注射，吗啡 10mg 皮下注射。术中患者疼痛十分难忍停止手术，再吗啡 10mg 皮下注射，重新局部麻醉 10min 左右再手术。

3. 肝功能损害　肝肿瘤微波消融术后大都发生肝功能异常改变，损伤程度一般与消融灶范围大小、消融前肝脏功能等因素有关。轻者口服保肝药即可恢复；重者必须静脉应用 1 到 2 种保肝药物降酶退黄，一般一周左右各项指标将逐渐恢复或接近术前。罕见微波消融治疗造成的不可逆肝功能衰竭。

4. 恶心、呕吐、腹胀、呃逆　不少患者微波消融术后常发生恶心、呕吐等胃肠道反应，这主要与消融时高温导致腹腔内植物神经紊乱、麻醉药物或术后所用药物反应等因素有关，一般消融治疗后次日即可自行消失。为了防止剧烈呕吐引起针道或消融灶出血等不良后果，可适当给予止吐药物。呃逆则大多与膈顶部肿瘤消融时热刺激膈肌所致。

5. 术中迷走神经反射增强　少数患者在接受微波消融时会出现出汗、肝区疼痛、脉搏缓慢、心律不齐、

血压下降等症状，称为“迷走反射综合征”。术前 30min 注射地西泮 10mg、阿托品 0.5mg 或山莨宕碱 10mg，有利于减少迷走神经反射的发生，同时术中动态监测心率、心律、血压和氧饱和度。如术中出现迷走神经反射综合征，可给予阿托品或山莨宕碱予以控制，若术中患者心率低于 50 次 / 分，血压低于 80/50mmHg，应暂停手术，严密观察。

6. 针道出血　肝肿瘤微波消融后针道出血是严重并发症之一，出血可分为两种类型：非针道出血和针道出血。前者主要是胃底食管下段曲张静脉破裂出血，较为少见；后者则包括腹腔内出血和胆道出血两种情形，是微波消融术后出血的主体。术后针道出血的先决条件是穿刺道血管损伤破裂，因此提高操作技术是预防针道出血的最根本环节。必须重点注意以下几点。

（1）熟悉肝脏解剖，穿刺中必须避开较粗血管，减少因反复穿刺带来的血管破裂风险。

（2）肝硬化过重、PT 过长者应通过保肝、注射维生素 K1 等处理，使 PT 至少降至正常对照值 4 秒以内，并且消融前后应用凝血酶原复合物，血小板过低者，可通过升血小板药物或输用血小板等措施。

（3）位于包膜下，尤其突出于包膜以外（外生性生长）的肝癌，必须选择合理的穿刺路线，尽量不采取直接肿瘤穿刺，到达肿瘤前最好经历有一段正常的肝组织，依靠组织固有弹性压迫针道。

（4）出血风险较大者可在微波消融后烧灼针道。

7. 消融灶或腹腔感染　消融灶感染（或并发腹腔感染）是肝癌微波消融后发生的又一严重并发症。热消融后肝内感染大多发生在术后 5 ~ 7 天，此时患者可能已出院，因而往往影响肝内感染的及时处理。肿瘤部位、肿瘤性质（原发性还是继发性）、既往胆道手术、糖尿病史等与微波消融后肝内感染显著相关。建议对于高龄、全身营养状况差、多发性肝癌、较大肝癌、伴有糖尿病等降低人体全身免疫功能的疾病、曾长期应用化疗药物或激素等治疗以及接受过胃肠、胆肠吻合术或胆道放置支架处理的肝癌患者微波消融前预防性应用抗生素。如患者微波消融后 3 天左右出现不明原因畏寒、发热，尤其伴有寒战时，应高度怀疑消融灶发生感染。在经验应用广谱抗生素的同时行细菌培养和药敏试验，同时超声和 CT 予以明确诊断。如形成了肝脓肿，可给予穿刺置管引流脓液、抗菌素冲洗脓腔。并结合血培养和药敏结果调整抗生素。

8. 气胸、胸腔积液和肺部损伤　该并发症大多发生于膈顶部肿瘤的微波消融治疗。由于肿瘤位置高，超声下难以完整显示，微波天线有可能穿透膈肌进入胸腔，或直接贴近膈肌，使膈肌或肺部发生热损伤，造成肺部感染、气胸、胸腔大量液体渗出等并发症。超声引导下穿刺时，应尽可能避免微波天线穿过胸腔，必要时通过腹腔镜辅助途径或人工胸水等手段协助完成。术后注意观察呼吸是否平稳，如有呼吸困难则通过胸片、超声等检查明确诊断。如有少量气胸且呼吸较平稳者可待其自行吸收，如呼吸困难明显者应立即给予胸腔闭式引流。如果胸腔积液较少，无任何呼吸不畅症状，胸腔积液可不予处理，待其自行吸收，否则应行胸腔穿刺引流。如果膈肌损伤，保守治疗无效，应及时外科手术探查，予以修补。肺部感染则主要通过抗生素加以控制。

9. 空腔脏器损伤　空腔脏器损伤主要指位于胆囊、胃及肠管旁的肝肿瘤热消融时高热灼伤引起的空腔脏器破裂穿孔，胆汁或肠液发生内漏或外漏，引起化学性或细菌性腹膜炎，重者导致感染性休克甚至死亡。该并发症发生率较低，一旦发生则危害极大。由于空腔脏器热损伤后很少手术当天即出现特异症状或体征，大都发生在术后 2 ~ 5 天，因此对于有腹腔脏器手术史者，术中应尽量避免过大范围热凝可能与空腔脏器粘连的肿瘤，或者治疗前给予灌肠、人工腹水等方法加以辅佐。损伤空腔脏器出现腹膜炎表现后，应给予胃肠减压、静脉高营养、抗感染，并根据损伤部位，采取引流、手术修补、手术切除等相应治疗，将风险降至最低限度。

10. 术后上消化道出血　微波消融后上消化道出血非常少见，主要包括食管胃壁出血和胆道出血两种类型。前者又分为三种情形，即食道胃底曲张静脉破裂出血、急性胃黏膜出血以及应激性溃疡出血。对于有食道静脉曲张者，术前术后可给予胃黏膜保护剂。如有严重呕吐，应及时控制，避免诱发上消化道静脉曲张破裂出血。如发生出血，可根据食管胃底静脉破裂出血的处理原则予以诊治。

11. 急性肾功能衰竭 大肿瘤或多发肿瘤微波消融术后可能发生急性肾功能不全，表现为术后少尿，肌酐、尿素氮上升。急性肾功能不全的发生主要因微波消融治疗时高温使流经肿瘤部位血液中的大量红细胞破坏（释放血红蛋白）或其他细胞成分受热坏死破裂分解，造成肾小球血管堵塞等原因有关。对于肿瘤在 5cm 以上，数量 3 个病灶以上，消融总时间超过 15min 以上时要水化、碱化尿液及利尿等治疗，24h 尿量要保持在 2500 ~ 3000ml。微波消融后急性肾功能不全一般可逆，大都在 10 天 ~ 2 周之内肌酐、尿素氮等指标开始下降，尿量逐渐恢复至正常或进入多尿期而逐步恢复。必要时需要血液透析。

12. 种植转移 较少发生。减少反复穿刺的次数、对穿刺针道进行消融等可以减少其发生。

六、微波消融的疗效评价

（一）随访方案

消融治疗结束后行肝脏 CT/MR 检查、肿瘤标志物及肝功能检查等评价疗效。

一般可在微波消融后 1、2、3 个月复查。复查内容包括：①肝脏增强磁共振或 CT；②肿瘤血清学指标，即 AFP、CEA、CA199 等；③肝功能、血常规、HBV-DNA 等。复查的目的在于重点了解既往肿瘤有无彻底消融、有无新生肿瘤发生、肝内外脏器有无转移。

第 3 个月复查若无残余肿瘤，于治疗后 6、9、12 个月分别复查一次增强 CT/MR。在接下来的 3 年中可延长至 6 个月复查一次肝脏超声和血清学指标，可疑者即刻复查肝脏磁共振或 CT，有条件者也可通过超声造影予以确认。另外，每 4 ~ 6 个月复查一次胸片或胸部 CT。

如果肿瘤血清学指标上升，肝内未见异常，应通过胸部 CT、骨扫描甚至 PET/CT 等排除肝外转移等可能。转移性肝癌患者则相应检查原发灶肿瘤稳定性。

（二）影像学评价方法

影像学检查是目前微波消融后疗效评价最灵敏有效的方法。常用影像学评价项目包括：

1. 超声评价 超声及超声造影检察肝癌具有简便、快捷和实时的特点，能够判断肿瘤血管的分布及滋养血管的部位、管径和血流速度。完全凝固性坏死灶灰阶超声表现为以针道为中心的强回声，周边伴有较宽的低回声带，随治疗后的时间延长，肿块逐渐缩小，呈不均质强回声，无血流信号，如果出现局部低回声或仍有动脉血流信号则考虑肿瘤残存或复发。超声造影能增加对血流信号的敏感性，可以作为判断消融治疗后肿瘤是否残存的有效的方法。超声造影的优势在于能实时观察病灶和穿刺针的位置，利于指导消融治疗的过程。更重要的是，超声造影还可以和术中超声技术结合，使肿瘤不完全消融率明显下降，大大减少了再次治疗的概率。

2.CT 评价 目前国内主要以 CT 增强扫描来复查肿瘤是否完全坏死。然而，仅从 CT 值变化和动脉增强后肿瘤区域是否有“快进、快出”表现来判定肿瘤是否完全坏死尚有不足。因为许多肿瘤消融后内部或边缘血管已闭塞，自肝动脉注入的增强剂并不能进入消融灶边缘或内部，因而即使存在活性组织 CT 也无法精确辨别，由此带来假阴性。微波消融前曾行 TACE 者更易受到碘油沉积的影响而干扰判断。如果肿瘤细胞已完全坏死，消融灶内部或边缘仍存在较粗而未被热消融导致闭塞的血管，造影剂仍可进入消融灶边缘或内部，也容易带来假阳性。

3.MRI 评价 因热消融后组织脱水而凝固坏死，所以大多数的完全坏死在自旋回波序列的 T2 加权图像上表现为均匀一致的低信号。但是，仍有少数患者肿瘤完全坏死为显著高信号，主要原因可能为出血或液化性坏死。对微波消融来讲，MRI 无疑是最灵敏、最准确的消融结局鉴别手段。治疗后如肿瘤完全坏死，在 T1 加权上表现为等或略高信号，在 T2 加权上表现为等低信号，MRI 动态增强无强化。否则表明消融灶可能仍有活性肿瘤组织。

（三）疗效评价标准

截至目前，国内外还没有统一的肝癌微波消融疗效评价标准。由于微波消融治疗的特殊性，其评价标准既不能完全套用外科切除，也不适合 WHO 实体瘤化疗疗效标准。目前常用且符合微波消融疗效的判定指标为：

1. 完全消融（complete response，CR） 肝脏CT/MR随访，肿瘤消融区无不规则强化病灶定义为“肿瘤完全消融”。

2. 不完全消融（incomplete response，ICR） 肝脏CT/MR随访，肿瘤消融区残留强化病灶，定义为“不完全消融”或“肿瘤残留”，但须与消融灶周边水肿带反应相鉴别。

3. 局部肿瘤进展（local tumor progression，LTP） 首次复查CT/MRI提示完全消融，后续复查显示肝内消融灶体积明显增大并存在边缘或内部病理性强化，或血清肿瘤标记物下降后再次出现升高，则定义为“局部肿瘤进展”或“局部复发”。

七、微波消融的进展

近些年来影像导引的热消融，如射频、微波、激光消融等被广泛应用于治疗肝脏恶性肿瘤，并且提高了肝肿瘤的疗效。肿瘤微波消融技术与射频消融相比，具有升温速度快、瘤内温度高、热场分布广，消融范围大、消融时间短、受碳化及血流影响小、不受电阻影响等诸多优势，已被越来越多的国内外临床专家所重视。其作为一种新的微创介入治疗肝肿瘤的方法，十多年来在国内外发展迅速，已逐渐成为肝癌非手术治疗中的一种常用且日趋成熟的手段。

影像导引下经皮穿刺微波消融治疗肝肿瘤方法简单、安全、实用、可重复性强，患者痛苦小、费用低、热场可控、效果确切。相比外科切除，对于部位良好的小肝癌，微波消融完全可获得与肝切除相媲美的肿瘤完全清除率，但对患者全身及肝脏局部造成的损伤远小于外科切除；对于病灶较大的中晚期肝癌，也起到缩小肿块，改善症状，延长患者生存时间，提高患者生存质量的效果。术中、术后并发症少，对肝功能、凝血机制要求相对不高，适用于各期肝癌的治疗。联合经肝动脉栓塞化疗术、酒精化学消融术、125I粒子植入术等对于中、大肝癌以及靠近重要脏器或毗邻重要组织结构的特殊部位肝癌也可以获得较好疗效。

与外放射治疗相比，微波消融治疗疗效确切，后续肝损害轻，容易恢复。而放疗疗效不确定性较大，肝脏损伤程度也重于血管介入和微波消融，尤其滞后性肝脏放射性损伤较重。

微波消融治疗肝转移瘤也是一种有效的微创治疗手段，其优势在于创伤小、原位灭活肿瘤效果好、容易反复实施、治疗周期短、并发症少等，随着微波消融治疗肝转移瘤的技术日渐成熟，未来将可能有助于提高肝转移瘤的整体治疗水平。但微波消融毕竟是一种局部治疗方式，对肝转移癌的治疗需要把局部的治疗和全身的化疗等有效地结合起来，才能达到最佳疗效。

实际上，肝癌的局部灭活只是治疗的第一步，真正的治愈还得依靠患者本身免疫功能的提高。通过深入研究微波消融治疗后机体及肝癌治疗区免疫反应的规律，发现微波消融对激活并增强患者免疫力有明显的作用。肿瘤被原位灭活并留置之后，治疗局部CD3、CD45RO、CD56、CD68均增加，更重要的是肝癌病灶内外T细胞、NK细胞及巨噬细胞的浸润均明显增加，表明局部微波热疗能激活、增强机体免疫力。

第十六章　中西医结合治疗肝癌

原发性肝癌是指肝细胞或肝内胆管上皮细胞发生的癌肿，是我国常见的恶性肿瘤之一，其死亡率在消化系统恶性肿瘤中居第二位，在城市仅次于肺癌，在农村仅次于胃癌。国内肝癌发病率沿海地区高于内地，东南和东北地区高于西北和西南地区，其中江苏启东和广西扶绥地区的发病率最高。而在国外，非洲撒哈拉以南地区的发病率明显高于其他地区。本病可发生于任何年龄，但以 40 ~ 49 岁为最多，男女之比为 2 ：1 ~ 4 ：1。

原发性肝癌属于中医学“肝积”“癥积”“黄疸”等范畴。

一、病因病理

（一）西医病因病理

1. 病因及发病机制　原发性肝癌的病因及发病机制尚未完全肯定，可能与多种因素的综合作用有关。

（1）病毒性肝炎：乙型和丙型肝炎病毒作为肝癌的直接病因目前尚未得到证实，但肯定是促癌因素之一。流行病学调查发现肝癌高发区人群的 HBsAg 阳性率高于低发区，而肝癌患者血清 HBsAg 及其他乙型病毒性肝炎标志的阳性率高达 90%，显著高于健康人群。5% ~ 8%的肝癌患者抗 HCV 阳性。

（2）肝硬化：原发性肝癌合并肝硬化者占 50% ~ 90%。肝细胞恶变可能在肝细胞再生过程中发生，即肝细胞损害引起再生或不典型增生。在欧美国家，肝癌常发生在酒精性肝硬化的基础上。

（3）黄曲霉毒素：流行病学调查发现在粮油、食品受黄曲霉毒素污染严重的地区，肝癌的发病率较高，提示黄曲霉素可能是某些地区肝癌高发的因素，但迄今尚无其致人类肝癌的直接证据。

（4）饮用水污染：由于水质分析技术的进步，发现沟塘水中有百余种有机物有致癌、促癌或具有致突变作用，如六氯苯、苯丙芘、多氯联苯、氯仿等。近年来发现池塘中生长的蓝绿藻产生的藻类毒素可污染水源，可能与肝癌的发生有关。

（5）其他：长期饮酒和抽烟增加患肝癌的危险性，特别是增加乙肝病毒感染者患肝癌的危险性。在我国的肝癌高发区，可发现肝癌的家族聚集现象，多提示为乙肝病毒的垂直传播，肝癌似亦具有遗传的倾向，尚待进一步研究证实。

2. 病理

（1）形态分型。

1）块状型：最多见。癌块直径在 5cm 以上，大于 10cm 者称巨块，可呈单个、多个或融合成块，多为圆形，质硬，呈膨胀性生长。肿块边缘可有小的卫星结节。此类癌组织容易发生坏死，引起肝破裂。

2）结节型：为大小和数目不等的癌结节，一般直径不超过 5cm。此型可分为单结节、多结节和融合结节三个亚型。

3）弥漫型：有米粒至黄豆大小的癌结节散布全肝，不易与肝硬化区别，患者往往因肝功能衰竭死亡。

4）小癌型：孤立的直径小于 3cm 的癌结节或相邻两个癌结节直径之和小于 3cm 者称为小肝癌，多无临床症状。

（2）组织学分型。

1）肝细胞型：大多伴有肝硬化，可呈现不同的分化程度。癌细胞呈多角形，核大，核仁明显，胞质丰富。癌细胞排列成巢状或索状，癌巢之间有丰富的血窦。癌细胞有向血窦内生长的趋势。

2）胆管细胞型：癌细胞呈柱状或立方状，胞质呈嗜碱性，无胆汁小滴，偶有黏液分泌；排列成腺泡囊或乳头状；间质组织多。

3）混合型：上述两型同时存在，或呈过渡形态，此型更少见。

（3）转移途径：肝内血行转移发生最早，最常见，是肝癌切除术后复发的主要原因。肝外转移有血行转移、淋巴转移和种植转移三种途径。

（二）中医病因病机

本病的形成与演变过程大致可分为三个阶段：初起多由情志不遂，郁怒不畅，而致肝气不疏。继续发展则成肝郁气滞，气机失于宣发，阻于血络，血滞成瘀，痰瘀互结，日渐成积，毒邪内生，病从无形至有形，如果不及时发现而积极治疗，则病情迁延，久则伤阴耗气，肝脾肾互损，气血水互结，出现鼓胀、黄疸之证而终不能治。

1. 气滞血瘀，痰结成积 气为血帅，气行则血行，气滞则血滞；痰湿内停，痰气交阻，痰瘀互结，结于胁下，日渐成积。《黄帝内经》谓："肥气在胁下，若覆杯。"《难经》曰："肝之积，名曰肥气，在胁下，如覆杯，有头足，久不愈，令人四肢不收，发黄疸，饮食不为。"

2. 肝气不疏，脾失健运 情志不遂，郁怒寡欢，日久不解，则肝气不疏，木不疏土；或因饮食劳倦伤脾，脾失健运，则痰湿内生，湿郁化热，毒热瘀积。

3. 郁结发黄，水聚成臌 积久不去，蕴热成毒，熏灼胆汁而发黄；肝脾不调，殃及肾水，终至肝脾肾功能失调，气血水互结，聚于腹中，形成鼓胀。《诸病源候论·癖黄候》谓："水饮停滞，积聚成癖，因热气相搏，则郁蒸不散，故胁下满痛而发黄，名曰癖黄。"

总之，本病的病位在肝，损及脾土。始于气滞，发于血瘀，终归于气血水互结而成黄疸、鼓胀。其病机可归纳为正气亏虚，邪毒凝结于内。

二、临床表现

1. 肝区疼痛 最常见，半数以上患者有肝区疼痛，多呈持续性胀痛或钝痛。如病变侵犯膈，痛可牵涉右肩。当肝表面的癌结节破裂，坏死的癌组织及血液流入腹腔时，可突然引起剧痛，从肝区开始迅速延及全腹，产生急腹症的表现。

2. 肝大 肝呈进行性增大，质地坚硬，表面凹凸不平，有大小不等的结节或巨块，边缘钝而不整齐，常有不同程度的压痛。

3. 黄疸 可因肝细胞损害而引起，也可因癌块压迫或侵犯肝门附近的胆管，或癌组织和血块脱落引起胆道梗阻所致。

4. 肝硬化征象 可有脾大、腹水、静脉侧支循环形成等表现。血性腹水多因癌侵犯肝包膜或向腹腔内破溃而引起，偶因腹膜转移癌所致。

5. 全身表现 有进行性消瘦、发热、食欲不振、乏力、营养不良和恶病质等。少数肝癌患者由于癌本身代谢异常，进而影响宿主机体而致内分泌或代谢异常，可有特殊的全身表现，称为伴癌综合征，以自发性低血糖症、红细胞增多症为常见，罕见的有高血钙、高血脂等。

6. 转移灶症状 胸腔转移以右侧多见，可有胸水征；骨骼或脊柱转移，可有局部压痛或神经受压症状；颅内转移癌可有神经定位体征。

7. 并发症

（1）肝性脑病：见于肝癌终末期，约34.9%的患者因此而死亡。

（2）上消化道出血：由肝癌并发肝硬化引起，有15.1%的肝癌患者因此而死亡。

（3）肝癌结节破裂出血：有9%～14%的肝癌患者因此而致死。大量出血导致休克和死亡，小破口出血则表现为血性腹水。

（4）继发感染：因长期消耗或因放射、化学治疗而致白细胞减少，抵抗力下降，加之长期卧床等因素，易并发各种感染，如肺炎、败血症、肠道感染等。

（5）血性胸腹水：膈面肝癌可直接浸润或经血流或淋巴转移引起血性胸水，常见于右侧。血性腹水可因腹腔种植转移或肝硬化凝血障碍而致。

三、实验室及其他检查

1. 肿瘤标志物的检测

（1）甲胎蛋白（AFP）：就肝癌而言，AFP 仍是目前特异性的标志物和主要诊断指标，现已广泛用于肝细胞癌的普查、诊断、疗效判断、预测复发。普查中阳性发现可早于症状出现 8 ~ 11 个月。肝细胞癌 AFP 阳性率为 70% ~ 90%。在生殖腺胚胎瘤、少数转移性肿瘤如胃癌以及孕妇、肝炎、肝硬化，AFP 可呈假阳性，但升高不如肝癌明显。

AFP 检查诊断肝癌的标准为：①大于 400 μg/L 持续 4 周。②由低浓度逐渐升高不降。③在 200 μg/L 以上的中等水平持续 8 周。如 AFP 呈低浓度阳性持续达 2 个月或更久，ALT 正常，应特别警惕亚临床肝癌的存在。

（2）γ-谷氨酰转移酶同工酶Ⅱ（γ-GT2）：阳性率为 90%，特异性达 97.1%，非癌肝病和肝外疾病的假阳性率低于 5%，小肝癌的阳性率为 78.6%。

（3）异常凝血酶原（AP）：阳性率为 67%，而良性肝病、转移性肝癌时仅少数呈阳性，因此对亚临床肝癌有早期诊断价值。

（4）α-L-岩藻糖苷酶（AFU）：阳性率 75%，特异性 90%。对 AFP 阴性肝癌及小肝癌，AFU 的阳性率均在 70%以上。

2. 超声显像　超声检测可显示肝内直径 > 1cm 以上的肿瘤，对早期定位诊断有较大价值，但需重复检查并结合其他指标（如 AFP）。彩色多普勒血液成像可分析测量肿瘤的血流，根据病灶的血供情况，有助于鉴别病变的良恶性质。

3. 电子计算机 X 线体层显像（CT）　可显示直径 2cm 以上的肿瘤，阳性率在 90%以上，如结合肝动脉造影（CTA）或造影时肝动脉内注射碘油（Lipodol-CTA），对 1cm 以下肿瘤的检出率可达 80%以上，因此是目前诊断小肝癌和微小肝癌的最佳方法。

4. 血管造影　由于肝癌区的血管一般较丰富，选择性腹腔动脉和肝动脉造影能显示直径在 1cm 以上的癌结节，阳性率达 87%，结合 AFP 检测的阳性结果，常用诊断小肝癌。数字减影肝动脉造影（DSA）可清楚显示 1.5cm 直径的小肝癌。

5. 放射性核素显像　能显示直径在 3 ~ 5cm 以上的肿瘤。用 99m 锝-红细胞作肝血池显像有助于肝癌与肝脓肿、囊肿、血管瘤等良性占位性病变的鉴别。

6. 磁共振显像（MRI）　应用 MRI 能清楚显示肝细胞癌内部结构特征，对显示子瘤和瘤栓有价值。

7. 肝穿刺活检　在超声或 CT 引导下用细针穿刺病变部位，吸取病变组织进行病理学检查，阳性者即可确诊。

8. 剖腹探查　对疑为肝癌的病例，经上述检查仍不能证实或否定，如患者情况许可，应进行剖腹探查以争取早期诊断和手术治疗。

四、诊断与鉴别诊断

（一）诊断

具有典型临床表现的病例不难诊断，但往往已到晚期。所以对有肝病史的中年患者，尤其是男性患者，如有不明原因的肝区疼痛、消瘦、进行性肝大，均做 AFP 测定和选做上述其他检查，争取早期诊断。

1. 诊断要点　中国抗癌协会肝癌专业委员会修订的肝癌临床诊断标准如下。

（1）AFP > 400 μg/L，能排除活动性肝病、妊娠、生殖系胚胎源性肿瘤及转移性肝癌等，并能触及明显肿大、坚硬及有结节状肿块的肝脏或影像学检查有肝癌特征的占位性病变者。

（2）AFP ≤ 400 μg/L，能排除活动性肝病、妊娠、生殖系胚胎源性肿瘤及转移性肝癌等，并有两种影像学检查具有肝癌特征的占位性病变；或有两种肝癌标志物阳性及一种影像学检查有肝癌特征的占位性病变者。

（3）有肝癌的临床表现，并有肯定的远处转移灶，能排除继发性肝癌者。

2. 分期　分期是估计预后和选择治疗方法的重要参考依据，具体分期如下。

Ⅰa：单个肿瘤最大直径≤ 3cm，无癌栓、腹腔淋巴结及远处转移；肝功能分级 ChildA。

Ⅰb：单个或两个肿瘤最大直径之和≤ 5cm，在半肝，无淋巴结及远处转移；肝功能分级 ChildA。

Ⅱa：单个或两个肿瘤最大直径之和≤ 10cm，在半肝，或两个肿瘤最大直径之和≤ 5cm，在左、右两半肝，无癌栓、淋巴结及远处转移；肝功能分级 ChildA。

Ⅱb：单个或多个肿瘤最大直径之和＞ 10cm，在半肝，或多个肿瘤最大直径之和≤ 10cm，在左、右两半肝，无癌栓、淋巴结及远处转移；肝功能分级 ChildA。或肿瘤情况不论，有门静脉分支、肝静脉或胆管癌栓和（或）肝功能分级 ChildB。

Ⅲa：肿瘤情况不论，有门脉主干或下腔静脉癌栓、腹腔淋巴结或远处转移之一；肝功能分级 ChildA 或 B。

Ⅲb：肿瘤情况不论，癌栓，转移情况不论；肝功能分级 ChildC。

（二）鉴别诊断

1. 继发性肝癌　肝外癌灶转移至肝者，一般病情发展较缓慢，症状较轻，AFP 检测除少数原发癌在消化道的病例可呈阳性外，一般为阴性。但确诊的关键仍在于病理检查和找到肝外原发癌的证据。

2. 肝硬化　原发性肝癌多发生在肝硬化的基础上，故二者的鉴别常有困难。若肝硬化病例有明显的肝大、质硬的大结节，或肝萎缩变形而影像检查又发现占位性病变，肝癌的可能性很大。

3. 活动性肝病（急性肝炎、慢性肝炎）　肝病活动时血清 AFP 往往呈短期升高，应定期多次测定血清 AFP 和 ALT 进行分析：① AFP 和 ALT 动态曲线平行或同步升高，或 ALT 持续增高至正常的数倍者，则活动性肝病的可能性大；②二者曲线分离，AFP 升高而 ALT 正常或由高降低者，则多考虑原发性肝癌。

4. 肝脓肿　一般有明显的炎症表现，肿大的肝脏表面平滑无结节，触痛明显，白细胞计数升高，超声检查可探得肝内液性暗区。

5. 肝非癌性占位性病变　肝血管瘤、多囊肝、包虫病等可用 CT、放射性核素血池扫描、MRI、超声检查帮助诊断。

五、治疗

（一）治疗原则

早期肝癌和小肝癌以邪实为主，临床表现以肝郁气滞及气滞血瘀为主，可行肝癌治疗性切除术，术后采取疏肝理气活血，佐以健脾和胃，有助于促进患者的术后康复，也可降低患者的复发率。对于只能行姑息性切除术或者无法手术的患者，可采取局部消融治疗、肝动脉化疗栓塞或者放疗，治疗后患者多表现为肝胆湿热，采取清热利湿、疏肝利胆的治疗方法，有助于提高消融、介入以及放疗的治疗效果，减轻副作用。晚期肝癌常表现为邪实与正虚并存，应正邪兼顾，可以改善患者的生活质量。对于并发自发性腹膜炎、肝昏迷的患者，则应根据“急则治其标”的原则进行治疗。

（二）西医治疗

1. 手术治疗　手术切除仍是目前根治原发性肝癌的最好方法，凡有手术指征者均应不失时机争取手术切除。

手术适应证为：①诊断明确，估计病变局限于一叶或半肝者；②肝功能代偿良好，凝血酶原时间不低于正常的 50%，无明显黄疸、腹水或远处转移者；③心、肺和肾功能良好，能耐受手术者。

2. 放射治疗　原发性肝癌对放射治疗不甚敏感，目前趋向于联合化疗，同时结合中药或其他支持治疗，可显著提高疗效。国内外正试用肝动脉内注射 Y-90 微球、131I- 碘化油或放射性核素标记的单克隆抗体或其他导向物质作导向内放射治疗，疗效可能提高。

3. 化学抗肿瘤药物治疗　肝动脉栓塞化疗（TACE）对肝癌有很好的疗效，可明显提高患者的 3 年生存率，已成为肝癌非手术疗法中的首选方法。其步骤是经皮穿刺股动脉，在 X 线透视下将导管插至肝固有动脉或其分支，注射抗肿瘤药和栓塞剂。常用的抗肿瘤药有阿霉素（ADM）、顺铂（DDP）、替加氟（FT-207）等；栓塞剂有明胶海绵碎片和碘化油。

4.生物和免疫治疗　在手术切除或化疗、放疗杀灭大量癌细胞后，应用生物和免疫治疗可巩固和增强疗效。目前多用细胞因子和细胞因子激活的细胞进行免疫治疗，如干扰素、肿瘤坏死因子（TNF）、白介素-2（IL-2）等。

（三）中医治疗

1.辨证论治

（1）肝郁气滞证。

1）症状：胁肋胀痛，走窜不定，疼痛因情志变化而增减，胸闷腹胀，嗳气频作，胀气得嗳气则舒，善太息，纳差，口苦，舌苔薄白，脉弦。

2）治法：疏肝理气，柔肝止痛。

3）方药：柴胡疏肝散加减。胁痛明显者，可加青皮、延胡索增强理气止痛之功。

（2）气滞血瘀证。

1）症状：两胁胀痛，腹部结块，推之不移，脘腹胀闷，纳呆乏力，嗳气泛酸，大便不实，舌质红或暗红，有瘀斑，苔薄白或薄黄，脉弦或涩。

2）治法：疏肝理气，活血化瘀。

3）方药：逍遥散合桃红四物汤加减。脾气不足者，加黄芪、党参，纳呆者，加山楂、麦芽、鸡内金。

（3）肝胆湿热证。

1）症状：胁肋胀痛，口苦口黏，胸闷纳呆，恶心呕吐，小便黄赤，发热或不发热，身目发黄，舌红，苔黄腻，脉弦滑数。

2）治法：疏肝利胆，清热利湿。

3）方药：龙胆泻肝汤加减。兼见发热、黄疸者，加茵陈、黄柏；若大便不通，腹胀腹满者，加大黄、枳实、厚朴。

（4）湿热瘀毒证。

1）症状：胁下结块坚实，痛如锥刺，脘腹胀满，目肤黄染，日渐加深，面色晦暗，肌肤甲错，或高热烦渴，口苦咽干，小便黄赤，大便干黑，舌质红有瘀斑，苔黄腻，脉弦数或涩。

2）治法：清利湿热，化瘀解毒。

3）方药：茵陈蒿汤合鳖甲煎丸加减。肝区痛剧者，加乳香、没药、延胡索、郁金等；腹水明显者，加牵牛子、泽兰、大腹皮等。

（5）肝肾阴虚证。

1）症状：腹大胀满，积块膨隆，形体羸瘦，潮热盗汗，头晕耳鸣，腰膝酸软，两胁隐隐作痛，小便短赤，大便干结，舌红少苔或光剥有裂纹，脉弦细或细数。

2）治法：养阴柔肝，软坚散结。

3）方药：滋水清肝饮合鳖甲煎丸加减。兼气虚者，加黄芪、太子参；低热者，加青蒿、银柴胡、地骨皮等。

（6）热毒炽盛证。

1）症状：黄疸迅速加重，其色如金，皮肤瘙痒，高热，胁痛腹满，神昏谵语，烦躁抽搐，或见衄血，便血，肌肤瘀斑，舌质红绛，苔黄而燥，脉弦滑或数。

2）治则：清热解毒，凉血开窍。

3）方药：《千金》犀角散加减。腹大有水，小便短少，加白茅根、车前草、马鞭草；动风抽搐者，加钩藤、石决明、羚羊角粉，或加服紫雪散。

2.中药制剂

（1）肝复乐片。

1）功效：化瘀散结，理气健脾，清热解毒。适用于肝郁（瘀）脾虚型原发性肝癌。

2）用法：口服，每次 10 片，每日 3 次。

（2）复方木鸡冲剂。

1）功效：扶正，解毒，清热。适用于早期或中期原发性肝癌。

2）用法：口服，每次 1 袋，每日 3 次。

（3）斑蝥制剂：如斑蝥素片、羟基斑蝥胺片、复方斑蝥片、复方斑蝥素胶囊、斑蝥注射液、羟基斑蝥胺注射液等，适用于痰瘀结滞者。

（4）莲花片。

1）功效：清热解毒，活血化瘀，软坚散结。适用于原发性肝癌。

2）用法：口服，每次 6 ~ 8 片，每日 3 次。

六、预后

随着诊断和治疗方法的不断进步，早诊早治者不断增加，早期肝癌的根治切除率和术后五年生存率明显提高，无症状、直径小于 4.5cm 的小肝癌切除后的五年生存率已高达 69.4%。原发性肝癌的预后估计有以下几点：①瘤体小于 5cm，能早期手术者预后好；②癌肿包膜完整，尚无癌栓形成者预后好；③机体免疫状态良好者预后好；④合并肝硬化或有肝外转移者预后较差；⑤发生消化道出血、肝癌破裂者预后很差；⑥ ALT 显著升高者预后差。

七、预防与调护

积极防治病毒性肝炎、肝硬化。注意饮食卫生。应用病毒性肝炎疫苗（乙型）预防肝炎，对原发性肝癌的预防也有积极作用。在调护方面，应该加强情志调节，情绪的变化对肝病的预后转归尤为重要。其次，要注意饮食调节，既要加强营养，又要切忌辛辣之品，以防化热蕴毒。此外患病期间要注意休息，劳逸结合，谨防伤风感冒。

第十七章 肿瘤患者的护理

第一节 肿瘤患者常见症状的护理

恶性肿瘤患者由于疾病本身以及肿瘤的各类治疗，往往会出现一系列的身体、心理反应，其发生率、发生频度、持续时间、严重程度困扰着患者，影响患者的日常功能，降低了患者的生活质量，对这些症状的评估、处理和监控是肿瘤护理的重点。

一、肿瘤患者的疲乏及护理

疲乏是癌症患者最常见的症状之一，由于癌症本身或其治疗所导致的疲乏症状称为癌因性疲乏（CRF）。国内外报道的癌因性疲乏的发生率为60% ~ 100%不等，疲乏对癌症患者的困扰甚至超过疼痛，且疲乏往往以一组症状群的形式出现，与疼痛、悲伤、贫血和睡眠紊乱共同发生，极大地影响了癌症患者的自理能力和生活质量。然而大多经历疲乏的癌症患者及其家属认为没有必要与医务人员提及自己的疲乏，即使有少数人告诉他们的医生，医生给的建议也往往是“多休息”。可见疲乏是癌症治疗中的一种重要现象，应该被及时认知、评估、监测、记录和治疗。作为影响癌症患者生活质量的重要因素，癌因性疲乏应作为临床研究的终末指标之一"。

美国癌症综合网络（NCCN）（2011）把癌因性疲乏定义为一种身体、情感和（或）认知的疲劳，与癌症本身或癌症治疗相关，是癌症患者持续、痛苦的主观感受，与近期活动和对日常功能的干扰不成比例。这个定义强调了癌因性疲乏的主观性和干扰日常功能的特征，区别于健康人群经历的疲乏。癌症患者常常将自身的疲乏描述为疲倦、缺乏精力、不能集中注意力、虚弱、精疲力竭、没有生气及感到抑郁。

（一）疲乏的机制和影响因素

1. 疲乏的机制　疲乏的基本机制主要包括外周性和中枢性。外周性疲乏发生于神经肌肉的连接处和肌肉组织，造成外周神经肌肉不能对中枢刺激产生正确的反应。外周性疲乏的机制包括缺乏ATP和代谢产物的堆积。中枢性疲乏是指启动或维持自主行为障碍，是由于中枢神经系统传导神经冲动失常引起的。目前关于疲乏机制的研究主要是针对正常人群或慢性患者群，如慢性疲乏综合征和风湿性关节炎，而对癌因性疲乏的机制研究有限，目前认为存在多种机制，如5—羟色胺失调、下丘脑—垂体—肾上腺素轴功能失调、生理周期紊乱、肌肉/ATP代谢障碍、迷走神经兴奋、细胞因子失调等。

2. 疲乏的影响因素

（1）癌症本身：恶性肿瘤本身代谢产物的蓄积；癌症引起的疼痛；肿瘤与机体竞争营养物质或机体处于高代谢状态使机体对能量的需求增加，同时缺乏食欲、恶心、呕吐、腹泻等症状使机体对能量的摄入减少导致机体营养缺乏；瘤体迅速生长或感染、发热以及贫血、气短引起的有氧能量代谢障碍都可产生疲乏。

（2）癌症治疗：疲乏常伴随手术、放疗、化疗、生物治疗而发生。疲乏的形式随着患者接受治疗类型的不同而改变。肿瘤患者通常接受不止一种类型的治疗，所以经历的疲乏也不止一种，且这些疲乏可以相互重叠。

1）手术：恶性肿瘤患者术后往往感到极度疲乏，大多患者要术后1个月才能恢复到术前的精力水平，有些人需要3个月甚至于6个月以上。另外，疲乏的发生与手术类型有关，例如接受乳房根治术的乳腺癌患者比保乳术的患者明显感到疲乏，这可能是由手术范围及手术对患者身心影响所致。

2）化疗：化疗后疲乏与贫血或细胞破坏后终末产物积累有关。有潜在神经毒性的细胞因子可通过中枢机制引起患者疲乏；肿瘤坏死因子（TNF）可使骨骼肌蛋白的贮存减少，从而使患者在进行日常活动时额外需要大量的能量使肌肉产生足够的收缩力，从而产生严重的疲乏感。患者通常在接受化疗的最初几日普遍感到疲乏，在下一个疗程前又逐渐好转，此为“山峰和山谷”型疲乏。疲乏的进程与不同的化疗方案有关。进行多柔比星化疗者，疲乏直线上升；进行环磷酰胺 + 甲氨蝶呤 + 氟尿嘧啶（CMF）化疗者疲乏上升较缓和，在最后疗程中有明显下降，但在化疗结束 4 周后，疲乏再次明显出现，这可能与 CMF 在体内的代谢有关。

3）放疗：虽然放疗是一种局部治疗，但放疗性疲乏的发生率相当高，其发生与疲乏放射物在体内的积累量有关，放疗性疲乏的严重程度与放疗持续时间、测量疲乏时与上次放疗间隔时间有关。

4）生物治疗：进行生物治疗时患者普遍主诉严重的疲乏感，这与患者接触外源性或内源性细胞因子，如干扰素、白细胞介素有关。这种疲乏通常是一组类似流感症候群的症状，包括疲乏、发热、寒战、肌痛和头痛等不适症状。

（3）心理社会因素：由癌症所致的心理反应如焦虑、抑郁、忧伤、失眠、失落感体验都会导致患者消耗精力并感到疲乏；同时社会和环境因素，例如是否获得社会支持、是否感受到生活的价值等也与患者是否出现疲乏感有关，患者的性别、教育水平、职业、家居与疲乏的程度存在一定的关系。

（二）护理

癌因性疲乏被认为是肿瘤患者持续时间最长的伴随症状，而且是维持正常生活（如工作、社交、家务劳动）的一大障碍，因此加强对此类患者的护理有助于提高患者的自理能力及生活质量。

1. 帮助患者正确认识癌因性疲乏 患者对癌因性疲乏的理解往往基于他们过去对疲乏的经历，因此常常会对疲乏缺乏足够的心理准备。建立对癌因性疲乏正确的理解能够促进患者更好地应对此症状，故在易导致疲乏的治疗前护士应提供患者有关癌因性疲乏的有关信息，例如癌因性疲乏的生理感受（疲乏的感觉，与疼痛、恶心呕吐等其他生理症状的关系）、时间规律（疲乏何时开始、持续多久、何时最严重等）、环境特征（活动、休息和睡眠、饮食和集中注意力的方法等）、疲乏产生的原因（如过多的活动或过多的休息），要让患者知道癌因性疲乏不同于他们以往所经历的疲乏，不同于由于运动、缺少睡眠或者因为流行性感冒而导致的疲乏。只有事先给予患者正确且充分的教育干预，才能加强患者对健康照护的调整能力，并保持自己的应对信心。

2. 提高睡眠质量生物节律 在维持生理功能、社会功能和生活质量方面有重要作用。生物节律紊乱则导致患者疲乏、缺乏食欲、情绪低落。困扰癌症患者的往往是睡眠的质量而非睡眠的时间的长短。对于睡眠障碍的患者，全面分析原因，为患者提供一个良好的睡眠环境，消除精神因素对睡眠的影响。患者需养成良好的作息习惯，避免白天长时间的睡眠，采用临睡前用热水泡脚、喝热牛乳，听轻音乐，或指导患者做呼吸控制、自我催眠法、放松疗法，促进睡眠，提高睡眠质量。

3. 鼓励适当的有氧运动 癌症患者常持有一种错误观点，认为存疲乏时应少活动、绝对静养。研究显示，在化疗期间活动与疲乏呈负相关，化疗患者应每日进行有规律的、低强度的体育锻炼，锻炼时间越长，化疗相关疲劳就越低，故过多的休息并不有利于疲乏的缓解。有氧运动可刺激垂体腺 β—内啡肽，内啡肽不仅能提高中枢神经系统的反应能力，而且能提高机体对强刺激的耐受力，同时它还是最好的生理镇静剂。同时，运动时机体神经系统产生微电刺激，这种刺激能缓解肌肉紧张和精神抑郁，而且能使大脑皮质放松，减轻心理紧张。体力活动可提高患者自控、自立的能力，也使自我评价更加客观，这会增强他们的自信心，使他们具备更好的社会活动能力，减少焦虑及恐惧，因此活动是缓解疲乏的有益可行的方法。

有氧运动可包括步行、做操、打太极拳、上下楼梯、骑自行车等。护士在进行此项干预时，要结合患者的实际情况，对活动的内容、强度、持续时间和频率加以限定，具体方式因人而异，注意协调活动和休息，教会患者通过对运动时脉搏、心率的自我监测来调节活动量，维持生物节律的平衡。

4. 合理的营养摄入 合理的营养摄入对消除疲乏感、恢复体力非常重要。癌症及其治疗影响食物摄入，因此，应监测患者的体重和水、电解质的平衡。按照少量多餐的原则指导患者摄取营养价值高、易咀嚼和吞咽、易消化的食物。蛋白质能够构建和修补人体组织，所以富含蛋白质的食物，如禽蛋、肉类、鱼类、虾、大豆、牛乳、花生等对于维持体力、缓解疲乏有重要作用；含铁质丰富的食物，如蛋黄、糙米、强化面类和谷类制品、精肉和禽肉以及动物肝脏等有助于改善贫血；维生素C能够促进铁质的吸收，所以应多食富含维生素C的瓜果，如柑橘、香蕉、梨、桃、瓜类；同时还需多食各种蔬菜，如卷心菜、番茄、香菇、胡萝卜、菠菜；另外每日需要摄入8杯左右的水以保证身体的需要。必要时采取完全胃肠外营养以维持最佳营养状态。

5. 提供心理社会支持 疲乏、焦虑和抑郁常同时发生，护理人员要灵活运用沟通技巧，了解患者心理状态和个性心理特征，鼓励他们积极寻求帮助，倾听他们的苦恼，为患者提供更多的情感和精神支持，可有助于减轻他们的疲乏症状。具体措施有宣传疾病防治知识，介绍成功病例，鼓励患者参加抗癌俱乐部，与病友互谈抗癌体会，促进他们之间交流、接纳和关爱。另外还可鼓励患者从事适当的家务劳动和社会工作，可分散其注意力并增强自我照护的信心。同时指导亲属给予患者温情关怀，激发其生存欲望和对亲人的眷恋，振奋精神。对于有较重抑郁、焦虑的患者可采用冥想、放松疗法等心理行为干预，帮助患者调整心态，改善疲乏症状。

二、肿瘤患者的疼痛及护理

疼痛是最常见的肿瘤相关症状之一。癌痛或癌症相关性疼痛与非恶性肿瘤相关性疼痛对患者的影响有所不同。约1/4新诊断恶性肿瘤的患者、1/3正在接受治疗的患者，以及3/4晚期肿瘤患者合并疼痛。而且，疼痛是患者最恐惧的症状之一，如果疼痛得不到缓解，将令患者感到不适，并极大地影响他们的生活、与家人和朋友的交往，以及整体生活质量。

疼痛缓解的重要性以及有效治疗的实用性，要求照顾这些患者的医师和护士必须熟悉癌痛的评估和治疗。这需要对下列内容非常熟悉：癌痛的原因，疼痛评估技术；实施合理镇痛治疗、护理以及癌痛治疗护理相关的药理学、麻醉学和行为方法。

2001年国际疼痛研究协会（IASP）对疼痛所下的定义是“疼痛”是一种与组织损伤或潜在的组织损伤相关的不愉快的主观感觉和情感体验。疼痛既是“一种生理感觉，又是对这一感觉的一种情感反应”。疼痛首先具有损伤报警的积极意义，让个体知道机体正在受到伤害；另一方面，疼痛剧烈持久，成为一种痛苦的折磨，严重影响生活质量，甚至使人痛不欲生。癌性疼痛是指与癌症相关的疼痛，是由于癌症本身或其诊断和治疗所引发的疼痛。

（一）癌性疼痛的评估

国际疼痛研究协会曾经提倡将疼痛作为第五生命体征进行评估，以后国际医疗机构联合评鉴委员会（JCI）在医疗机构评审标准中明确要求医疗机构要对所有患者进行疼痛评估，具体衡量要素是疼痛确定后患者接受一次综合评估，如疼痛特点、强度、性质、部位、疼痛频率、持续时间、加重和缓解因素、文化因素和用药史。

1. 疼痛评估原则 根据成人癌痛NCCN指南（2010）观点，疼痛评估应执行以下原则。

（1）评估不仅包括性质、程度，还包括患者对止痛治疗的预期和目标，对舒适度的要求和功能要求。

（2）为全面掌握疼痛程度，评估时不仅要了解患者就诊时的疼痛程度，还应询问过去24h中的一般疼痛程度以及最重程度。

（3）无论患者疼痛程度如何（意指：即使轻、中度疼痛也应如此），都应进行心理评估和患者及亲属宣教。强调心理支持、患者及亲属宣教在癌痛治疗中的重要性。

（4）即使疼痛控制满意，治疗后疼痛程度降至0～3分，也要进行再评估，主要目的是减轻治疗相关副作用。

（5）疼痛程度评估时要重视语言、文化对评估结果的影响，确保医患之间能有效沟通、确保准确掌握患者的疼痛程度。

2. 疼痛程度评估 在临床实践中，衡量疼痛的程度主要是依赖患者和医护人员之间的语言交流。根据 Jensen 对选择疼痛量表提出的五项原则，即易于管理和评分、发生错误的概率、灵敏度、统计的能力以及与其他量表所得到的结果的相互关系，研究人员用 6 种不同的疼痛量表来衡量同一个人群，最后发现所得结果相似。因此应用什么量表是操作者的选择，而医疗机构通常选择便于应用、便于管理、便于医护患沟通的量表。WHO 推荐的“0 ~ 10 分”疼痛量表便是典型一例。

（1）视觉模拟评分法（Visual Analogue Scales，VAS）：是目前临床上最常用的疼痛程度定量方法，即在纸上画一条 10cm 的长线，两端分别标明“0”和“10”的字样。“0”代表无痛，“10”代表最剧烈的疼痛。让患者根据自己所感受的疼痛程度，在直线上标记出相应的位置，然后用尺量出起点至标记点的距离（用 cm 表示），即为评分值。评分值越高表示疼痛程度越重。

（2）语言描述评分法（Verbal Rating Scale，VRS）：是患者用语言描述自己疼痛感受的程度，一般将疼痛分 4 级：①无痛；②轻微疼痛；③中度疼痛；④剧烈疼痛。每级相差 1 分，分别记为 0 ~ 3 分。例如“剧烈疼痛”为 3 分。此方法简单，患者容易理解，但不够精确。

（3）数字评分法（Numeric Rating Scales，NRS）：11 点数字评分法（the11—Point Numeric Rating Scale，NRS—11）要求患者用 0 ~ 10 这 11 个数字描述疼痛强度，0 为无痛，10 为剧烈疼痛；2010 版成人癌痛指南对疼痛强度进行了三级分类：重度疼痛（7 ~ 10），中度疼痛（4 ~ 6）和轻度疼痛（1 ~ 3）。

若要求评估更加精细，可用 101 点数字评分法，1 根直尺上有从 0 开始到 100 共 101 个点，0 点为痛，100 为最剧烈疼痛。

对于那些无法理解数字的儿童和老年人，可应用疼痛脸部表情量表更合适，即按脸谱从全无疼痛到最剧烈疼痛的 6 个脸谱，依次为 0 ~ 5 级，相对应于数字评分法的 0 ~ 10 分。

（4）行为等级测定法（Behavioral Rating Scales，BRS）：六点行为评分法（the 6—Point Behavioral Rating Scale，BRS—6）将疼痛分 6 级：无疼痛；有疼痛但可被忽视；有疼痛，无法忽视，但不干扰日常生活；有疼痛，干扰注意力；有疼痛，所有日常生活都受影响，但能完成基本生理需要如进食和排便等；存在剧烈疼痛，需休息或卧床休息。用行为改变参与评分有一定客观性，每级为 1 分，从 0 ~ 5 分。

对于外科手术后患者疼痛程度可用 WHO 推荐的 4 级疼痛行为测定法。

1）无痛：患者咳嗽时切口无痛；

2）轻度疼痛：轻度可忍受的疼痛，能正常生活，睡眠基本不受干扰，咳嗽时感到切口轻度疼痛，但仍能有效咳嗽中度疼痛；

3）中度持续的剧烈疼痛，睡眠受干扰，需用镇痛药，不敢咳嗽，怕轻微振动，切口中度疼痛；

4）重度疼痛：持续剧烈疼痛，睡眠受到严重干扰，需用镇痛药物治疗。

（5）McGill 多因素疼痛调查表（McGill Pain Questionaire，MPQ）：MPQ 由 78 个描述疼痛的形容词组成，分 20 个组，每组 2 ~ 6 个词。描述疼痛的形容词按强度递增方式排列。第 1 ~ 10 组为感觉类形容词，第 11 ~ 15 组为影响类形容词，第 16 组为评价类词汇，第 17 ~ 20 组为不分类词汇；患者需要根据自己疼痛的性质和情感的反应从每一类词中挑选一个，最后将所挑选的词进行分值累计，计算出该项的得分，总分为 4 项分值的合计。结果表明这种问卷能反应感觉特征，且能将情绪和感觉有机结合，如急性疼痛患者倾向于使用更多的感觉类词汇，慢性疼痛患者更多地使用影响、反应等词汇。MPQ 为评价疼痛的感觉、疼痛的影响及疼痛的评价方面提供了方法学的新思想。但由于该问卷项目较多，临床上提倡使用其简易版，即简易 McGill 疼痛问卷（Short—Form McGill Pain Questionnaire，SF—MPQ）。

得分包括：①痛躯体感觉均分；②痛情感反应均分；③综合均分。

第 1 ~ 11 组总分除以 11 即为痛躯体感觉均分。第 12 ~ 15 组总分除以 4 为痛情感反应均分。第 1 ~ 15 组总分除以 15 为综合均分。

（6）术后疼痛 Prince—Henry 评分：主要适用于开胸和腹部手术后疼痛强度的测定。评分方法如下：0 分，咳嗽时无痛；1 分，咳嗽时有疼痛发生；2 分，深呼吸时即有疼痛发生，而安静时无痛；3 分，静息状态下即有疼痛，但较轻可以忍受；4 分，静息状态下有剧烈疼痛，难以忍受。

（7）Johnson 二成分量表：主要能够根据对疼痛的感觉辨别成分和对疼痛的反应成分两方面评估。感觉辨别成分指身体上感觉的疼痛程度，反应成分指由于疼痛感觉带来的痛苦或困扰。

（8）疼痛—时间曲线下面积及累计疼痛强度：在 VRS 或 VAS 疼痛强度评分的基础上，每隔 2h、4h，或 1h、0.5h 评分 1 次，每 24h 为一个单元。然后以痛强度为纵坐标，时间为横坐标绘制出疼痛—时间曲线，计算出曲线下面积即为 24h 累积疼痛强度。也可简化为以每一疼痛强度乘以持续时间，计算出 24h 代数和。

（9）程度积分法。

1）1 分：轻痛，不影响睡眠及食欲。

2）2.5 分：困扰痛，疼痛反复发作，有痛苦表情，痛时中断工作，并影响食欲、睡眠。

3）5 分：疲惫痛，持续疼痛，表情痛苦。

4）7.5 分：难忍痛，疼痛明显，勉强坚持，有显著痛苦表情。

5）10 分：剧烈痛，剧痛难忍，伴情绪、体位的变化、呻吟或喊叫、脉搏和呼吸加快、面色苍白、多汗、血压下降。

总分 = 疼痛分 × 疼痛小时 / 日

疗效评定：显效，总分下降 50% 以上；有效，总分下降 50% 或以下；无效，总分无下降。

3. 疼痛部位的评估

（1）给患者提供人体正反面线条图，请患者在感到疼痛的部位划上阴影，并在最痛的部位划叉。

（2）45 区体表面积评分法（45—Body areas Rating Scale，BARS—45）。此法在评估疼痛强度的同时评估疼痛的范围，评估时将人的体表分为 45 个区，前面为 22 个区，背面为 23 个区，与计算烧伤相似。疼痛范围让患者自己标明，每个区为 1 分，不标为 0 分。疼痛强度在各区用绿、红、蓝、黑或其他不同记号标明，分别代表无痛、轻度、中度和重度疼痛。

4. 疼痛性质的评估 熟悉疼痛的性质对于确定诊断及治疗方式极为重要。疼痛性质通常能反映其生理病理改变，如躯体感受伤害的疼痛特征是精确定位，主诉为刀割样、搏动性和压迫样疼痛，常由手术或骨转移引起；空腔脏器感受伤害的特征是往往疼痛更加弥散，表现为酸痛和痉挛性痛。常发生于胸腹部内脏器官受到挤压、侵犯或牵拉后；神经病理性疼痛是由外周或中枢神经系统遭受伤害导致的。这种类型的疼痛可形容为灼痛、刀割样痛或电击样疼痛。神经病理性疼痛的范例包括椎管狭窄或糖尿病神经病变引起的疼痛，或作为化疗（例如，长春新碱）或放疗的不良反应。

5. 疼痛伴随症状 各种疼痛性疾病都有其各自的伴随症状。几乎每个剧烈疼痛患者均伴有烦躁不安、心率增速、呼吸加快、瞳孔缩小等交感神经兴奋的症状；常见的伴随症状还有疼痛伴有发热，提示感染性疾病或为癌性发热。癌性疼痛通常存在不同程度的恐惧、愤怒、抑郁、焦虑和孤独等心理障碍。

6. 止痛效果评估

（1）可用以上疼痛程度评估工具对目前的疼痛处理效果进行动态评估。

（2）4 级法评估。

1）完全缓解（CR）：疼痛完全消失。

2）部分缓解（PP）：疼痛明显减轻，睡眠基本不受干扰，能正常生活。

3）轻度缓解（MR）：疼痛有些减轻，但仍感到明显疼痛，睡眠、生活仍受干扰。

4）无效（NR）：疼痛无减轻感。

（3）百分比量表：从 0 ~ 100，0 为无缓解，100 为完全缓解。

7. 其他事项的评估 重要的有社会心理因素（例如，患者的精神压力、家属和其他人员的支持、精神病史、滥用镇痛药物的危险因素以及治疗不足的危险因素等）；其他与疼痛相关的问题（例如，疼痛对于患者和家属的意义、社会文化对疼痛和疼痛表达的影响、精神或宗教理念、目前的痛苦）；最后还应该针对患者对疼痛治疗的目标和期望进行讨论，包括舒适度和功能需求。

（二）癌性疼痛的管理

摆脱疼痛是患者的基本权利，是医务人员的神圣职责。2005年新版成人癌症疼痛管理指南重点强调的第二个方面就是正确应用止痛药，掌握合理剂量和预防不良反应的发生。

1. 药物治疗 癌症疼痛的治疗方法很多，但多年来国内外临床经验认为，药物治疗乃是癌症疼痛治疗的主要依靠。药物治疗是疗效佳、危险性较低，且经济和便利的癌性疼痛控制措施。

（1）WHO三阶梯镇痛给药原则：WHO三阶梯癌痛治疗方案是一个国际上已被广泛接受的癌痛药物治疗方法，只要正确遵循该方案的基本原则，90%的癌痛都能得到很好的控制。

1）基本原则。

①根据药效强弱依阶梯方式顺序使用。

②口服给药。

③按时服药，以维持有效血药浓度。

④用药剂量个体化。

2）第一阶梯：用药以非甾体消炎药（NSAIDs）为主：NSAIDs的作用机制是通过抑制环氧化酶以减少前列腺素（PG）的合成。PG包括PGE—1和PGE—2。PGE—1具有维持肾脏、血小板正常功能、保护胃肠黏膜的作用；PGE—2具有致炎、致痛作用。传统的NSAIDs对PGE—1和PGE—2的合成抑制没有选择性，故在发挥镇痛作用的同时，不可避免地会出现胃肠刺激、肾功能损害和凝血功能障碍等副作用。目前研制的NSAIDs新药，试图通过选择性地抑制PGE—2，或通过改变药物的化学结构，或采用控释和缓释技术，以减少NSAIDs的副作用，可选用的NSAIDs有10余种，WHO推荐的代表药物为阿司匹林。2010版成人癌痛指南提出化疗期间使用NSAIDs风险高，而阿片类药物相对更安全。使用NSAIDs时须定期监测肝功能，转氨酶高于正常值上限1.5倍时应停药。

3）第二阶梯：用药以弱阿片类药物为主：WHO推荐的代表药物为可待因。可待因在体内转变为吗啡，作用于吗啡受体而发挥镇痛作用，镇痛效能为吗啡的1/12，持续时间与吗啡相似，欣快感及成瘾性较吗啡弱，对呼吸中枢抑制轻微，无明显便秘、尿潴留及体位性低血压等副作用。氨酚双氢可待因（路盖克）为双氢可待因10mg与醋氨酚500mg的复方制剂，可通过不同的途径发挥镇痛作用。口服剂量为1 ~ 2片/次，每6h1次。奇曼丁为盐酸曲马朵缓释片，通过激活中枢的不同受体（阿片受体和α受体）增强镇痛作用。口服50mg开始，逐渐增量，一般不超过400mg/d，服药间隔不少于8h。

4）第三阶梯：用药以强效阿片类药为主：WHO推荐的代表药物为吗啡。吗啡作用于中枢阿片受体，具有较强的镇痛、镇静和镇咳作用。因对阿片受体的选择性不强，因此会同时出现抑制呼吸中枢、缩小瞳孔、扩张阻力血管和容量血管（引起体位性低血压）；兴奋肠道平滑肌和括约肌，提高平滑肌张力，肠蠕动减弱（引起便秘）；收缩输尿管及提高膀胱括约肌张力（导致尿潴留）等副作用，反复应用可发生耐受。控释型可使吗啡缓慢释放，减少给药次数，血药浓度维持较稳定，副作用较少。临床常用吗啡控释片（美施康定），每12h给药1次。第三阶梯用药要特别遵循按时给药和用药剂量个体化的原则，去除传统对吗啡用药的观念（惧怕成瘾、强调呼吸抑制），主要应根据患者的忍受程度，以完全解除痛苦来用药。“按时给药”能够维持较平稳的血药浓度，可有效地缓解疼痛，又可避免产生欣快感，不易成瘾，这一点必须向患者和家属解释清楚。“痛时给药”是癌痛治疗的误区。吗啡的临床用量变异很大，与存在对阿片受体敏感性的个体差异有关，临床用药应遵循剂量个体化的原则。

5）辅助用药：辅助用药应始终贯穿于整个“三阶梯方案”的治疗中。辅助用药的目的和药物有二类。

①增强阿片药物的镇痛效果，解除因疼痛带来的焦虑、抑郁和烦躁等精神症状，包括安定类药物如地西泮、三唑仑；抗抑郁药物如阿米替林；抗痉挛药物如卡马西平、苯妥英钠等，这些药物有轻度镇痛作用，主要用其调节患者精神状态，改善睡眠和提高生活质量的作用。

②针对性预防或减轻各种镇痛药物的副作用，包括胃黏膜保护剂、胃肠动力药物和通便缓宵药等，可避免过早出现的镇痛药副作用，如恶心、呕吐、便秘等，严重副作用的出现可妨碍“三阶梯”的顺利

进行，有时会被迫中断治疗。因此，应从癌痛治疗一开始，就特别重视辅助用药，可列为常规用药，使患者顺利接受并完成“三阶梯”治疗。

尽管该规范一直作为优秀的教育工具，但是癌痛处理远远要比“癌痛三阶梯治疗”建议得多。

成人癌痛 NCCN 指南（2010）对 WHO 三阶梯原则进行了更为细致的补充：在开始使用阿片类药物治疗时，应尽量明确潜在的疼痛机制，并诊断是否存在疼痛综合征；其次最佳镇痛药的选择取决于患者疼痛强度、现行的镇痛治疗以及伴随疾病，吗啡、氢吗啡酮、芬太尼与羟考酮是最常用的阿片类药物；第三应该个体化确定阿片类药物的起始剂量、给药频率，并进行滴定，即在镇痛和不良反应之间获得平衡；滴定的 TIME 原则是：确定初始剂量（titrate，T），增加每日剂量（increase，I），处理爆发痛（manage，M），提高单次用药剂量（elevate，E）。

成人癌痛 NCCN 指南（2010）将未长期使用阿片类药物治疗的非肿瘤急症引起的疼痛患者与既往或现在正接受阿片类药物治疗的癌痛患者区分开来，并且对临床操作相关的疼痛和焦虑采取预防措施。根据 FDA 的规定，阿片耐受定义为：已按时服用阿片类药物至少一周以上，且每日总量至少为口服吗啡 60mg、经考酮 30mg、氢吗啡酮 8mg、轻吗啡酮 25mg 或其他等效药物；用芬太尼贴剂止痛时，其剂量至少为 25Mg/h。不能满足上述持续止痛时间及剂量要求时则定义为阿片未耐受。

（2）给药方式：为确保达到有效的镇痛效果，应使用创伤性最低、最简便和最安全的阿片类药物给药方式。

口服给药是慢性疼痛治疗的首选途径。对于能够口服药物的患者，应首先考虑口服，除非需要快速镇痛，或患者存在口服给药的不良反应。经胃肠外持续输注、静脉给药或皮下给药推荐用于无法吞咽或有阿片类药物肠道吸收障碍的患者。与口服或经皮给药相比，胃肠外给予阿片类药物可迅速达到有效血药浓度。快速镇痛应静脉给药，因为从注射到起效的滞后时间短（镇痛作用 15min 达峰），而口服时起效的滞后时间很长（镇痛作用 60min 达峰）。在中国，透皮贴剂给药是常用的无创给药途径。

目前在临床实践中广泛使用的镇痛药给药方式为：“按时”、“按需”和“患者自控镇痛”。“按时”给药是为了给慢性疼痛患者提供持续的疼痛缓解。对于接受“按时”给药方案的患者，还应将“解救剂量”作为后续治疗。对于无法通过常规“按时”给药缓解的疼痛，应该给予短效阿片类药物解救治疗。阿片类药物“按需”给药用于那些伴无痛间期的间歇性疼痛患者。“按需”方法也用于需要快速滴定剂量的患者。患者自控镇痛技术可以允许患者“一旦需要”即可自行推注阿片类药物（该装置的推注剂量通过医师设定的参数来控制）。

没有任何一种阿片类药物适合所有患者。如果目前使用的阿片类药物不良反应明显，可更换为等效剂量的其他阿片类药物，以在镇痛和不良反应之间获得平衡。这种方法被称为阿片类药物转换。重要的是，在口服和肠外途径给药之间转换时，必须考虑到相对效能，以免造成过量或剂量不足。成人癌痛 NCCN 指南（2010）中已列出阿片类药物等效剂量换算（剂量比率）。

2. 介入镇痛措施 一些患者虽然接受药物治疗，但是疼痛未得到充分控制，或由于严重的不良反应而无法耐受阿片类药物滴定方案，还有患者可能选择介入治疗而不是长期的药物治疗。介入治疗主要适应证为很可能通过神经阻滞缓解疼痛的患者和（或）无不可耐受不良反应，但疼痛控制不佳的患者，如不耐受阿片类药物或疼痛未充分控制的胰腺癌患者，可选择腹腔神经丛阻滞。据估计约 10% 的癌性疼痛患者最终需要使用这种方法，并与药物治疗联合使用，以获得满意的镇痛效果。

（1）局麻：可采用静脉注射、皮下、胸膜内、硬膜外局部麻醉的方法治疗伴发性躯体痛、内脏痛和神经痛。静脉和皮下注射利多卡因有助于治疗癌性神经痛；胸膜腔内局麻能有效控制胸廓急性和慢性癌性疼痛，以及腹腔局部区域性疼痛，如肝转移引发的右上腹疼痛；硬膜外局麻能有效控制腰部以下的疼痛，如肿瘤累及腰骶部神经丛。

（2）周围神经封闭：既可确定局部神经分布，又可干扰性地封闭已经确定部位的神经疼痛传导，从而发挥治疗作用。最常用的周围神经封闭术是椎旁神经封闭，以治疗局部肋间神经痛；硬膜外和鞘内神经封闭主要用于控制晚期癌症患者发生的单侧胸痛、腹痛和会阴部痛。

（3）自主神经封闭：血管和内脏活动过度常出现许多癌性疼痛，交感神经封闭术最常用于伴发胸腹部肿瘤的腹腔神经痛患者。

（4）痛点注射：在压痛明显处注射麻醉药物，主要适用于伴发明显骨骼肌疼痛的患者。

（5）神经外科方法常分为两大类：抗肿瘤治疗和抗伤害感受治疗。前者集中针对肿瘤进行治疗，如切除脊柱的和临近神经丛的转移性肿瘤，以及脊柱骨折、错位的固定措施；后者包括利用外科或放射手段阻断伤害性感受的传导通路，如经皮脊柱前侧柱切开术治疗生存期较短的单侧腰部以下疼痛。

3. 辅助手段的应用　1965 年，Melzack 和 Wall 提出了闸门控制学说，认为疼痛是由闸门控制系统、作用系统和中枢控制系统相互作用的结果。闸门控制学说认为脊髓后角内存在一种类似闸门的神经机制，能减弱和增强从外周向中枢神经的冲动，减弱和增强的程度由粗纤维和细纤维的相对活动以及脑的下行性影响所决定。认为疼痛的产生决定于刺激所兴奋的传入纤维种类和中枢的功能结构特征。根据闸门控制理论，辅助方式一方面促进粗纤维活动，活化胶质细胞，关闭闸门，阻止疼痛冲动的传导；另一方面，促进中枢发出抑制性冲动，通过改变动机与情感、认知与评价过程，达到消除或缓解疼痛的目的。

（1）促进粗纤维活动：包括按摩、冷热疗和经皮神经电刺激等手段。

1）按摩：在人体一定的部位或穴位，沿经络运行途径或气血运行的方向，施以各种手法按摩，或配合某些特定的肢体活动而达到治疗的目的。其主要作用是矫正骨关节位置的异常，调整脏器功能状态，松弛肌肉，改善局部血液循环，减轻疼痛。

2）冷热疗：冷疗法能降低神经传导速度、减轻炎症和水肿，对急性疼痛效果较好。热疗法是以各种热源为递质，将热直接传至机体，促进组织血液循环，松弛局部肌肉，减轻疼痛。常用热疗方法有：热水袋、电热毯、红外线和紫外线、烤灯、热浴等。

3）经皮神经电刺激：应用电脉冲刺激治疗仪，通过放置在身体相应部位皮肤上的电解板，将低压的低频或高频脉冲电流透过皮肤刺激神经，达到提高痛阈、缓解疼痛的目的。适用于慢性疼痛及术后急性疼痛的治疗。

（2）促进中枢发生抑制性冲动：包括暗示、催眠和转移注意力等方法。

1）暗示和催眠疗法：积极的暗示如护理人员的言语暗示、强调止痛方法的镇痛时间及镇痛作用，可起到良好的镇痛效果。催眠可缩小患者的意识范围，改变对疼痛的认知，达到减轻疼痛或降低止痛剂用量的目的。

2）转移注意力：引导患者注意力集中于疼痛以外的刺激，忽视疼痛的感觉。常用的方法如交谈、听音乐、闭目想象，参与有兴趣的娱乐活动等。

3）松弛技术：通过有规律的收缩及放松全身肌肉，将注意力集中于肌肉收缩、放松的过程及感觉，缓解血管肌肉痉挛，减轻疼痛。对轻度疼痛有效。

（三）癌痛患者的护理

1. 镇痛药物治疗的护理　护理人员应正确执行给药医嘱，了解患者的疼痛强度和动态，选择最适合患者的止痛药物种类及给药途径，了解止痛剂的有效止痛剂量及使用时间，并正确辨认、预防和处理副作用。

（1）患者自控镇痛给药泵（PCA）：可通过静脉、硬膜外腔、皮下等途径注药，使用前由专人预先设定维持剂量、单次剂量和锁定时间。和传统的肌内注射相比，PCA 的维持剂量能维持有效血药浓度，保持稳定的药物镇痛作用，减少药物的副作用；单次剂量是指患者感觉疼痛时自己按压启动键，可追加一个单次剂量，达到不同患者、不同时刻、不同疼痛强度的不同镇痛要求的特点；锁定时间是指在设定时间内，无论按多少次按钮，只确认一次指令的药液输出，以防止用药过量。PCA 主要组成部分为：注药泵、自动控制装置、输注管道和防止反流的活瓣。常用的 PCA 有 2 种类型，分为微电脑控制型和可丢弃型。

（2）透皮给药：是一种简单便利的持续给药方法。使用的透皮贴剂如多瑞吉 (durogesic) 具有 5 层结构：背膜、药物存储器、限速膜、黏附层和保护层。揭掉保护层将黏附层贴于皮肤表面，允许药物自由通过；限速膜决定着药物向皮肤渗透的速率；药物存储器储存供 72h 持续释放的药物；背膜的作用主要是防止药物的无效释放。透皮给药系统本身对药物有严格要求，芬太尼具有低分子量、高脂溶性、高效性和无局部刺激的理化特性，使芬太尼成为透皮贴剂的理想选择，它是目前唯一的阿片类透皮贴剂。药物的释放量与透皮贴剂的表面积呈正比，与口服给药途径相比，其作用时间长，可避免肝脏的首关效应，生物利用度高，毒副作用小；与胃肠外给药途径相比，芬太尼属无创性，无需设备，费用较低，在家中或医院中使用，无须医护人员监护，容易被患者接受。有 4 种规格，即 10cm、20cm、30cm 和 40cm，能提供 4 种不同的释放速度，分别为 25μg/h、50μg/h、75μg/h 和 100μg/h，首次使用 100μg 后 12 ~ 24h，血清芬太尼浓度达到相对稳态，24 ~ 72h 维持在血清峰浓度，可保证镇痛的基本要求。72h 更换 1 次贴剂。

2. 药物副作用的预防和处理

（1）恶心、呕吐：发生率很高，主要由阿片类药引起，重者可使 PCA 难以继续。可采用小剂量氟哌利多或昂丹司琼进行预防，如仍未改善可增加地塞米松或更替阿片类药物。

（2）尿潴留：较多见，好发于老年男性患者，除由阿片类药引起外，腰骶部硬膜外局麻药也可引起。尿浦留时可采用局部按摩、针灸处理，必要时导尿，注意预防感染。老年患者硬膜外 PCA 局麻药时，浓度不可过高。

（3）皮肤瘙痒：较多见，主要由吗啡引起，其发生属剂量依赖型，即剂量越大，发生率越高。轻度瘙痒者可用抗组胺药治疗；重者需减量或停药，或更换其他镇痛药物；或考虑持续滴注纳洛酮。

（4）下肢无力、活动受限：由腰段 PCA 局麻药引起。实验动物表明，椎管内布比卡因能显著增强小剂量吗啡的镇痛作用，延长其镇痛时间，因此在硬膜外 PCA 时，一般均复合应用局麻药布比卡因，常用浓度为 0.125% ~ 0.25%。另有实验报告认为长期应用局麻药可引起严重致命性的神经毒，与剂量和持续时间有关。但多数动物毒性实验和人体尸检报告，临床上小剂量布比卡因鞘内长期应用证实是安全的。尽管如此，硬膜外 PCA 局麻药时，应重视试验量的反应，避免特异敏感者，长期应用者应特别注意观察神经毒性反应。

（5）嗜睡：是麻醉性镇痛药物的常见副作用。这类镇痛药会导致患者意识清醒程度的降低，虽然表现为嗜睡，但容易被唤醒，一旦清醒后无定向障碍，并随着药物使用时间延长，嗜睡症状会改善。若出现令患者无法接受的嗜睡程度，应改变麻醉性镇痛药的剂量，若镇痛效果满意应逐渐减少阿片类药物的应用。

（6）便秘：是使用吗啡控制疼痛的患者中较常见的副作用，约占 40%。因此多数患者须每日服用促进排泄药物如番泻叶等中药促排便；此外每日摄取一定量的水果、果汁和其他膳食纤维；增加水分的摄入；如果有条件每日至少 2 次的规律性运动有助于改善便秘；如果便秘仍然持续存在时，在排除肠梗阻情况下酌情选择生理盐水灌肠和胃动力药。

（7）过度镇静和呼吸抑制：多由阿片类药引起，不论何种途径均可能发生，特别易在基础输注剂量较大者的晚间睡眠时发生，表现特点是镇静过度甚至呼吸频率降低。避免呼吸抑制，重点应在于预防。注意个体差异性，设定恰当的 PCA 参数，尤其是基础输注剂量要从小剂量开始；可以增加给药频率，减少每次用量，降低药物峰浓度，调整剂量的增幅范围以 30% 左右为宜。一旦发生呼吸抑制，立即终止阿片类药，吸氧，并用纳洛酮对抗。但应注意，经纳洛酮对抗后，呼吸抑制可消失，同时疼痛会明显加重，处理上有一定的困难。因此，重点在于预防。

（8）躯体依赖性：是指一种发生在突然停药或使用药物拮抗剂时出现的停药反应（戒断综合征）。在阿片类药物治疗需停止时，只要逐渐减小药量（每日 10% ~ 25%）并且不使用拮抗剂，就可避免出现躯体依赖性；耐受性是指服用药物一段时间后，需增加药量才能达到过去的药效。当耐受性导致疼痛增加时，通过增加药量来缓解疼痛是安全有效的；成瘾性是一种复杂的精神行为性综合征，其特征是无法抗拒的、因非医疗目的而使用某种药物，而不顾生理上和（或）心理上的危害。躯体依赖性和耐受性是阿片类止痛药物治疗中的正常生理反应，“成瘾性”是一种行为综合征，以精神依赖性和异常的药物相关行为为特征。成瘾者因非医疗目的强制地使用药物，而不顾药物的有害作用；成瘾者可能会有躯体依赖性或耐受性。不能仅仅因为慢性疼痛患者使用阿片类止痛药就把他们当作成瘾者。研究表明，阿片类药物的医疗应用很少引发精神依赖性，“成瘾性”几乎不发生在疼痛患者中，包括癌症患者。

3. 疼痛的综合护理措施

（1）建立相互信任的护患关系，运用同理心认同患者陈述的疼痛。以倾听、陪伴、触摸来提供精神支持，并鼓励患者表达疼痛，接受患者对疼痛的感受及反应，与患者共同讨论疼痛控制的目标，指导患者正确使用PCA。

（2）观察并记录疼痛的特征，包括疼痛的部位、发作的方式、程度、性质、开始时间、持续时间，及其他的症状困扰。

（3）减少疼痛刺激：提供睡眠、沐浴和行走等支持；注意身体疼痛部位的支撑如垫好软枕保持舒适的体位；正确的移动可预防不当姿势所造成肌肉、韧带或关节牵扯引起的疼痛；学会节约生命能量，放慢活动步调。

（4）提高患者痛阈：首先鼓励患者讲述与其肿瘤有关的事情，如肿瘤最初是怎样被发现的，如何被诊断出来的，是谁告知了他们诊断，当时的感觉是怎样的，疼痛是如何出现的，疼痛加重或好转的因素有哪些，疼痛是如何影响器官功能的，疼痛的严重性如何，治疗是如何有助于缓解疼痛或治疗是如何没有能够缓解疼痛等。这种描述性的做法有自我愈合和降低压力的内在潜力。其次，通过减轻病理性的焦虑和抑郁的方法提高疼痛的阈值，需使用抗焦虑药和抗抑郁药。

（5）预防疼痛发生：可预期的疼痛，发生前先执行疼痛缓解方法。如手术后患者深呼吸、咳嗽或下床活动时，可按压伤口以防牵拉引起伤口疼痛。

（6）社会—心理支持：根据成人癌痛 NCCN 指南（2010）在心理社会支持方面要求做到以下几点：告知患者和家属对疼痛的情绪反应是正常的，而且这将作为疼痛评估和治疗的一部分；对患者和家属提供情感支持，让他们认识到疼痛时需要表达出来；需要时帮助患者获得治疗；表明医务人员将与患者及其家属共同处理疼痛问题；讲解采用镇痛措施及与其出现疗效的时间；承诺会一直关注患者直至疼痛得到较好缓解；重申对患者采取的镇痛措施有哪些；告知患者和家属有可行的方法来控制疼痛等症状；评估对家属和其他重要相关人员的影响，必要时提供宣教和支持。

（7）指导患者及家属有关减轻疼痛的其他方法。

1）运用皮肤刺激法：给予皮肤表面各种感知觉刺激，如按摩、加压、冷敷、热敷、按摩穴位、针灸、电极刺激器。一般认为痛觉是由 AS（有髓）和 C（无髓）纤维传导的，有些器官还有 AP 纤维的参与。AS 纤维传导速度快，兴奋阈较低，主要传导快痛；C 纤维传导速度较慢，兴奋阈较高，主要传导慢痛。皮肤刺激法通过刺激 C 纤维，抑制 AS 纤维，促使血流增加、肌肉松弛。

2）运用情境处理法：经由患者自我控制或经由暗示性的情境来分散对疼痛的注意力，或减少焦虑、紧张、压力等心理因素对身体所造成的影响。其方法包括：松弛技巧、自我暗示法、呼吸控制法、音乐疗法、注意力分散法、引导想象法。

（8）患者与家属的药物相关知识宣教：根据成人癌痛 NCCN 指南（2010），鼓励医务人员向患者和家属进行详尽的宣教，了解患者和家属的文化程度以确保其理解宣教内容；向患者和家属传达系列相关信息，如疼痛可以缓解；忍受疼痛没有益处；与医务人员交流很重要；一些药物无效还有其他药物可选择；吗啡类镇痛药应有医生处方，不要擅自调整剂量和频率；这类药物在家庭中应妥善保管；列出所服药品的剂量、用途、如何使用和何时使用、不良反应和应对策略如电话咨询和建议就诊。

三、肿瘤患者的心理抑郁及护理

在癌症的诊断和治疗过程中，患者往往要面临一系列复杂的心理问题，其中抑郁是最常见的心理问题之一。癌症相关性抑郁是由癌症诊断、治疗及其并发症等导致患者失去个人精神常态的情绪病理反应。据统计，平均有20%～25%的肿瘤患者存在长期的、未经治疗的心理抑郁，表现为失眠、对生活失去兴趣、焦虑、易激惹和注意力不集中等症状；当抑郁比较严重时，患者往往会产生自杀的念头，从而导致肿瘤患者生活质量全面下降。更重要的是，大部分肿瘤患者的心理抑郁可以得到有效治疗，因此准确及时地发现和治疗肿瘤患者的心理抑郁，对于提高肿瘤患者的生活质量是至关重要的。

（一）抑郁的定义和特征

抑郁是心境障碍之一，以持久的心境低落为主要特征，表现为情绪低落、悲伤失望、思维迟缓、生活及工作能力减退等症状。

1. 抑郁心境　抑郁心境程度不同，可从轻度心境不佳到忧伤、悲观、绝望。患者感到心情沉重，生活没意思，高兴不起来，郁郁寡欢，度日如年。有些患者也可出现焦虑、易激动、紧张不安。

2. 丧失兴趣　丧失兴趣是抑郁患者常见症状之一。丧失既往生活、工作的热忱和乐趣，对任何事都兴趣索然。对既往爱好不屑一顾，疏远亲友，回避社交。患者常主诉“没有兴趣了”、“高兴不起来了”。

3. 精力丧失，疲乏无力　洗漱、穿衣等生活小事困难费劲，力不从心。患者常用“精神崩溃”、“泄气的皮球”来描述自己的状况。

4. 自我评价过低　患者往往过分贬低自己的能力，以批判、消极和否定的态度看待自己的现在、过去和将来，这也不行，那也不对，把自己说得一无是处，前途一片黑暗。强烈的自责、内疚、无用感、无价值感、无助感，严重时可出现自罪、疑病观念。

5. 消极悲观　内心十分痛苦、悲观、绝望，感到生活是负担，不值得留恋，自己是家人的累赘，以死求解脱，可产生强烈的自杀念头和行为。

6. 躯体或生物学症状抑郁　患者常有食欲减退、体重减轻、睡眠障碍、性功能低下和心境昼夜波动明显等生物学症状，但并非每例都出现。

（1）食欲减退、体重减轻：多数患者都有食欲不振、胃纳差症状，美味佳肴不再具有诱惑力，患者不思茶饭或食之无味，常伴有体重减轻。

（2）性功能减退：疾病早期即可出现性欲减低，男性可能出现阳痿，女患者有性快感缺失。

（3）睡眠障碍：典型的睡眠障碍是早醒，比平时早 2～3h，醒后不复入睡，陷入悲哀气氛中。

（4）昼夜变化：患者心境有昼重夜轻的变化。清晨或上午陷人心境低潮，下午或傍晚渐渐好转，能进行简短交谈和进餐。昼夜变化发生率约 50%。

抑郁患者甚至会出现疼痛、心悸、视力模糊、口腔干燥、头痛和恶心等症状。一般而言，抑郁患者常将重心集中在生活的消极一面。

（二）癌症与抑郁共病的发病机制

约 25% 的肿瘤患者存在或逐步发生抑郁，是因为许多可引发抑郁的因素没有得到处理，包括疲劳、厌食、体重下降和失眠等未得到适时的治疗。研究证明，抑郁障碍有其特征性的生物学改变，即抑郁障碍具有独特的病理生理机制，不是简单的情感问题。而在癌症伴发抑郁障碍的患者中也发现抑郁障碍特有的生物学改变。因此，国内外提倡用“共病”来描述癌症与抑郁障碍的关系。“共病”这一概念是Feinstein于1970年提出的，用来描述两种同时存在的疾病。具体的定义为：在患者患有一种疾病的过程中，同时存在或者又发生另一种疾病。从共病的定义可以看出两种共病的疾病之间可以仅仅是同时发生而彼此之间无关联，也可以是存在生物学或心理学方面联系。

癌症与抑郁之间相互联系、相互影响。两者之间相互作用、影响的机制主要包括以下几种。

1. 神经心理免疫学　神经心理免疫学首先由美国人 Ader 于 1982 年提出。在抗肿瘤免疫中，细胞免疫起着主要作用。而一些研究证实抑郁可致免疫功能下降。同时，在癌症抑郁障碍共病的患者中，发现免疫功能有不同程度的下降，CD3+、CD4+细胞、CD4+/CD8+比值、免疫球蛋白及NK细胞均不同程度降低，而使用抗抑郁治疗后，有所改善。国内外的研究结果发现，抑郁障碍可能通过影响患者的免疫功能从而影响癌症的发生及发展。

在应激抑郁时内分泌系统也参与对免疫功能的调节。Hans等研究发现下丘脑、垂体可控制应激反应，并对糖皮质激素的释放产生影响，而糖皮质激素能从多个环节抑制机体的免疫功能，包括诱导T、B淋巴细胞溶解，抑制抗体及干扰素、白介素—2等细胞因子的产生。应激抑郁等心理因素可能造成机体的免疫内分泌功能紊乱，使机体免疫监视及抗肿瘤免疫功能降低，从而对肿瘤的发生发展产生影响。

2. 心理应激 随着生物—心理—社会医学模式的建立，在探讨癌症抑郁障碍的发病原因时，心理社会因素的作用不容忽视。癌症患者有其独特的心理特征，他们在认知及情绪上表现为无助、失望、悲伤、紧张；在社会适应上对婚姻、家庭、工作等关系都有影响；同时，癌症的治疗也会带来负性的心理反应。因此患有癌症是一种很强的心理应激，可导致抑郁障碍。认知是外界应激引起抑郁发生的中介之一。Beck的情绪障碍认知模式认为“每种神经症障碍多有特定的认知内容”，针对Beck这一模式国内也有一些研究加以印证，并得出结论认为“社会行为后果性”想法是抑郁和焦虑共有的特点。运用认知模式的研究结果，可以解释癌症患者抑郁障碍发病的心理原因。对癌症的恐惧，以及对癌症影响家庭、社会关系的担忧，这些对于患者不仅是生理上，同时也是心理上的应激。这样的双重应激使癌症与抑郁障碍共病的发生比例增大。

3. 其他机制 在近年的研究中，还发现癌症与抑郁障碍相互影响、作用的机制可能还涉及褪黑素机制、视黄醛核受体机制、与肿瘤血管生成有关的细胞因子机制以及DNA损伤及修复机制等。

对于癌症与抑郁障碍相互影响、作用的机制，是研究癌症抑郁共病的一个重要领域。过去对心理社会方面的研究较多，随着科学的发展，现在已更加趋向从生物学分子水平对两者相互影响、作用的机制进行探讨。

（三）影响恶性肿瘤患者抑郁的因素

影响肿瘤患者产生抑郁的相关因素很多，包括一般因素、与癌症疾病和治疗相关的因素、社会心理因素等。

1. 一般因素

（1）性别：近年来，许多学者对抑郁症的性别差异进行了大量的研究，认为女性抑郁多于男性。并已肯定雌激素水平下降易使妇女产生抑郁，而激素替代疗法已证实可协助患者减轻抑郁。

（2）年龄：有研究认为，因为老年患者的心理承受能力较好，对涉及癌症的治疗问题显得较为乐观，但多数资料显示，肿瘤患者抑郁与年龄无关。

（3）婚姻：越来越多的研究显示，婚姻质量与抑郁之间存在着明显的关联，抑郁患者和配偶间常充满冲突和气愤，且已婚女性患抑郁症的危险性较高。在一般人群中，离婚和分居者易发生抑郁，而肿瘤患者抑郁与婚姻状态关系不大。

（4）经济状况：癌症患者一般有较重的经济负担。研究也证实，癌症患者的经济收入越低，其抑郁发生率越高。而随着经济收入的增加，Zung量表的分值也逐渐降低。

（5）职业：国内大样本研究发现，各职业癌症患者中抑郁发生率有显著差别，其中抑郁发生率最高为农民，这可能与农民对癌症了解少，较恐惧，以及经济负担较重有关。

（6）教育程度：研究指出，不同教育程度的癌症患者抑郁发生率不同。有研究表明，受教育程度越高的癌症患者，Zung量表的分值越低，这可能与受教育程度高者对疾病有较为正确的理解，能更好地面对癌症，以及这类患者一般有较为稳定的收入有关。

2. 与癌症疾病和治疗有关的因素

（1）癌症的部位：不同部位肿瘤患者的抑郁状态不同。各种癌症中乳腺癌患者的抑郁程度最高，与女性第二性器官的完整性受到损害有关；患淋巴系统恶性肿瘤患者与情绪应激水平相关程度最低；而患头颈部癌患者的相关程度高，与癌症导致的呼吸、进食和构音障碍等有关。

（2）疼痛：慢性疼痛患者的抑郁是长期遭受疼痛及其对生活的限制造成的。疼痛构成了一个重要的躯体和心理上的应激源，可能诱发或加重精神痛苦。国内研究表明，癌症疼痛患者的抑郁程度显著高于非疼痛的患者。

（3）外科治疗：研究观察到已行结肠造瘘术或端一端吻合术的肠癌患者中23%出现中度的心理障碍，特别是抑郁，而外科保守治疗者的发生率仅2%，可见，结肠造瘘术是引起心理问题的症结所在，即非癌症的本身。

（4）化疗：肿瘤患者化疗组比手术组抑郁程度高，主要原因可能是化疗是一种特殊的应激，患者并不能感受到化疗的直接效果，但化疗药物本身的不良反应，使患者体会到疾病的存在，常常担心复发，影响到患者的生活质量，经过治疗后复发的患者更加感到绝望。

（5）放疗：患者一旦得知将接受放疗，多数患者会以为自己的病已发展到晚期，由此产生中度或重度的心理障碍，放疗后特殊的疲乏感成为使心理问题持续存在的因素。与部分化疗相比，放疗所致的心理反应的后果较轻，持续时间较短。

3. 社会心理学因素

（1）人格：多数研究证实神经质与日后发生抑郁有关。

（2）自我评价：人们充分注意到一般人群中，自我评价低者容易产生抑郁。但部分文献显示肿瘤患者抑郁与患者的自我评价无关。

（3）既往精神病史：严重的应激会使曾有抑郁症病史者旧病复燃，多数针对肿瘤患者的同类研究结果也相同。

（4）经济因素：癌症是一种病程较长、治疗手段复杂、治疗费用昂贵的疾病，患者的经济负担一般比较重，经济状况的变化必然导致患者心理状态的变化。

（5）社会支持：在对肿瘤患者的研究表明，社会支持虽不能改善患者躯体症状，但能明显改善肿瘤患者的心理状态，同时家庭外源性支持对肿瘤患者心身状况的影响大于家庭内源性支持，这说明与周围保持密切联系，增加家庭外源性支持更有利于肿瘤患者的心身康复，护士可成为患者社会支持的重要来源。

（6）负性生活事件：研究表明，负性生活事件与肿瘤患者发生抑郁呈正相关。过多的负性生活事件往往导致心理承受能力下降，产生悲观抑郁情绪。

（7）心理防御机制和心理应对：研究认为，不同的应对方式可降低或增加应激反应水平，而同一应对方式在某一事件中可减轻应激反应，在另一事件中也可能反而增加应激反应。

（四）抑郁患者的护理

1. 全面评估患者情况　在患者入院后应全面收集资料评估患者的情况，包括患者的日常生活习惯、患者的不适症状、家庭经济条件和社会支持系统，及时发现抑郁症状。护士尤其应关注患者情绪反应，注意观察患者有无抑郁的特殊症状，如愉快感丧失、无用感、失望感、自觉感、自杀倾向感等。针对患者的具体情况，制定系统有效的干预措施，做好患者的整体护理。

2. 建立良好的护患关系　护士在护理肿瘤患者的过程中，要善于与患者沟通，建立信任的护患关系，生活上给予更多的关心和爱护，积极主动与患者交谈，耐心解答患者提出的问题，经常给予鼓励与支持。告知患者有关的抑郁症状，使他们在出现症状时，愿意及早向护士倾诉，患者会更相信护士讲解的药物治疗知识，如抗抑郁药的作用机制、不良反应及注意事项等，可提高患者对抗抑郁药物治疗的依从性。

3. 缓解疼痛，改善躯体症状　按 WHO 制定的三阶梯止痛疗法，合理有效地控制患者的疼痛。

4. 持续的情感支持　调查表明，患者的社会支持主要源于其亲属，家属的态度和行为是治疗患者的重要影响因素之一。处于良好的家庭环境中受到良好照顾的患者，抑郁症状较轻，要充分发挥和利用家庭支持以及朋友、同事、社会团体等其他社会支持的作用，给予患者情感上的支持和照顾，使患者心理上得到安慰，从而积极地配合治疗和护理。而医护人员的言行对患者的心理症状影响也很大。其中最能清楚地掌握肿瘤患者心理变化的是护士，因此护士应及时敏锐地察觉患者的心理症状，并向医生报告，以便早诊断、早治疗。

5. 心理治疗　对肿瘤患者的心理治疗仍是探索发展中的临床治疗手段，它包括个体心理治疗、小组心理治疗、心理分析、意念引导、教育诱导、放松训练及成组互助等多种方法，帮助患者重新认识自己的价值，纠正错误观念，调整未来生活目标。应用认知行为技术，对抑郁症患者进行评估和治疗，护士及其他专业人员可用实际的、积极的观点帮助患者重新建立新环境，并改变降低他们生活质量的消极感觉，接受新的挑战和适应修整的计划。对于抑郁症患者最有效的认知行为疗法是分散注意力、心理健康教育和影像演示，这些技术可在常规护理中应用。

（1）分散注意力：能减弱反复的消极思维模式，并避免反弹，把注意力从紧张的环境中转移到其他更平静的刺激中。冥想可使愉快的幻想置于清醒的意识之中，使思维离开导致抑郁的消极想法，使令人愉快的幻想达到最大限度。音乐对于不能谈话或不想谈话者是一项重要的分散精力的措施。研究表明，令人愉快的音乐可使大脑血流量增加，这是改善情绪状态的一种反应。

（2）影像演示：可为患者勾画出令人愉快的事情，以用于患者产生环境危机时解除紧张压力的束缚。

（3）心理教育：是减少抑郁危险的一个重要因素，在指导患者适应疗法过程中可常规使用。按活动计划组织患者从事愉快的、有建设性的活动，如编织、散步等，可给被焦虑不安和自卑感困扰的患者提供最大的乐趣。

6. 建立完善的社会保障体系，减轻患者的经济负担　肿瘤患者一方面承受着疾病的痛苦，另一方面还要承受过重的经济负担，所以建立完善的社会保障体系是非常必要的。同时在临床工作中，医务人员应选择适宜的诊疗方案，尽可能地节约开支，以避免因经济负担过重而促使患者产生抑郁等不良心理反应，从而影响患者的康复及生活质量。

抑郁状态对肿瘤的全程包括发生、发展、死亡和转归均有不容忽视的影响，特别对肿瘤患者的治疗和康复意义重大。而目前的状况是，大多数肿瘤患者的抑郁状态未能被及时识别和有效治疗，正在遭受不必要的痛苦。抑郁可使肿瘤患者的长期生存率降低。对符合诊断标准的抑郁症有绝对的治疗指征，不应被视为对肿瘤的自然反应，即使肿瘤已无希望治愈，其合并的抑郁症仍然需要积极治疗。因此，识别和治疗肿瘤患者的抑郁症已成为医护人员面临的迫切任务。让肿瘤患者有一个健康正常的心理同样非常重要。

第二节　原发性支气管肺癌的护理

原发性支气管肺癌（简称肺癌）为起源于支气管黏膜或腺体的恶性肿瘤。常有区域性淋巴结转移和血行播散，早期常有刺激性咳嗽、痰中带血等呼吸道症状，病情进展速度与肿瘤的组织学类型、分化程度等生物学特性有关。

肺癌为当前世界各地最常见的肺部原发性恶性肿瘤，是一种严重威胁人民健康和生命的疾病。

本病多在 40 岁以上发病，发病年龄高峰在 60 ~ 79 岁之间。男女患病率为 2.3 ： 1。WHO2008 年公布的资料显示，肺癌无论是发病率（160 万 / 年）还是死亡率（140 万 / 年）均居全球癌症首位。此外，种族、家族史对肺癌的发病也有影响。

一、病因及发病机制

病因与发病机制迄今尚未明确。但一般认为肺癌的发病与下列因素有关。

1. 吸烟　已经公认吸烟是肺癌的重要危险因素。烟雾中的苯并芘、尼古丁、亚硝胺和少量放射性元素钋等均有致癌作用，尤其易致鳞状上皮细胞癌和未分化小细胞癌。其中苯并芘为致癌的主要物质。

吸烟量与肺癌之间存在着明显的量 - 效关系，吸烟累积量越大、吸烟年限越长、开始吸烟年龄越小，肺癌的发病率、死亡率越高。

2. 职业致癌因子 已被确认的致人类肺癌的职业因素包括石棉、砷、铬、镍、铍、煤焦油、芥子气、三氯甲醚、氯甲甲醚、烟草的加热产物及铀、镭等放射性物质衰变时产生的氡和氡子气，电离辐射和微波辐射等。这些因素可使肺癌发生危险性增加 3 ~ 30 倍。石棉与吸烟有致癌的协同作用。

3. 空气污染 空气污染包括室内小环境和室外大环境污染，室内被动吸烟、燃料燃烧和烹调过程中均可能产生致癌物。在重工业城市大气中，存在着 3，4- 苯并芘、氧化亚砷、放射性物质、镍、铬化合物及不燃的脂肪族碳氢化合物等致癌物质。

在污染严重的大城市中，居民每日吸入空气中 PM2.5 含有的苯并芘量可超过 20 支纸烟的含量，并可增加纸烟的致癌作用。大气中苯并芘含量每增加 1 ~ 6.2 μ g/m3，肺癌的死亡率可增加 1% ~ 15%。

4. 电离辐射 大剂量电离辐射可引起肺癌，不同射线产生的效应也不同，如日本广岛释放的是中子和 α 射线，长崎则仅有 α 射线，前者患肺癌的危险性高于后者。

5. 饮食与营养 维生素 A 及其衍生物 β 胡萝卜素能够抑制化学致癌物诱发的肿瘤。其中最突出的是肺癌。

6. 其他 有结核病者患肺癌的危险性是正常人群的 10 倍。其主要组织学类型是腺癌。此外，病毒感染、真菌毒素（黄曲霉）、机体免疫功能的低下、内分泌失调及家族遗传等因素对肺癌的发生可能也起一定的综合作用。

二、分类

1. 按解剖学部位分类

（1）中央型肺癌：发生在段支气管以上至主支气管的癌称为中央型，约占 3/4，以鳞状上皮细胞癌和小细胞未分化癌较多见。

（2）周围型肺癌：发生在段支气管以下的癌称为周围型，约占 1/4，以腺癌较为多见。

2. 按组织学分类

（1）非小细胞肺癌（NSCLC）包括如下几点。

1）鳞状上皮细胞癌（简称鳞癌）是肺癌中最常见的类型，约占原发性肺癌的 50%，多为中央型肺癌。早期常引起支气管狭窄，导致肺不张或阻塞性肺炎。

2）腺癌约占原发性肺癌的 25%，多为周围性肺癌。腺癌富有血管，局部浸润和血行转移较鳞癌早，易累及胸膜引起胸腔积液，并可转移至肝、脑和骨。

3）大细胞未分化癌（简称大细胞癌）较为少见，可发生在肺门附近或肺边缘的支气管，转移较小细胞未分化癌晚。

4）其他：类癌、支气管腺体癌、腺鳞癌等。

（2）小细胞肺癌（SCLC）：属肺癌中恶性程度最高的一种。分为燕麦细胞型、中间细胞型、复合燕麦细胞型。

三、临床表现

与肿瘤大小、类型、发展阶段、所在部位、有无并发症或转移有密切关系。有 5% ~ 15% 的患者无症状，仅在常规体检、胸部影像学检查时发现。其余的患者可表现或多或少与肺癌有关的症状与体征，按部位可分为原发肿瘤、肺外胸内扩展、胸外转移和胸外表现四类。

1. 原发肿瘤引起的症状和体征

（1）咳嗽：为常见的早期症状，常为无痰或少痰的刺激性干咳，当肿瘤引起支气管狭窄后可加重咳嗽，多为持续性，呈高调金属音性咳嗽或刺激性呛咳。细支气管 - 肺泡细胞癌可有大量黏液痰。伴有继发感染时，痰量增加，且呈黏液脓性。

（2）血痰或咯血：多见于中央型肺癌，癌组织血管丰富常引起咯血，多为痰中带血或间断血痰，如果表面糜烂严重侵蚀大血管，则可引起大咯血。

（3）气短或喘鸣：肿瘤向支气管内生长，或转移到肺门淋巴结致使肿大的淋巴结压迫主支气管或隆突，或引起部分气道阻塞时，可有呼吸困难、气短、喘息，偶尔表现为喘鸣，听诊时可发现局限或单侧哮鸣音。

（4）发热：肿瘤组织坏死可引起发热，多数发热的原因是由于肿瘤引起的阻塞性肺炎所致，抗生素治疗效果不佳。

（5）体重下降：消瘦为肿瘤的常见症状之一。肿瘤发展到晚期，由于肿瘤毒素和消耗的原因，并有感染、疼痛所致的食欲减退，可表现为消瘦或恶病质。

2. 肺外胸内扩展引起的症状和体征

（1）胸痛：近半数患者可有模糊或难以描述的胸痛或钝痛，可由于肿瘤细胞侵犯所致，也可由于阻塞性炎症波及部分胸膜或胸壁引起。若肿瘤位于胸膜附近，则产生不规则的钝痛或隐痛，疼痛于呼吸、咳嗽时加重。肋骨、脊柱受侵犯时可有压痛点，而与呼吸、咳嗽无关。肿瘤压迫肋间神经，胸痛可累及其分布区。

（2）呼吸困难：肿瘤压迫大气道，可出现吸气性呼吸困难。

（3）咽下困难：癌肿侵犯或压迫食管可引起咽下困难，尚可引起支气管－食管瘘，导致肺部感染。

（4）声音嘶哑：癌肿直接压迫或转移至纵隔淋巴结肿大后压迫喉返神经（多见左侧），可发生声音嘶哑。

（5）胸水：约 10% 的患者有不同程度的胸水，通常提示肿瘤转移累及胸膜或肺淋巴回流受阻。

（6）上腔静脉阻塞综合征：由于上腔静脉被附近肿大的转移性淋巴结压迫或右上肺的原发性肺癌侵犯，以及腔静脉内癌栓阻塞静脉回流引起。表现为头面部和上半身淤血水肿，颈部肿胀，颈静脉扩张，患者常主诉领口进行性变紧，头痛或头昏或眩晕，可在前胸壁见到扩张的静脉侧支循环。

（7）Horner综合征：肺尖部的肺癌又称上沟癌，易压迫颈部交感神经，引起病侧眼睑下垂、瞳孔缩小、眼球内陷，同侧额部与胸壁少汗或无汗。也常有肿瘤压迫臂丛神经造成以腋下为主、向上肢内侧放射的火灼样疼痛，在夜间尤甚。

3. 胸外转移引起的症状和体征

（1）中枢神经系统转移：可发生头痛、呕吐、眩晕、复视、共济失调、脑神经麻痹、一侧肢体无力甚至偏瘫等神经系统表现。严重时出现颅内高压的症状。

（2）骨转移：特别是肋骨、脊椎、骨盆转移时，可有局部疼痛和压痛。

（3）腹部转移：部分小细胞肺癌可转移到胰腺，表现为胰腺炎症或阻塞性黄疸。其他细胞类型的肺癌也可转移到胃肠道、肾上腺和腹膜后淋巴结，多无临床症状，依靠 CT、MRI 或 PET 做出诊断。

（4）淋巴结转移：锁骨上淋巴结是肺癌转移的常见部位，可无症状。

4. 癌作用于其他系统引起的胸外表现 指肺癌非转移性胸外表现或称之为副癌综合征，包括内分泌、神经肌肉、结缔组织、血液系统和血管的异常改变。如肥大性肺性骨关节病，分泌促性腺激素引起男性乳房发育，分泌促肾上腺皮质激素样物引起 Cushing 综合征，分泌抗利尿激素引起稀释性低钠血症，分泌异生性甲状旁腺激素导致高钙血症。还可表现为神经肌肉综合征（小脑变性、周围神经病变、重症肌无力等）。

四、医学检查

1. 胸部 X 线检查 本项检查是发现肺癌的最重要的一种方法。可发现肺部阴影。中央型肺癌多为一侧肺门类圆形阴影，边缘大多毛糙，有时有分叶表现，或为单侧不规则的肺门部肿块，周围型肺癌早期为局限性小斑片阴影，边缘不清，逐渐成为圆形或类圆形，边缘有毛刺。

2.CT 检查　能发现普通 X 线检查不能发现的病变，可以辨认有无肺门和纵隔淋巴结肿大，还能显示肿瘤有无直接侵犯邻近器官。

3. 磁共振（MRI）　MRI 在明确肿瘤与大血管之间关系方面明显优于 CT，但在发现小病灶（< 5mm）方面又远不如薄层 CT。

4. 痰脱落细胞检查　痰细胞学检查的阳性率取决于标本是否符合要求、细胞病理学家的水平高低、肿瘤的类型及送标本的次数（以 3 ~ 4 次为宜）等因素，非小细胞癌的阳性率较小细胞肺癌的阳性率高，一般在 70% ~ 80%。

5. 纤维支气管镜检查（简称纤支镜检）　对明确肿瘤的存在和获取组织供组织学诊断均具有重要的意义。可协助确定病变范围、明确手术指征与方式。

6. 其他检查　癌相关抗原、经胸壁细针穿刺活检、纵隔镜检查、开胸肺活检等。

五、诊断要点

80% ~ 90% 的患者可以通过详细询问病史、做体格检查和有关辅助检查进行综合判断而确诊。影像学检查是发现肺癌常用而有价值的方法，细胞学和病理学检查是确诊肺癌的必要手段。临床分期及诊断标准：为了准确估计病情，选择治疗方法，正确观察疗效和比较治疗结果。

六、治疗

（一）治疗原则

治疗方案主要根据肿瘤的组织学决定。针对小细胞肺癌发现时常已转移，非小细胞肺癌可为局限性特点，肺癌综合治疗原则一般为如下几点。

（1）小细胞肺癌以化学药物治疗（简称化疗）为主，辅以手术和（或）放射治疗（简称放疗）。

（2）非小细胞肺癌早期以手术治疗为主，病变局部可切除的晚期患者采取新辅助化疗 + 手术治疗 ± 放疗；病变局部不可切除的晚期患者采取化疗与放疗联合治疗；远处转移的晚期患者以姑息治疗为主。

（二）手术治疗

对于可耐受手术的 Ⅰa、Ⅰb、Ⅱ a 和Ⅱ b 期 NSCLC，首选手术。Ⅲ a 期病变若患者的年龄、心肺功能和解剖位置合适，也可考虑手术。术前化疗（新辅助化疗）可使许多原先不能手术者降级而能够手术，胸腔镜电视辅助胸部手术可用于肺功能欠佳的周围型病变的患者。

（三）化学药物治疗

（1）小细胞肺癌的治疗效果显著，是主要治疗方法，常使用的联合方案是足叶乙苷加顺铂或卡铂，3 周 1 次，共 4 ~ 6 周期。其他常用的方案为足叶乙苷、顺铂和异环磷酰胺。

（2）非小细胞肺癌的治疗应以手术治疗为主，化疗主要作为不能手术及术后复发患者的姑息性治疗及放疗的辅助治疗。化疗应使用标准方案，如紫杉醇 + 卡铂、多西紫杉醇 + 顺铂、长春瑞滨 + 顺铂、吉西他滨 + 顺铂及丝裂霉素 C+ 长春地辛 + 顺铂等以铂类为基础的化疗方案。

（四）放射治疗

放疗对小细胞肺癌效果较好，其次为鳞癌和腺癌。对控制骨转移疼痛、腔静脉阻塞综合征、脊髓压迫、上支气管阻塞及脑转移引起的症状有较好的疗效。放疗分为根治性和姑息性 2 种，根治性用于病灶局限、因解剖原因不便手术或患者不愿意手术者。姑息性放疗的目的在于抑制肿瘤的发展，延迟肿瘤扩散和缓解症状。常见的放射性有直线加速器产生的高能 X 线及 60 钴产生的 γ 线。

（五）生物反应调节剂（BRM）

作为辅助治疗，如干扰素、转移因子、左旋咪唑、集落刺激因子在肺癌的治疗中都能增加机体对化疗、放疗的耐受性，提高疗效。

（六）其他疗法

如中医药治疗、支气管动脉灌注及栓塞治疗、冷冻治疗、经纤支镜电刀切割癌体或进行激光治疗，以及纤支镜引导腔内置入放疗源作近距离照射等，对缓解患者的症状和控制肿瘤的发展有较好的疗效。

七、护理措施

（一）安全与舒适管理

为患者创造舒适、整洁、安静的良好休息和睡眠环境，必要时遵医嘱应用镇静剂，帮助患者安静卧床休息。对有胸痛或骨骼、肝区疼痛的患者，指导采取舒适的体位，减轻身体不适。

（二）疾病监测

观察肺癌常见症状的动态变化，注意有无肿瘤转移的症状；化疗、放疗者注意观察有无恶心、呕吐、口腔溃疡、脱发及皮肤损害等不良反应，密切观察潜在并发症的发生；监测周围血象变化；监测生命体征、尿量、体重，定期复查血浆蛋白和血红蛋白，协助判断病情进展程度、评估营养状况。

（三）对症护理

1. 疼痛护理

（1）评估疼痛的部位、性质、程度及持续时间；疼痛加重或减轻的因素；影响患者表达疼痛的因素；应用止痛药物后注意观察用药效果及有无药物不良反应等。一般非肠道给药者，应在用药 15 ~ 30 分钟开始评估，口服给药 1 小时后开始评估，了解疼痛缓解程度和镇痛作用持续时间。

（2）控制疼痛。

1）遵医嘱按时用药，根据患者疼痛再发时间，提前按时用药；止痛药物剂量根据患者的需要由小到大直至患者疼痛消失为止。遵循 WHO 推荐的，按照阶梯给药：轻度疼痛给予非阿片类止痛药 ± 辅助药物；中度疼痛采用弱阿片类止痛药 ± 非阿片类止痛药 ± 辅助药物；重度疼痛采用强阿片类止痛药 ± 非阿片类止痛药 ± 辅助药物。

2）采用物理治疗，如按摩、针灸、经皮肤电刺激或局部冷敷等，以降低疼痛的敏感性。

3）指导帮助患者进行自控镇痛法（PCA），该方法是计算机化的注射泵，经由静脉、皮下或椎管内连续性输注止痛药，并且患者可自行间歇性给药。

4）帮助患者调整情绪和行为，树立信心，增强自我控制疼痛的能力，如深呼吸松弛锻炼、愉快的回忆、音乐疗法等。

2. 维持气道通畅　协助患者采取坐位或半卧位、进行胸部叩击、遵医嘱给予止喘及祛痰剂等。

（四）化疗、放疗的护理

1. 化疗的护理

（1）合理选择静脉：反复化疗者，采用中心静脉或深静脉留置导管；若使用浅表静脉，应选择有弹性且直的大血管，避免在循环不良的肢体进行注射；外周静脉不宜留置留置针。

（2）避免药物外渗：静注化疗药物用药前应先用生理盐水输注，确定穿刺成功方可输注药物，如有数种药物时，先用刺激弱的药物；药液输注完毕，用生理盐水 10 ~ 20mL 冲洗后拔针，以减轻药物对血管的刺激；输液过程中不要自行调节输液速度。拔针后，按压局部数分钟，达到止血和预防药液外渗的目的。

（3）化疗药液外渗处理：当疑有或已发生药物外渗时，立即停止输入；局部用生理盐水加地塞米松做多处皮下注射，范围应大于渗漏区域；或用 75% 酒精局部湿敷 10 ~ 20 分钟后用紫草膏涂抹；也可用 25% 硫酸镁湿敷或局部涂抹喜疗妥。

（4）药物不良反应的观察及护理：大剂量化疗药物的使用可引起严重的骨髓抑制，多数化疗药物抑制骨髓至最低点的时间为 7 ~ 14 天，恢复时间为之后的 5 ~ 10 天。因此，从化疗开始至停止化疗 2 周内应加强预防出血和感染的措施。

环磷酰胺可引起血尿，输注期间应保证输液量，密切观察尿量及颜色，鼓励患者多饮水，发生血尿应停止使用，同时检查肾功能；长春新碱可引起末梢神经炎，出现手足麻木感，但停药后可逐渐消失。

2. 放疗的护理

（1）全身反应的护理。

1）由于肿瘤组织的破坏、毒素的吸收，在照射数小时或 1 ～ 2 天后，患者可出现头痛、头晕、恶心、呕吐等反应，故照射前不应进食，照射后宜卧床休息 30 分钟。并应进清淡易消化饮食、多食水果及蔬菜、多饮水，以促进毒素排泄。

2）发生放射性食管炎时，可出现吞咽困难、疼痛等，宜进食流质或半流质饮食，避免刺激性饮食，进食后应喝温水冲洗。

3）放疗期间应注意检查血象，如血象明显下降应暂停放疗。

（2）照射局部皮肤护理：放疗 3 ～ 4 周会出现头发脱落、色素沉着、局部皮痒等，嘱患者注意保护照射部位皮肤清洁干燥，检查照射部位标记是否清楚，勿用碱性肥皂及粗毛巾拭擦，避免冷热刺激，防止日晒、手抓等。

注意观察患者有无肌肉萎缩，要定时活动肢体，定时翻身擦背，随时按摩受压部位及骨隆凸处，预防压疮的发生。应着柔软、宽大、吸湿性强的内衣，以避免衣服摩擦。出现渗出性皮炎应及时处理。

（五）饮食护理

根据患者的饮食习惯，给予高蛋白、高热量、高维生素、易消化饮食。安排品种多样化，调整食物的色、香、味，以刺激食欲，少量多餐。有吞咽困难者应给予流质饮食，进食宜慢，取半卧位以免发生吸入性肺炎或呛咳，甚至窒息。病情危重者应采取喂食、鼻饲，或肠外营养。

（六）心理护理

根据家属的意见及患者的心理承受能力，以适当的方式和语言与患者讨论病情，引导患者面对现实，调整情绪，积极配合检查和治疗。做好患者家属及社会支持系统工作，关心、帮助及鼓励患者。

为患者提供更多的资源与信息，为解除其身心痛苦提供帮助。对晚期肺癌患者应做好临终关怀工作，使患者能安详、无憾、有尊严地离开人世。

八、健康教育

（一）预防疾病

宣传吸烟对健康的危害，提倡不吸烟或戒烟，并注意避免被动吸烟；改善工作和生活环境，防止空气污染。

（二）管理疾病

对肺癌高危人群要定期进行体检，做到早发现、早诊断、早治疗，有可疑症状者及时就诊。指导患者遵医嘱进行综合治疗，坚持化疗或放疗，若出现呼吸困难、疼痛等症状加重或不缓解时应及时到医院诊治。

（三）康复指导

肺癌的预后不但取决于病期，还与细胞类型有关。隐性肺癌早期治疗可获痊愈。一般认为鳞癌预后较好，腺癌次之，小细胞未分化癌最差。近年来采用综合治疗后，小细胞未分化癌的预后已有明显改善。

第十八章 辅助生殖护理

一、辅助生殖技术

（一）人工授精

人工授精（AI）是收集丈夫或供精者的精液，通过非性交方式，由医生操作注入妻子体内达到生育目的一种技术。人工授精是目前人类辅助生殖技术中常用的技术之一，由于其简便、经济、相对安全有效，给不孕症患者带来了福音。根据精液来源的不同，人工授精可分为：夫精人工授精（AIH）和供精人工授精（AID）。

1. 适应证及禁忌证

（1）夫精人工授精适应证和禁忌证。

1）适应证：①男方因少精子症、弱精子症、液化异常、性功能障碍等所致不育；②生殖器畸形、心理因素等导致性交困难或性交后精液不能进入阴道者；③宫颈因素不育；④免疫性不育；⑤原因不明性不育等。

2）禁忌证：①女方双侧输卵管均不通畅；②女方患有不易妊娠或妊娠后疾病加重的全身性疾病；③男女一方患有生殖泌尿系统急性感染或性传播疾病；④男女一方患有严重的遗传、躯体疾病或精神疾患；⑤男女一方接触致畸量的射线、毒物、药品并处于作用期；⑥男女一方具有吸毒等严重不良嗜好。

（2）供精人工授精适应证和禁忌证。

1）适应证。

①不可逆的无精子症，严重的少、弱、畸精子症。

②男方和（或）家族有不宜生育的严重遗传性疾病。

③母儿血型不合经治疗无效者。

④除非梗阻性无精子症外，其他需行供精人工授精技术的患者，医务人员必须向其交代清楚：通过夫精卵胞浆内单精子显微注射技术（ICSI）也有可能获得自己的血亲后代，但是可能存在的各种风险。需患者充分知情同意后，方可采用 AID 技术助孕。

2）禁忌证。

①女方双侧输卵管均不通畅。

②女方患有不易妊娠或妊娠后疾病加重的全身性疾病。

③女方患有生殖泌尿系统急性感染或性传播疾病。

④女方患有严重的遗传、躯体疾病或精神疾患。

⑤女方接触致畸量的射线、毒物、药品并处于作用期。

⑥女方具有吸毒等严重不良嗜好。

2. 药物促排卵及卵泡监测　对单纯因男性因素接受人工授精治疗的不孕夫妇，若女方月经及内分泌正常、排卵正常者建议首先自然周期行人工授精。若自然周期接受人工授精 2 次及以上仍未孕的患者，可以考虑采用促排卵药物治疗。

（1）促排卵药物及方案：根据不孕症原因及治疗目的可将药物促排卵分为 2 种：诱导排卵（ovulation induction，OI）和控制性卵巢刺激（controlled ovarian stimulation，COS）。诱导排卵主要是指采用药物和手术的方法诱导卵巢的排卵功能，一般以诱导单个卵泡或少数卵泡生长发育、成熟和排卵为目的，主要应用于排卵功能障碍的患者。COS 主要是指在可控制的范围内刺激多个卵泡发育并成熟，增加妊娠机会，其对象常有正常的排卵功能，目前主要用于体外受精 – 胚胎移植及其衍生技术中。本节主要介绍 OI。

OI 在人工授精中主要适用于女方同时合并有持续性无排卵和稀发排卵、排卵障碍、一侧输卵管梗阻等。最常用的药物为枸橼酸氯米芬和来曲唑。

1）枸橼酸氯米芬（CC）方案：CC是应用于促排卵最早的药物，也是目前PCOS促排卵的首选药物。CC对雌激素有弱激动作用和强的拮抗作用，主要是通过竞争性结合雌激素受体，解除雌激素对下丘脑的负反馈作用，促使卵泡发育和诱发排卵。一般自月经周期第3～5天开始，50～150mg/d，连用5天。停药2～4天后B超监测卵泡发育。当优势卵泡直径≥18mm，子宫内膜达到7mm以上，血LH水平上升达基础水平2～3倍，给予HCG 2000～10 000U诱导排卵。一般HCG注射后32～36小时排卵。

由于CC的抗雌激素作用，可能会降低子宫内膜容受性及宫颈黏液性能，从而降低妊娠率。当CC与雌激素一同使用时，可以减弱其对子宫内膜厚度的影响。

2）来曲唑（LE）方案：LE是第3代芳香化酶抑制剂，通过阻断雄烯二酮及睾酮向雌激素转化抑制雌激素合成，解除其对下丘脑/垂体的负反馈抑制，从而增加垂体FSH的分泌，刺激卵泡生长发育。LE能降低雌激素水平，但不与雌激素受体结合，且半衰期较短，到卵泡发育后期对宫颈黏液、子宫内膜及激素水平影响较小，因此对子宫内膜容受性影响较小。一般自月经周期第3～5天开始应用，2.5～5mg/d，连用5天。停药2～4天后B超监测卵泡发育。但是LE对后代的长期影响尚有待临床更深入的研究。

3）CC/LE+HMG方案：如应用CC/LE后无优势卵泡发育，可加用HMG 37.5～150U/天。也可在月经周期第8天或第10天服用CC或者LE的同时加用HMG 37.5～150U/天。虽然研究认为CC/LE+HMG方案可以降低单独使用HMG的剂量，降低卵巢过度刺激综合征（ovarian hyperstimulation syndrome，OHSS）和多胎妊娠率，同时有效提高妊娠率，但还是应该根据监测过程中卵泡生长情况，及时调节HMG的用药频次和剂量，直至监测到优势卵泡发育并至扳机日。

4）HMG方案：每75U含FSH和LH各75U，FSH刺激卵泡生长和成熟，促进颗粒细胞芳香化酶的活性，增加雌激素水平和促进子宫内膜增殖；LH协同FSH发挥作用，促进卵泡和卵子最后成熟，促进黄体生成、维持黄体功能。常用的有低剂量递增方案：月经周期第3～5天起，肌内注射37.5～150U/d，连续7天，根据卵巢反应，酌情递增剂量。对个别启动困难的患者，也可以采用高剂量递减方案：一般采用75U，最多不超过150U，连用5天，根据患者卵巢反应，每2～3天逐渐递减37.5U。由于个体差异较大，单独应用HMG的卵巢过度刺激综合征（OHSS）和多胎妊娠率显著高于CC和LE组，因此及时调整剂量极其重要。现已大多采用CC/LE+HMG联合用药。

在促排卵过程中尤应注意根据卵泡发育情况及时调整促排卵药物剂量，密切注意是否有发生OHSS及多胎妊娠的可能。为避免中、重度OHSS及多胎妊娠，一般对于优势卵泡≥3个，E2水平≥1000～1500pg/ml的患者，建议取消本次人工授精周期。对于有体外受精－胚胎移植（IVF-ET）资质的机构，在患者充分知情同意的前提下，也可以考虑改行IVF-ET。无论选择何种促排卵方案，均应遵守以下3条原则：①控制启动与生长卵泡的数量；②控制优势卵泡的数量；③每个诱导排卵周期以1～2个优势卵泡排出为宜。

（2）卵泡监测：卵泡直径≤10mm时，可每3～4天B超监测一次，优势卵泡直径10～14mm时，可每2天B超监测1次，当优势卵泡直径>14mm时，可每天B超监测1次，同时男方自行排精一次。已排卵的超声表现：成熟卵泡消失、卵泡体积缩小、壁厚、边界模糊、内部出现光点等，子宫直肠窝出现液体积聚。

B超结合血清激素水平、尿LH水平的测定可以更好地帮助判断卵泡的成熟度及避免可能出现的卵泡黄素化。E2可以直接反映卵泡的成熟情况，同时血E2水平可以预测OHSS的风险。对发育卵泡个数多者或者E2水平较高等OHSS高风险患者应减少HCG用量或改为注射GnRH-a诱导排卵，必要时放弃本周期。LH的检查可以预测卵泡成熟前可能的LH峰。排卵往往发生在血LH峰值后24～30小时，尿LH峰值出现较血LH峰值晚6～7小时。孕酮也可以预测卵泡成熟前的黄素化。

3. 精液处理

（1）精液处理的目的：精液处理的目的是去除精浆（尤其是其中的前列腺素）、不活动精子、细胞碎片及其他有害物质，保留活动力强、质量高的精子进行授精，同时精子在体外获能。人工授精中使用处理过的精子大大降低了未经洗涤的精液直接进行人工授精而带来的副作用，如子宫痛性痉挛以及感染等。

（2）授精液的要求：我国明确规定：用于人工授精的精子必须经过洗涤分离处理，行宫颈管内人工授精，其前向运动精子总数不低于 20×106；行宫腔内人工授精，其前向运动的精子总数不得低于 10×106。AID 中的冷冻精子，复苏后前向运动的精子不低于 40%。处理后精液达不到该要求，则需患者知情同意后方可进行人工授精。

（3）常用的精液处理方法。

1）上游法：适用于轻度少、弱精子症患者。取 2 ~ 4 个 5ml 试管，在每个试管中加入平衡好的洗精液约 1ml，将混匀后的精液缓慢加在洗精液下，切勿混合，放置在 37oC 培养箱上游约 30 ~ 40 分钟。吸出上游液置于离心管中，以 300g 离心 5 分钟后弃去上清，在沉淀上加入 0.3 ~ 0.5ml 培养液混匀后即为授精液。

2）密度梯度离心法：主要用于活力低、快速直线运动精子少、不液化或不全液化等患者。在离心管中依次加入 90%、45% 梯度液各 1ml，将充分混匀的精液缓慢加入梯度离心液上层，300g 离心 15 ~ 20 分钟。用干净的滴管把最底部的精子沉淀转移到另一洗精液离心管中，200g 离心 10 分钟后弃上清，加入 0.3 ~ 0.5ml 培养液混匀即为授精液。

3）简单洗涤法：离心管中加入适量洗精液，精液混匀后加入，充分混匀后以 200 ~ 300g 速度离心 10 分钟，去除上清，在沉淀上加 0.3 ~ 0.5ml 培养液，即为授精液。用于 AID 的冷冻精液可采用此方法。

对于逆行射精的患者，一般采用的方法是在取精前 1 天口服碳酸氢钠 1g/4h，射精后立即排尿，得到尿液标本，标本可置于带有 HEPES 培养液的无菌容器内，尿液标本 300g 离心 10 分钟，获得精子沉淀，一般建议采取密度梯度离心法处理。

4. 人工授精

（1）常用的人工授精技术：根据授精部位的不同，人工授精可以分为阴道内人工授精（intravaginal insemination，IVI）、宫颈内人工授精（intracervical insemination，ICI）、宫腔内人工授精（intrauterine insemination，IUI）和输卵管内人工授精（intratubal insemination，ITI）等。

1）IUI：是目前人工授精最常用的方法，患者取膀胱截石位，生理盐水棉球擦洗外阴、阴道及宫颈。暴露宫颈，将人工授精导管自宫颈口沿宫腔方向缓慢插入，至宫颈内口上方约 1cm 处。用 TB 空针先抽吸空气 0.3 ~ 0.4ml，然后缓慢抽吸精子悬液 0.3 ~ 0.5ml，将吸有精子悬液的 TB 空针连接于已置入宫腔的人工授精导管末端，缓慢将精子悬液推注入宫腔，缓慢退出导管。患者可原位仰卧 30 分钟左右。

2）ICI：较少采用，直接将液化后的精液或处理后的精子悬液慢慢注入宫颈管内上端，注射后嘱患者的臀部抬高，仰卧 15 ~ 30 分钟。主要适用于 IUI 困难，精液不液化、性交困难、性交时不能射精但手淫或使用按摩器能排精者。

3）IVI：较少采用，将精液原液或处理后的精子悬液直接注入阴道的后穹隆内。这种方法不需暴露子宫颈，简便、快速、干净、有效，且患者容易接受。主要适用于性交困难者。

此外，还有 ITI、卵泡内人工授精、子宫颈帽人工授精等授精方式，但是随着人类辅助生殖技术的不断发展，目前已较少使用，在此不再赘述。

（2）IUI 时间安排：排卵一般发生在扳机后 32 ~ 36 小时内。未注射 HCG 提前排卵者，在发现排卵后立即行一次人工授精。排卵前及排卵后行双次人工授精时，一般在注射 HCG 24 小时行人工授精一次，此即排卵前；36 ~ 40 小时后复查 B 超，若已经排卵，则再次行人工授精，此即排卵后。若仍未排卵者，可酌情考虑人工破卵后人工授精。

若是行单次人工授精，一般选择在排卵后进行。需在 HCG 后 24 小时行 B 超检查，已排卵的患者立即行人工授精一次；未排卵则在 HCG 后 36 小时再次 B 超监测，已排卵者行人工授精；仍未排卵者可酌情考虑人工破卵后人工授精。

（3）术后处理：自然周期可以不予黄体支持。促排卵周期的患者一般在排卵后开始黄体酮注射液20mg/d或地屈孕酮10～20mg/d，共14天。术后14天复诊确定是否为生化妊娠，确诊生化妊娠后的2～3周复诊，B超宫内探及卵黄囊可确定为临床妊娠。妊娠后一般需要继续黄体支持。

5. 并发症

（1）出血：一般无明显出血，少数患者可有极少量出血。大都与宫颈病变、置管困难等有关。因此，操作置管尽可能轻柔，尽量少用宫颈钳钳夹宫颈，以防止出血。

（2）下腹部胀痛：多与注入授精液过快、过多，引起子宫痉挛性收缩有关，一般无需处理。此外，前列腺素对子宫的刺激也可引起痉挛性下腹痛。适当控制注入宫腔内的精子悬液的量及速度，精液洗涤过程中尽量去除精浆中的前列腺素，可以预防痉挛性下腹痛。因此，授精液应尽量浓缩，约0.3～0.5ml即可。

（3）感染：较少见。人工授精后偶有急性盆腔炎症发生，多由操作不当或生殖道本身存在急性炎症等引起。因此进行IUI时应严格掌握手术适应证，严格无菌操作，尽量避免将阴道宫颈分泌物带入宫腔，尽量减少插管次数，IUI导管不可过硬。

（4）OHSS：常见于促排卵周期。年轻及PCOS患者是OHSS的高风险人群。可通过针对患者年龄、体重及卵巢基础状况制定合理的用药方案，B超监测卵泡发育，监测血E2水平，及时调整用药方案、剂量以预防中、重度OHSS的发生。

（5）多胎妊娠：常见于促排卵周期。在促排卵周期过程中，坚决避免滥用促性腺激素等药物，坚决避免以多胎妊娠为目的的促排卵，对于优势卵泡≥3个，E2水平≥1000～1500pg/ml的患者取消本次人工授精周期，以减少多胎妊娠的发生。

（二）体外受精-胚胎移植及其衍生技术

辅助生殖技术（ART）是生殖医学王冠上的明珠，体外受精-胚胎移植（IVF-ET）是ART中最重要的组成部分，是生殖科学知识用于治疗人类疾病最有效的例子之一。其主要的衍生技术包括胚胎冷冻、卵胞浆内单精子显微注射（ICSI）、胚胎植入前遗传学诊断（PGD）、配子输卵管内移植（GIFT）、合子输卵管内移植（ZIFT）、配子宫腔内移植（GIUT）赠卵、代孕等。

1. 体外受精-胚胎移植 IVF-ET指在自然周期中或控制性卵巢刺激周期中，当卵泡发育成熟时，将其从卵巢中取出，在体外与处理过的精子受精并培养一定阶段，再将发育到一定时期的胚胎移植到女方宫腔内，使其着床发育成胎儿的全过程。

IVF-ET的适应证包括：①女方各种因素导致的配子运输障碍；②排卵障碍；③子宫内膜异位症；④男方少、弱精子症；⑤免疫性不育；⑥不明原因的不育等。

IVF-ET的禁忌证包括：①提供配子的任何一方患有严重的精神疾患、生殖泌尿系统急性感染、性传播疾病；②提供配子的任何一方接触致畸量的射线、毒物、药品并处于作用期；③提供配子的任何一方具有吸毒等严重不良嗜好；④女方子宫不具备妊娠功能或严重躯体疾病不能承受妊娠；⑤患有《母婴保健法》规定的不宜生育且目前无法进行产前诊断或胚胎植入前诊断的遗传性疾病。

IVF-ET的常规治疗过程包括：术前准备，自然周期取卵或药物诱发多卵泡发育，卵泡发育监测，取卵及精液采集，体外受精与胚胎培养，胚胎移植和移植后黄体支持，移植后随访。

（1）术前准备：患者夫妇需要符合国家计划生育政策，满足IVF-ET适应证并排除IVF-ET禁忌证。夫妇基本检查结果正常或经治疗后达到IVF标准，充分了解IVF-ET的治疗过程、相关风险并签署相关的知情同意书。

（2）控制性卵巢刺激治疗：IVF-ET的重要内容之一是控制性卵巢刺激（COS），指以药物手段在可控范围内诱发多卵泡同步发育和成熟，以获得较多卵子的治疗方法。最早期的IVF-ET技术在自然周期进行，获卵少，胚胎移植机会小，妊娠率很低。COS技术于1980年起应用于临床，极大地改变了这种局面，对提高 IVF-ET 成功率及其衍生技术的发展发挥了重要作用。

最初的促排卵药物是枸橼酸氯米芬（CC），具有价格低、卵泡成熟同步化低、妊娠率低的特点。后来开始应用促性腺激素（Gn）类药物，增加了获卵数。Gn 类药物包括人绝经促性腺激素（HMG）、尿源性人卵泡刺激素（uFSH）、人绒毛膜促性腺激素（uHCG）及基因重组卵泡刺激素（rFSH）、基因重组黄体生成素（rLH）和基因重组人绒毛膜促性腺激素（rHCG）。为了减少早发或隐匿性 LH 峰导致提前排卵的风险，1987 年起，开始在诱发排卵中使用促性腺激素释放素激动剂（GnRH-a），进一步改善诱发排卵的质量，确立此药物在诱发排卵中的地位。近年来，来曲唑（LE）与促性腺激素释放素拮抗剂（GnRH-ant）在 COS 中的应用也日益广泛。

临床上将促排卵药物组合应用，目的是获得高质量的卵子，尽可能获得最佳的 IVF 结局。常用的控制性卵巢刺激方案有以下几种，在选择用药方案时应结合患者的年龄、卵巢功能、既往促排卵等情况综合考虑。

1）GnRH-a 长方案：长方案是目前控制性卵巢刺激中使用最普遍的方案，其使用方法是从黄体期中期或月经周期的第一天开始使用 GnRH-a，通常每天应用短效制剂全量（0.1mg）、半量或 1/3 量；或者一次性应用长效制剂的半量 1.88mg）、1/3 量、1/4 量，甚至 1/10 量。14 ~ 21 天后垂体达到充分降调节时（降调标准为 LH <5IU/L，E2 <50pg/ml，内膜 <4mm 或 5mm，无功能性囊肿），开始用外源性 Gn 促排卵，并维持 GnRH-a 的使用直至 HCG 日。

Gn 的启动时机及启动剂量需要根据患者的年龄，已募集的窦卵泡大小、数目，基础 FSH，AMH 及体重指数（BMI）等综合决定。通常 Gn 促排卵时间为 10 ~ 13 天左右，需要超声监测卵泡发育和血清促卵泡素（FSH）、雌二醇（E 2）、黄体生成素（LH）、孕酮（P）等水平调整 Gn 的用量，当 2 ~ 3 个主导卵泡直径达到 18mm 时，适时注射 HCG，36 ~ 38 小时后取卵。

长方案可以有效抑制早发 LH 峰的发生，周期取消率低，卵泡同步性好，获卵数目多，临床妊娠率稳定。但缺点是卵巢过度刺激综合征（OHSS）的发生率增加，Gn 用量增加。多用于卵巢功能良好的患者。

2）GnRH-a 短方案：GnRH-a 短方案是于月经第 2 ~ 3 天开始应用短效 GnRH-a 直至注射 HCG 日，第 3 ~ 4 天开始用 Gn 促排卵。优点是用药时间短，但较长方案容易发生早发 LH 峰，卵泡同步性不够好。多应用于卵巢储备差或卵巢反应不良的患者。

3）拮抗剂（GnRH-ant）方案：GnRH-ant 方案即在月经第 2 ~ 4 天开始应用 Gn，促排卵后的第 5 ~ 7 天或根据卵泡大小及血清 LH 水平加用 GnRH-ant，抑制提前出现的内源性 LH 峰，可以用 HCG 或 GnRH-a 扳机卵泡成熟。具有使用方便、促排时间短、Gn 用药少、显著降低 OHSS 发生率等优点。拮抗剂方案在正常反应患者中应用与长方案的妊娠结局相似，在高反应患者中显著降低 OHSS 发生率，因此越来越受到青睐。

4）GnRH-a 超长方案：GnRH-a 超长方案是月经第 2 天注射长效 GnRH-a 全量或半量，28 ~ 40 天后酌情注射第二次长效 GnRH-a 全量或半量，之后根据降调节水平，卵泡大小及数量适时启动 Gn 促排卵。超长方案抑制作用较强，Gn 用药量较大，有时需要补充外源性 LH 制剂。主要适用于子宫内膜异位症患者或者反复着床失败患者，但卵巢储备功能减退（DOR）者慎用。

5）GnRH-a 超短方案：GnRH-a 超短方案与短方案类似，也是利用 GnRH-a 的激发作用，通常月经第 2 天开始使用短效 GnRH-a，2 ~ 3 天后停药，第 3 天开始用 Gn 至 HCG 日停药。超短方案也大多应用于 DOR 的患者。

6）微刺激方案：微刺激方案指应用低剂量 Gn（不超过 150IU/ 天）促排卵，可加用 CC 或 LE，以增加卵巢反应或降低提前排卵概率。通常用于 DOR 的患者，以及反复 IVF 失败的患者。

7）黄体期促排卵方案：黄体期促排卵方案指于月经周期的黄体期，窦卵泡大小数目适合的情况下开始应用 Gn 促排卵，卵泡发育成熟时适时注射 HCG 和取卵，但不做胚胎移植，而行全胚冷冻。通常用于 DOR 的患者，以及反复 IVF 失败的患者，目的是积攒胚胎待以后行冻胚移植。

8）自然周期或改良自然周期方案：指完全自然周期监测卵泡发育，适时取卵，可以加用 HCG 或者 GnRH-a 诱导排卵。若有优势卵泡发育后再给予小剂量 Gn，则为改良自然周期方案。获卵率及妊娠率低，通常用于 DOR 的患者，以及反复 IVF 失败的患者。

总之，没有绝对有效和最理想的方案，对于不同的人群需要评估卵巢储备功能以及以往卵巢反应后选择个体化的促排卵方案。

（3）取卵、取精：最初的取卵是通过开腹进行的，后来采用腹腔镜下取卵。但两者都损伤较大，且必须麻醉。目前普遍采用的是经阴道超声引导下取卵，可以不必麻醉，创伤小，获卵率高，可多周期反复操作。

经阴道超声引导下取卵一般在 HCG 后 36 小时左右进行。常规消毒后将阴道探头置于阴道穹隆，做各断面扫描，确认双侧卵巢位置、卵泡数目及大小，注意周围大血管分布。助手将穿刺针接口分别连接到负压吸引器与大试管上。先抽吸培养液冲洗穿刺针，然后自阴道穹窿进针，针进入阴道壁后踩负压吸引器开关，使之处于闭合状态。常规取卵抽吸负压为 120 ~ 150mmHg，IVM 取卵负压应调低至 80 ~ 100mmHg。在超声监视下沿穿刺线由近至远依次穿刺大卵泡，屏幕上可显示针尖的强回声影。随着卵泡液抽出，卵泡迅速缩小、消失。一侧卵巢穿刺完毕后，再行对侧卵巢穿刺。穿刺时避免损伤盆腔脏器与血管。必要时抽吸培养液冲洗穿刺针。穿刺后 B 超检查盆腔无活动性出血，检查阴道内穿刺点，如无出血患者可离开，如出血则需压迫止血后方可离开手术室。卵泡液应在保温状态下尽快送实验室处理。

取卵日男方在无菌条件下手淫法取精，精液送实验室处理。

（4）体外受精、胚胎培养及胚胎移植：实验室于取卵前日准备相应种类和数量的培养液、矿物油，放入 6% CO2 培养箱中过夜平衡。取卵日（D0 天）将手术取得的卵泡液倒入取卵皿中，轻轻晃动，有卵子的部分为透明的黏液团，平铺在培养皿底上可以清晰地看到黏液团中央有针尖大小的白色圆点，即为卵 - 冠 - 丘复合体（OCCC）。如肉眼辨认有疑问，可在体视显微镜下加以确认。尽快将卵泡液中的 OCCC 转移到取卵液中，在体视镜下拨除黏液团上较大的血块和组织块，并进行质量评价，然后转移至受精液中并放入 6% CO2 培养箱培养至授精前。

同时根据精液具体情况采取改良上游法或密度梯度离心法进行处理，在处理后的沉淀上加 0.3 ~ 0.5ml 培养液，放入 6% CO2 培养箱上游至授精前。

HCG 后 39 ~ 40 小时将卵子按 100 000 个 /ml 活动精子浓度的精子液进行授精。目前各生殖医学中心多采用短时授精的方式来减少体外受精失败的概率，即将精卵置入 6% CO2 培养箱中孵育 4 小时左右后观察卵子受精情况，对怀疑体外受精失败者可补行 ICSI。

取卵后第一天（D1 天）上午在倒置显微镜下观察受精情况并对正常受精的受精卵进行原核评分，下午在体视显微镜下观察受精卵早期卵裂情况。取卵后第二、第三天（D2、D3 天）观察胚胎分裂情况。

通常 D3 天选取 2 个优质胚胎进行宫腔内移植，移植后剩余的有价值的胚胎可以进行冷冻，也可以进行囊胚培养，待获得优质囊胚后再进行冷冻。对于 D3 天没有优质胚胎，或优质胚胎较多希望进一步优选，以及适合单胚胎移植的患者，可以 D3 天不做移植，待 D5 天若有优质囊胚则行囊胚移植（通常行单囊胚移植），移植后的剩余优质囊胚进行冷冻。单囊胚移植与 D3 双胚胎移植相比，在妊娠率无显著降低的前提下明显降低了多胎妊娠率。

将待移植的胚胎（1 ~ 2 枚发育良好的胚胎）放置于移植培养液中平衡 10 分钟，移植管接上 1ml 注射器并将针栓打到 0.1ml 处。实验室接到可以抽吸胚胎的信息后，按移植液、空气柱、含胚胎的移植液、空气柱、移植液的顺序抽吸，总量通常不超过 30μl，严格核对患者姓名及病历号后递入手术室。移植完毕后，在体视镜下反复冲洗，检查是否有胚胎遗漏，并把结果反馈到手术室。

早期的胚胎移植为盲移植，即没有超声的引导。目前多采用腹部超声引导下胚胎移植。患者于移植时适度充盈膀胱，腹部 B 超显示子宫纵切面内膜，操作者将移植管外套管在 B 超引导下置于宫颈内口处，然后再将实验室人员装好胚胎的内管置于宫腔内并缓慢注入胚胎，之后缓慢取出移植管，送入实验室以确认无剩余胚胎。

（5）黄体支持与随访：体外助孕常规进行黄体支持治疗。黄体支持可以从取卵日开始，最晚开始时间不建议超过移植日。黄体支持药物包括黄体酮类、HCG、雌激素、GnRH-a等，主要用药为黄体酮类。阴道用黄体酮一般是黄体酮阴道缓释凝胶90mg/天，或者微粒化黄体酮600mg/天分3次给药，口服黄体酮包括地屈孕酮40mg/天分2次给药，肌注黄体酮油剂一般为40mg/天。可一直用至复查妊娠试验，若成功妊娠则继续应用，如出现少量阴道流血可酌情增加孕激素的剂量。超声检查提示宫内正常妊娠后可逐渐减量或直接停药，对持续用药者用至妊娠8 ~ 10周。移植后13 ~ 15天查血HCG确定是否妊娠，妊娠者20天后阴道B超检查是否为临床妊娠及孕囊数，宫内正常妊娠者1个月后复查B超，建议同时进行NT检查。之后转产科进行常规产前检查，必要时行产前诊断。

2. 卵胞浆内单精子显微注射 卵胞浆内单精子显微注射（ICSI）是指通过显微操作技术人为选择单个精子，并将其直接注射入卵胞浆内，使卵子受精的技术。1992年比利时的Palermo医师在人类成功应用了ICSI技术，这项技术可以解决常规受精失败的问题，尤其对严重少弱精以及需附睾睾丸取精的男性不育症患者的治疗具有里程碑式的意义。目前已经成为ART的常规技术。

该技术的适应证包括：①严重的少、弱、畸精子症；②不可逆的梗阻性无精子症；③生精功能障碍（排除遗传缺陷疾病所致）；④体外受精失败或体外受精障碍；⑤免疫不育；⑥精子顶体异常；⑦需行植入前胚胎遗传学检查的；⑧复苏的冷冻卵母细胞。此外，对于IVF短时受精未见受精迹象的卵子，可采取补救性ICSI。

ICSI-ET的临床过程与IVF-ET相同，实验室部分的主要差距在于卵子的显微受精过程，包括以下两个部分。

（1）卵母细胞的准备：把OCCC放入含透明质酸酶（80IU/ml）的取卵液中消化并吹打至黏液团脱落，移至无透明质酸酶的取卵液中反复冲洗，之后用细玻璃管进一步吹打以脱净颗粒细胞，处理完毕后移入受精液中放入6% CO2培养箱中。

（2）显微注射：首先准备好显微操作系统和显微操作皿并将精子液和卵子放置入培养液微滴中；之后挑选形态正常活动好的精子，压尾制动后先尾后头吸入注射针；然后固定好成熟卵母细胞，使极体位于6点或12点位置上，注射针在3点位置穿过透明带，回吸胞浆至确定细胞膜已破，缓慢把精子注入胞浆内，待精子头部已经完全进入卵母细胞胞浆后缓慢退针，确定精子固定在胞浆原位后出针，松开卵母细胞。移至胚胎培养液微滴，并放回6% CO2培养箱中培养。

ICSI由于增加了对卵子的操作，因此存在其他风险，如显微注射可能对卵子造成不可知的损伤；虽然男方染色体检查正常，但仍可能将其携带的不可预知的致病基因通过这一过程传递给下一代。就目前的资料显示，使用这一技术胎儿畸形的发生率同自然受孕并没有统计学的差别。

（三）胚胎植入前遗传学诊断

遗传学疾病威胁着人类及其后代健康，预防患儿的出生，是目前减少遗传学疾病发生的主要途径。20世纪60年代以来，羊膜腔穿刺术、绒毛膜取样术于产前诊断的常规应用，有效地减少了遗传病患儿的出生，同时产前诊断技术本身也在不断地发展，主要表现在两个方面：无创性产前诊断（NIPT）及胚胎植入前遗传学诊断（PGD）或胚胎植入前遗传学筛查（PGS）。PGD或PGS是指对配子或胚胎进行遗传学检测，筛选出有遗传缺陷的配子或胚胎，有效地减少产前诊断对异常胎儿进行治疗性流产的概率，进而降低了流产对孕妇身心的损伤。现在PGD/PGS技术已广泛应用于常染色体病、性连锁性疾病、单基因病及反复性流产、反复种植失败、高育龄妇女的胚胎非整倍体的检测。目前我国已有多家生殖中心开展了PGD/PGS诊断的研究工作。

1. 胚胎植入前遗传学诊断的应用范围

（1）PGS的应用范围：非整倍体是引起早期胚胎流产的主要原因，最常涉及13、15、16、18、

21、22、X、Y 染色体，其中13、18、21三体，X多体，Y缺体/多体是目前已知能活产的染色体数目异常。目前认为非整倍体的发生最重要的影响因素是生殖母体老化，随着母体年龄的增长，胚胎非整倍体出现的概率，尤其单体与三体的出现大大增加。对于原因不明的复发性流产，尤其早期胚胎复发流产的患者，非整倍体被认为是一个主要影响因素。而在ART治疗中，在IVF/ICSI助孕中3次及以上的胚胎种植失败，非整倍体也被认为是要排除的异常。

PGS主要应用于胚胎非整倍体的筛查，通过在胚胎植入前筛查出非整倍体胚胎，从而减少妊娠后流产的风险。基于PGS的应用目的，凡是证实与胚胎非整倍体密切相关的因素，都有可能成为PGS的适应证。

（2）PGD的应用范围：PGD主要应用于病因明确的基因病的诊断和染色体病的诊断。

PGD是病因明确的单基因病患者首选的助孕方式，应用于常见的单基因病，如常染色体隐性疾病：苯丙酮尿症、β-地中海贫血、白化病等；常染色体显性遗传病：多指（趾）、软骨发育不全、多囊肾等；常见X染色体连锁疾病：脆性X染色体综合征、进行性肌营养不良等。由于许多基因病的致病位点及致病机制尚未明确，即使基于现今发现的主要的或可能的致病位点进行检测，仍可能出现误差，因此针对单基因病的PGD必须建立在家系分析的基础上。

PGD还应用于染色体数目和结构异常的胚胎植入前诊断，如染色体易位的患者和染色体嵌合体的患者等，而目前技术的局限在于仅可识别出异常染色体核型或者染色体结构异常的胚胎，却暂时不能完全排除核型携带者的存在。

2. 胚胎植入前遗传学诊断的诊断技术 PGD的取材方法有多种，也有多种诊断方法。各种方法的运用有一定的条件，常用的诊断方法有单细胞PCR技术、荧光原位杂交（FISH）技术等。

（1）PCR技术：PCR即聚合酶链式反应，在PGD诊断上此技术主要应用于单基因缺陷遗传病的诊断，如β-地中海贫血、血友病等，目前采用PCR进行PGD诊断有极体和卵裂球单个细胞分析两种方法。PCR技术能扩增样本中少量甚至痕迹量的DNA。因此吸取1~2个卵裂球细胞做遗传学检查首先就选择了PCR技术。1989年Handside取出单个卵裂球细胞，运用PCR技术成功扩增了Y染色体特异重复序列。在1990年Handside报道了用PCR技术对有高风险DMD（假性肥大型肌营养不良）患者的夫妇进行PGD后诞生的首例健康女婴。尽管PCR在PGD中起了重要的作用，但PCR对单个细胞扩增失败率高。由于获得细胞数目极少，致使对单个细胞只能做一次分析，不能重复实验结果。因此，许多的研究改变了PCR方法，用于控制扩增失败。如采用引物延伸预扩增技术（PEP），以随机引物对单个细胞基因组进行全基因扩增，使对单个细胞进行多位点分析成为可能。

随着分子生物学的进展和更多遗传病致病基因的确定，单基因病相关的特异性PGD方法可望不断增加，在对单基因病进行PGD时，由于受标本量少（仅1~2个细胞）的限制，且不容许二次取材，又不允许误诊，目前全世界的各研究中心多采用巢式PCR（nested PCR）、全基因组扩增（WGA）、多重PCR、荧光PCR、逆转录PCR（RT-PCR）、最新的发展包括采用荧光定量PCR（实时PCR）、一步法PCR方法做出诊断。

（2）荧光原位杂交技术：原位杂交（ISH）是检测单个细胞染色体组成及其数目的有效方法之一。特异性DNA探针可以与固定后的间期或中期染色体发生杂交。该方法适用于那些染色体不易获得的样本如种植前胚胎。早期的非放射性原位杂交应用是酶标记法，但是目前酶标记法已经被荧光标记替代，因为荧光标记检测的速度快、特异性强、敏感度较高。

染色体荧光原位杂交（FISH）是用荧光染料对DNA探针进行标记。探针类型一般包括：着丝粒探针、位点特异性探针及着色探针即全染色体涂抹探针（WCPP）。着丝粒型及位点特异性探针有助于对间期染色体进行数量分析。着色探针适于对中期染色体进行结构分析。多条染色体FISH检测时每个DNA探针都要用不同的荧光染料进行标记。FISH检测的缺点是仅仅能够提供有限的染色体信息（由特异性探针的类型及数量而定）。有报道认为FISH可以同时检测多达5条以上的不同染色体。光学显微镜核型分析（FISH检测的一种）也可以对大量的间期染色体进行定量分析，而且检测的染色体条带可达10条以上。光学显微镜核型分析最大的优点是几乎所有的胚胎以及90%的卵裂球都可以获得检测结果。

（3）其他诊断技术在PGD中的应用。

1）比较基因组杂交（CGH）：CGH以前多用于肿瘤患者染色体畸变的诊断，采用肿瘤患者的基因组DNA和正常人的基因组DNA作为探针，与正常人的中期染色体分裂相进行杂交，比较两种探针所标的荧光信号的强度比率来判断肿瘤患者的DNA是否存在缺失、增加或复制。Wellls等首先将其应用于PGD，利用PCR扩增单个卵裂球标本的基因组DNA及单个正常对照细胞的基因组DNA，将荧光标记的核苷酸直接掺入到扩增的序列中，能够清楚地观察到染色体的细小变化，但其缺点是杂交时间较长。

2）微阵列技术：近年来发展起来的微阵列技术是一种应用芯片技术同时微观分析整个基因组拷贝数变化，在单细胞水平提供全基因组的遗传信息的技术，主要的技术平台包括微阵列比较基因组杂交（aCGH）技术和单核苷酸多态微阵列（SNP array）技术。aCGH技术首先将待测DNA和对照DNA进行全基因组扩增（WGA），采用不同的荧光进行标记，利用人胎盘DNA（cot-1DNA）进行预杂交后，将WGA产物在微阵列芯片上竞争杂交，随后利用软件扫描芯片获取图像和荧光信号，分析微阵列芯片上每个靶点信号的荧光比率，判断待测基因组相对DNA序列拷贝数是否有增加或缺失。aCGH克服了传统CGH的缺点，具有更高的分辨率，操作更简洁，其杂交所需的时间不足24小时。2002年，有报道提出将微阵列芯片结合CGH应用于PGD。2004年，Hu等证实，可将全基因组扩增技术（WGA）与aCGH相结合应用于单细胞进行全基因组检测。2006年，Le Caignec等证实了aCGH应用于平衡易位携带者PGD中的可行性。2011年，Alfarawati等报道了首例aCGH应用易位携带者出生的健康新生儿。aCGH应用于PGD可以获得较高的临床妊娠率，也可以应用于多重重排复杂基因型的诊断。近期的研究报道普遍认同aCGH应用于单囊胚IVF新鲜周期移植，避免多胎妊娠，并且可以获得较高的妊娠率。

与FISH相比，aCGH一次可检测全部的染色体；无需制备染色体特异区域探针，也无需在载玻片上固定细胞，从而避免了技术和经验不足对结果造成的影响；其分辨率和准确率更高。但aCGH不能检测单倍体、一些多倍体（如69，XXX；92，XXYY等）及平衡易位或倒位；因需要先进行WGA而DNA产物的保真度并非100%，等位基因脱扣和优先扩增现象的存在将影响其检测效率；因不能追踪每个染色体的来源而不可用于单亲源性二倍体的检测。

SNP array的分辨率更高，同样具有诊断快、自动化的优点，不仅可以检测全部染色体和单基因病，还可为每个受检测的胚胎提供独特的DNA核型图谱，追踪异常胚胎额外染色体和单亲源性二倍体的来源，还可以明确非整倍体或单亲二倍体的异常是由胚胎减数分裂还是有丝分裂的错误造成的。但SNP array也无法完全区分正常胚胎和染色体平衡易位携带胚胎，仍需要单细胞DNA扩增，误诊率在2%～4%左右，此外，其昂贵的花费也增加了患者的经济负担。

3）二代测序技术（NGS）：DNA测序即测定组成DNA分子的核苷酸（A、T、G、C）的排列顺序，在生物技术领域有着广泛的应用。第一代测序技术主要源于1977年Sanger发明的末端终止测序法，但存在测序流通量不大、费时费力、准确度不高等问题。二代测序应运而生，具有通量高、成本低、速度快等优点，现有的技术平台主要包括454FLX测序技术、Solexa Genome Analyzer测序技术和SOLID system测序技术。以Solexa Genome Analyzer测序为例，其核心思想是边合成边测序，在Sanger等基础上，用不同荧光标记四种dNTP，在DNA复制过程中，通过捕捉新合成的末端标记的荧光信号，经过软件处理，获得待测DNA序列。第二代测序技术可同时计数、测序并读取精确装备的数以万计的DNA，为同时分析单基因病和进行广泛全面的染色体筛查/诊断提供可能。虽然第二代测序技术能更广泛的进行DNA的分析，但其必须基于PCR扩增，且存在高成本、准确性等关键问题。目前，以单分子测序为主的第三代测序技术因能提供更高的精确度、成本低及效率高等优点，成为进一步研究的热点。

二、护理

（一）护理评估

评估夫妇双方对辅助生殖技术相关知识的知晓及理解程度、对不孕不育的应对方式、选择的辅助生殖技术方式、对诊疗方案的配合情况、家庭经济能力及社会支持系统等；评估病人有无腹部膨隆、腹痛、腹胀、恶心、呕吐、体重增加、卵巢增大等 OHSS 的症状及体征；评估有无异位妊娠、多胎妊娠、自然流产等并发症发生。

（二）护理诊断 / 问题

1. 知识缺乏　缺乏辅助生殖技术的知识。

2. 自尊紊乱　与繁杂的诊疗方案及无效的治疗效果有关。

3. 舒适改变　与辅助生殖技术及其并发症引发的不适有关。

（三）预期目标

（1）夫妇双方能陈述辅助生殖技术相关知识，积极配合治疗。

（2）病人能够正确评价自我能力，坦然面对现实。

（3）病人躯体不适有所减轻。

（四）护理措施

1. 一般护理　护士应了解病人不孕症产生的原因及以往的治疗经历，判断是否适合行辅助生殖技术，协助其选择合适的治疗方案，指导其完善相关检查项目。术前指导病人排空膀胱，协助取膀胱截石位，术后嘱避免劳累，合理膳食，以免腹泻和便秘，禁同房和盆浴。

2. 配合诊疗

（1）护士应配合医生指导并协助不孕夫妇完善各项检查。

（2）护士应严格遵照医嘱给予病人超促排卵药物。

（3）协助医生监测卵泡发育，做好卵子采集、精液处理、体外受精及培养、胚胎移植等各个步骤的准备工作并配合实施。

（4）辅助生殖技术术前遵医嘱给予镇静、止痛药物，准备手术用物，胚胎移植后指导病人抬高臀部 30 分钟，卧床休息 6 ～ 24 小时，遵医嘱给予黄体酮或 hCG 注射，补充叶酸及维生素，胚胎移植后 14 天协助检测血、尿 hCG。一旦确定妊娠者，应按高危妊娠加强产前监护。

（5）若为多胎妊娠，护士应协助医生进行选择性胚胎减灭术；对于异位妊娠者，应协助医生做好术前准备或遵医嘱行保守治疗；对于有自然流产或早产征象者，遵医嘱给予保胎药物治疗。

3. 心理护理　实施辅助生殖技术的夫妇常常需经历漫长的诊疗过程，对妊娠急切盼望，对辅助生殖技术抱有必胜的信心，但很担心及惧怕妊娠失败，存在不同程度的恐惧心理。护士应掌握病人其心理动态，为其耐心、仔细讲解所采取治疗方案的程序、注意事项、常见并发症、成功率、费用情况等，取得其理解及配合，解除其紧张焦虑情绪，树立治疗信心。

4. 健康教育　辅助生殖技术需要进行繁杂的检查及治疗，需要使用大量激素类药物，手术后需要预防并发症。护士应向病人及配偶介绍各项检查的注意事项，讲解药物治疗过程中可能出现的副反应，胚胎移植术可能的并发症及预防措施，胚胎移植术后的用药、随访、饮食及活动等注意事项，交代坚持和配合诊疗的重要性，从而改变病人的遵医行为，减少并发症的发生，提高辅助生殖技术的成功率。

（五）结果评价

（1）夫妇双方能了解辅助生殖技术及相关检查、治疗方案，并积极配合治疗。

（2）病人能正确评价自我能力，并坦然面对现实。

（3）病人妊娠成功，没有发生并发症及躯体不适。

参考文献

[1] 高献书 . 食管癌放射治疗临床规范 [M]. 北京：人民卫生出版社，2018.
[2] 姜泊 . 胃肠病学 [M]. 北京：人民卫生出版社，2015.
[3] 曾昭冲 . 原发性肝癌放射治疗临床实践 [M]. 北京：人民卫生出版社，2013.
[4] 刘军 . 鼻咽癌放疗并发症防治手册 [M]. 北京 : 人民卫生出版社，2013.
[5] 黄玉芳，刘春英 . 病理学 [M]. 北京：中国中医药出版社，2016.
[6] 石远凯，孙燕 . 临床肿瘤内科手册 [M]. 北京 : 人民卫生出版社，2014.
[7] 张毅 . 肺癌诊治现状与进展 [M]. 北京：人民卫生出版社，2019.
[8] 程跃，谢立平 . 泌尿系肿瘤药物治疗学 [M]. 北京：人民卫生出版社，2013.
[9] 秦岭 . 骨内科学 [M]. 北京：人民卫生出版社，2013.
[10] 于普林 . 老年医学 [M]. 北京：人民卫生出版社，2019.
[11] 孙军辉，陈新华 . 精准肝胆胰微创介入治疗 [M]. 北京：人民卫生出版社，2018.
[12] 李金梅 . 白血病诊疗常规 [M]. 北京：人民卫生出版社，2013.
[13] 高明，葛明华 . 甲状腺肿瘤学 [M]. 北京：人民卫生出版社，2018.
[14] 高娜 . 血液病临床诊疗精要 [M]. 北京：中国纺织出版社，2019.
[15] 余勤 . 内科护理手册 [M]. 北京：人民卫生出版社，2016.
[16] 王绿化，朱广迎 . 肿瘤放射治疗学 [M]. 北京：人民卫生出版社，2016.
[17] 邵宗鸿 . 缺铁性贫血及相关疾病诊治 [M]. 北京：人民卫生出版社，2018.
[18] 初钰华 . 妇产科护理 [M]. 北京：中国中医药出版社，2018.
[19] 董守义，耿翠芝 . 乳腺疾病诊治 [M]. 北京：人民卫生出版社，2017.
[20] 郭军 . 黑色素瘤 [M]. 北京：人民卫生出版社，2014.
[21] 刘延青 . 实用疼痛学 [M]. 北京：人民卫生出版社，2013.
[22] 高基民，张筱骅 . 肿瘤的检验诊断 [M]. 北京：人民卫生出版社，2015.